U0376935

教育部高等学校轻工与食品学科教学指导委员会推荐特色教材

食品免疫学导论

江汉湖　主编

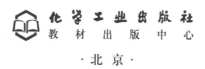

化学工业出版社
教材出版中心
·北京·

本教材经教育部高等学校轻工与食品学科教学指导委员会（简称教指委）审批，由南京农业大学、中国农业大学、内蒙古农业大学、浙江大学、吉林大学、南昌大学等 10 所院校食品免疫学专家共同编写完成，并由教指委推荐为"十五"食品科学与工程类专业的特色教材。

《食品免疫学导论》在国内是第一次编写，力求从形式到内容反映免疫学的快速发展和最新成就，在厚实基础的同时注意其新颖性和启发性，特别注意免疫学的理论与技术和食品的有机结合，以丰富学生的知识结构，利于对学生能力的培养。全书共分 15 章，从绪论开始，包含免疫器官和免疫细胞（及其表面的分子标记）、抗原、抗体、主要组织相容性复合物和其他免疫分子、体液免疫、细胞免疫和免疫调节、抗原-抗体反应及其在食品中的应用、营养与免疫、免疫乳及其制品的生产、食源性病原感染及免疫预防、食物与超敏反应和食物与肿瘤免疫等。

本书适合于食品科学与工程类专业本科学生学习使用，也可供研究生和其他生物学科科技人员参考。

图书在版编目（CIP）数据

食品免疫学导论/江汉湖主编 . —北京：化学工业
出版社，2006.3（2021.2 重印）
教育部高等学校轻工与食品学科教学指导委员会
推荐特色教材
ISBN 978-7-5025-8030-8

Ⅰ. 食… Ⅱ. 江… Ⅲ. 食品卫生学：免疫学-高等
学校-教材 Ⅳ. R15

中国版本图书馆 CIP 数据核字（2006）第 022600 号

责任编辑：赵玉清　　　　　　　　　　　　文字编辑：张春娥
责任校对：战河红　　　　　　　　　　　　装帧设计：潘　峰

出版发行：化学工业出版社　教材出版中心（北京市东城区青年湖南街 13 号　邮政编码 100011）
印　　装：北京七彩京通数码快印有限公司
787mm×1092mm　1/16　印张 19¾　字数 504 千字　2021 年 2 月北京第 1 版第 7 次印刷

购书咨询：010-64518888　　　　　　　　　售后服务：010-64518899
网　　址：http://www.cip.com.cn
凡购买本书，如有缺损质量问题，本社销售中心负责调换。

定　　价：59.00 元

版权所有　违者必究

《食品免疫学导论》编写人员

主　编　江汉湖（南京农业大学）

副主编　牛天贵（中国农业大学）

　　　　张和平（内蒙古农业大学）

　　　　董明盛（南京农业大学）

参　编　（按编写章节顺序）

　　　　江汉湖（南京农业大学）

　　　　牛天贵（中国农业大学）

　　　　陈晓红（南京农业大学）

　　　　董明盛（南京农业大学）

　　　　陈红兵（南昌大学）

　　　　阮　晖（浙江大学）

　　　　郭　军（内蒙古农业大学）

　　　　张和平（内蒙古农业大学）

　　　　李宗军（湖南农业大学）

　　　　李平兰（中国农业大学）

　　　　吴　定（南京财经大学）

　　　　刘　宁（东北农业大学）

　　　　柳增善（吉林大学）

　　　　段智变（山西农业大学）

前　言

　　免疫学从微生物学中独立出来成为一门学科已有 50 多年的历史，从免疫学的定义看，起初被认为是免除瘟疫。然后发展到对病原微生物不同程度的不感受性。再由于不断探索与实践，发现与微生物无关的抗原物质也引起机体的免疫应答，使在免疫的深度和广度得到显著扩容，结果把现代免疫的概念定义为"识别自身和对非自身抗原物质的清除"，进入了崭新的一页，免疫学成为生命科学领域中的重要前沿学科。从美国著名免疫学家 W. E. 保罗的名著《基础免疫学》第一版（1984）长达 809 页，到 1999 年的第四版，其内容扩充到 1616 页，字数翻了一番，这种容量的增加也反映了免疫科学在迅速增长。今天的免疫学作为重要的基础学科和应用学科，极大地推动了生物技术和生物技术产业的发展。随着免疫学知识的增长和免疫内涵的充实，其分支学科也应运而生。从免疫学对生命科学和现代医学所作出的贡献来看，1901 年第一次颁发诺贝尔医学和生理学奖到 1996 年的近一个世纪中，有 16 项 27 人是免疫学领域的，可见在现代生命科学和医学的发展中免疫学居于前沿，具有强大的生命力。总之，免疫学不仅发展速度快，而且与生命科学，与人们的生产、生活，与人们生老病死、健康长寿息息相关。

　　食品免疫学导论在国内是第一次编写，国外曾有 "Immunological Aspects of Foods"（N. Catsimpoolas，Ph. D，1977），中译本于 1984 年出版。无论是食品免疫学导论还是食品免疫学研究，应该同属免疫学范畴，可理解为基础免疫学应用学科的一个分支，其基本思路是阐述非自身的抗原性异物如何克服宿主的抗性进入体内，机体又如何通过器官和组织、细胞和亚细胞以及分子水平的 3 个层面产生免疫应答的全过程及其机理，最后清除非自身抗原性异物，使生物机体保持良好的免疫状态，应用抗原抗体反应（或/和细胞免疫试验）的特性在食品生产和加工中的检测及食品安全方面的应用。全书共 15 章，编写分工是：江汉湖编写第 1 章、第 3 章；牛天贵编写第 2 章；陈晓红、董明盛编写第 4 章；陈红兵编写第 5 章；阮晖编写第 6 章、第 8 章；郭军、张和平编写第 7 章、第 12 章；李宗军编写第 9 章；李平兰、吴定编写第 10 章；刘宁编写第 11 章；柳增善编写第 13 章；段智变编写第 14 章、第 15 章。本书的着眼点是以现代免疫学基本理论与技术为基础，以食品尤其是一些特殊营养素为载体，阐述营养与免疫、功能因子调节免疫的机制、减少和控制食源性感染和食物中毒的发生、检测技术的应用等。

　　食品免疫学导论旨在扼要又重点介绍现代免疫学的基本理论与技术及其在食品领域的应用，也涉及学科分支的前沿和趋势，是一门专业基础课教材。本书适合于食品科学与工程本科专业学生使用，也可供食品学科的研究生、教师、科技工作者和生命科学其他相关学科广大同行参考。考虑到食品科学与工程各专业本科学生的实际，编写中注意系统性、先进性与实用性相结合，理论与实践相结合，尽可能深入浅出，适当增加图表，强化直观效果。各章开始配有代表性图例，章末附有思考题。

　　在本书编写过程中，姜梅、吕欣、周剑忠、綦国红、包永华、任凤、王文枝等对本书的编排和校阅等做了大量工作，在本书出版之际谨向他（她）们表示诚挚的谢意！本教材是国内首次出版，限于编者水平，缺点和错误在所难免，恳请广大同行和读者指正，不胜感谢！

江汉湖

2005 年 9 月于南京

目　　录

第 1 章 绪 论

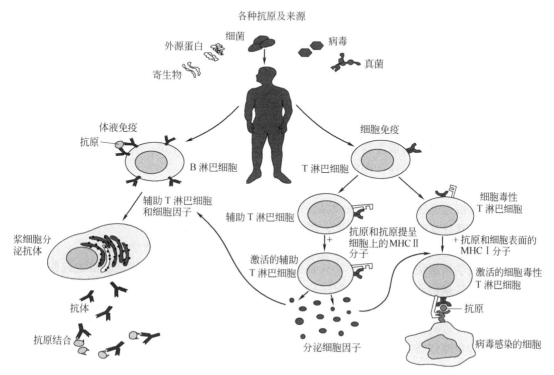

体液免疫、细胞免疫及免疫调节

1.1 免疫的概念

1.1.1 什么是免疫

　　按早期的概念，免疫（immune）是指免除瘟疫（传染病、流行性疾病），来自拉丁文"Immunitas"，关于对免疫的认识，起始于对流行性疾病和瘟疫的认识。历史学家 Thucydides 在描述公元前 430 年的一次瘟疫时写到："（疾病再流行时）从疾病康复过来的病人和濒临死亡（又康复）的人得到了幸免……根据经验，知道它从来不攻击（至少以不致命性攻击康复过来的）同一个人。"尽管不知道哪些瘟疫可能不是由鼠疫巴斯德菌引起的，但几千年之后引起东罗马帝国瘟疫很可能是腹股沟淋巴结鼠疫。对这次瘟疫，历史学家 Procopius 又写道："后来（瘟疫）回来了，那些在这块土地居住的人，上次被它痛苦地折磨着，这次却没有被伤害。"于是，很快，这种对再次感染具有抵抗力的，被称为"免疫"。

　　吹花术（接种从天花病人身上获得的活病毒）预防天花，这种技术起源于中国，中国人建议将感染后的东西（脓泡或结痂）用银制的管子吹入受预防者的鼻子，称吹花术，以期获得免疫。

　　1798 年，英国乡村医生 Edward Jenner 公布了他划时代报告，用牛痘接种预防天花并一直沿用到今天，由于使用了牛痘苗，在全世界消灭了天花。1880 年，Louis Pasteur 用减毒的霍乱菌（巴氏杆菌）预防鸡霍乱病，第一次研制成功炭疽苗和狂犬苗，从而构建了真正意义上的免疫。这时免疫的概念是："对微生物感染的抵抗力和对同种微生物再感染的特异性防御能力。"

一个多世纪以来的研究和实践证实，有很多免疫现象与微生物无关，如人和动物的血型、对异种蛋白的过敏反应、自身免疫性疾病和肿瘤免疫等。免疫的概念实际上已大大超过了抗感染的范围。于是到 20 世纪尤其是 20 世纪中叶以后出现了现代免疫概念，将免疫定义为"识别自身和对抗原性异物的清除（self-nonself discrimination）"。免疫性（immunity）是指机体抗感染的能力。

1.1.2 免疫学

免疫学是系统研究机体识别自身和清除异己成分的科学，其核心是生物机体为什么能识别自身和非自身，怎样识别自身和非自身，又怎样清除抗原性异物；免疫应答过程中的免疫记忆和获得性免疫的特异性；同时，还增强了自身的免疫力。

根据现代免疫的定义，实际上不论在深度上或广度上都大大超过了抗感染的范畴，同时免疫学的发展极为迅速，尤其是 20 世纪后期至今，免疫学内容一直处于爆炸性增长，因此各个免疫学及其分支学科也应运而生，例如基础免疫学、医学免疫学、免疫药理学等，在分子与基础理论方面的分支学科有分子免疫学、免疫遗传学和免疫生物学等。

食品免疫学同属免疫学范畴，其核心也同样是包括抗原性异物如何克服宿主抗性进入机体，生物机体又如何通过相应的组织结构，即在器官与组织、细胞和亚细胞、分子水平的 3 个层面来处理和识别多种抗原性异物，机体的免疫应答（尤其是获得性免疫）又怎样通过致敏淋巴细胞以及以抗体为代表的多种免疫分子（CD、TCR、BCR、MHC、补体系统、淋巴因子等）进行免疫调节，最终清除异物，使生物机体保持良好的免疫状态，即使再遇到相同抗原性异物袭击时，也因为免疫记忆的存在，提高了机体的免疫应答能力。食品免疫学的另一个侧重点就是如何应用现代免疫学理论与技术研究和探索食品营养与免疫、食品中一些特殊营养素——活性物质和功能因子等实施免疫调节的机理，特别是阐明保健食品增强免疫功能在细胞水平和分子水平上的机理，这样不仅可丰富免疫学内容，也为研发更多有实用价值的保健食品提供科学依据。侧重点的另一项内容就是利用抗原-抗体反应的特点实施对各类物质的免疫检测，如对活性物质和功能因子的免疫检测、对食物的原料生产中一些代谢要素的免疫检测、对食品中污染微生物及其代谢产物的免疫检测、对食品原料及食品产品中残留物的免疫检测、食品中清洁生产的在线免疫检测等，甚至延伸到微生物预测预报的免疫检测。免疫检测的特点是特异、微量、快速、便捷，不仅对检测目的物可进行定性、定量和定位，而且定量的敏感阈值可达 10^{-9} g、10^{-12} g 水平。总之，免疫学作为一门独立的学科，虽然比较年轻，但发展的速度令世人瞩目，从 1970 年起至今，现代免疫学已经成为生命科学的前沿领域和现代医学的支撑学科之一，从 1972 年以来，30 多年时间获得诺贝尔医学生理学奖的免疫学家共 14 人，研究成果占了 8 项，其比例之高给人的印象深刻。从免疫学的应用方面来看，除在医学和动物医学方面的应用外，已经深入到农业和生命科学的各个领域，包括食品领域。这说明，现代生命科学和医学的发展中，免疫学一直居于前沿，地位突出，显示了强大的生命力。

1.2 免疫应答

免疫应答指机体对抗原性异物的回应。

1.2.1 初次应答

免疫的初次应答是由机体受到外界抗原物质（包括感染性微生物）侵袭，这时，感染个体迅速产生针对免疫原抗原决定簇的特异性抗体分子和效应 T 淋巴细胞的分化和增殖。后者包括产生细胞因子的细胞和能攻击和溶解感染细胞的杀伤细胞。一般而言，初次免疫应答已能控制和清除抗原异物。免疫系统是发动体内清除抗原最有效的功能系统。

1.2.2 再次应答和免疫记忆

初次免疫应答的结果之一就是被免疫的个体成为免疫记忆状态。如果同一抗原（或类属）再次进入免疫记忆的个体，则产生再次免疫应答，这时，抗体产生更快、更强，与抗原的亲和力更高，从体内清除抗原更有效。T 淋巴细胞应答也存在类似的强化现象，而且更为有效，结果是更好地保护了免疫的个体。在多数情况下，这种保护首先归因于高亲和力的抗体分子结合抗原，快速清除再次入侵的抗原异物，这是疫苗接种的基础。疫苗接种巨大的威力是在全球范围消灭了天花（1980 年），西半球完全控制了脊髓灰质炎（小儿麻痹症）。

1.2.3 免疫应答对抗原的高度特异性

免疫应答是高度特异的。免疫应答中由于抗原诱导产生的抗体和致敏的 T 淋巴细胞是由抗原决定簇决定的，机体一般不识别不相关抗原上的抗原决定簇。机体的免疫系统能识别特异性抗原（决定簇）的数量非常巨大。

1.2.4 免疫系统对自身抗原耐受

机体对外来抗原决定簇的识别和对自身组织表达的"不识别"是免疫系统在免疫应答中最重要的也是非常诱人的特点。对自身组织表达的抗原决定簇的"不识别"是一个主动的过程，称为免疫耐受，免疫耐受是机体在胚胎时就清除或失活了可能识别自身抗原的 T 淋巴细胞。如果免疫耐受失败或者非常规递呈抗原则可能引发自身免疫性疾病，现在已经认识到的自身免疫性疾病，如红斑狼疮、类风湿性关节炎、胰岛素依赖性糖尿病、多发性硬化症、突眼性甲状腺肿和阶段性肠炎等，而通过调节自身免疫来控制和治疗这类疾病是现代医学的重要课题之一。食疗和寻找可能起辅助治疗这类由于免疫失败导致自身免疫病的功能因子，也是食品领域的重要课题之一。

1.3 免疫的主要特征

1.3.1 识别非自身抗原的能力

识别非自身抗原的能力是免疫应答的基础，机体的这种识别能力非常精密。只有基因型完全相同的个体，如同卵双生的兄弟姐妹，才不被识别。像这样微小的差异即使目前最先进的理化测试手段也难以区分。

1.3.2 对不同抗原的高度特异性

对外界数量巨大的不同抗原，机体显示出高度特异性。

1.3.3 免疫记忆能力

具有机体免疫记忆的能力。这是由于在初次免疫应答之后，除了产生抗体的细胞外，同时也出现了免疫记忆细胞（immune memory cell）的缘故。

1.3.4 对自身抗原的免疫耐受

对自身组织表达的抗原决定簇"不识别"，即免疫耐受。

1.4 免疫的基本功能

1.4.1 抗感染

抗感染（defence）是机体对外源的致病菌不仅能识别而且能迅速动员自身非特异性防御机制和特异免疫能力与之抗争并予清除，免疫学就是在人类与传染病的斗争中发展起来的。因此，免疫在很长时间一直被理解为机体对病原微生物表现为不同程度的不感受性。

1.4.2 自身稳定

自身稳定（homeostasis）作用是免疫的第 2 个重要功能，它能及时清除体内衰亡的细胞及其碎片、代谢产物，使机体维持正常的生理活动。因为生物体最基本的特征是新陈代谢，由于新陈代谢，每天都有大量的细胞衰老死亡，这些失去功能的废物堆积在体内如果不及时清除，势必影响正常的细胞活动，而当细胞衰老死亡时，还可激发机体产生自身抗体，过多的自身抗体反过来危及到正常细胞时，可能产生自身免疫性疾病，因此，维持自身稳定是很重要的。

1.4.3 免疫监视

免疫的第 3 个重要功能是免疫监视（immune surveillance），就是监视体内正常细胞在化学的、物理的以及病毒等致癌因素诱导下转变成的肿瘤细胞，一旦出现这些非正常肿瘤细胞时，即予以识别并通过免疫应答将其清除。如果免疫功能低下，则肿瘤细胞大量增殖，呈现临床肿瘤。

1.5 天然免疫和获得性免疫

免疫性是保护机体不受外来侵害的能力，其机制有两类。

1.5.1 天然免疫

天然免疫（innate immunity）又称先天性免疫，是机体种系发育和进化过程中形成的防御屏障，是生来就具备的，它们的作用没有特异性。这些防御机制包括：体表屏障，如皮肤、黏膜、分泌的脂肪酸等有效的理化屏障；内部屏障，如干扰素、白细胞介素、补体和溶菌酶，吞噬细胞的吞噬作用，自然杀伤细胞，中枢神经系统的小胶质细胞（microglial cells）；血胎屏障和血脑屏障；炎症反应等。这些屏障的组成非常精细，形成道道防线，保证了机体健康，一旦体表受到损伤或外来的侵害物越过了机械的、物理的和化学的屏障后，内部屏障则起着破坏和清除外来物的作用。

1.5.2 获得性免疫

获得性免疫（acquired immunity）是机体与外来抗原性异物接触后才获得的免疫特性，这种免疫对诱发的抗原物质有特异性，所以获得性免疫又称特异性免疫（specific immunity）。特异性免疫有以下主要特点。

1.5.2.1 特异性 体现在再次免疫应答时机体能精确区分是与第一次相同的抗原还是其他无关的抗原。因而免疫应答的特异性指的是抗原应答的特异性。

1.5.2.2 多样性 参与获得性免疫应答的淋巴细胞其表面抗原受体和相应分子（如抗体等）在结构上显示出高度异质性，这赋予机体具有识别数量极大的抗原并与之起反应的能力。多样性是特异性的基础。

1.5.2.3 记忆性 机体再次遇到同一抗原时，出现增强性反应。

获得性免疫的这些特点与天然免疫的关系如表 1-1 所示。

表 1-1 天然免疫与获得性免疫主要特性的比较

种 类	产生特点	特异性	多样性	回忆性应答	参与的免疫细胞
天然免疫	生来具有	非抗原特异	有限	无	吞噬细胞①，自然杀伤细胞（NK）
获得性免疫	后天获得	抗原特异	丰富	有	淋巴细胞

① 包括巨噬细胞和中性粒细胞。

1.6 免疫学在食品中的应用

现代免疫学涉及的领域主要包括基础免疫学、临床免疫学和免疫学技术 3 个方面。

基础免疫学（basic immunology）主要研究免疫系统和免疫应答。免疫系统涉及免疫器官、免疫细胞、免疫分子的结构与功能，相应的基因及表达特点。免疫应答主要是研究免疫过程中的识别、活化和效应以及免疫调节。以上这些是免疫生物学的主要组成部分，有时还采用细胞免疫学（cellular immunology）和分子免疫学（molecular immunology）用以突出在免疫应答和免疫性产生的细胞基础和分子基础。

临床免疫学主要研究免疫病理，包含抗感染免疫、免疫缺陷病、免疫药理等，可看成是应用性的基础免疫学；临床疾病免疫学包括诸如神经免疫学、生殖免疫学、血液免疫学等。

免疫学技术是现代免疫学的重要组成部分，也是诊断免疫学的基础，是免疫学重要而活跃的领域。

食品免疫学是免疫学和食品科学之间的交叉学科，也可看成是应用性的基础免疫学，包含营养与免疫、保健与免疫、食品安全性与免疫、免疫与健康长寿等，有广泛的发展前景。

1.6.1 免疫学在食物原料生产上的应用

免疫血清学检测技术迅猛发展，放射免疫分析（RIA）、生物素-亲和素系统标记技术（LAB，BAB）、酶联免疫吸附测定（ELISA）等技术相继问世，它们具有特异性强、灵敏度高等优点，且操作简便，便于标准化和商品化。检测的灵敏度（最小检出值）可达纳克（ng，10^{-9} g）至皮克（pg，10^{-12} g），比一般化学方法提高了 1000～1000000 倍。由于单克隆抗体的应用，其灵敏度已向着飞克（fg，10^{-15} g）级发展。特别是有关半抗原和载体偶联法的改进，在理论上，几乎任何一种生物活性物质都可用免疫血清学的方法加以检测。免疫检测技术在医学科学的各个领域早已广泛应用，但在食物的原料生产上的应用还刚刚开始。这一技术的应用必将给它们的发展带来巨大的动力。

1.6.1.1 生物活性物质的超微量测定 生物活性物质包括激素、酶、维生素、核酸衍生物等，它们在动物体内、植物体内含量虽微，但却担负着生命活动一切生化过程调控的重任。血清学检测技术为测定此类物质的动态变化提供了十分有效的手段。这对进一步了解植物的生长发育，如萌发、休眠、向性、顶端优势等过程的机理，了解植物生物合成营养素和特殊营养素以及核酸、蛋白质和酶的调控等都是十分重要的。在动物生理学的研究中，探索生殖、泌乳、消化吸收等生命活动的调控也离不开对活性物质的超微检测。这些理论研究将在食物的原料生产中发挥巨大的作用。

在生物工程的一些基础理论研究（如动物胚胎工程）中如何促进母畜超速排卵，如何进行体外受精和胚胎移植，怎样使母畜同期发情做到优质高产，植物细胞培养和组织培养诱导成植株需要哪些活性物质及它们的最适含量等，均可应用血清学检测技术以获得宝贵的数据，从而在有关的研究中少走弯路，减少盲目性。

1.6.1.2　专用品种的物种鉴定　动物、植物和微生物专用品种的物种鉴定，品种间的血缘关系，血型鉴定以及研发具自主知识产权的品种资源等均可应用血清学技术。

血清学技术还可用于能指示农作物品质特性或抗性的某种"性状标记物"（如指示油菜品质的芥酸、芥子苷）的快速检测，从而对育种工作提供了大田筛选的重要手段。

1.6.2　免疫学在保健食品中的应用

保健食品又称功能食品。目前我国经审批的保健食品约有 2000 种左右，分属于调节血脂、调节血压、免疫调节、抗氧化等 22 项，其中免疫调节的保健食品有 400 余种，约占整个保健食品的 1/4，可见其比例之高。但保健食品的免疫调节机理少有突破性进展，因此在研究和发展保健食品时对功能因子增强免疫机理的研究是提升保健食品的有效手段，与保健食品产业化密不可分。所有这些，均离不开检测手段，而免疫检测是合适的和有效的。

1.6.3　免疫学在食品安全上的应用

食品安全涉及到人类的切身利益。而免疫学是一门实用性很强的科学，在食品安全上主要应用于各类感染性疾病和食物中毒的诊断、预防和治疗。

1.6.3.1　血清学和免疫学诊断　以抗原-抗体特异性结合为基础而设计的各项血清学试验，以及对细胞免疫的检测均已广泛用于感染性疾病、食物中毒、肿瘤、自身免疫病诊断。

在感染性疾病诊断方面，血清学试验既可用以直接检出病料中的抗原，也可用以检测相应的抗体。如应用免疫荧光和免疫酶技术，可直接检出组织中的病原抗原，从而作出确切诊断。此外，如间接血凝、反向间接血凝、琼脂免疫扩散、对流电泳等技术，既可用于检测抗原，也可用于检测抗体，以检出隐性感染的带菌（虫）者，或进行血清流行病学调查。有些慢性感染病（如结核病）则主要依靠变态反应试验以检出隐性带菌者。此外，血清学试验还可对已分离的病毒或细菌进行鉴定和分型。

在肿瘤诊断方面，血清学试验可用作早期诊断和普查，还可应用各种细胞免疫测定技术作为诊断、疗效监测和推断其转归的辅助方法。对自身免疫病，可通过自身抗体进行检测；对免疫缺陷和变态反应性疾病则主要应用迟发性皮肤变态反应试验，对此类疾病的诊断也主要依靠免疫血清学技术。对食品安全中一些非微生物性的有害因子（如农药残留、兽药残留、抗生素残留、重金属残留、有毒化学物质）也可通过血清学检测技术，不过它们是半抗原类物质，需要与载体偶联成完全抗原，再行抗原-抗体检测。这种检测除了特异敏感外，不需要高精度仪器设备，容易在一般实验室推广应用。

1.6.3.2　免疫预防　应用疫苗来预防细菌感染和病毒感染是免疫工作的中心任务，并取得了丰硕的成果。牛痘苗是世界上最早应用于预防天花的疫苗，卓有成效。麻疹、小儿麻痹、乙型肝炎、结核也还在继续使用疫苗进行有效的预防，真菌感染和原虫感染也都可产生获得性免疫，对这些病原体的疫苗研究有不少成功的报道，但实际应用的还比较少。

1.6.3.3　免疫治疗　抗血清被动免疫用作紧急治疗，目前仅限于毒素性疾病，如破伤风抗毒素、肉毒抗毒素等。

肿瘤的免疫疗法已开始得到不断的重视，加强细胞免疫功能的非特异性免疫疗法，如卡介苗、厌氧状杆菌和左咪唑等对某些癌症的治疗据悉已获得了令人鼓舞的效果。

牛初乳和免疫乳富含抗体，使用这种乳制品既是很好的营养食品，又有一定的免疫治疗效果，尤其是后者，可以人工设计针对微生物类型（例如肠道微生物）制备出相应的免疫乳用于紧急预防和治疗，美国的一些单位正在研究一些食物中毒性的免疫预防和治疗。如果考虑到口服较大分子量抗体吸收的问题，可以选择水解酶对抗体进行酶解，同时保留抗体结合抗原的有效部分。

还可利用微生态制剂，例如乳酸菌制剂、双歧杆菌制剂用于预防肠道病原菌、腐败菌的有害作用，以净化肠道。

思 考 题

1. 什么是免疫？什么是免疫学？
2. 怎样通过感染和免疫现象认知免疫的主要特点和功能？
3. 什么是免疫应答？你怎样理解宿主抗性在免疫应答中的作用？
4. 食品科学与工程各专业学生学习食品免疫学导论的意义是什么？

第2章　免疫器官和免疫细胞

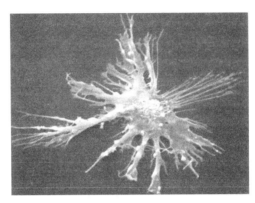

树突细胞

免疫系统（immune system）由具有免疫功能的器官、组织、细胞和分子组成，是机体免疫机制发生的物质基础。免疫系统内的各种淋巴样器官和淋巴细胞在机体的整体免疫功能中分别担负着不同的角色，根据其功能不同可将整个系统分成3个组织层次：①中枢免疫器官；②外周免疫器官；③免疫细胞。各层次不同类型的组织与细胞又有着不同的作用，通过淋巴细胞再循环和各种免疫分子将各部分的功能协调统一起来。与机体的其他系统一样，免疫系统虽有着一系列的内部调节机制，但不是完全独立运行，而是与其他系统互相协调，尤其是受神经体液调节，又可进行反馈影响，共同维持机体的生理平衡。

免疫系统是伴随着生物种系发生和发展过程逐步进化而建立起来的。无脊椎动物仅有吞噬作用和炎症反应，到了脊椎动物才开始有腔上囊，出现特异性抗体，至哺乳动物才逐渐产生较多种类的免疫球蛋白。进化程序不同的动物中免疫球蛋白类型出现的多少不一。免疫系统各成分的系统发生顺序为吞噬细胞、细胞介导免疫、体液免疫；在体液免疫中抗体产生的顺序是 IgM、IgG、IgA、IgD 和 IgE。

2.1 免疫器官的结构和功能

免疫器官（immune organ）是指实现免疫功能的器官或组织。根据发生的时间顺序和功能差异，可分为中枢免疫器官（central immune organ）和外周免疫器官（peripheral immune organ）两部分（图 2-1）。

2.1.1 中枢免疫器官

中枢免疫器官又称一级免疫器官，包括骨髓、胸腺、鸟类法氏囊或其同功器官。

中枢器官主导免疫活性细胞的产生、增殖和分化成熟，对外周淋巴器官的发育和全身免疫功能起调节作用。

2.1.1.1 胸腺

（1）胸腺的结构　胸腺位于前纵隔、胸骨后。胸腺分为左右两叶，外包结缔组织被膜；被膜伸入胸腺实质内形成隔膜，将胸腺分成许多小叶；小叶的外周部分称为皮质，中央部分称为髓质；相邻的小叶髓质彼此相连（图 2-2）。

胸腺的细胞分为淋巴细胞和非淋巴细胞两类。淋巴细胞包括原始 T 淋巴细胞向成熟 T 淋巴细胞分化过程中各种不同阶段的细胞，统称为胸腺细胞；胸腺细胞是胸腺内的主体细胞，其分布从皮质到髓质逐渐减少。非淋巴细胞包括上皮细胞、巨噬细胞、树突状细胞、抚育细胞、皮纤维细胞和网状细胞等。这些细胞一方面构成胸腺组织的支架，另一方面构成胸腺细胞营养和分化的微环境，统称为基质细胞。

胸腺皮质的毛细血管内皮细胞连接紧密，与网状细胞共同形成血液-胸腺屏障，使循环中的抗原物质不能进入胸腺。血液-胸腺屏障是体内为数不多的几个生理屏障之一，其意义目前尚不清楚。胸腺髓质的毛细血管内皮细胞之间有间隙，抗原性物质可进入髓质，在髓质内还可见多层扁平上皮细胞呈同心圆状排列成的 Hassall 小体，或称胸腺小体。直径约 $25\sim50\mu m$，其功能尚不清楚。

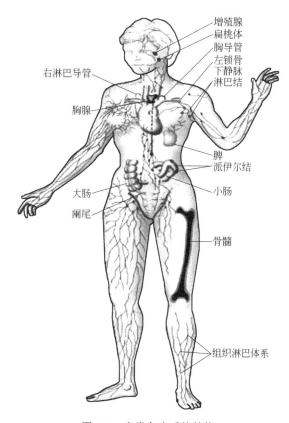

图 2-1　人类免疫系统结构

（2）胸腺的免疫功能　20 世纪 60 年代初 Miller 和 Good 分别用切除新生小鼠和家兔胸腺的办法证明了胸腺的免疫功能。

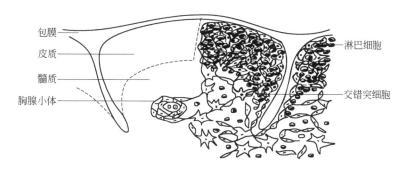

图 2-2　胸腺结构示意

a. 训化 T 淋巴细胞　在骨髓初步发育的淋巴细胞经由血液循环迁移至胸腺，定位于胸腺的皮质外层；这些形体较大的细胞为双阴性（CD4⁻/CD8⁻）细胞，约占胸腺细胞总数的 10%。外层细胞在胸腺微环境中迅速增殖，并推动细胞不断向内层迁移，个体形态逐渐变小；内层细胞为双阳性（CD4⁺/CD8⁺）细胞，约占胸腺细胞总数的 75%。双阳性细胞为过渡态细胞，其中 90% 以上在皮质内凋亡或被巨噬细胞吞噬；死亡细胞可能是针对自身抗原进行应答的细胞。少数胸腺细胞继续发育并迁移至髓质，成为单阳性（CD4⁺ 或 CD8⁺）细胞，约占胸腺细胞总数的 15%。只有这些单阳性细胞才是成熟的 T 淋巴细胞，通过髓质小静脉进入血循环。

b. 分泌胸腺激素　胸腺上皮细胞能产生多种激素，如胸腺素、胸腺生成素和胸腺体液因子等。这些激素可以诱导活化未成熟胸腺细胞的末端脱氧核苷转移酶，促进T淋巴细胞的分化成熟；不同的激素作用于不同的细胞发育阶段，有选择地发挥免疫调节功能。胸腺激素的作用没有种属特异性，所以目前临床应用的胸腺素都是从动物胸腺中提取出来的。

c. 其他　胸腺还可促进肥大细胞发育、调节机体的免疫平衡、维持自身的免疫稳定性。新生动物摘除胸腺，可引起严重的细胞免疫缺陷和总体免疫功能降低。由此可见胸腺在免疫系统中的地位。

（3）胸腺的发育过程　胸腺于胚胎第6周时就在第3对咽囊的腹侧面形成胚基，至第7周形成胸腺雏形，至第20周时便已发育成熟。出生时胸腺质量仅约为20g，青春期达顶峰，约40g；以后随年龄增长而逐渐萎缩，至老年时仅剩10g左右，且多为脂肪组织替代。机体的免疫功能与胸腺的生长周期相关。

2.1.1.2　腔上囊　腔上囊又称法氏囊（bursa of Fabricius），是鸟类动物特有的淋巴器官，位于胃肠道末端泄殖腔的后上方。与胸腺不同，腔上囊训化B淋巴细胞成熟，主导机体的体液免疫功能。将孵出的雏鸡去掉腔上囊，会使血中γ球蛋白缺乏，且没有浆细胞，注射疫苗亦不能产生抗体。

人类和哺乳动物没有腔上囊，其功能由相似的组织器官代替，称为腔上囊同功器官。曾一度认为同功器官是阑尾、扁桃体和肠集结淋巴结，现在已证明是骨髓。

2.1.1.3　骨髓　骨髓是成年人和动物所有血细胞的惟一来源，各种免疫细胞也是从骨髓的多能干细胞发育而来的。

骨髓的主要功能是产生血细胞，近来证明骨髓还是腔上囊同功器官。在骨髓异常时，累及的不单是体液免疫，其他免疫功能也会发生障碍。

2.1.2　外周免疫器官

外周免疫器官包括淋巴结、脾和黏膜相关淋巴组织（mucosa associated lymphoid tissue，MALT）等，是免疫细胞聚集和免疫应答发生的场所。

2.1.2.1　淋巴结

（1）淋巴结的结构　淋巴结为近乎圆形的网状结构，表面有一层结缔组织被膜，略凹陷处为门，有输出淋巴管和血管出入。被膜向外延伸有许多输入淋巴管；向内伸入实质形成许多小梁，将淋巴结分成许多小叶。淋巴结的外周部分为皮质，中央部分为髓质（图2-3）。

皮质区有淋巴小结，又称淋巴滤泡；受抗原刺激后出现生发中心；此区内富含B淋巴细胞和滤泡树突状细胞（follicledendritic cells，FDCs），所以又称非胸腺依赖区。皮质深层和滤泡间隙为副皮质区，因富含T淋巴

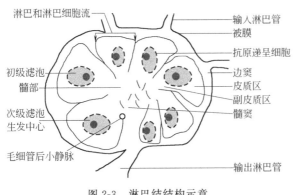

图2-3　淋巴结结构示意

细胞又称胸腺依赖区；此区是淋巴细胞再循环的门户，有大量T淋巴细胞和巨噬细胞分布在滤泡周围，是传递免疫信息的场所。髓质区的B淋巴细胞、浆细胞和网状细胞集结成索状，称髓索；在髓索中间为髓窦；此区是滤过淋巴液的场所。

（2）淋巴结的功能

a. 滤过作用和净化作用　淋巴结是淋巴液的有效滤器，通过淋巴窦内吞噬细胞的吞噬作用以及体液抗体等免疫分子的作用，可以杀伤病原微生物、清除异物，从而起到净化淋巴液、防止病原体扩散的作用。

b. 免疫应答场所　淋巴结中富含各种类型的免疫细胞，利于捕捉抗原、传递抗原信息和细胞活化增殖。FDCs 表面有丰富的 Fc 受体，具有很强的捕获抗原体复合物的能力，通过这种方式可将抗原长期保留在滤泡内，这对形成和维持 B 记忆细胞、诱导再次免疫应答很有意义。B 淋巴细胞受刺激活化后，高速分化增殖，生成大量的浆细胞形成生发中心；T 淋巴细胞也可在淋巴结内分化增殖为致敏淋巴细胞。不管发生哪类免疫应答，都会引起局部淋巴结肿大。

c. 淋巴细胞再循环基地　正常情况下，只有少数淋巴细胞在淋巴结内分裂增殖，大部分细胞是再循环的淋巴细胞。血中的淋巴细胞通过毛细血管后静脉进入淋巴结副皮质，然后再经淋巴窦汇入输出淋巴管。众多的淋巴结是再循环淋巴细胞的重要补充来源。

2.1.2.2　脾

（1）脾的组织结构　脾是体内形体最大的淋巴器官，结构类似淋巴结。脾的表面有结缔组织被膜，实质比较柔脆，分为白髓和红髓。白髓是淋巴细胞聚集之处，沿中央小动脉呈鞘状分布，富含 T 淋巴细胞，相当于淋巴结的副皮质区。白髓中还有淋巴小结，是 B 淋巴细胞居留之处，受抗原刺激后可出现生发中心。脾中 T 淋巴细胞约占总淋巴细胞数 35%～50%、B 淋巴细胞约占 50%～65%。红髓位于白髓周围，可分为脾索和血窦。脾索为网状结缔组织形成的条索状分支结构；血窦为迂回的血管，其分支吻合成网。红髓与白髓之间的区域称为边缘区，中央小动脉分支由此进入，是再循环淋巴细胞入脾之处。与淋巴结不同，脾没有输入淋巴管，只有一条平时关闭的输出淋巴管与中央动脉并行，发生免疫应答时淋巴细胞由此进入再循环池。

（2）脾的功能　脾在胚胎期是重要的造血器官；出生后造血功能停止，但仍然是血细胞尤其是淋巴细胞再循环池的最大储库和强有力的过滤器。与淋巴结相似，脾还是发生免疫应答的重要基地。此外，脾还有两个显著的特点：①产生抗体，脾富含 B 淋巴细胞和浆细胞，因此是全身最大的抗体产生器官，尤其是产生 IgM 和 IgG，其数量对调节血清抗体水平起很大作用。所以当自身抗体产生过多导致严重疾病时，曾用切除脾的办法进行缓冲治疗；但脾切除后机体的抗感染能力显著降低。②分泌体液因子，脾可以合成补体（C5 和 C8 等）和备解素等重要的免疫效应分子；还能产生一种白细胞激肽，促进粒细胞的吞噬作用。

2.1.2.3　黏膜相关淋巴组织

在各种腔道黏膜下有大量的淋巴组织聚集，称为黏膜相关淋巴组织（MALT）。其中最重要的是胃肠道黏膜相关淋巴组织（GALT）和呼吸道黏膜相关淋巴组织（BALT）。GALT 包括阑尾、肠集合淋巴结和大量的弥散淋巴组织；BALT 包括咽部的扁桃体和弥散的淋巴组织，构成呼吸道和消化道入口处的防御机构，称为 Waldeyer 环。除了消化道和呼吸道外，乳腺、泪腺、唾液腺以及泌尿生殖道等黏膜也存在弥散的 MALT。

与淋巴结和脾不同，黏膜相关淋巴组织没有包膜，不构成独立的器官，通过广泛的直接表面接触和体液因子与外界联系；MALT 中的 B 淋巴细胞多为 IgA 产生细胞，受抗原刺激后直接将 SIgA 分泌到附近黏膜，发挥局部免疫作用；黏膜靠一种特殊的机制吸引循环中的淋巴细胞，MALT 中的淋巴细胞也可输入到淋巴细胞再循环池，某一局部的免疫应答效果可以普及到全身的黏膜（详见第 7 章）。

2.2 免疫细胞

2.2.1 造血干细胞系

在人和动物周围血中，存在形态不同、功能各异的多种血细胞。它们是红细胞、粒细胞、单核细胞、淋巴细胞及血小板。其生命亦各不同，如人红细胞生命周期约 120d、粒细胞约 20～62h，血小板约为 5～10d，单核细胞存在于骨髓者约为 50d，而存在于周围血者可超过 200d，而淋巴细胞可存活数月至数年。这些血细胞可不断死亡与新生以维持血细胞的动态平衡，如动态平衡异常，可使血细胞数量和质量发生改变，将会引起各种血液病或免疫性疾病。各种血细胞都起源于共同的祖先细胞，即造血干细胞。

2.2.1.1 造血干细胞的特性

(1) 造血干细胞的起源 造血干细胞 (hemopoietic stem cell，HSC) 是存在于造血组织中的一群原始造血细胞，它不是组织固定细胞，可存在于造血组织及血液中。造血干细胞在人胚胎 2 周时可出现于卵黄囊；第 4 周开始转移至胚肝；妊娠 5 个月后，骨髓开始造血；出生后骨髓成为造血干细胞的主要来源。在造血组织中，造血干细胞所占比例甚少，如在小鼠骨髓中 105 核细胞中的有 10 个，在脾中 105 核细胞中只有 0.2 个。

(2) 造血干细胞的形态 造血干细胞是一种嗜碱性单核细胞，其大小约为 $8\mu m$，呈圆形，胞核为圆形或肾形，胞核较大，具有 2 个核仁，染色质细而分散，胞浆呈浅蓝色不带颗粒，在形态上与小淋巴细胞极其相似，但淋巴细胞体积较小、核仁不明显且有细胞器。因此很难用形态学识别造血干细胞，并与其他单核细胞相区别。

造血干细胞可包括 3 级分化水平，即多能干细胞 (pleuripotent stem cell)、定向干细胞 (committed stem cell) 及其成熟的子代细胞。

关于对造血干细胞的功能分析，长期以来仅限于对小鼠干细胞的研究，而对人干细胞的存在只是来自间接证据，因为不能在人体内进行如鼠体内那样的功能分析法。20 世纪 70 年代以来，由于建立了新的体外细胞培养技术，大大促进了对人干细胞的直接研究。

(3) 造血干细胞的表面标志 由于造血组织中造血干细胞在形态学方面无法与其他单核细胞区别，而且数量极少，这为造血干细胞的分离纯化、功能分析和分化的研究造成极大困难。

近年来，由于单克隆抗体技术的进步、流式细胞仪 (FACS) 的应用，对小鼠和人造血干细胞表面标志的研究取得了很大进展，这为造血干细胞的分离纯化及鉴定创造了条件。

a. Thy-1 与丝裂原 Visseer 等发现，小鼠骨髓中造血干细胞对丝裂原 (WGA) 有高亲和性。利用这一特性，应用 FACS 自骨髓中分离造血干细胞以及核系 (Mac-1) 等谱系抗原与 WGA 反应性相结合，即可自骨髓中 Lin^-/WGA^+ 细胞群中分离造血干细胞，也获得良好结果。也有学者发现正常小鼠骨髓细胞中，也能表达低密度 Thy-1 抗原 (Thy-1 抗原是 1964 年用血清学方法鉴定的小鼠 T 淋巴细胞的同种异体抗原，25～35kDa，已命名为 CDw90) (Thy-11)。

b. 干细胞抗原 有学者制备一种抗原前 T 淋巴细胞杂交瘤的单克隆抗体，用这种单抗检出的抗原分子称为干细胞抗原-1 (Sca-1)。其后有人自骨髓中 Thy-1lo、Lin^-、$Sca-1^+$ 细胞群中，可分离纯人造血干细胞。

c. 原癌基因 最近证明造血干细胞与 C-kit 基因密切相关。C-kit 是可编码一种穿膜酪氨酸激酶受体分子。应用单克隆抗体证明此分子可存在于造血干细胞膜上，其后证明它的配体分子是造血干细胞因子 (stem cell factor，SCF)。它是信号转导分子，对造血干细胞的分化具有重要作用。目前，小鼠多能干细胞表面分子标志可视为 Thy-1Io、WGA$^+$、C-kit$^+$、Lin$^-$。

C-kit 分子可高频率表达于多能干细胞表面，但骨髓中 C-kit$^+$ 细胞可分化为各种血细胞，而胸腺中 C-kit 细胞可分化为淋巴细胞，不能分化为髓系细胞，所以胸腺内 C-kit$^+$ 细胞可能是淋巴样干细胞（表 2-1）。

表 2-1 胸腺及骨髓中 C-kit$^+$ 细胞分化机制

细 胞 种 类	胸腺 C-kit	骨髓 C-kit	细 胞 种 类	胸腺 C-kit	骨髓 C-kit
粒细胞系	−	+	红细胞系	−	+
单核细胞系	−	+	T 淋巴细胞	+	+

注：＋表示有该分子标记；－表示无该分子标记。

　　d. CD34　对人体造血干细胞表面标志的研究，是用单克隆抗体 CD34 证明的。CD34 单克隆抗体检测的抗原即为 CD34 分子。自人骨髓细胞中应用 FACS 可分离纯化 CD34$^+$ 细胞群，如与造血因子共同体外培养可获得含有各种血细胞的混合集落，所以 CD34$^+$ 细胞为骨髓中造血干细胞，CD34 抗原可视为骨髓造血细胞标志之一。

2.2.1.2　造血干细胞的分化

（1）多能干细胞　多能干细胞是由 Till 和 McCulloch 等在 20 世纪 60 年代初，应用脾集落形成细胞定量法，首先在小鼠体内证明的。他们给经射线照射的小鼠输入同系鼠骨髓细胞，在 10～14d 后在脾内形成可见的结节，它是由单一骨髓细胞发育分化而成的细胞集落，称之为脾集落形成单位（colony forming unit-spleen，CFU-S）。集落数与输入的细胞数成正比，它可分化发育为红细胞、粒细胞及巨核细胞。CFU-S 长期以来用体内集落法进行检测（表 2-2）。

表 2-2 血细胞的分化与成熟

多能干细胞	多能定向干细胞	单能定向干细胞	成熟子代细胞
多能干细胞	髓系干细胞	红系干细胞	红细胞
		粒系干细胞/单核系干细胞	粒细胞/单核细胞
		巨核干细胞	血小板
	淋巴系干细胞	前驱 B 淋巴细胞	B 淋巴细胞
		前驱 T 淋巴细胞	T 淋巴细胞

　　在 20 世纪 70 年代后 Johnson 和 Metcalf 等应用鼠胎肝细胞体外培养法，证明具有 CFU-S 性质的干细胞可在体外培养成功，这是在研究干细胞方法学上的重大改进。

　　其后，Haral 等应用小鼠骨髓细胞在甲基纤维素中加入红细胞生成素（erythropoietin，EPO）及脾细胞培养上清液，进行体外培养，可形成含有红细胞、巨核细胞以及巨噬细胞的集落，称为混合集落形成单位（CFU-Mix）。其后，小林登等在 20 世纪 80 年代用人骨髓细胞报告 CFU-Mix 培养成功。即由多能干细胞可进一步分化为定向髓系多能干细胞及淋巴系干细胞。淋巴系干细胞是 T 淋巴细胞和 B 淋巴细胞的共同祖先细胞，但目前尚不能用脾集落实验证明其存在。

　　（2）单能干细胞　单能干细胞是一类具有向特定细胞系分化能力的干细胞，也称为祖细胞（progenitor）。如进行体内移植不能形成脾集落，但在一定造血因子的存在下，可在体外培养并形成细胞集落，称为体外培养集落形成单位（colony forming unit-culture，CFU-C），因此它与多能干细胞不同，它可包括分化为红细胞的红系干细胞，可分化为粒细胞和单核细胞的粒细胞-单核细胞系干细胞及可分化为血小板的巨核干细胞系。

a. 红系干细胞　应用骨髓细胞加甲基纤维素在大量 EPO 存在下，进行体外培养可产生大型红细胞集落，可含有 1000 个以上的细胞，形成如爆发火花样的集落，称此干细胞为爆发式红细胞集落形成细胞（burst forming unit-erythoid，BFU-E）。如用小剂量促血红细胞生成素（EPO）则产生小型集落，由 8～50 个细胞组成，称此干细胞为红细胞系集落形成细胞（colony forming unit-E，CFU-E）。BFU-E 是更早期的红系干细胞，而 CFU-E 则为较晚期的红系干细胞。

b. 粒细胞-单核细胞系干细胞　此系细胞在功能上与 BFU-E 或 CFU-E 属同级干细胞。应用软琼脂法将骨髓细胞进行体外培养，在集落刺激因子（CFS）存在下，可产生粒细胞和单核细胞集落，称此集落形成细胞为体外培养集落形成单位（colony forming unti-culture，CFU-C）。将 CFU-C 进行体内移植不能产生脾集落，所以 CFU-C 不具有 CFU-S 的特性，仅具有前驱细胞和前驱单核细胞的特征。

c. 巨核干细胞系　巨核干细胞系是由巨核细胞集落形成细胞（colony forming unti-megakaryocyte，CFU-M）及其分泌的细胞因子和细胞外基质（extra-cellular matrix，ECM）组成，因此对造血干细胞发育分化过程的体外研究有很大局限性，它不一定能真实反映体内情况，分析实验结果时，必须注意这种局限性。目前仍有很多关于造血干细胞发育分化的问题有待阐明。

2.2.1.3　造血干细胞与淋巴细胞的发生　由于用脾集落法未能证明淋巴细胞的发生，所以造血干细胞与淋巴细胞在发生学的关系，直到 20 世纪 60 年代 Wu 等建立了放射诱导染色体标记技术后才逐步得到阐明。

Wu 等用照射诱导小鼠骨髓干细胞染色体发生一定程度的畸变作为标记，但又不影响其细胞分裂。将这种细胞输入另一照射小鼠体内后，可以重建其造血功能和免疫功能。

由于它们具有特殊的畸形染色体，因此在照射宿主体内，任何两种细胞只要它们有共同的标记染体，应表明它们是来自同一干细胞。由于在照射诱导条件下，骨髓细胞中分化程度不同的干细胞可以产生不同类型的染色体畸变，所以通过核型分析就能检查不同细胞的共同前体细胞。

Abramon 等在 20 世纪 70 年代，用上述方法，发现在受体小鼠骨髓细胞、脾集落形成细胞以及经植物血凝素（PHA）和脂多糖（LPS）等丝裂原刺激的体外培养脾细胞中，都发现了一种共同的标记染色体，这证明它们都是从供体骨髓中的多能干细胞分化而来，从而有力地证明了无论是髓系干细胞和淋巴细胞，都是来自共同的造血干细胞。

目前已证明在小鼠骨髓中存在 T 祖细胞（pro-T）和 B 祖细胞（pro-B）。pro-T 进入胸腺后可发育分化为成熟 T 淋巴细胞，pro-B 则在骨髓内发育分化为成熟 B 淋巴细胞。但尚未直接证明在小鼠骨髓中存在有淋巴系干细胞。虽然如此，多数学者认为淋巴系干细胞可能是存在的。其检测困难可能是由于淋巴系干细胞数量太少，或是由于其对照射过于敏感，在照射过程中被选择地排除了。

近年的实验证明：在小鼠骨髓中 C-kit$^+$ 细胞可分化为各种血细胞及 T 淋巴细胞和 B 淋巴细胞，但如将胸腺内 C-kit$^+$ 细胞移植于小鼠体内，则丧失其分化为髓系细胞的能力，但仍能分化为 T 淋巴细胞和 B 淋巴细胞。这提示这种胸腺 C-kit$^+$ 细胞可能是淋巴系干细胞。

2.2.2　淋巴细胞系

淋巴细胞是具有特异免疫识别功能的细胞系，人和哺乳类动物的淋巴细胞系是由形态相似、功能各异的不均一细胞群所组成。按其个体发生、表面分子和功能的不同，可将淋巴细胞系分为 T 淋巴细胞（也称 T 细胞）和 B 淋巴细胞（也称 B 细胞）两个亚群，每个亚群又可分为不同的亚类。另外还有一群单核细胞，其来源可能与淋巴细胞相关，但不具有特别识别功能，称为天然杀伤细胞（natural killer cell，NK），可归类为第三群淋巴细胞。

成熟的 T 淋巴细胞和 B 淋巴细胞均为单核的小淋巴细胞。在光学显微镜下，单纯从形态学是能加以区别的。但在它们的细胞膜上都有不同的分子结构，包括膜抗原分子和膜受体分子。这些表面标志都是结合在膜上的巨蛋白分子，可用不同的方法检测，借以鉴定和区分淋巴细胞系的不同亚群和亚类。

研究这些膜分子的结构与功能将有助于了解淋巴细胞活化的机制。研究这些膜分子基因的表达与调控，对了解淋巴细胞的起源、分化与成熟都具有十分重要的理论意义。并且在淋巴细胞的分类、对相关疾病的诊断和治疗及发病学等方面都具有应用意义。

2.2.2.1　T 淋巴细胞

（1）T 淋巴细胞主要表面分子　T 淋巴细胞是由一群功能不同的异质性淋巴细胞组成，由于它在胸腺内分化成熟故称为 T 淋巴细胞。成熟 T 淋巴细胞由胸腺迁出，移居于周围淋巴组织中淋巴结的副皮质区和脾白髓小动脉的周围。不同功能成熟的 T 淋巴细胞均属小淋巴细胞，在形态学上不能区分，但可借其细胞膜表面分子不同来加以鉴别。

在 T 淋巴细胞发育不同阶段以及成熟 T 淋巴细胞在静止期和活化期，其细胞膜分子表达的种类和数量均不相同，可以是受体、表面抗原或其他功能分子，这些分子为抗原性不同的糖蛋白。它们与 T 淋巴细胞对抗原的识别、细胞的活化、信息的传递、细胞的增殖和分化以及 T 淋巴细胞的功能表达相关。它们也与 T 淋巴细胞在周围淋巴组织中的定位相关。

由于这些分子在 T 淋巴细胞表面相当稳定，故可视为 T 淋巴细胞的表面标志，可以用以分离、鉴定不同功能的 T 淋巴细胞。这些分子的单克隆抗体对临床相关疾病的诊断和治疗也具有重要应用价值（详见第 8 章）。

（2）T 淋巴细胞亚群的分类及功能　T 淋巴细胞是不均一的群体，按其表面抗原识别受体（TCR），可将 T 淋巴细胞分为两大类。一类是 TCRαβ T 淋巴细胞，另一类是 TCRγδ T 淋巴细胞（表 2-3）。

表 2-3　TCRαβ T 淋巴细胞与 TCRγδ T 淋巴细胞的特性

项　目	TCRαβ T 淋巴细胞	TCRγδ T 淋巴细胞
分子结构	二硫键相连的异二聚体分子	二硫键相连的异二聚体分子
多样性	多	少
分布	周围血 60%～70%	周围血 1%～10%
表型	CD4$^+$CD8$^+$（DP）60% CD4$^-$CD8$^-$（DN）35% CD2$^+$ 100% CD5$^+$ >95%	CD4$^-$CD8$^-$（DN）>50% CD2$^+$ 100%
发育	胸腺（发生晚）	胸腺（发生早），存在胸腺外途径
功能	识别与 MHC 分子结合的多肽复合分子抗原	可能的作用： ①第一线防御细胞的原始受体； ②可识别 MHC 或 MHC 样分子； ③识别由 MHC 样分子递呈抗原

注：DP 为双阳性细胞；DN 为双阴性细胞。

TCRαβ T 淋巴细胞也是不均一的群体，根据其表型（phenotype）即其细胞表面的特征性分子的不同，可将成熟 T 淋巴细胞分为两个亚类（subsets），即 CD4$^+$ T 淋巴细胞和

CD8$^+$T 淋巴细胞。

根据 TCR$\alpha\beta$ T 淋巴细胞的功能可将其分为两类。一类为调节性 T 淋巴细胞，包括辅助性 T 淋巴细胞（helper T lymphocyte，Th）和抑制性 T 淋巴细胞（suppressor T lymphocyte，Ts）。另一类为效应性 T 淋巴细胞（effector T cell），包括杀伤性 T 淋巴细胞（cytolytic T cell，CTL 或 Tc）和迟发型超敏性 T 淋巴细胞（delayed type hypersensitivity T lymphoctye，TDTH）。

a. TCR$\alpha\beta$ T 淋巴细胞和 TCR$\gamma\delta$ T 淋巴细胞 两类 T 淋巴细胞表型分子均呈 CD2$^+$、CD3$^+$阳性，但 TCR$\gamma\delta$ T 淋巴细胞为 CD4$^-$、CD8$^-$双阴性细胞（double negative cell，DN）或 CD8$^+$，而 TCR$\alpha\beta$ T 淋巴细胞其表型为 CD4$^+$或 CD8$^+$单阳性细胞（single positive cell，SP）。

在末梢血主要为 TCR$\alpha\beta$ T 淋巴细胞可占 95％，而 TCR$\gamma\delta$ T 淋巴细胞只占 1％～10％。TCR$\alpha\beta$ T 淋巴细胞为主要参与免疫应答的 T 淋巴细胞，而对 TCR$\gamma\delta$ T 淋巴细胞功能不十分了解，可能其是具有原始受体的第一防线的防御细胞，与抗原感染有关。

b. CD4$^+$ T 淋巴细胞 TCR$\alpha\beta$ T CD4$^+$细胞（简称为 CD4$^+$细胞）的分子表型为 CD2$^+$、CD3$^+$、CD4$^+$、CD8$^-$。其 TCR 识别抗原是 MHCII类分子限制性。CD4$^+$T 淋巴细胞也是不均一的细胞群，按其功能可包括两种 T 淋巴细胞，即辅助性 T 淋巴细胞（Th）和迟发型超敏性 T 淋巴细胞（TDTH）。前者为调节性 T 淋巴细胞，后者为效应性 T 淋巴细胞。

CD4$^+$ T 淋巴细胞能促进 B 淋巴细胞、T 淋巴细胞和其他免疫细胞的增殖与分化，协调免疫细胞间的相互作用。T 淋巴细胞在静止状态不产生细胞因子，活化后才能产生。

近年来，根据建立的小鼠 Th 细胞克隆，分析细胞因子种类，发现具有不同的调节功能，可将 Th 细胞分为两类，即 Th1 和 Th2。Th1 与细胞免疫及迟发型超敏性炎症形成有关，故亦称为炎症性 T 淋巴细胞，相当于 TDTH 细胞。Th2 可辅助 B 淋巴细胞分化为抗体分泌细胞，与体液免疫相关，相当于 Th 细胞。

一些学者在过敏性疾病的患者及健康人末梢血中也建立了人 Th1 和 Th2 克隆，从而也证实了人也存在 Th1 细胞和 Th2 细胞（表 2-4）。这两类细胞是互相制约的，它们的失调与感染性疾病以及自身免疫性疾病相关。

表 2-4 人 Th1 及 Th2 特性

特性	Th1	Th2	特性	Th1	Th2
细胞因子产生			IgG/IgA/IgM 产生	＋	＋
IL-2 产生	＋	±	IgE 产生	－	＋
IFN-γ（干扰素）产生	＋	－	细胞毒性	＋	－
IL-4 产生	－	＋	抗原反应性		
IL-5 产生	－	＋	TT、PPD	＋	－
辅助功能			变应原	－	＋

注：－表示不产生或无此功能；±表示微量产生；＋表示产生或有此功能；TT 为破伤风类毒素；PPD 为纯化结核菌素。

c. CD8$^+$T 淋巴细胞 CD8$^+$T 淋巴细胞也是不均一的细胞群，按其功能可包括抑制性 T 淋巴细胞（Ts）和杀伤性 T 淋巴细胞（Tc），前者为调节性 T 淋巴细胞，后者为效应性 T 淋巴细胞。

(a) Tc 细胞 杀伤性 T 淋巴细胞（Tc）其分子表型为 CD2$^+$、CD3$^+$、CD4$^+$、CD8$^+$。其 TCR$\alpha\beta$ 只能识别自己 MHC I 类分子与抗原肽片段结合的复合分子，所以是 MHC I 类分子限制性。Tc 主要识别存在于靶细胞表面上的 MHC I 类分子与抗原结合的复合物，如被病毒感染的靶细胞或癌细胞等。因此，Tc 效应细胞与抗原病毒免疫、抗肿瘤免疫以及对移植物的移植排斥反应有关。

（b）Ts 细胞　Ts 细胞是一类与 Th 细胞和 Tc 细胞性质不同的淋巴细胞。Ts 是美国学者 Gershon 于 20 世纪 70 年代在小鼠体内证明了它的存在。他是给小鼠经静脉注射大剂量抗原（羊红细胞），则小鼠呈现不应答状态即耐受状态。如果把这种耐受小鼠的淋巴细胞注入正常同基因小鼠体内，可抑制其抗体产生。其后证明这种具有抑制作用的淋巴细胞是 Thy-1^+ T 淋巴细胞，故称这种细胞为 Ts 细胞。

现已证明，人 Ts 细胞的分子表型与 Tc 的相同，也是 $CD2^+$、$CD3^+$、$CD4^+$、$CD8^+$。它的功能是抑制免疫应答的活化期。Ts 细胞的抑制作用是通过它所分泌的抑制因子（TSF）介导的，其作用的靶细胞是抗原特异的 Th 和/或 B 淋巴细胞。

Ts 细胞可发挥两种重要作用，首先它对在胸腺内不能形成自身耐受的自身反应性 T 淋巴细胞克隆有抑制作用，同时它对非己抗原诱发的免疫应答也有抑制作用。实验证明，Ts 细胞功能变化是引起各种免疫功能异常的重要原因之一。

由于对 Ts 细胞的研究进展缓慢，因此尚有许多疑问有待解决。这主要是因为尚不能获得较大量的纯化 Ts 细胞，对建立稳定的 Ts 细胞克隆以及建立具有特异抑制活性的 Ts 杂交瘤均未获成功。因此，对 Ts 细胞的一些基本问题，如 Ts 细胞抗原识别受体（TCR）的性质及其分泌的抑制因子（TSF）的特性等问题，均有待明确。故目前尚不能描述它们的分子结构及作用方式。

Ts 细胞是否是一种独立的 T 淋巴细胞功能亚类，学者间还存在很大争论，今后必须证明它的 TCR 性质和找出其独特的表面标志，才能解决这一问题。

d. CD45 RA T 淋巴细胞与 CD45 RO T 淋巴细胞　近年应用单克隆抗体发现一组新的细胞膜表面分子，命名为 CD45 分子。它可广泛存在于造血系细胞膜表面，故也称之为白细胞共同抗原（leukocyte common antigen，LCA），它是分子质量约为 200kDa 的糖蛋白分子。根据其胞外区表位的不同已发现有 6 种异构体分子，在人已鉴定出 3 种异构体分子，即 CD45 RA、CD45 RB 和 CD45 RO。应用这种异构体分子可将 T 淋巴细胞分为两个新亚群。凡未经抗原刺激的 T 淋巴细胞可称之为原始 T 淋巴细胞（naive T cell，Tn），为 CD45 RA^+ T 淋巴细胞群，而经抗原刺激分化为记忆 T 淋巴细胞（memory T cell，Tm），为 CD45 RO^+ T 淋巴细胞群，两群 T 淋巴细胞功能特性不同（表 2-5）。

表 2-5　Tn 与 Tm 特性

特 性	Tn	Tm	特 性	Tn	Tm
CD45 分子	CD45 RA	CD45 RO	再循环	血流→淋巴组织	直接移行至抗原部位
归巢受体表达	高水平	低水平	寿命	短（数日）	长（数月）
黏附分子表达	低水平	高水平	再次抗原刺激	－	＋＋＋

注：－表示阴性；＋＋＋表示强阳性。

T 淋巴细胞可随血流及淋巴分布于体内各部位，在正常情况下，T 淋巴细胞在周围组织中的数目是相对稳定的。如在胸导管淋巴液中可占 90%，在脾中约占 30%，淋巴结中约占 75%，末梢血中可占 60%～80%。$CD4^+$ 和 $CD8^+$ 细胞的比例，在周围各组织中大致相同，即 $CD4^+$ 约占 60%，$CD8^+$ 约占 30%。$CD4^+$ 和 $CD8^+$ 的比值在正常人约为 2，若其比值小于 1.0 或大于 2.0 可视调节细胞（Th/Ts）比例异常，与临床一些疾病相关。可应用抗各种表型抗原的单克隆抗体检测全 T 淋巴细胞的数量及其亚类（Th/Ts）的比值，常有助于疾病的诊断。

（3）T 淋巴细胞在胸腺内的发育　在一个体内能特异识别各种抗原的 T 淋巴细胞总数称之为 T 淋巴细胞库（T cell repertoire），成熟的 T 淋巴细胞库具有两种基本特性。其一为 T 淋巴细胞识别抗原受 MHC 限制性的，即每一个体的 T 淋巴细胞只能识别与其自身 MHC

分子结合的异种抗原分子。另一特性为 T 淋巴细胞库对自己抗原是耐受性的，即每一个体的 T 淋巴细胞不能单独识别自己 MHC 分子或是与之结合的自己抗原分子，即所谓自身耐受现象。

如果不能维持自身耐受，将导致发生抗自己组织抗原的免疫应答和自身免疫性疾病。所以了解成熟 T 淋巴细胞库是如何发育形成的，不仅对了解 T 淋巴细胞特异性的产生是重要的，而且有助于揭示自身免疫病的致病机制。

胸腺是 T 淋巴细胞发育成熟的主要部位，故称之为中枢免疫器官。胸腺微环境为 T 淋巴细胞发育分化创造了条件。对 T 淋巴细胞发育分化的研究主要是在小鼠体内进行的，并由此推论至人类。

胸腺微环境主要由胸腺基质细胞（thymic stroma cell，TSC）、细胞外基质（extracellular matrix，ECM）和细胞因子等组成。当 T 祖细胞（pro-T）自胚肝或骨髓进入胸腺后，在胸腺微环境作用下，可诱导其发育分化。在其分化成熟过程中，可先后发生各种分化抗原的表达、各种细胞受体的表达，并通过正选择过程和负选择过程，最终形成 T 淋巴细胞库。最后发生成熟 T 淋巴细胞被迁移出胸腺并定居于周围淋巴器官，参与淋巴细胞再循环，可分布于全身组织等一系列的复杂过程。

a. 胸腺基质细胞　胸腺基质细胞可包括起源于胸腺胚基内胚层的上皮细胞和来源于骨髓的巨噬细胞、树突状细胞（dendritic cell，DC）、纤维母细胞、网状细胞和肥大细胞等。在基质细胞中以上皮细胞数量最多、分布最广，可分为皮质上皮细胞和髓质上皮细胞。它们在 T 淋巴细胞分化不同阶段都起重要作用，上皮细胞主要与正选择过程相关，而巨噬细胞等则与负选择过程相关。

b. 细胞外基质　T 淋巴细胞在胸腺内的发育是由皮质向髓质移行的过程中完成的。在此过程，发育中的 T 淋巴细胞，即胸腺细胞需与胸腺基质细胞直接相互接触，或是通过细胞外基质介导两种细胞间接触，因此 ECM 在 T 淋巴细胞的分化发育中也起重要作用。现已确定的细胞外基质有胶原蛋白、网状纤维、葡糖胺以及一些糖蛋白［如纤维黏连素（fibronectin，FN）、层黏连蛋白（laminin，LN）等］。

c. 细胞因子　胸腺细胞和胸腺基质细胞都能分泌细胞因子，并都有一些细胞因子受体，可相互调节胸腺细胞与胸腺基质细胞的分化发育和维持胸腺微环境的稳定（表 2-6）。

表 2-6　胸腺细胞和上皮细胞产生的细胞因子及受体

类　　型	细胞因子		细胞因子受体	
	胸腺细胞	上皮细胞	胸腺细胞	上皮细胞
IL-1	+	+	+	+
IL-2	+	−	+	+
IL-3	+	+	+	−
IL-4	+	−	+	+
IL-6	+	+	+	+
IL-7	+	+	+	+
IL-8	−	+		
IFN-γ	+	−	+	+
IFN-α	+	+	+	+
TGF-α	−	+		
GM-CSF	−	+		
M-CSF	−	+		
G-CSF	−	+	−	−

注：−表示不分泌或不存在；+表示分泌或存在。

（4）T 淋巴细胞在胸腺内的发育过程　通过对小鼠 T 淋巴细胞发育的研究表明，当来自胚肝或骨髓的 T 祖细胞（pro-T）进入胸腺后，可经历不同的发育阶段，其 TCR $\alpha\beta$、CD3 以及协同受体 CD4 和 CD8 等分子的表达水平不同，是受高度调节的发育过程。

实验证明，小鼠 T 淋巴细胞在胸腺内的分化发育可分为 3 个阶段：早期 T 发育为双阴性细胞阶段，其主要表型为 CD4$^-$ 和 CD8$^-$，故称为双阴性（double negative，DN）细胞；第二阶段为不成熟胸腺细胞，即由 DN 细胞经单阳性细胞（CD4$^+$ 或 CD8$^+$）进而分化为双阳性（CD4$^+$ 和 CD8$^+$）（double positive，DP）细胞；第三阶段为由 DP 细胞经正选择过程、负选择过程分化发育为具有免疫功能的成熟 T 淋巴细胞，只表达 CD4$^+$ 或 CD8$^+$，故称为单阳性（single positive，SP）细胞，然后迁出胸腺，移居于周围淋巴器官。

上述 4 群细胞都是不均一的群体，而且由一个分化阶段发育为另一阶段还有许多过渡型细胞，因此对 T 淋巴细胞发育的了解尚有许多问题需待进一步深入研究。

a. 早期 T 淋巴细胞发育阶段　由胚胎或骨髓干细胞衍生的 T 淋巴细胞进入胸腺后经前 T 淋巴细胞（pre-T）发育为双阴性细胞，这一过程可视为早期 T 淋巴细胞发育阶段。

pro-T（表型为 CD40L、CD3$^-$、CD8$^+$、CD25$^-$、C-kit$^+$、Lin$^-$、TCR$\alpha\beta^-$）通过其表面黏附分子与胸腺毛细血管内上皮细胞的配体分子结合，并在上皮细胞分泌的多种趋化因子作用下，穿过血胸屏障进入胸腺。在皮质区进行增殖和分化，经 pre-T（表型为 CD3$^-$、CD4$^-$、CD8$^-$、CD25$^-$，其 TCRβ 及 γ 基因发生重排及转录）进一步发育为 DN 细胞（其表型为 CD3$^+$、CD4$^-$、CD8$^-$、CD25$^-$、TCR$\alpha\beta^-$），但其 TCRβ-βCD3 可表达于细胞表面，与基质细胞配基结合后，经 p56lek 转导信号，诱导 CD4/CD8 分子表达及 TCRβ 基因发生等位排斥。由此使 T 淋巴细胞发育进入 DP 阶段，并发生胸腺内的选择过程，最终发育为单阳性（SP）的成熟 T 淋巴细胞库。

b. 胸腺选择过程　主要发生于 DP 阶段，此时 TCR$\alpha\beta$ 基因重排、转录及表达，形成 TCR$\alpha\beta$-CD3 复合分子，并具有识别配基（MHC 分子＋抗原分子）的功能。DP 细胞与不同胸腺基质细胞（TSC）相互作用，可导致不同的结果。

胸腺细胞经选择作用后，能存活或被排除，基于它们 TCR$\alpha\beta$ 的特异性，决定于 TCR 与 MHC 分子的结合和在胸腺内表达的抗原分子。阳性选择过程可使能对自身 MHC 分子限制性的 T 淋巴细胞克隆增殖，产生功能性成熟 T 淋巴细胞；而阴性选择过程，可使对自身抗原反应性 T 淋巴细胞克隆被排除或不应答，形成自身免疫耐受（表 2-7）。这是两个顺序过程，提示阳性选择可能发生在阴性选择之前。

表 2-7　胸腺内阳性选择/阴性选择

胸腺外组织（胚肝，骨髓）	T 祖细胞（progenitor-T，pro-T）
	↓
	CD4$^-$ CD8$^-$（DN）
	↓
胸腺皮质	CD4$^+$CD8$^+$（DP）
	↓
	阳性选择（获得自己 MHC 限制性）
	CD4$^+$（SP）或 CD8$^+$（SP）
	（自身反应与非自身反应性克隆）
	↓
	阴性选择［排除自身抗原反应性克隆或不应答（自己耐受）］
胸腺髓质	CD4$^+$CD8$^+$
	（MHC II 限制性 Th）（MHC I 限制性 Tc）
周围淋巴组织	CD4$^+$　　　　CD8$^+$
	（TCR$\alpha\beta$）　（TCR$\alpha\beta$）

（a）阳性选择。主要发生在 DP 细胞与皮质型上皮细胞之间的相互作用。凡 TCR 与自己 MHC 分子有亲和性的胸腺细胞可与之结合并导致克隆增殖，而无亲和性的胸腺细胞将导致死亡。在此过程中大部分 DP 细胞死亡，只有小部分 DP 细胞存活并增殖。此过程可排除所有非己 MHC 限制性 T 淋巴细胞克隆，保存自己 MHC 限制性 T 淋巴细胞克隆和潜在的有害的自身反应性 T 淋巴细胞克隆。此过程可使 DP 细胞分化为 SP 细胞。

（b）阴性选择。主要发生于 DP 细胞与胸腺内巨噬细胞（Mφ）、树突状细胞（DC）或髓质型上皮细胞之间的相互作用。胸腺细胞 TCR 与存在于上述细胞上自身抗原与自身 MHC 复合物有高亲和性者结合，可导致自身反应性 T 淋巴细胞克隆死亡并被排除，称之为克隆排除（clonal deletion）或克隆存在但受抑制不能活化，称之为克隆无应答（clonal anergy）。现已证明克隆排除与细胞程序性死亡（PCDD）相关，克隆无应答与缺乏活化信号相关，称这种耐受为中枢耐受。但不在胸腺表达的自身抗原，其自身的反应性 T 淋巴细胞仍能发育成熟，并漏出周围淋巴组织，可能由 Ts 细胞抑制其活性，导致周围自身耐受，所以自身耐受的形成是由多种机制完成的。经胸腺阴性选择作用后，排除了自身反应性 T 淋巴细胞克隆，只有识别非己抗原与自身 MHC 分子结合的 T 淋巴细胞克隆存活，并由 DP 细胞分化为具有功能的 SP 细胞（CD4$^+$T 淋巴细胞或 CD8$^+$T 淋巴细胞）。所以成熟 T 淋巴细胞库表现为自身 MHC 限制性和自身耐受两种特征。

2.2.2.2 B 淋巴细胞 B 淋巴细胞首先证明是在鸟类淋巴样器官法氏囊内发育成熟的，故称之为 B 淋巴细胞。哺乳类动物 B 淋巴细胞，在胚胎早期系在胚肝，胚胎晚期至出生后则在骨髓内分化成熟。成熟 B 淋巴细胞可定居于周围淋巴组织，如淋巴结的皮质区和脾的红髓及白髓的淋巴小结内。

B 淋巴细胞是体内惟一能产生抗体（免疫球蛋白分子）的细胞。体内含有识别抗原特异性不同的抗体分子，其多样性是来自千百万种不同 B 淋巴细胞克隆。每一 B 淋巴细胞克隆的特性是由其遗传性决定的，可产生一种能与相应抗原特异结合的免疫球蛋白分子。外周血中，B 淋巴细胞约占淋巴细胞总数的 10%～15%。

（1）B 淋巴细胞膜主要表面分子

a. B 淋巴细胞抗原识别受体　B 淋巴细胞抗原识别受体（BCR）与 TCR 一样，也是由复合分子组成。即由特异识别抗原的分子信号转导分子组成的 BCR 复合分子，是由 B 淋巴细胞表面免疫球蛋白分子（surface immunoglobulin，SIg）组成；BCR 还存在另一组分子，是由二硫键连接的异二聚分子组成，称之为 Igα 链和 Igβ 链（分别命名为 CD79a 和 CD79b）。其功能与信号转导有关，与 TCR 中 CD3 分子的作用相似。

BCR 能识别可溶性蛋白抗原分子，它识别的表位是构象决定簇，这一特性与 TCR 明显不同。B 淋巴细胞经 BCR 对抗原的摄取、加工和递呈作用，通过信号转导可引起胞浆内一系列生化变化及核内基因的活化、增殖、分化、不应答或诱导细胞程序性死亡。

b. Fc 受体　大多数 B 淋巴细胞表面具有 IgG Fc 受体Ⅱ，能与 IgG Fc 段结合。活化 B 淋巴细胞此受体密度明显增高，分化至晚期又下降。Fc 受体可与免疫复合物结合，有利于 B 淋巴细胞对抗原的捕获和结合以及 B 淋巴细胞的活化和抗体产生。如将鸡红细胞（E）与其 IgG 抗体（A）结合形成的复合物与 B 淋巴细胞混合后，可见 B 淋巴细胞周围有红细胞黏附形成的花环，称为 EA 花环，这也是检测 B 淋巴细胞的一种方法。

后又发现在活化 B 淋巴细胞表面可具有 IgE Fc 受体，即 CD23 分子，这是一种 B 淋巴细胞生长因子受体，可能对 B 淋巴细胞分化增殖有重要作用。

c. 补体受体　大多数 B 淋巴细胞表面有能与 C3b 和 C3d 结合的受体，分别称为 CRⅠ

和 CR Ⅱ（即 CD35 和 CD21）。CR Ⅰ 主要见于成熟 B 淋巴细胞，活化 B 淋巴细胞其密度明显增高，但进入分化晚期又下降。CR Ⅱ 可与抗原和抗体及补体形成的免疫复合物结合，促进 B 淋巴细胞的活化，CR Ⅱ 也是 EB 病毒的受体。

d. 细胞因子受体　活化 B 淋巴细胞可表达多种细胞因子受体，如 IL-1、IL-2、IL-4、IL-5 以及 IFN-γ 等受体，与相应因子结合可促进 B 淋巴细胞的增殖和分化。

e. 丝裂原受体　B 淋巴细胞表面的丝裂原受体与 T 淋巴细胞不同，因此刺激 B 淋巴细胞转化的丝裂原也不同。如用美洲商陆（PWM）或脂多糖与外周血淋巴组织共同培养时，B 淋巴细胞相应受体可与之结合而被激活，并进行增殖分化为淋巴母细胞，称为 B 淋巴细胞有丝分裂原反应，也称淋巴细胞转化试验，可用于对 B 淋巴细胞的功能检测。

f. 主要组织相容性抗原　B 淋巴细胞发育未成熟时，已表达主要组织相容性抗原（MHC）Ⅱ类分子，活化 B 淋巴细胞 MHC Ⅱ类分子表达明显增多。MHC Ⅱ类分子能增强 B 淋巴细胞和 T 淋巴细胞间的黏附作用，同时也是递呈抗原的分子。MHC Ⅱ类分子交联与信号转导有关，可促进 B 淋巴细胞活化。近年证明超抗原可与 MHC Ⅱ类分子有高亲和性，亦与促进 B 淋巴细胞的活化有关。

g. B 淋巴细胞分化抗原　近年来应用单克隆抗体鉴定出存在于 B 淋巴细胞表面的特有抗原分子不存在于其他免疫细胞上。这些抗原可表达于 B 淋巴细胞发育分化的不同阶段，故称为分化抗原，对 B 淋巴细胞的分化和鉴定具有重要意义。

通过对 CD 分子的结构与功能的研究，表明这些分子不仅是 B 淋巴细胞的特异表面标志，而且具有重要的生理功能。实验证明 B 淋巴细胞的活化，除了由 BCR 与其相应抗原结合后提供活化的起始信号外，还需由其表面的辅助分子与其相应配体分子结合后提供的协同刺激信号，才能使 B 淋巴细胞处于活化状态，即 B 淋巴细胞的活化与 T 淋巴细胞一样，也是由双信号介导的。

目前已发现有一系列辅助分子参与这一过程，它们是 CD19、CD20、CD21、CD22、CD40 及 CD45 等分子。这些分子对 B 淋巴细胞的活化、增殖、分化或耐受体形成都具有重要作用。

（2）B 淋巴细胞亚类

a. CD5$^+$ B 淋巴细胞的生物学特性　根据 B 淋巴细胞表型的不同，目前可将 B 淋巴细胞分为两个亚类。最初认为 Ly-1（CD5）抗原是小鼠 T 淋巴细胞的表面标志，但以后发现在一部分 B 淋巴细胞群中其表面也可表达 Ly-1 抗原，即 Ly-1$^+$（CD5$^+$）B 淋巴细胞，称这种细胞群为 B1 细胞。而另一亚类 B 淋巴细胞，则为 Ly-1$^-$（CD5$^-$）B 淋巴细胞，即通常 B 淋巴细胞，称之为 B2 细胞。在人也证明存在与小鼠相当的 B 淋巴细胞亚类，即 CD5$^+$（Leu-1$^+$）B 淋巴细胞（B1）和 CD5$^-$（Lun-1$^+$）B 淋巴细胞（B2）两个亚类。

B1 细胞群和 B2 细胞群无论在起源、表型和生物学特性等方面均有所不同。近年根据表型的不同可将 B1 细胞群进一步分为 B1a 和 B1b。B 淋巴细胞亚类表型见表 2-8。

表 2-8　B 淋巴细胞亚类表型

膜　标　志	B1		B2（通常 B 淋巴细胞）
	B1a	B1b	
IgM	＋＋＋	＋＋＋	＋
IgD	±	±	＋＋＋
CD5	＋	－	－
CD11	＋	＋	－
CD23	－	－	＋
CD44	＋	＋	－
MHC Ⅱ	＋＋＋	＋＋＋	＋＋＋

注：－表示不表达；±表示微量表达；＋表示表达；＋＋＋表示大量表达。

CD5$^+$B淋巴细胞比通常 B 淋巴细胞（CD5$^-$）出现早。新生期小鼠脾细胞及腹腔中CD5$^+$B 淋巴细胞约占 30％，随着鼠龄的增长而减少。成年鼠腹腔 CD5$^+$B 淋巴细胞约占20％～40％，脾只占 1％～2％，而在末梢血、淋巴结及骨髓内未发现，故正常小鼠 CD5$^+$B淋巴细胞主要存在于腹腔中。人胎脾细胞 CD5$^+$B 淋巴细胞可占 90％，但随年龄增长而减少。

CD5$^+$B 淋巴细胞与通常 B 淋巴细胞可能存在不同分化途径，其前体细胞骨髓内不存在，胎儿期可能由大网膜内前体细胞产生。分化后前体细胞供给停止，但其自身有再生能力，可以维持其细胞库。

CD5$^+$B 淋巴细胞与通常 B 淋巴细胞其表面标志也不同，CD5$^+$B 淋巴细胞与通常 B 淋巴细胞比较，CD45R 抗原呈弱阳性，sIgM 强阳性，sIgD 弱阳性。腹腔 CD5$^+$B 淋巴细胞其Mac-1$^+$、CD23$^+$为特征而通常 B 淋巴细胞为 Mac-1$^+$、CD23$^-$。

通常 B 淋巴细胞（CD5$^-$）一般受外来抗原刺激，经活化、克隆扩增，发生体细胞突变，产生高亲和性特异性抗体。而 CD5$^+$B 淋巴细胞对外源抗原只产生有限的应答，主要对一些自身抗原产生应答，其应答特征是不依赖 T 淋巴细胞的，其产生的抗体也无亲和力成熟。故 CD5$^+$B 淋巴细胞产生的抗体为低亲和性和多反应性的 IgM 型自身抗体及一些天然抗体（表 2-9）。

表 2-9　小鼠 B 淋巴细胞亚类比较

项　　目	CD5$^+$(Ly-1)B	CD5$^-$B (通常 B 淋巴细胞)	项　　目	CD5$^+$(Ly-1)B	CD5$^-$B (通常 B 淋巴细胞)
发生	早	晚	IgM 自身抗体	＋＋＋	？
发育部位	腹腔/胸腔	淋巴器官	IgM 抗菌抗体	＋＋＋	＋～＋＋＋
成体细胞群	自我再生	不断新生	抗半抗原抗体	？	＋＋＋
成体细胞来源	成熟 Ly-1B(腹腔)	Ig-祖细胞(骨髓、肝)	TD 抗原	－	＋＋
发育调节	成熟 Ly-1B 反馈抑制	？	亲和力成熟	－	＋
形态	大	小			

注：？表示未确定；－表示无此特征；＋表示特征阳性；＋＋表示特征较强阳性；＋＋＋表示特征强阳性；＋～＋＋＋表示特征阳性到强阳性。

b. CD5$^+$细胞的功能　通常 B 淋巴细胞来自肠集合淋巴结（peyer's patches，PP），抗原刺激后，可再回归肠产生高亲和性特异性抗体。而存在于固有层的 CD5$^+$B 淋巴细胞，可接受肠道内抗原刺激，产生多价低亲和性抗体，以防御外来微生物的入侵。故肠道内可有两类 B 淋巴细胞发挥抗感染免疫作用。

CD5$^+$B 淋巴细胞是 IgM 型自身抗体的主要产生细胞，它可能形成自身反应细胞库，与自身免疫病的发生有关。已发现天然自身免疫病 NZB 小鼠体内 CD5$^+$B 淋巴细胞比率高并与自身抗体产生相关。用 xid 基因导入 NZB 小鼠，则 CD5$^+$B 淋巴细胞消失，自身抗体也下降。在人慢性风湿性关节炎、Sjogren 症候群以及全身性硬皮病等患者末梢血中，CD5$^+$B 淋巴细胞比正常人明显增加，而且在关节液中发现 CD5$^+$B 淋巴细胞也增多。这提示 CD5$^+$B 淋巴细胞与自身免疫病的发生相关，但在系统性红斑狼疮患者中未发现CD5$^+$B 淋巴细胞增加现象，所以 CD5$^+$B 淋巴细胞是否与各种自身免疫病相关，尚有待进一步研究。

（3）B 淋巴细胞的发育　鸟类的法氏囊是 B 淋巴细胞分化的场所。哺乳类动物在胚胎早期 B 淋巴细胞分化的最早部位是卵黄囊，此后在脾和骨髓，出生后则在骨髓内分化成熟。

B 淋巴细胞分化过程可分为两个阶段，即抗原非依赖期和抗原依赖期。在抗原非依赖期，B 淋巴细胞分化与抗原刺激无关，主要在中枢免疫器官内进行。而抗原依赖期是指成熟

B 淋巴细胞受抗原刺激后，可继续分化为合成抗体和分泌抗体的浆细胞阶段，主要在周围免疫器官内进行。

a. 骨髓微环境　早期 B 淋巴细胞的增殖与分化，其发生是与骨髓造血微环境（hemopoietic inductive microenviroment，HIM）密切相关。HIM 是由造血细胞以外的基质细胞（stroma cell）及其分泌的细胞因子和细胞外基质（extracellular matrix，ECM）组成。基质细胞可包括巨噬细胞、血管内皮细胞、纤维母细胞、前脂肪细胞、脂肪细胞等。由间质细胞分泌的纤黏连蛋白、胶原蛋白及层黏连蛋白等形成细胞外基质，此外还可合成和分泌众多的细胞因子。HIM 的作用主要是通过细胞因子可调节造血细胞的增殖与分化，通过黏附分子可使造血细胞与间质细胞相互直接接触，有利于造血细胞的定位和成熟细胞的迁出。

b. B 淋巴细胞在骨髓内的发育　B 淋巴细胞与其他血细胞一样，也是由骨髓内多能干细胞分化而来。B 淋巴细胞在骨髓内的发育，可经过祖 B 淋巴细胞（pro-B）、前 B 淋巴细胞（pre-B）、不成熟 B 淋巴细胞（immatureB）及成熟 B 淋巴细胞（matureB）几个阶段。成熟 B 淋巴细胞释放至周围淋巴组织，构成 B 淋巴细胞库，在此阶段经抗原刺激后，可继续分化为合成抗体和分泌抗体的浆细胞，即抗原依赖的分化阶段。

B 淋巴细胞在骨髓内分化各阶段的主要变化为免疫球蛋白基因的重排和膜表面标志的表达。B 淋巴细胞在发育分化过程中，同样也经历选择作用，以除去非功能性基因重排 B 淋巴细胞和自身反应性 B 淋巴细胞，形成周围成熟的 B 淋巴细胞库（表 2-10）。

表 2-10　B 淋巴细胞分化特征

特　征	pro-B	pre-B	不成熟 B	成熟 B
抗原依赖性	-	-	+	+
H 链 V 基因重排	VDJ	VDJ	VDJ	VDJ
H 链(μ)	-	+	+	+
L 链(κ 或 λ)	-	-	+	+
Vpre-B/λ5	-	-	±	+
sIgM	-	-	+	+
sIgD	-	-	-	+
Thy-1	+			
CD20	+	+	+	+
TdT	+	+		
CD19	+	+	+	+
CD21	-	-	+	+

注：—表示特征阴性或蛋白质不表达；+表示特征阳性或蛋白质表达；VDJ 表示可变区-多样区-链接区序列。

（a）祖 B 淋巴细胞。这种发育早期的 B 淋巴细胞，发生在人胚胎约第 9 周开始，小鼠约第 14 天开始。尚未表达 B 淋巴细胞系的特异表面标志，也未发生 Ig 基因重排，仍处于种系基因（germlinegene）阶段。但祖 B 淋巴细胞的晚期可出现 B 系特异标志，如 Thy-1+、TdT+、B200+、mb-1+等分子。

（b）前 B 淋巴细胞。是由祖 B 淋巴细胞分化而来，约占成人骨髓有核细胞的 5%。前 B 淋巴细胞能检出的最早标志是 Ig 重链基因重排，随后在胞浆中可检测出 IgM 的重链分子，即 μ 链。但无轻链基因重排，因此也无膜 Ig 表达。此阶段还表达 MHC II、TdT、CD19、CD10、CD20 和 CD24 等分化抗原。其中 CD19、CD20 和 CD22 在胞浆中的出现均早于 μ 链。前 B 淋巴细胞对抗原无应答能力，不表现免疫功能。

（c）不成熟 B 淋巴细胞。此阶段发生 L 链基因重排，故可组成完整的 IgM 分子，并表达于膜表面（IgM），可称为 Bμ 细胞。此种细胞如与抗原结合，易使膜受体交联，产生负信号，使 B 淋巴细胞处于受抑状态，不能继续分化为成熟 B 淋巴细胞。这种作用可能是使自身反应 B 淋巴细胞克隆发生流产，是形成 B 淋巴细胞自身耐受的机制之一。

不成熟 B 淋巴细胞开始丧失 TdT 和 CD10，但可表达 CD22、CD21 及 FcR。同时 CD19、CD20 以及 MHC Ⅱ 类分子表达量增加。

(d) 成熟 B 淋巴细胞。随着 B 淋巴细胞的进一步分化，可发育为成熟 B 淋巴细胞，并离开骨髓进入周围免疫器官。此时膜表面可同时表达 sIgM 和 sIgD，但其 V 区相同，而 C 区不同，故其识别抗原特异性是相同的。成熟 B 淋巴细胞可发生一系列膜分子变化，可表达其他多种膜标志分子，如丝裂原受体、补体受体、Fc 受体、细胞因子受体、病毒受体以及一些其他分化抗原等。

(e) 浆细胞。成熟 B 淋巴细胞可在周围淋巴器中接受抗原刺激，在 Th 细胞、抗原递呈细胞和细胞因子作用下，可使 B 淋巴细胞活化、增殖，并分化为合成抗体和分泌抗体的浆细胞。此阶段 B 淋巴细胞可逐渐丢失一些膜分子如 CD19 和 CD22 等。可发生 Ig 的类别转换，从产生 IgM 转换为产生 IgG、IgA 或 IgE 的 B 淋巴细胞。

在分化过程中，部分 B 淋巴细胞可恢复为小淋巴细胞，停止增殖和分化，sIgD 可消失，且寿命长，可生存数月至数年。当再次与同抗原相接触时易于活化、增殖和分化，故称此种细胞为记忆 B 淋巴细胞，与机体的再次免疫应答相关。

当成熟 B 淋巴细胞分化为浆细胞时，B 淋巴细胞表面的部分标志消失，出现一些新的浆细胞特有标志，如浆细胞抗原-1（PCA-1）等分子。一种浆细胞只能产生一种类别的 Ig 分子，并且丧失产生其他类别 Ig 分子的能力。浆细胞寿命常较短，其生存期仅数日，随后即死亡。

2.2.2.3 第三群淋巴细胞　在淋巴细胞中，除 T 淋巴细胞和 B 淋巴细胞外，还发现一群没有 T 淋巴细胞和 B 淋巴细胞表面标志的淋巴样细胞。目前认为它们是来源于其他细胞系，有待深入研究后才能确定其归属。

(1) 自然杀伤细胞（NK 细胞）

a. NK 细胞的特性　NK 细胞来源于骨髓，主要存在于血液和淋巴样组织，特别是存在于脾中。由于其胞浆中含有较大颗粒，故又称为大颗粒淋巴细胞（large granular lymphocyte, LGL）。

从系统发生看，NK 细胞被认为是原始杀伤 T 淋巴细胞，但它没有抗原识别受体，能杀伤肿瘤细胞和病毒感染细胞，所以是非特异杀伤作用，无 MHC 分子的限制性，故名自然杀伤细胞。

虽然 NK 细胞对靶细胞的作用范围远大于杀伤 T 淋巴细胞，但其杀伤作用也不是随机的，而是有一定范围的。NK 细胞可以杀伤某些病毒感染细胞，但对正常未感染细胞无杀伤作用。NK 细胞可杀伤某些肿瘤细胞株，特别是对造血细胞来源的肿瘤细胞更为敏感，但不是对所有肿瘤细胞均有作用。

b. NK 细胞的表面标志　从细胞表型来看，NK 细胞既不是 T 淋巴细胞也不是 B 淋巴细胞。NK 细胞没有 Ig 或 TCR 基因重排，也不表达 CD3 分子。但 NK 细胞可表达 CD2 分子和低亲和性的 IgG Fc 受体 Fc RⅢ（CD16）。如使 CD2 或 CD16 交联可促使 NK 细胞增殖和分泌细胞因子。值得注意的是尽管 NK 细胞缺乏 CD3 分子，但它能表达 CD3 的同二聚体 ζ 链分子，并与 CD16 联在一起。当 IgG 与 CD16 结合后，它在信号传递中也发挥重要作用。

c. NK 细胞的杀伤作用　当 IgG 与靶细胞结合并与 NK 细胞的 CD16 结合时，即可引起 NK 细胞对靶细胞的杀伤作用，称这种作用为抗体依赖性细胞介导的细胞毒性作用（ADCC）。NK 细胞是 ADCC 的重要介导细胞。但 NK 细胞识别敏感靶细胞上的分子尚未明确。

NK 细胞在一定条件下也可合成和分泌 IFN-γ，可活化巨噬细胞，能杀伤感染的病原微生物。

（2）淋巴因子活化的杀伤细胞　近年来，有人分离正常人或小鼠淋巴细胞加入白细胞介素-2（IL-2）在体外培养使之活化增殖，发现经 IL-2 活化增殖的淋巴细胞在体外能杀伤自体和异体新鲜肿瘤细胞，但对自体和异体外周血淋巴细胞无杀伤作用，称这种细胞为淋巴因子活化的杀伤细胞（lymphokine activated killer cells，LAK）。证明了 LAK 细胞与 NK 细胞和 Tc（TCL）不是同一的细胞群。LAK 细胞对肿瘤的治疗具有重要意义。

LAK 细胞的前体细胞也属于大颗粒淋巴细胞（LGL），但不是 NK 细胞和 T 淋巴细胞。LAK 的前体细胞不仅存在于人外周血中，也存在于人的骨髓和胸导管中，表明其分布较为广泛。对这种前体细胞的特性和起源有待深入研究。

（3）肿瘤浸润淋巴细胞　美国学者 Rosenberg 把动物肿瘤组织中分离出的淋巴细胞，加入 IL-2 在体外培养。实验证明这种活化增殖的肿瘤浸润淋巴细胞（tumor infiltuating lymphocyte，TIL）具有比 LAK 细胞更强的杀伤肿瘤细胞的作用。LAK 细胞具有广谱杀瘤作用，而 TIL 细胞有特异杀瘤作用。TIL 前体细胞为 Lyt-2$^+$，与杀伤 T 淋巴细胞的表面标记相同。TIL 细胞对肿瘤的过继免疫治疗更具有应用前景。

2.2.3　单核吞噬细胞系统

游离于血液中的单核细胞（monocyte）及存在于体腔和各种组织中的巨噬细胞（macrophage，Mφ）均来源于骨髓干细胞，它们具有很强的吞噬能力，且细胞核不分叶，故命名为单核-巨噬细胞系统（mononuclear phagocyte system，MPS）。单核/巨噬细胞是一类主要的抗原递呈细胞（antigen-presenting cell，APC），在特异性免疫应答的诱导与调节中起着关键的作用。

2.2.3.1　单核吞噬细胞系统

（1）系统细胞的来源与分化发育　MPS 细胞起源于骨髓，其分化与更新受细胞因子复杂网络的调控。在某些细胞因子，如多集落刺激因子（multi-colony stimulating factor，multi-CSF）、巨噬细胞集落刺激因子（macrophage-CSF，M-CSF）等的刺激下，骨髓中的髓样干细胞经原单核细胞（monoblast）、前单核细胞（pre-monocyte）分化发育为单核细胞并进入血流。外周血单核细胞占白细胞总数 1%～3%，它在血流中仅存留几小时至数十小时，然后黏附到毛细血管内皮，穿过内皮细胞接合处，移行至全身各组织并发育成熟为巨噬细胞。组织损伤和炎症可加速单核细胞向组织移行。巨噬细胞在组织中寿命可达数月至数年。在不同组织中存留的巨噬细胞由于局部微环境的差异，其形态及生物学特征均有所不同，名称也各异（表 2-11）。一般认为除少数单核细胞或低分化的巨噬细胞外，成熟的巨噬细胞很少有或没有增殖能力，并不断被骨髓前体细胞分化的细胞所补充。另外，单核吞噬细胞系统细胞的分化发育还可受各种细胞因子如 IL-2、IL-4 以及干扰素等影响。

表 2-11　单核吞噬细胞系统细胞的发生和分布

在骨髓中分化发育	进入血液中后的变化及在组织中分布
多能干细胞	→单核细胞→巨噬细胞：
↓	（1）结缔组织　组织细胞
髓样干细胞	（2）肺　肺泡巨噬细胞
↓	（3）肝　枯否(Kupffer)细胞
单核干细胞	（4）脾与淋巴结　游走与固定巨噬细胞
↓	（5）浆膜腔　胸、腹腔巨噬细胞
前单核细胞	（6）神经组织　小胶质细胞
↓	（7）骨　破骨细胞
单核细胞	（8）关节　滑膜 A 型细胞

（2）系统细胞的解剖学特征

a. 形态结构　单核细胞一般为圆形，直径约 $10\sim20\mu m$；巨噬细胞大小不等，直径约 $10\sim30\mu m$ 或更大，常有伪足，呈多形性。单核/巨噬细胞有圆形或椭圆形的核，胞浆中富含溶酶体及其他各种细胞器。

b. 系统细胞的表面分子

（a）表面受体。MPS 细胞表面有多达 80 种以上受体分子，它们与相应的配体结合，分别表现感应功能与效应功能，包括捕获病原异物，加强调理、趋化、免疫黏连、吞噬、介导细胞毒作用等。例如，免疫球蛋白 Fc 受体和补体受体可以分别与 IgG 的 Fc 段及补体 C3b 片段结合，从而促进单核/巨噬细胞的活化功能和调理吞噬功能。此外，单核/巨噬细胞还表达各种细胞因子、激素、神经肽、多糖、糖蛋白、脂蛋白及脂多糖的受体，从而可感应多种调控其功能的刺激信号。

（b）表面抗原。MPS 细胞表面具有多种抗原分子，它们对 MPS 细胞的鉴定与功能有重要意义。例如，MPS 细胞表达 MHC 抗原，尤其 MHC Ⅱ 类抗原是巨噬细胞发挥抗原递呈作用的关键性效应分子；单核/巨噬细胞还表达多种黏附分子，如选择素 L、细胞间黏附分子和血管细胞黏附分子等。它们介导 MPS 细胞与其他细胞或外基质间的黏附作用，从而参与炎症与免疫应答过程。近年来应用单克隆抗体鉴定出许多单核吞噬细胞的表面分化抗原，如 OKM-1、Mac-120、MO1～MO4 等，但这些抗原也可能表达在其他起源于髓样干细胞的细胞（如中性粒细胞）表面。另外，成熟的单核细胞可表达高密度的 CD14，这是一种相对特异的单核细胞表面标志。

（3）系统细胞的生理特点

a. 一般特性　MPS 细胞又称大吞噬细胞，它具有吞噬细胞的一般特征，如可通过吞饮摄入液体异物，也可通过吞噬摄取颗粒性异物，还可识别某些化学刺激物的浓度，表现出定向运动的能力，即具有趋化性。MPS 细胞在吞噬异物后，细胞内会发生一系列代谢改变，如糖代谢增强、能量产生增加、活性氧生成增多等。MPS 细胞胞浆中还含有非特异性酯酶、碱性磷酸二酯和过氧化物酶等，在细胞分化和激活过程中，这些酶的量及其在细胞内的定位均可发生改变。由于 MPS 细胞表达丰富的黏附分子，对玻璃制品与塑料制品具有强的黏附性，故又被称为黏附细胞，借助这个特性可将 MPS 细胞与淋巴细胞分离。

b. 系统细胞的激活　MPS 细胞在环境因素刺激下，可发生形态变化、膜分子表达变化以及细胞代谢与功能的短暂和可逆性变化，这一过程称为 MPS 细胞的激活，也是它有别于其他吞噬细胞（如中性粒细胞）的一个重要特征。与分化过程不同，活化是在病理条件下表现出的可逆性功能状态。单核吞噬细胞的激活是一个复杂的多步骤过程，在不同的活化阶段，涉及不同刺激因子的作用，细胞形态及功能也发生相应的改变。以巨噬细胞（Mφ）为例，体内的 Mφ 一般处于静止状态，病原体等异物通过直接接触激发 Mφ 内的生理生化反应。环核苷酸第二信使 cAMP/cGMP 水平升高，使静止态 Mφ 转变为应答性 Mφ。后者在 IFN-γ 等刺激因子启动下，转变为致敏的 Mφ，然后在脂多糖或某些细胞因子作用下转变为活化的 Mφ。在此变化过程中，Mφ 表现出形态改变（浆膜呈不规则波浪形、细胞器增加、膜分子表达改变）、代谢增强（胞内蛋白质合成与 ATP 生成增加、磷酸戊糖代谢增强）以及功能增强（吞噬率及吞噬速度增高、杀菌能力及杀瘤能力增强、分泌活性能力及抗原递呈能力增强）等（表 2-12）。

通常认为，只有激活的单核吞噬细胞才是具有活跃生物学作用的效应细胞。在病理情况下，MPS 细胞的异常激活也参与某些疾病的发生与发展。

c. 系统细胞的分泌活性　MPS 细胞是一类重要的分泌细胞。在许多组织和器官中，MPS

表 2-12　巨噬细胞的激活

项　　目	静止 Mφ→	病原体应答性 Mφ→	IFN-γ 致敏的 Mφ→	LPS 等活化 Mφ
吞噬功能	+	++	+++	++++
趋化作用	+	++	+++	++++
杀瘤活性	−	−	−	+
抗原递呈	−	−	+	+
TNF 分泌	−	−	+	+
活性氧产生	−	+	++	++
MHCⅡ分子	−	−	+	+
转铁蛋白受体	−	+	−	−

注：−表示无作用或分子不存在；＋表示有作用或分子存在；＋＋表示较强或分子较多；＋＋＋表示很强或分子很多；＋＋＋＋表示非常强或分子更多；IFN-γ 为 γ 干扰素；LPS 为脂多糖；TNF 为肿瘤坏死因子。

细胞是分泌性蛋白的主要来源，其分泌物种类之多在体内仅肝细胞才能与之相比。通常活化的 MPS 细胞才有活跃的分泌能力。现已知 MPS 细胞可分泌多达 100 种以上的酶类和其他生物活性物质。这些物质的分子量不一，从分子质量仅 32kDa 的超氧阴离子至分子质量达 440kDa 的纤维黏连蛋白；功能也各异，参与细胞生长到细胞死亡的全部活动。此外，由于 MPS 细胞在体内分布广泛、可以移动，以及其分泌产物作用的多样性，这种分泌活性具有重要的生理意义与病理意义。表 2-13 列出了 MPS 细胞所分泌的几类主要产物，MPS 细胞的许多功能都有赖于这些分泌产物的参与。

表 2-13　单核吞噬细胞系统细胞的分泌产物

种　　类	实　　例
补体	C1～C9，B 因子，D 因子，I 因子，H 因子，C1 抑制物
凝血因子	Ⅴ因子、Ⅶ因子、Ⅸ因子、Ⅹ因子，凝血酶原
酶类	各种中性蛋白酶，酸性水解酶，溶菌酶
生物活性酯类	花生四烯酸衍生物（前列腺素、白三烯等）
激素样物质	VitD3，促肾上腺皮质激素，β 内啡肽
细胞因子	IL-1、IL-3、IL-6、TNF-α，IFN-α，IFN-β，FGF
反应性中间产物	活性氧（H_2O_2、·OH、O_2^-），亚硝酸盐
其他	多种生长因子及刺激因子，嘌呤及嘧啶产物，各种结合蛋白、连接蛋白及酶抑制物等

注：FGF 为纤维细胞生长因子。

（4）系统细胞的功能　MPS 细胞具有重要的生物功能，不仅参与非特异性免疫防御，而且是特异性免疫应答中一类关键的细胞，广泛参与免疫应答、免疫效应与免疫调节。

a. 免疫防御功能　病原微生物侵入机体后，在激发免疫应答以前即可被 MPS 细胞吞噬并清除，这是机体非特异免疫防御机制的重要环节。由于其吞噬能力较强，故有人将 MPS 细胞称为机体的清道夫。在致病微生物激发机体产生特异性抗体后，覆盖于病原体表面的 IgG 及补体激活片段 C3b 可与 MPS 细胞表面的 FcR 及 CR1 结合，发挥调理作用，使病原体更易被吞噬。被吞入的病原体可被细胞内的某些酶类或活性氧所杀灭；另一方面，在对异物颗粒的吞噬、杀灭过程中，可能出现酶体外漏现象，从而造成对邻近正常组织的损伤。

b. 免疫处自稳功能　机体在生长、代谢过程中不断产生衰老与死亡的细胞以及某些衰变的物质，它们均可被单核吞噬细胞吞噬、消化和清除，从而维持内环境稳定。

c. 免疫监视功能　MPS 细胞构成机体肿瘤免疫的重要一环。一般认为只有激活的巨噬细胞才能有效地发挥杀瘤效应，其机制可能是：①吞噬肿瘤细胞；②借助抗瘤抗体的 ADCC 作用杀伤瘤细胞；③产生 TNF 及 IL-1 等细胞因子，直接或间接地发挥杀瘤作用；④产生某些酶及活性氧分子直接杀伤或抑制肿瘤细胞生长。

d. 抗原递呈功能　MPS 细胞是最重要的一类抗原递呈细胞。外来抗原经单核吞噬细胞系统处理后递呈给 T 淋巴细胞，这是诱发免疫应答的先决条件。此外，在抗原递呈过程中 MPS 细胞产生的 IL-1 也是 Th 活化不可缺少的刺激信号。

e. 免疫调节功能　MPS 细胞在免疫调节中发挥重要的作用。由于激活程度及分泌产物的不同，MPS 细胞的免疫调节作用具有双相性；另一方面，体内各种因素也可通过影响单核吞噬细胞的膜分子表达等途径调节 MPS 细胞的功能状态。

（a）正相调节作用。MPS 细胞可通过下列途径启动和增强免疫应答，包括：①抗原递呈作用，诱导免疫应答启动；②分泌具有免疫增强作用的各类生物活性物质，如 IL-1、TNF-α、补体成分、各类生长因子等。

（b）负相调节作用。巨噬细胞过度激活，可成为抑制性巨噬细胞，后者可分泌多种可溶性抑制物如前列腺素、活性氧分子等，抑制淋巴细胞增殖反应或直接损伤淋巴细胞。

（c）体内因素的调控。通过调控 MPS 细胞功能状态而发挥免疫调节作用的多种神经肽及激素样物质，如 P 物质、皮质激素、性激素等，均可通过相应受体而调控巨噬细胞的功能状态；另外，某些神经肽与细胞因子（如 IL-1、TNF-α、IFN-γ）可诱导巨噬细胞 MHC Ⅱ 类抗原的表达，从而调控其抗原递呈功能。

f. 其他功能　MPS 细胞还广泛参与炎症、止血、组织修复、再生等过程。

2. 2. 3. 2　其他抗原递呈细胞　除了 MPS 细胞外，体内还有其他某些细胞具有抗原递呈功能。

（1）树突状细胞　树突状细胞（dendritic cell，DC）是体内不同于 MPS 细胞的另一类重要的抗原递呈细胞，其共同的生物学特性是细胞表面有许多树枝状突起，胞内具有丰富的线粒体，但粗面内质网、溶酶体与核糖体不发达，细胞表面无绵羊红细胞受体及 SmIg（surface membrane immunoglobulin）。DC 在混合淋巴细胞反应中是重要的刺激细胞。一般认为 DC 无吞噬功能，但由于其表面表达较高密度的 MHC Ⅱ 分子，且具有树突状突起，表面积较巨噬细胞更大，有利于接触抗原并递呈给 T 淋巴细胞，故 DC 在抗原递呈中发挥重要作用。来源于骨髓前体细胞的 DC 分布于外周血或各类淋巴组织中，一般只占所在器官全部细胞的 1% 以下。由于所居留的组织部位不同或处于不同的发育阶段，DC 可有不同的名称，并表现出某些特有的生物学特征。

a. 滤泡树突状细胞　滤泡树突状细胞（follicular dendritic cell，FDC）定居于淋巴结浅皮质区淋巴滤泡生发中心内。FDC 与抗原-抗体复合物有高度亲和力，能够捕获和滞留抗原，并在记忆 B 淋巴细胞发育中起重要作用，是参与再次免疫应答的抗原递呈细胞（APC）。

b. 淋巴样树突状细胞　淋巴样树突状细胞（lymphoid dendritic cell，LDC）主要分布在淋巴结和脾内，在移植排斥反应中起重要作用。

c. 并指状细胞　并指状细胞（interdigitating cell，IDC）主要定位于淋巴组织胸腺依赖区，可能由皮肤 Langerhans 细胞移行而来。在淋巴组织中，IDC 的星状突起插入到其他细胞之间，故命名为并指状细胞。它可能是淋巴结中主要的 APC，并对抗原特异性 T 淋巴细胞具有很强刺激作用。

d. 朗格罕细胞　朗格罕细胞（Langerhans cell，LC）位于表皮和胃肠上皮，其特征性胞内结构是胞浆中的柱状 Birbeck 颗粒，该颗粒参与 LC 抗原递呈作用的各个环节。LC 是定居在皮肤中的 APC，约占皮肤细胞总数的 5%～10%，在介导接触性皮肤超敏反应中起关键作用。

（2）B 淋巴细胞　正常 B 淋巴细胞及 B 淋巴瘤细胞系均表达 MHC Ⅱ 类抗原，也属于抗原递呈细胞。与 B 淋巴细胞抗原递呈功能相关的膜分子是 SmIg，B 淋巴瘤细胞系与抗原具有高亲和力，从而可以高度特异性地浓缩非己抗原，并以与 MHC Ⅱ类分子结合成复合体的形式将抗原递呈给 Th 细胞。故尤其对低浓度的抗原，B 淋巴细胞是一类有效的 APC。

（3）内皮细胞及其他抗原递呈细胞　人的内皮细胞也表达 MHC Ⅱ类抗原并可与 Th 细胞相互作用，故也是一种 APC，它在介导迟缓型超敏反应中发挥重要作用。此外，某些上皮细胞、神经胶质细胞、间质细胞等在静止状态下或在 γ 干扰素的诱导下可表达 MHC Ⅱ类抗原，并具有 APC 的功能。

病毒感染的细胞以及肿瘤细胞等作为细胞免疫效应的靶细胞可将非己抗原递呈给细胞毒性 T 淋巴细胞，因此从广义上讲这些靶细胞也属于抗原递呈细胞。

2.2.4　淋巴细胞再循环

各种免疫器官中的淋巴细胞并不是定居不动的群体，而是通过血液和淋巴液的循环进行有规律的迁移，这种规律性的迁移为淋巴细胞再循环（lymphocyte recirculation）。通过再循环，可以增加淋巴细胞与抗原接触的机会，更有效地激发免疫应答；并不断更新和补充循环池的淋巴细胞。

2.2.4.1　再循环的细胞
淋巴干细胞从骨髓迁移至胸腺和腔上囊或其功能器官，分化成熟后进入血液循环的定向移动过程不属于再循环范围。再循环是成熟淋巴细胞通过循环途径实现淋巴细胞不断重新分布的过程。再循环中的细胞多是静止期细胞和记忆细胞，其中 80% 以上是 T 淋巴细胞。这些细胞最初来源于胸腺和骨髓；成年以后，再循环池的细胞主要靠外周免疫器官进行补充。受抗原刺激而活化的淋巴细胞很快定居于外周免疫器官，不再参加再循环。

2.2.4.2　再循环的途径
血液中的淋巴细胞在流经外周免疫器官（以淋巴结为例）时，在副皮质区与皮质区的连接处穿过高内皮毛细血管后静脉（high walled endothelium of the post-capilary venues，HEV）进入淋巴结；T 淋巴细胞定位于副皮质区，B 淋巴细胞主要定位于皮质区；以后均通过淋巴结髓窦迁移至输出淋巴管，进入高一级淋巴结；经过类似的路径，所有外周免疫器官输出的细胞最后都汇集于淋巴导管；身体下部和左上部的汇集到胸导管，从左锁骨下静脉返回血循环；右侧上部的汇集到右淋巴管，从右锁骨下静脉返回血循环。再循环一周约需 24～48h。

思　考　题

1. 中枢免疫器官和外周免疫器官的组成、结构和功能有何异同？
2. 试比较 T 淋巴细胞和 B 淋巴细胞结构差异、功能差异和在免疫应答中的相互关系。
3. 单核吞噬细胞系统在免疫中的作用有哪些？
4. 参加淋巴细胞再循环的细胞功能和途径是什么？

第3章 抗 原

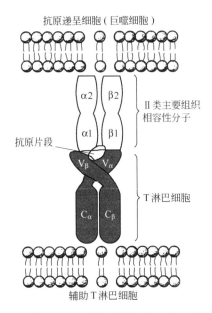

抗原递呈细胞将抗原片段与主要组织相容性分子的复合体部分呈示于细胞表面，然后被辅助性 T 淋巴细胞的受体可变区（标为 V_α 和 V_β）识别

3.1 抗原概述

抗原（antigen，Ag）是一类能刺激机体免疫系统使之产生特异性免疫应答，并能与相应的免疫应答产物即抗体和/或致敏淋巴细胞在体内或体外发生特异结合的物质。抗原也称免疫原（immunogen）。对抗原概念的表述包含了两层意思，一是能刺激机体免疫系统产生抗体和/或致敏淋巴细胞的称免疫原性（immunogenicity），一是抗原与相应的免疫应答产物抗体和/或致敏淋巴细胞在体内或体外发生特异反应，这种性能称为反应原性（reactinogenicity）。

凡是有免疫原性和反应原性的物质，称为完全抗原（complete antigen），例如大多数蛋白质、细菌、病毒等。只有反应原性没有免疫原性的物质称为半抗原（hapten）或不完全抗原（incomplete antigen）。半抗原多为简单的小分子物质（分子质量小于 4kDa），单独作用时，没有免疫原性，当与蛋白质载体（carrier）结合后则具有免疫原性。半抗原能与相应的抗体结合，故有反应原性。大多数的多糖、类脂、某些药物、食品中的非蛋白质性功能因子等均属半抗原。

一般来说，抗原物质由两个不同的组分构成，一个是具有特异反应性的小分子物质（决定簇或称表位）即半抗原，另一个是与半抗原结合使具有免疫原性的大分子物质，称为载体，载体本身也是一种免疫原性抗原，能直接刺激机体产生针对其特异性表位的抗体，如图3-1 所示。

抗原物质对机体来说是外源的，非自身的。但在特定条件下，机体某些自身成分也会被

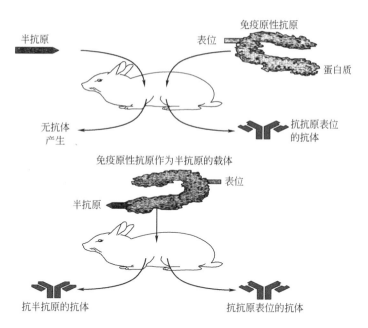

图 3-1　载体对半抗原免疫原性的影响

半抗原作为小分子，当其单独存在时不能引起免疫应答。这一点
显著区别于更复杂的免疫原性抗原，后者能引起直接针对其特异
表位的抗原。但是如果半抗原连于大分子（作为载体）就具有了
免疫原性，在此类情况下不仅产生抗免疫原性载体的表位的抗体，
也产生抗半抗原表位的抗体

免疫系统当成抗原来识别。机体产生免疫应答首先要有外源性的非自身物质的刺激，没有这种有效的特异性刺激就谈不上免疫应答，这是先决条件，在免疫应答过程中记忆性、特异性和自身与非自身的识别是免疫学的核心问题。

关于抗原物质进入机体后，又如何刺激免疫细胞使之活化和增殖，产生免疫应答，众多学者进行了研究，具体见第 5 章、第 9 章。

3.2　宿主抗性

致病微生物（一类抗原）要入侵机体并引发感染，首先必须克服许多表面屏障，例如非特异抗性中的物理的机械的屏障和化学屏障，这些称为非特异性防御机制（图 3-2）。

3.2.1　非特异性防御机制

这些机制中，有的是直接抗微生物的，有的是抑制微生物黏附宿主，虽然有些机制效应不大，但它们的共同防御作用是强大的。对许多微生物而言，皮肤表面和黏膜覆盖的体腔均不是理想的环境，而脊椎动物（包括人类）则一直暴露在充满微生物及其代谢产物的世界中，幸运的是脊椎动物具备完整的免疫系统可以应对这种环境来保护自己，任何微生物欲进入机体内都将会遭遇到宿主两个水平的抗性，即非特异的抗性和特异的免疫应答。非特异的抗性所包括的是动物遗传导致的先天结构和功能的一部分，这是宿主防御的第一道防线，包括皮肤、黏膜、分泌物、细菌素、溶菌系统、吞噬作用和炎症反应等；非特异抗性缺乏免疫和记忆能力，即每次遭遇到相同的微生物或异物时，其抗性的强度相同。

许多因素（例如营养、生理、发热、年龄和遗传、个人卫生等）都影响着宿主和微生物

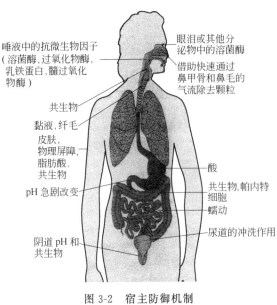

图 3-2　宿主防御机制

一些非特异性宿主防御机制有助于宿主组织避免被微生物侵入

图中标注：

唾液中的抗微生物因子（溶菌酶，过氧化物酶，乳铁蛋白，髓过氧化物酶）

眼泪或其他分泌物中的溶菌酶

借助快速通过鼻甲骨和鼻毛的气流除去颗粒

共生物

黏液，纤毛

皮肤，物理屏障，脂肪酸，共生物

酸

pH 急剧改变

共生物，帕内特细胞

蠕动

阴道 pH 和共生物

尿道的冲洗作用

的相互作用。有时候这些因素有利于微生物定居，而有时候它们又为宿主提供了一定程度的防御能力。例如当宿主年龄很小或很老时，对感染的易感性就增高。婴儿在母源性免疫消失而其自身的免疫系统又还没有发育成熟时特别危险。在老年人中，免疫系统和许多器官的稳定功能衰退，降低了宿主的防御能力时，也容易感染，所以如何提高这部分人群的抵抗力就显得特别有意义。下面就非特异的宿主抗性机制作一扼要概述。

3.2.1.1　皮肤　皮肤是非常有效的机械屏障。几乎没有微生物能够穿透完整的健康皮肤。原因如下。

① 皮肤的外层是由一层既厚又致密的角质细胞组成。这些细胞产生角蛋白，角蛋白是硬蛋白，是构成毛发、指甲和皮肤外层细胞的主要组分，微生物不能酶解它们，角质细胞也分泌许多引起炎症的特殊蛋白（细胞因子）。

② 外层上皮细胞不断脱落以清除那些设法黏附于其上的微生物。

③ 皮肤相对干燥，不利于微生物生长。

④ 皮肤呈弱酸性反应，pH 5～6，这是由皮肤正常微生物群降解脂类产生脂肪酸所致，可抑制许多微生物生长。

⑤ 皮脂腺分泌的皮脂在皮肤表面形成一层保护膜。

⑥ 日常情况人为地不断清除寄生物。

⑦ 正常微生物占据黏附位点和竞争营养，与许多病原微生物相拮抗。

皮肤屏障也不万能，尤其是皮肤受到损伤时，一些病原微生物可以进入皮下组织，在此入侵物将遇到皮肤淋巴组织（SALT）的一组特殊细胞，将入侵的微生物等限制在皮下狭小区域内防止进入血液。朗格罕细胞和表皮内淋巴细胞都属于SALT 细胞。前者是可吞噬抗原的树突细胞，一旦树突细胞内化抗原，就从表皮迁移至附近的淋巴结并在此分化成并指状树突细胞，并指状树突细胞可消化并递呈抗原，激活邻近的 T 淋巴细胞摧毁抗原。表皮中还存在另一种类型的 SALT 细胞，称为表皮内淋巴细胞（图 3-3）。这种表皮内淋巴细胞能截获突破第一道防线的抗原，

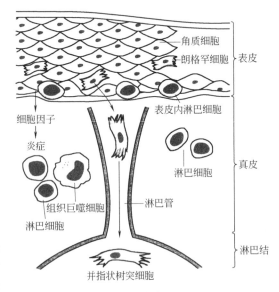

图 3-3　皮肤淋巴组织

表皮的 90% 由角质细胞组成，角质细胞可以分泌细胞因子，引起对侵入病原体的炎症反应。朗格罕细胞内化抗原，向淋巴结移动，分化成并指状树突细胞，向 T 辅助细胞递呈抗原。表皮内淋巴细胞具有 T 淋巴细胞功能

这些 SALT 细胞就像 T 淋巴细胞一样摧毁抗原。皮肤真皮层中也有大量的组织巨噬细胞，吞噬抗原。

3.2.1.2　黏膜　复层扁平上皮和黏膜分泌物形成一层保护性覆盖层，抵御微生物的渗透和捕获许多微生物。所以眼结膜、呼吸系统、消化系统和泌尿生殖系统的黏膜能抵抗微生物的入侵。许多黏膜表面有抗微生物的黏液，如宫颈黏液、前列腺液、眼泪都具有杀菌作用。黏液中的溶菌酶是一种抗菌物质，该酶溶解细菌，尤其对革兰阳性菌 G^+，通过作用于细胞壁肽聚糖中连接 N-乙酰胞壁质酸和 N-乙酰葡糖胺的 β-(1,4)-糖苷键来裂解细菌（图 3-4）；黏液中还含有免疫球蛋白（IgA）和乳铁蛋白，激活的吞噬细胞和 PMNs 释放乳铁蛋白，乳铁蛋白从血浆中夺取铁，降低入侵的微生物可利用铁的数量，限制其增殖能力。黏膜上还有乳过氧化物酶，乳过氧化物酶产生超氧阴离子，超氧阴离子是一种对许多微生物有毒的活化氧。

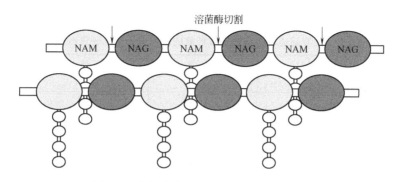

图 3-4　溶菌酶对革兰阳性菌细胞壁的作用

在细胞壁肽聚糖主链结构中，有以 β（1→4）糖苷键连接交替排列的
N-乙酰葡糖胺（NAG）和 N-乙酰胞壁质酸（NAM）残基。
这些主链通过四肽侧链交联在一起。溶菌酶在箭头所指处裂解该分子

黏膜像皮肤一样，也是一种免疫屏障，称为黏膜淋巴组织（MALT）。它有几种类型，肠道淋巴组织（GALT），包括扁桃体、腺样物和肠系膜淋巴结；呼吸系统中的支气管淋巴组织（BALT）；泌尿生殖系统中是弥散的 MALT。

MALT 通过两种基本机制行使功能。一种是当抗原到达黏膜时，与一种称为 M 细胞的相接触，M 细胞有一个含 B 淋巴细胞、T 淋巴细胞和巨噬细胞的大口袋。当抗原与 M 细胞接触时，M 细胞吞噬抗原，并将其释放到口袋中，巨噬细胞吞噬抗原并力图摧毁它。另一种 M 细胞也可以吞噬抗原，将其传送到一组称为组织淋巴小结的细胞，小结中的 B 淋巴细胞识别抗原而转变为浆细胞，浆细胞离开小结，分泌分泌型抗体（SIgA），SIgA 在黏膜或肠腔中与相应抗原相互作用。

3.2.1.3　呼吸系统　呼吸道与外界相通，每人每分钟至少可吸入 8CFU（colony forming unit）微生物，或每天吸入 10000CFU 微生物。但这些微生物也会遇到若干免疫屏障，首先通过上下呼吸道的空气滤过系统，鼻毛是机械滤过作用，鼻腔中纤毛层在上呼吸道逆向摆动，使黏液及其捕获物向鼻腔、口腔移动排出。大于 $10\mu m$ 的微生物通常被鼻毛和纤毛滤出和捕获，小于 $10\mu m$ 的微生物通过纤毛运动将其从肺、呼吸道清除。咳嗽和喷嚏是强有力地清除微生物的方式，到达肺泡的微生物会被肺泡巨噬细胞摄取和吞噬，杀死大多数细菌。

3.2.1.4　胃肠道　口腔及唾液有一定的清洁作用，一旦微生物到达胃，多数会被胃液（盐酸、多种酶和黏液的混合物）杀死，除了少数如原生动物包囊、梭菌属毒素和葡萄球菌毒素外，低 pH 值（2~3）胃酸一般足以破坏绝大多数微生物及其毒素。但如微生物被食物颗粒

所保护，可到小肠。

在小肠段，微生物遭遇到各种各样的胰酶、胆汁、肠液以及 GALT 系统的破坏。另外，大肠正常微生物群在防止有害微生物定居中起着极为重要的作用，这些微生物包括拟杆菌属、梭形杆菌属、梭菌属、消化链球菌属、大肠杆菌属、克雷伯菌属、变形菌属、乳酸菌属、双歧杆菌属、肠道球菌属、链球菌、假单胞菌属、不动杆菌属、葡萄球菌属、分枝杆菌属和放线菌属等。总之，大肠（结肠）拥有人体内最大的微生物群落，通过显微计数，发现每克（湿重）排泄物中微生物数目接近 10^{12} 个，从排泄物中分离到 400 多种微生物，简直就是一个庞大的发酵容器。研究表明，不仅大多数微生物是厌氧的，而且许多不同种的微生物均大量存在，厌氧菌和兼性厌氧菌之间的比例约为 300：1，兼性厌氧菌中最丰富的大肠杆菌约占整个群体的 0.1%。

这里，特别要提到乳酸菌和双歧杆菌，它们是肠道的守护神，特别是在回肠和结肠占有相当优势，详见表 3-1。

表 3-1　人类胃肠道乳酸菌和双歧杆菌的空间分布（以肠道内容物计）　　　　个·g^{-1}

细菌种类	胃	空　肠	回　肠	结　肠
总菌数	$0\sim10^3$	$0\sim10^5$	$10^3\sim10^7$	$10^{11}\sim10^{12}$
乳酸菌（Lactobacillus）	$0\sim10^3$	$0\sim10^4$	$10^2\sim10^5$	$10^6\sim10^{10}$
双歧杆菌（Bifidobacterium）	稀少	$0\sim10^2$	$10^3\sim10^6$	$10^{10}\sim10^{12}$
葡萄球菌（Staphylococus）	$0\sim10^2$	$0\sim10^3$	$10^2\sim10^5$	$10^4\sim10^7$
厌氧菌（Clostridium）	稀少	稀少	$10^2\sim10^4$	$10^6\sim10^{11}$

双歧杆菌和其他肠菌群一样，随着年龄的增长而发生变化，在宿主出生和断奶前菌数最多，到中年保持一个恒定的水平，到老年则明显减少。双歧杆菌的减少与大肠杆菌、肠球菌、乳酸菌和厌氧梭菌增加相适应，见图 3-5（a）和图 3-5（b）。

双歧杆菌是一类生理性细菌，与人类健康息息相关，具有调整肠功能紊乱、降低血内毒素、降低胆固醇、抗肿瘤、提高免疫力和延年益寿的作用。双歧杆菌抗衰老的原因是它具有抑制腐败菌，减少肠内代谢产物中的氨、硫化氢、靛基质、酚、皂酚和粪臭素等有害物质的作用。除了上述以外，目前正在从亚细胞水平、基因水平和分子水平研究其与细胞之间的能量转化、物质转化及信息转化等更加深入的研究。

双歧杆菌提高免疫功能的作用是通过以下几方面实现的。

（1）双歧杆菌对肠道黏膜免疫的作用　黏膜免疫是当代最活跃的免疫领域。肠道自人类

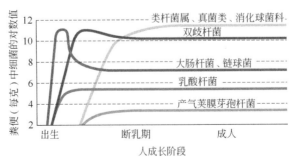

图 3-5（a）　年龄与肠道菌群变化的关系

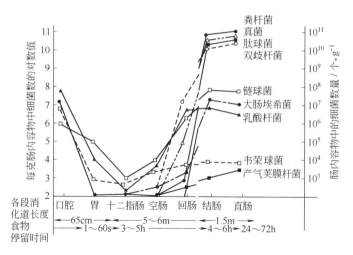

图 3-5（b）　成年人消化道各段微生物的分布

出生以后就接收外界食物与饮水，每时每刻在接触抗原物质。因此肠黏膜的免疫系统一直在不断地发育与成熟。

双歧杆菌通过对黏膜的刺激，一直起着免疫激活作用，使宿主保持对各种肠道传染病的防御作用。现在知道，双歧杆菌对肠道黏膜免疫系统的激活主要是通过对潘氏盘细胞的刺激。

a. 对潘氏盘的作用　肠道内的抗原首先被肠系膜淋巴组织（GALT）之一的潘氏盘的 M 细胞摄入，刺激淋巴细胞。被刺激的淋巴细胞移行到肠系膜淋巴结，然后进入胸导管和脾脏，并在体内循环，分化成浆细胞，分泌 IgA，与上皮细胞的分泌片相结合，再分泌到肠腔内。这种分泌型 IgA 有感染防御作用和阻止变态反应原之类的抗原物质的吸收。如果把热灭活的双歧杆菌（B.breve）输入家兔肠管内，在接种后 5d 进行电镜检查，则可发现双歧杆菌已被 M 细胞摄取，并在潘氏盘内游走。此时，潘氏盘就有抗体产生和细胞增殖。

试管内试验证明，如果把 BALB/C 小鼠的潘氏盘取出做成细胞液，然后用双歧杆菌（已用福尔马林杀死）或用其细胞壁进行试验，结果发现双歧杆菌能使潘氏盘细胞增殖和产生抗体。

b. 双歧杆菌对抗体产生的增强作用　双歧杆菌与革兰阴性菌抗原成分脂多糖（LPS）混合后，可增强 LPS 抗体的产生。双歧杆菌菌体或其细胞壁都有增强抗体产生的作用。这是因为双歧杆菌可使淋巴细胞对所有抗原的敏感性提高。

c. 双歧杆菌的细胞增殖作用　将 $[^3H]$-胸腺嘧啶掺入双歧杆菌菌体或细胞壁并与潘氏盘细胞混合，可见大量双歧杆菌菌体或细胞壁进入 M 细胞，并有对大量细胞产生增殖的作用。

其次，双歧杆菌对未分化细胞和 B 淋巴细胞的增殖也有促进作用。另外对巨噬细胞的增殖也有促进作用。

（2）双歧杆菌对 IgA 产生的增强作用　双歧杆菌能刺激潘氏盘细胞，提高 IgA 的产量，已由细胞培养技术取得证明。在潘氏盘细胞内加上经过加热处理的人源双歧杆菌（B.breve B. longum）的组织培养液中用酶联免疫吸附法（ELISA）测定 IgA，发现大部分分离的菌株都具有增加 IgA 产量的作用。

另外，双歧杆菌还具有提高抗毒素的产量的功能。经口投入霍乱外毒素（CT）和双歧杆菌给小鼠（57TBL/b），可使潘氏盘细胞增殖和抗 CT IgA 的增加。因此，双歧杆菌具有免疫佐剂作用。

（3）双歧杆菌的抗肿瘤作用　双歧杆菌的抗肿瘤作用包括活菌体、死菌体及细胞壁的抗肿瘤作用。通过对嗜中性细胞、巨噬细胞、NK 细胞作用及调节其他免疫活性细胞的机能，以及诱导各种重要的细胞因子而发挥作用。

a. 精制细胞壁的抗肿瘤作用　双歧杆菌对小鼠移植性肿瘤具有强烈的抗肿瘤作用。婴儿双歧杆菌及青春型双歧杆菌都有此作用。如果把 MethA 纤维肉瘤接种于 BALB/C 小鼠，在接种瘤株前后再接种双歧杆菌，能明显地抑制肿瘤的发生。不仅双歧杆菌的细胞壁，其死菌或活菌也有效。

双歧杆菌的活性部分来自细胞壁。在全细胞经物理学的破坏后可得到细胞壁骨架或精制的细胞壁（whole peptidoglycan，WPG）。

现已对 WPG 的抗肿瘤作用做了全面的研究。研究结果认为：

（a）WPG 的组分。WPG 是由半乳糖、葡萄糖、氨基糖（葡萄糖氨）及 5 种氨基酸（丙氨酸、谷氨酸、丝氨酸、苏氨酸、鸟氨酸）组成。

（b）WPG 的抗肿瘤效果。WPG 对 Meth1 型纤维瘤、Colon26 结肠瘤、大鼠同系肿瘤 BC47 膀胱癌、MAD 乳癌、豚鼠的同系肿瘤 Limelk 肝癌、人的 SK-14、恶性黑色素瘤及人的 RCC-1 肾细胞癌，在实验肿瘤学上都显示出明显的抗肿瘤效果。

b. WPG 对嗜中性细胞及巨噬细胞的作用　WPG 直接注入瘤组织，可引起嗜中性细胞及巨噬细胞浸润及增殖，延缓或抑制瘤组织的进展。不论在体内（in vivo）或离体（in vitro）都得到同样结果。

c. WPG 对 NK 细胞的作用　NK 细胞是自然杀伤肿瘤的细胞。把 WPG 通过腹腔、静脉及皮下接种，不管什么途径都可使脾细胞中的 NK 细胞活性增强。

d. WPG 对细胞因子产生的增强作用　WPG 有诱导干扰素（IFN）效果。C3H 小鼠脾细胞与 WPG 一起培养，诱生的干扰素在 24～48h 可达高峰。WPG 的浓度在 0.5～50μg/mL 可产生作用。诱生出来的 IFN 可被特异性的抗 IFN-α、IFN-β 抗体失活。

人源婴儿双歧杆菌（B.infantis）诱导人源细胞产生细胞因子（cytokins）。WPG 对肿瘤坏死因子（TNF）、IL-1α、IL-1β 及 IL-6 也有诱生作用。把人源末梢血中的单核细胞与 WPG 一起培养，用单克隆抗体（ELISA 法）测定培养液上清中的细胞因子发现，WPG 对各种细胞因子都有很强的诱生作用。除此，还有在感染或炎症时，急性期介导的关于在肝脏合成急性期蛋白质的细胞因子也被促进。由此可见，WPG 对急性感染的防御功能也可能有作用。

上述事实证明，双歧杆菌的抗肿瘤作用是肯定的，但这只是实验肿瘤学方面的成果，怎样把这些成果应用于临床，还要进行更多的细致的研究工作。

3.2.1.5　泌尿生殖道　泌尿生殖道上端（肾脏、输尿管和膀胱）通常是没有微生物的，仅在尿道的远端部分存在少量细菌，包括表皮葡萄球菌、粪肠球菌和棒状杆菌属细胞，偶尔可以发现奈瑟菌属和一些肠杆菌科成员。由于有较大的表面积和较多的分泌物，成年女性生殖道具有复杂的而且随女性生理周期变化的微生物群，它们大多是耐酸的乳酸菌（杜德林乳酸乳杆菌），它们将阴道上皮细胞产生的糖原发酵生成乳酸，使阴道和子宫颈口的 pH 值维持在 4.4 至 4.6 之间，从而可以阻止病原体定居及其预防其可能引发的疾病。

3.2.1.6　吞噬作用　吞噬细胞（单核细胞、组织巨噬细胞和嗜中性粒细胞）在抵抗微生物入侵的早期防御中起十分重要的作用。这些吞噬细胞通过吞噬作用识别、摄取、杀死许多胞外微生物。它们通过两种分子机理来识别微生物或其他异物颗粒，即调理素依赖识别和非调理素依赖识别。吞噬过程可以被调理而增强。调理是微生物或其他颗粒被血清组分（Ig 或补体 C3b）包裹，从而使其准备被吞噬细胞识别和摄入的过程，在调理素依赖识别机制中血清组分在微生物与吞噬细胞之间起桥梁作用，它们一端结合到微生物表面，另一端与吞噬细胞表面的特殊受体相结合。非调理素依赖识别不需要调理素，而是利用吞噬细胞其他非特异性和特异性受体识别不同的微生物表面的结构，见图 3-6。吞噬作用见图 3-7。

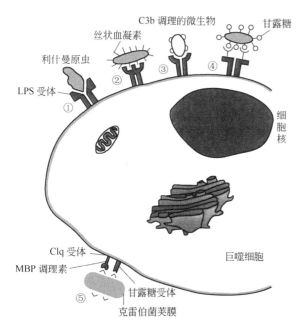

图 3-6　吞噬作用中吞噬细胞（如巨噬细胞）表面的受体和相对应的微生物表面的黏附素

①结合利什曼原虫脂多糖的 LPS 结合位点；②百日咳博德特菌的丝状血凝素；③与被调理的细胞表面的 C3b 结合；④Ⅰ型伞毛细菌介导的凝集素吞噬作用，含甘露糖寡糖侧链；⑤甘露糖受体介导的非特异结合中，肺炎克雷伯菌的荚膜多糖

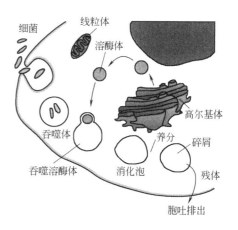

图 3-7　吞噬作用示意

显示摄入、细胞内消化和胞吐作用

　　最近发现巨噬细胞、嗜中性粒细胞和肥大细胞可形成活性氮中间物。这些中间物包括一氧化氮（NO）及其氧化形式、亚硝酸盐（NO_2^-）、硝酸盐（NO_3^-）。活性氮中间产物是一类十分有效的细胞毒剂，巨噬细胞对单纯疱疹病毒、鼠弓形体、硕大利什曼原虫、条件性病原真菌新生隐球菌、裂体吸虫和肿瘤细胞的破坏作用均涉及活性氮中间物。

　　嗜中性粒细胞的胞质颗粒中也含有各种各样杀微生物的物质，如几种阳离子蛋白、杀菌通透性增加蛋白（BPI）和防御素（一类广谱抗微生物肽）等。敏感的靶微生物包括革兰阳性菌（G^+）和革兰阴性菌（G^-）、酵母和霉菌以及一部分病毒，防御素可直接中和有囊膜病毒。

3.2.1.7　炎症反应　　炎症反应是由病原体或创伤引起组织损伤的一种重要的非特异防御反应，分急性炎症和慢性炎症。急性炎症的总体特征是红（皮肤红色）、肿（肿块）、热（灼热）、疼痛和功能障碍。

　　（1）急性炎症　　急性炎症反应开始是由于受损伤的组织细胞释放炎症介质（一种化学信号），这种介质激活了邻近的毛细血管内皮，在毛细血管选择素中，P 选择素和 E 选择素先后出现在被激活的内皮细胞上，这些选择素随机吸引嗜中性粒细胞并使其附着在内皮细胞上，使嗜中性粒细胞运动减速并沿内皮滚动。在滚动过程中遭遇炎症因子，炎症因子又激活嗜中性粒细胞上的整合素（黏附受体），整合素与内皮黏附分子紧密黏附在一起，使得嗜中性粒细胞附着于内皮上并停止滚动。由于嗜中性粒细胞经历形态上的激烈改变，从而可从内皮壁挤出（渗出），向损伤部位移动，攻击病原体或其他引起组织损伤的物质。嗜中性粒细胞和其他白细胞被趋化因子和趋化物（包括细菌和肥大细胞释放的物质和组织崩解产物）吸引到感染部位。依据组织损伤的程度和性质，其他类型的白细胞（如淋巴细胞、单核细胞和巨噬细胞）也跟随进入受损组织。

炎症介质也提高了周围细胞外液的酸度，使其 pH 值下降，这有利于激活细胞外的激肽释放酶，该酶将缓激肽从其前体长链中裂解下来。缓激肽与毛细血管壁上的受体结合，开放细胞间的连接，允许液体和白细胞离开毛细血管，进入被感染的组织。同时，缓激肽还激活肥大细胞，导致脱颗粒并释放预先形成的介质，如组胺。组胺刺激血管壁，使壁上细胞间的连接变宽，使更多的液体、白细胞、激肽释放酶和缓激肽前体物溢出，引起水肿。缓激肽与邻近的毛细血管细胞结合，刺激前列腺素的产生，促使感染部位组织肿大。前列腺素也可与游离的神经末端结合，引起烧灼感和疼痛冲动。

在急性炎症中，通过一系列进程将入侵的病原微生物中和并予以清除。以下是其重要过程。

① 血流量增加和毛细血管膨胀给感染部位带来更多抗微生物因子和白细胞以摧毁病原体。死亡细胞也释放抗微生物因子。

② 温度升高刺激炎症反应，并可抑制微生物的生长。

③ 形成纤维蛋白凝块，可限制入侵者的传播，使之局限在一定部位。

④ 吞噬细胞集聚在炎症区域吞噬病原体。此外，化学物质刺激骨髓释放嗜中性粒细胞并提高粒细胞的生产率。

由上所知，急性炎症尽管引起局部侵害和病理现象，但其是清除异物的一种形式，是抵御外来入侵者的非特异免疫机制。

（2）慢性炎症　慢性炎症是一个缓慢的过程，和急性炎症相比较，从表面上看，只是时间上的区别，特点是形成新的结缔组织，通常引起永久性组织损伤。通过各种各样的机制得以长期生存的细菌，可以引起慢性炎症。例如，结核分枝杆菌富含脂质和蜡质的细胞壁，使对吞噬作用不敏感。引起结核病、麻风病和梅毒的病原体常可在巨噬细胞中存活。一些细菌产生毒素，这些毒素甚至在细胞死亡后还能刺激组织损伤反应。

慢性炎症第一个特点是淋巴细胞和巨噬细胞浸润。如果巨噬细胞不能使宿主避免组织损伤，机体就通过形成肉芽肿隔离感染部位，芽肿是在炎症中嗜中性粒细胞和巨噬细胞不能破坏微生物的情况下形成的。一些细菌（李斯特菌和布鲁菌）、真菌（组织胞浆菌和球孢子菌）、寄生虫（利什曼病和血吸虫病）和大抗体-抗原复合物（类风湿病）引起的感染最终导致肉芽肿的形成和慢性炎症。

3.2.1.8　其他　这里指的其他非特异免疫机制包括补体系统、细胞因子、干扰素、自然杀伤细胞、细菌素、β-溶菌素和其他多肽等。

（1）细菌素　细菌素是由许多正常细菌可以合成和释放的代谢产物，人们知道，皮肤和黏膜表面都定居有正常微生物群，它们本身就提供了一种限制外来微生物定居和增殖的生物屏障，这就是被称为细菌素的毒蛋白，统称为细菌素，其化学本质是毒蛋白，由质粒编码，例如大肠菌素、葡萄球菌素等。它们给其自身提供了相对其他细菌的适应优势，而对自身以外的其他有关种细菌是致死的。大肠菌素由几种不同的质粒（COLB、COLE1、COLE2、COLFZ、COLI 和 COLV）编码，大肠菌素与敏感靶细胞的胞外被膜上特殊受体结合引起细胞裂解，攻击细胞内特殊的位点（如核糖体）或破坏细胞能量的产生。现在普遍认为这些抗微生物肽在大肠中起防御效应分子的作用。

近年来发现一些革兰阳性菌产生细菌素样多肽，例如乳链球菌合成乳链球菌素，称为尼生（Nisin），李平兰等从分离自泡菜中的植物乳杆菌也产生尼生素样细菌素。这些细菌素对自身以外的一些革兰阳性菌均有抑菌效果。尼生素在我国浙江、天津等地已有工厂化生产。

（2）β-溶菌素和其他多肽 β-溶菌素是一种由血小板释放的阳离子多肽，它可以通过裂解质膜杀死某些革兰阳性菌。其他阳离子多肽还包括白细胞素、血小板溶素和吞噬细胞素。前列腺抗细菌因子（一种含锌多肽）是一种重要的由男性前列腺分泌的抗微生物物质。

关于补体系统、细胞因子、干扰素和自然杀伤细胞等将在以后相应的章节中论述。

3.2.2　特异性防御机制

和非特异性防御机制相对应的特异抗性（特异性免疫应答）是对抗某一种特定的外源因子，而且当这种外源因子再次暴露时，机体免疫系统针对性作用增强，即被识别为异己物质，这种可以激活免疫应答的物质称抗原。抗原引起特定细胞（例如 APC、T 淋巴细胞、B 淋巴细胞等）诱导产生特殊蛋白（抗体）或/和细胞因子，抗体与特定抗原相结合并使其失活，或者破坏病毒感染的细胞。在通常的情况下，非特异抗性和特异抗性一起发挥作用，以清除病原微生物和其他外源因子。

3.3　抗原性质

前面已经表述了抗原的基本概念。简单地说，抗原是诱导机体产生免疫应答并与此应答的产物发生反应的物质，例如蛋白质、核蛋白、糖蛋白和一些脂蛋白等称为抗原［抗体诱生者（generator）］。抗原是否可诱导免疫应答，一方面取决于抗原本身，另一方面取决于接受抗原刺激的机体对应答的反应性。下面介绍抗原的属性。

3.3.1　抗原性

抗原作为一种异源物质，能在体内激活免疫系统，使机体产生抗体或/和致敏淋巴细胞，称为免疫原性（immunogenicity）。抗原又能和相应抗体或/和致敏的效应细胞在体内或体外发生特异性结合和反应的能力，称为反应原性（reactinogenicity，immunoreactivity）。一种物质既有免疫原性又有反应原性的，称为抗原性。完全抗原具有良好的抗原性。蛋白质、蛋白质复合体、细胞、病毒都是完全抗原。例如：伤寒杆菌进入机体后（自然感染或接种菌苗），能激发抗伤寒杆菌抗体和致敏淋巴细胞的形成，伤寒杆菌的这种性能称为免疫原性。伤寒杆菌在一定条件下，与抗伤寒杆菌抗体结合，出现凝集反应，此性能称为反应原性。人自然感染了流感病毒或接种了流感疫苗，能激发抗流感抗体和致敏淋巴细胞的形成，这种性能也称为免疫原性。流感病毒在一定条件下与抗流感抗体发生特异性反应，此称为反应原性。

只有反应原性没有免疫原性的抗原称为不完全抗原（incomplete antigen）或半抗原（hapten）。绝大多数寡糖、所有脂类以及一些简单的化学药物，食品中非蛋白活性物质、功能因子，一些农药等都是不完全抗原。这种半抗原只有与载体蛋白交联成蛋白质复合体才具有抗原性。

3.3.2　异源性

免疫系统具有精确的识别能力，能识别"自身"和"非自身"。出生前就清点了自身存在的蛋白质和其他大分子（自我），并除去了大部分对自身决定簇具有特异反应的 T 淋巴细胞，随之可识别区别于自身的非自身物质，并将非自身物质加以排斥。所以异源性是抗原性质最基本的特点之一。免疫应答就其本质来说就是识别异物、排斥异物的应答。激活免疫应答的抗原一般需要异物。

3.3.2.1 异种物质 马血清、异种蛋白、各种微生物及其代谢产物，对人来说都是异种物质，都是良好的抗原。从进化的角度来看，异种动物之间亲缘关系越远，组织成分的化学结构差异越大，抗原性越强。鸭子的血清对鸡是弱抗原，而对兔则是强抗原，因为前者同是卵生动物，但是不同的种，所以是抗原，抗原性又不强；后者是强抗原，因为一个是卵生动物，另一个是胎生动物、哺乳类。动物种属关系不同，其组织异原性强弱也不同，利用此原理可研究动物进化的过程。

3.3.2.2 同种异体物质 同种不同个体之间，由于遗传基因不同，组织成分的化学结构也有差异，因此同种异体物质也可以是抗原。人类红细胞 A 血型、B 血型、O 血型就属于这类抗原，称血型抗原。A 型血的人红细胞表面含有 A 凝集原（抗原），血清中含 B 凝集素（天然抗体）；B 型血的人，红细胞表面含 B 凝集原（抗原），血清中含 A 凝集素（天然抗体），所以输血时，A 型血不能输入 B 型血个体内，反之亦然，否则就会引起体内抗原-抗体反应，这是危险的。同样，O 型血的人，血清含 A、B 两种凝集素，AB 血型的人含 AB 凝集原，血清中不含 AB 凝集素。大多数血型抗原是黏多糖和黏蛋白的复合物，为细胞膜的组成成分。

人类白细胞抗原（human leukocyte antigen，HLA）也属这类抗原，属于 MHC（major histocompatibility complex）范畴，称主要组织相容性抗原。它是由一组高度多态性基因组成的染色体区域控制，其基因产物表达在不同的细胞表面，也称 MHC 分子、MHC 抗原。关于 MHC 的具体内容见第 4 章。

3.3.2.3 自身抗原 自身组织成分通常无抗原性，因为机体出生前即在胚胎期就清点了自身存在的蛋白质和其他大分子物质，并且除去了对自身抗原决定簇具有特异反应的 T 淋巴细胞，因而形成了对自身成分的天然免疫耐性。但在有些情况下，自身成分也可成为抗原物质。例如隐蔽的自身成分（眼球晶体蛋白、甲状腺蛋白、脑组织等）在正常情况下，始终有屏障与淋巴系统隔绝，如果这种自身成分一旦接触免疫活性细胞，即具有"异原性"，可引起自身免疫应答。此外，由于烧伤、电离辐射、药物或者感染等因素干扰，改变了自身组织结构，也可使其成为自身抗原。

3.3.3 一定的化学组成与结构

抗原物质都有较大的分子质量，一般在 10kDa 以上，在一定范围内，分子质量越大，其抗原性越强。一个蛋白质分子一般至少由 100 个以上氨基酸缩合而成，有些蛋白质分子含有数百个甚至上千个氨基酸，故大多数蛋白质为大分子胶体，且具有复杂的化学结构，均为良好的抗原。

如果将蛋白质水解成胨、胨、肽、氨基酸，即失去了抗原性，或抗原性很弱。分子质量在 5kDa 以下的肽类，一般无抗原性，分子质量在 5～10kDa 的肽类为弱抗原。

为什么大分子质量的蛋白质才有抗原性？因为分子质量越大，表面的抗原决定簇越多，而淋巴细胞要求有一定数量的抗原决定簇的刺激才能活化；大分子质量的胶体物质其化学结构稳定，不容易被破坏和清除，在体内停留时间较长，能持续刺激淋巴细胞。

大分子质量的蛋白质并不一定都具有良好的抗原性。例如明胶是蛋白质，分子质量在 10kDa 以上，但免疫原性很弱，因为它是直链氨基酸，不稳定，易在体内水解成低分子质量的化合物。如在明胶分子中加入少量酪氨酸则能增强其抗原性。凡含有芳香族氨基酸（尤其是酪氨酸等）的蛋白质抗原性均较强，这表明一种物质的抗原性的强弱除了与分子质量大小有关外，与其结构的复杂性也有关，结构复杂的，抗原性强。

抗原性与物质的分子构象（conformation）及易接近性（accessibility）有关。所谓分子构象是指抗原分子中一些特殊化学基因的空间位置，它决定该抗原分子是否能与相应淋巴细胞表面的抗原受体互相吻合，抗原分子的构象发生微细变化，就可能导致抗原性发生改变；易接近性是指抗原分子上的特殊化学基因与淋巴细胞表面相应的抗原受体相互接触的难易程度。人工合成的多聚丙氨酸、多聚赖氨酸，其分子质量均超过10kDa，但缺乏抗原性，如将酪氨酸残基和谷氨酸残基接在外侧形成侧链，即表现出较强的抗原性。如果接在内侧，抗原性并不强，因为抗

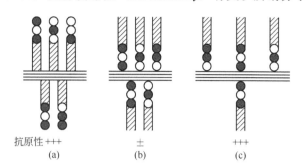

图3-8 氨基酸残基在合成多肽骨架侧链上的位置与抗原性的关系

≡≡≡ 多聚赖氨酸；⫽⫽ 多聚丙氨酸；● 酪氨酸；
○ 谷氨酸；+++ 表示抗原性强；± 表示抗原性弱

原分子内部的氨基酸（特殊的化学基因）不易与淋巴细胞表面的抗原受体接近，两者虽然相对应，但仍不能启动免疫应答。如果将抗原侧链的间距增大，造成较理想的易接近性，则又表现出抗原性，如图3-8所示。

3.3.4 一定的物理性状

抗原的物理性状与免疫原性有关。一般具有环状结构的蛋白质其抗原性比直链分子强、聚合状态的蛋白质比单体蛋白抗原性强、颗粒性抗原比可溶性抗原强。这可能与其分子结构的复杂性、决定簇的多少以及在体内滞留的程度有关。因此，一些抗原性弱的物质，设法使其聚合，或者吸附在一些大分子颗粒（如氢氧化铝等）的表面，可增强其抗原性。

3.3.5 抗原的完整性

很长时间以来，强调抗原非经口（非消化道）途径进入机体（包括注射、吸入和划痕伤口等），并接触免疫活性细胞，才能成为良好抗原。如果口服则蛋白质抗原等可被消化酶水解成胨、腖、肽、氨基酸，破坏了抗原决定簇和载体，丧失了免疫原性。近年研究一些口服疫苗，但必须经修饰或者抗原胶囊化，避免抗原被消化降解，也收到了良好的效果。

抗原的免疫原性也与机体的应答能力有关，后者受遗传基因控制。例如用纯多糖注射豚鼠，不引起免疫应答，对小鼠和人则有免疫原性。所以抗原物质的免疫原性不仅取决于抗原本身，也取决于机体的遗传特性。

3.3.6 抗原特异性——决定簇

抗原特异性（specificity）是抗原-抗体之间的互补性（吻合地）或专一性，互补性高则特异性强，反之则弱。抗原特异性表现在两方面，即免疫原性特异性和反应原性特异性。前者是指某一特定抗原只能激发机体某一特定的免疫应答，即产生针对该抗原的特异性抗体和/或致敏淋巴细胞；后者是指某一特定抗原只能与其相对应的抗体和/或致敏淋巴细胞发生特异性结合。特异性是免疫应答中最重要的特点，也是免疫诊断和防治的理论依据。根据抗原-抗体反应的特异性，可借助免疫学手段区分那些甚至用精细的化学方法都难以区别的差异

（物质之间）。

为什么会有如此精确的特异性？这取决于抗原决定簇（antigenic derterminant，AD）。所谓抗原决定簇是存在于抗原表面的活性基因，又称表位（epitope）。进入体内的抗原被抗原递呈细胞（antigenic presenting cell，APC）识别和处理，使 AD 与相应淋巴细胞表面抗原受体结合，从而激活该淋巴细胞，引起免疫应答。抗原（决定簇）也借此与相应抗体或致敏淋巴细胞发生特异性结合。因此，抗原决定簇是被免疫细胞识别的靶结构，也是免疫效应具有特异性的物质基础。抗原决定簇的性质、数目（大小）和空间构型决定抗原的特异性。

3.3.6.1 抗原决定簇的性质 一个抗原分子具有一种或多种不同的抗原决定簇，每种决定簇只有一种抗原特异性，只被一种淋巴细胞及其克隆所识别，从而启动免疫应答，这种决定簇称为功能性决定簇。存在于抗原分子内部的决定簇，称为隐蔽决定簇，它无触发免疫应答的功能。但如果通过理化因素处理使之暴露，即可成为新的有功能的抗原决定簇。例如烧伤、感染或射线作用后可使自身组织发生变化，变性的自身抗原是引起自身免疫病的原因之一。

3.3.6.2 抗原决定簇的大小 决定簇的大小相当于相应抗体的抗原结合部位，蛋白质性抗原决定簇，由 5～6 个氨基酸残基组成，一个多糖决定簇，由 5～7 个葡萄糖残基组成，一个核酸半抗原决定簇包含 6～8 个核苷酸。一个抗原决定簇的特异性由组成它的所有残基共同决定，但其中有些残基在与抗体结合时比其他残基起更大作用，这些残基被称为免疫显性基团（immunodominant group）。

抗原的功能价（结合价，antigenic valence）是指能与抗体结合的决定簇的总数。有些决定簇只能和抗体分子中一个结合点结合，是单价抗原。大多数天然抗原带有多个决定簇，是多价抗原。例如卵白蛋白分子表面有 10 个决定簇，牛血清白蛋白有 18 个决定簇，甲状腺蛋白表面有 40 个决定簇。详见图 3-9。

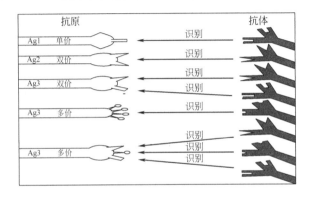

图 3-9　抗原的抗原决定簇位点或表位的数目是它的功能价

每个抗原分子（Ag）有一套抗原决定簇或表位。单价抗原有一个表位。双价抗原（Ag2）可以有两个相同或不同的表位，而多价抗原（Ag3）可以有多个相同的表位或 3 个以上的表位。然而在任何一种情况下，单个抗原只识别抗原的一个表位，而不是整个双价或多价抗原表位

天然、单纯蛋白质抗原，其抗原特异性主要决定于末端氨基酸序列的差异。

3.3.6.3 抗原决定簇的空间排列和立体构型 半抗原没有免疫原性，但有反应原性。如果将半抗原偶氮化后再结合到蛋白质载体上，成为半抗原-蛋白质复合物，这种复合物具有免疫原性，这种抗原免疫动物，可使其产生分别针对半抗原和蛋白质载体的特异性抗体。这种复合抗原除带有蛋白质载体的抗原决定簇外，还附加了半抗原决定簇。它诱发的抗体能与半抗原特异结合，半抗原相当于一个抗原决定簇。半抗原大多是不含蛋白质的低分子质量的化合物，如芳香族化合物、糖、氨基酸、青霉素、核酸、脂肪等。还有一些离子（如镍、铍）也可以作为半抗原。

通过人工抗原的研究表明，抗原特异性还体现在决定簇空间排列和立体构型上。例如，由对氨基苯甲酸蛋白质抗原刺激机体产生的抗体，只能与对氨基苯甲酸蛋白抗原起反应，不能与邻位和间位的氨基苯甲酸蛋白抗原起反应。说明即使是相同的决定簇，但其基团位置不同，特异性亦异。同样，由含有苯胺的蛋白质抗原所激发产生的抗体，只能与含苯胺决定簇

抗原起反应，不能与其他抗原起反应。由连接的半抗原免疫动物得到的抗体，对单纯的半抗原有很强的特异性反应。

3.3.6.4 抗原结构的旋光度与抗原特异性也有关系 例如由右旋酒石酸偶氮蛋白抗原激发产生的抗体，只能对右旋酒石酸偶氮蛋白抗原起反应，不能对左旋酒石酸蛋白抗原或消旋酒石酸蛋白抗原起反应（表3-2）。

表3-2 半抗原立体构型的旋光性与相应的抗血清反应

抗血清类型	半抗原酒石酸的旋光性		
	左旋(L)	右旋(D)	消旋(M)
载体-L	+++	−	±
载体-D	−	++	±
载体-M	±	−	+++

注：＋表示强度；－表示无强度；±表示消旋；＋的多少表示强度的增减。

表3-2说明各种抗体（抗血清）与同源的抗原之间的反应表现出极强的特异性，这是因为抗原-抗体的结合呈互补的方式，犹如一个人左手的手套不能适合于右手一样。

3.3.7 抗原的可递呈性

T淋巴细胞不识别完整的天然抗原分子，只能识别与MHC分子结合在一起的抗原肽。这种天然抗原要在抗原递呈细胞（主要有3类细胞：巨噬细胞、树突细胞和B淋巴细胞，简称APC细胞）内降解为肽，并被MHC分子递送到细胞表面被T淋巴细胞识别，凡具有抗原加工和递呈功能的细胞称为抗原递呈细胞或称辅助细胞（accessory cell）。所以，就T淋巴细胞介导辅助的免疫应答而言，抗原分子能否被加工和递呈，就决定了这一个抗原分子是否有免疫原性和免疫原性的强弱。

抗原分子的加工涉及到溶酶体酶对抗原分子的降解，如果组成抗原分子聚合物的氨基酸不是L型，而是D型，则难以被降解，免疫原性就降低。另外，容易被APC细胞吞噬的不溶性大分子抗原有较好的免疫原性。

3.4 抗原的分类

抗原的种类繁多，分类的方法也很多，目前一般用以下几种抗原分类法。

3.4.1 完全抗原和不完全抗原

根据抗原的性能分为完全抗原和不完全抗原。所谓完全抗原是指一种物质既有免疫原性，又有反应原性的即称为完全抗原。蛋白质是良好的完全抗原，多糖次之，B淋巴细胞通常识别蛋白质抗原和多糖抗原，T淋巴细胞通常识别蛋白质抗原。半抗原又称不完全抗原，半抗原没有免疫原性，但有反应原性，半抗原需要与载体蛋白结合后才具有免疫原性。半抗原部分激活B淋巴细胞，载体蛋白激活T淋巴细胞。

3.4.2 异种抗原、同种异体抗原和自身抗原

根据抗原的亲缘关系分为异种抗原、同种异体抗原和自身抗原。一种物质的抗原性强弱与其亲缘关系成反比，亲缘关系越远抗原性越强，亲缘关系越近抗原性越弱。

3.4.3 胸腺依赖性抗原和胸腺非依赖性抗原

根据抗原在免疫应答中是否需要T淋巴细胞辅助，分为胸腺依赖性抗原和胸腺非依赖性抗原。

3.4.3.1 胸腺依赖性抗原（thymus dependent antigen，TD-Ag） 这类抗原需要巨噬细胞和 Th 细胞参与才能激活 B 淋巴细胞产生抗体。绝大多数蛋白质、血细胞、细菌、病毒等抗原均属于 TD-Ag。其共同特点是由蛋白质或蛋白质复合体组成，它们的分子量大，表面决定簇多，但每一种决定簇不多，而且分布不均匀。这类抗原具有被 Th 细胞识别的载体决定簇。TD-Ag 刺激机体产生的抗体主要是 IgG 类，它还能诱发细胞免疫应答和免疫记忆。

3.4.3.2 胸腺非依赖性抗原（thymus independent antigen，TI-Ag） 这类抗原刺激 B 淋巴细胞产生抗体时不需 Th 细胞辅助。例如，细菌脂多糖（LPS）、荚膜多糖等属于 TI-Ag，TI-Ag 无载体决定簇，不能激活 Th 细胞，只能激活 B 淋巴细胞产生 IgM 类抗体，无 IgG 的转换，不引起细胞免疫，也无免疫记忆。TD-Ag 和 TI-Ag 的区别见表 3-3。

表 3-3　TD-Ag 和 TI-Ag 的区别

性　状	TD-Ag	TI-Ag
对巨噬细胞的需要	需要	多数不需要
活化的 B 淋巴细胞	B2	B1
对 T 淋巴细胞的依赖性	依赖	不依赖
诱生的 Ig 类型	IgG,IgM,IgA	IgM
再次免疫应答	产生	不产生
免疫记忆	形成	不形成
诱生免疫耐变性的难易程度	难	易
Ag 举例	牛血清蛋白（BSA）、卵白蛋白（OVA）、类毒素、绵羊红细胞等	肺炎球菌荚膜多糖、细菌脂多糖（LPS）、多聚多糖、多聚 D-氨基酸及葡聚糖等

3.4.4　外源性抗原和内源性抗原

根据抗原的来源分为外源性抗原，如天然抗原（动物蛋白质、植物蛋白质、微生物）、人工抗原（与化学物质结合的天然抗原、半抗原）、合成抗原（合成的高分子氨基酸聚合物等）；内源性抗原，如自身隐蔽抗原、变性的自身成分等。

3.5　食品领域重要的抗原

3.5.1　细胞、微生物抗原

细菌、各种微生物等都是天然的颗粒抗原。微生物的结构虽然简单，但化学组成复杂，每种结构均有不同的抗原成分。以细菌为例，有表面抗原（K 抗原）、荚膜抗原、菌体抗原（O 抗原）、鞭毛抗原（H 抗原）等，如图 3-10 所示。这些抗原对微生物的鉴定、分型以及致病作用均有意义。

3.5.1.1 表面抗原 指包围在菌细胞壁外面的抗原。根据菌种和结构的不同，表面抗原习惯上有不同的名称，如荚膜抗原、Vi 抗原、K 抗原等。

（1）荚膜抗原　肺炎球菌、炭疽杆菌等的表面含有一层荚膜构成荚膜抗原。肺炎球菌的荚膜抗原由多糖组成，有菌型的特异性。炭疽杆菌的荚膜抗原由多

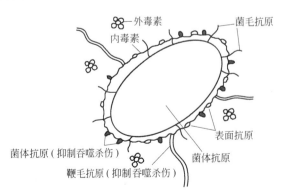

图 3-10　细菌的抗原示意

肽组成。炭疽杆菌是人畜共患的烈性传染病，由于荚膜的保护而使得该菌极难用消毒杀死，得以有很长的存活期。

细菌的荚膜大多与细菌的毒力和抗原性有关（表3-4）。带荚膜的细菌一般是有毒力的，如肺炎球菌、肺炎杆菌、炭疽杆菌等。当肺炎球菌失去荚膜时，同时也就失去致病力。在动物体内荚膜具有保护细菌的作用，使细菌不易被白血球吞噬。

表 3-4　荚膜抗原成分构成

细　菌	成　　　分	细　菌	成　　　分
肺炎球菌	多糖	环状芽孢杆菌	多糖
链球菌	多糖	流感杆菌	多磷酸核糖
炭疽杆菌	多肽	肺炎杆菌	多糖
巨大芽孢杆菌	多糖及多肽	大肠杆菌	多糖

（2）Vi抗原　Vi抗原为伤寒沙门菌的表面抗原，化学成分为糖脂，其毒力较菌体抗原低。Vi抗原不耐热，易被石炭酸所破坏。

（3）K抗原　K抗原位于大肠杆菌细胞壁外层，新分离的大肠杆菌70%具有K抗原。K抗原又分为A、B、L三类。致病性大肠杆菌的抗原主要为B抗原，少数为L抗原。

3.5.1.2　鞭毛抗原和菌毛抗原　鞭毛抗原（H抗原）存在于细菌鞭毛中，化学成分为蛋白质，抗原性不强，不耐热，易被乙醇破坏，与毒力无关。在沙门菌属中由于其鞭毛抗原的不同，可应用特异性因子的抗血清，作为菌种的鉴定。沙门菌属中各种H抗原的区别只在于氨基酸的排列不同。H抗原具有特异性，但也已证明有属外的共同抗原关系。细菌失去鞭毛时，H抗原就消失。

菌毛虽然也在菌体表面，但不同于鞭毛，其长度比鞭毛短得多，其成分是蛋白质，许多革兰阴性菌都有菌毛，具有抗原性。

3.5.1.3　菌体抗原　菌体抗原存在于菌体的胞壁部分，较耐热，不易被乙醇所破坏。其中有些成分是某种细菌或某型细菌所特有，称为特异性抗原；有些成分为数种细菌所共有，称共同抗原。糖类是一种普遍的环境抗原，脂多糖（LPS）是沙门菌O抗原的主要成分，其中的脂类与毒力有关。多糖具免疫原性，多糖的优势表位通常含有较短的寡糖链（1~5个糖链长），这些寡糖多位于多聚链的非降解端。多糖具有免疫优势。它的表位结构取决于糖链序列和连接方式，而不是糖链的构象。这个位置类似于含有糖残基的半抗原与一个无免疫原性的多糖骨架连接的位置。多糖的残基对多糖的免疫原性非常重要，就如同载体分子对半抗原一样。此外，多糖结构中的分支点可以允许多个抗原决定簇与相同的大分子接触。

现以沙门菌O抗原为例加以说明。

（1）O抗原　在现在的沙门菌属抗原表中，O抗原用阿拉伯数字表示，从1排到67。现在实有58个O抗原，属于42个O群。O群用大写的英文字母编号，在A到H群中，除F群外，每个O群都由几种O抗原因子构成。从A到Z，O抗原已排到50，51以后即以O抗原的编号作为O群的编号（表3-5）。

O抗原是细胞壁多糖抗原。细胞壁多糖连接在类脂A上，称为脂多糖（LPS）。多糖链由两个部分构成：紧接类脂A的一部分称为核心糖，是R抗原的部分；另一部分则为O抗原特异性侧链，连接在核心糖上（图3-11）。O抗原特异性侧链由多个相同的寡糖链组成，每个寡糖链称为一个重复单位。在一个重复单位上，具有3~6个单糖分子。每一种O抗原因子，都在寡糖链上占有一定的定位。

（2）O抗原的属外抗原关系　沙门菌属的许多O群与柠檬酸杆菌和埃希菌的O抗原具有

表 3-5 沙门菌属 O 抗原

O 群	O 抗原	O 群	O 抗原	O 群	O 抗原
A	1,2,12	I	16		1,51
B	1,4,5,12	J	17		52
C$_1$	1,4,12,27 6,7	K	18		53
		L	21		54
C$_2$	6,7,14 6,8 8,20	M	28		55
		N	30		56
D$_1$	1,9,12	O	35		57
D$_2$	9,46	P	38	其他 O 群	58
D$_3$	9,46,27	Q	39		59
E$_1$	3,10 3,15	R	1,40		60
		S	41		61
E$_4$	3,15,34 1,3,19	T	1,42		62
F	11	U	43		63
		V	44		65
G	1,13,22 1,13,23	W	45		66
		X	1,47		67
H	1,6,14,24 1,6,14,25	Y	48		
		Z	50		

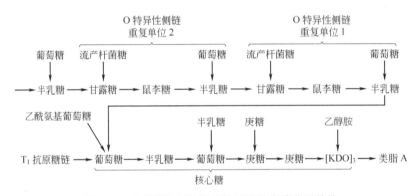

图 3-11 乙型副伤寒沙门菌的细胞壁多糖分子结构

密切的关系,因而在血清学试验时发生大量的交叉反应。这些菌属之间的抗原关系有的是完全相同,有的是部分相同。在 42 个 O 群中已查明 32 个 O 群有属外抗原关系(表 3-6)。孟昭赫等检查 187 株柠檬酸杆菌,有 20% 的菌株可与沙门菌 A~F 多价 O 血清发生凝集反应,有 50% 菌株可与沙门菌 O1~O60 多价血清发生凝集反应。埃希菌属和柠檬酸杆菌属 O 抗原免疫化学分析的结果表明,这些具有相同或部分相同 O 抗原的细菌,它们细胞壁多糖的单糖组成也是相同的或是相似的。因此,沙门菌属的属外 O 抗原关系,系由于 O 抗原特异性侧链的相同或者相似。沙门菌属的 O 抗原是群特异性的,而不是属特异性的。沙门菌属多价 O 血清和 O 因子血清主要用于菌型的鉴定而不是用于菌属的鉴定。

3.5.1.4 细菌毒素和类毒性抗原 有些细菌(如白喉杆菌、破伤风梭菌和肉毒梭菌)均产生外毒素。所谓外毒素是指细菌产生毒素以后,可以游离于菌体之外的一类毒素。它与内毒素不同,外毒素有高度的抗原性,用 0.3%~0.5% 的甲醛水(福尔马林)在一定温度下处理,可以获得毒性低但仍保持其抗原性的脱毒外毒素,称为类毒素。破伤风毒素和白喉类毒素在预防这些疾病中起了很大的作用。外毒素和内毒素的区别见表 3-7。

表 3-6　沙门菌属与柠檬酸杆菌属和埃希菌属的 O 抗原关系

沙门菌O群	柠檬酸杆菌O抗原	埃希菌O抗原	沙门菌O群	柠檬酸杆菌O抗原	埃希菌O抗原
A	11,21ab		R	11	6
B	22		S	3ab,1c	
C	有	44,77	T		1,31
D	有		U		86,90
E	39,4598-53		V		23
F	有	75	X	有	
G	有		Y	37	
H	19,21,31	73,77	Z①	有	55
I		11	51	有	23
J	20	85	54	42	
K	23		55	41	
L	26		57	40	
M	19		58		123
N	9ab		59		15
O	有	111	62		35
P	14	21	63	32	2

① 并与普罗菲登斯菌 O6 抗原有关。

表 3-7　细菌外毒素和内毒素的区别

项　目	外　毒　素	内　毒　素
产生菌	革兰阳性菌为主	革兰阴性菌
化学成分	蛋白质	LPS
释放时间	活菌随时分泌	死菌溶解后释放
致病类型	外毒素不同,致病类型不同	基本相同
抗原性	强	弱
制成类毒素	能	不能
热稳定性	60～100℃破坏	耐热性强
存在状态	活菌分泌到细胞外	结合在细胞壁上
举例	白喉毒素、破伤风毒素、肉毒毒素、葡萄球菌肠毒素、霍乱弧菌肠毒素、大肠杆菌肠毒素和贺氏痢疾杆菌肠毒素等	沙门菌、志贺菌、奈瑟球菌和大肠杆菌等革兰阴性菌新产生的内毒素

3.5.1.5　细菌保护性抗原　炭疽杆菌、结核杆菌的培养液中产生的多种胞外成分,含有多种蛋白质。其中某些成分具有免疫原性,有保护动物抵抗毒菌攻击的能力,这类成分称为保护性抗原。通过炭疽抗原免疫动物证实,炭疽保护性抗原的近期免疫效果较好,可抵抗 10 个半致死量（LD_{50}）的攻击。炭疽保护性抗原是一种可溶性蛋白,为了提高其免疫原性,必须添加佐剂。研究发现,用 $Al(OH)_3$ 吸附的保护效果优于芽孢菌。结核杆菌胞外分泌的蛋白质成分,经分离纯化分析,发现相对分子质量为 $1.6×10^4$、$2.3×10^4$、$2.4×10^4$、$3.0×10^4$、$3.2×10^4$ 和 $7.1×10^4$ 的蛋白质具有很好的免疫原性,动物实验证明,$3.0×10^4$ 是最好的免疫原。近来,美国研究学者 Horwitz 等对上述蛋白质成分进行了 N 末端氨基酸序列分析,结果见表 3-8。

3.5.2　蛋白质抗原

蛋白质是具有良好抗原性的物质。例如从大分子质量的球蛋白（$1.7×10^5$）、血清蛋白（$9.0×10^4$）到分子质量较小的肌红蛋白、烟草花叶病毒的外壳蛋白都表现有较好的免疫原性。

表 3-8 结核杆菌 6 种主要分泌蛋白的 N 端序列

相对分子质量/×10³	N 端 序 列				占分泌蛋白比例/%
30	FSRPG	LPVEY	LQVPS	PSMGR[①]	22
32	FSRPG	LPVEY	LQVPS	PSMGR[①]	15
16	AYPIT	GKLGS	ELTMT	DTVGQ	11
23	AEYTL	PDLDW	DYGAL	EPHIS	7
24	APYEN	LMVPS	PSMGR	DIPVA	7
71	ARAVG	IDLGT	TNSVV	SVLEG	4

① $30×10^3$ 和 $32×10^3$ 仅在第 31 位和第 36 位氨基酸不同。

蛋白质复合体，如与核酸结合的核蛋白、与糖结合的糖蛋白、与脂类结合的脂蛋白都有免疫原性。

一些小分子质量的蛋白质和多肽，如胰岛素、胰高血糖素、胃泌素、降血钙素、血管紧张肽、生长素等虽然也有免疫原性，但是比较弱的免疫原。

3.5.3 脂类抗原

脂类物质是半抗原，它本身没有免疫原性，为了获得抗体，必须要与大分子蛋白质或红细胞结合才行。

3.5.4 食品中的功能因子与活性物质抗原

食品中的功能因子与活性物质种类很多，其化学本质也各有不同，有蛋白质性的活性物质，例如溶栓酶（纳豆激酶，Nattokinase）是纳豆菌（*Bacillus* Notto）在发酵大豆过程中产生的一种小分子质量的蛋白酶，具有抗栓功能，这种酶具有免疫原性，用它制备的抗原免疫动物获得了抗酶抗体，再用生物素-亲和素系统标记技术研究证明，口服其粗酶液能发挥其在体内的抗栓作用，酶的吸收部位在小肠，尤其在空肠部分。

非蛋白质性的活性物质，例如大豆中异黄酮类物质［包括大豆苷元（daidzein）、染料木素苷元（genistein）等］、蜂王浆中的 10-羟基-α-癸烯酸（10-HDA）等，它们是半抗原，没有免疫原性，只有与蛋白质（牛血清白蛋白、卵清蛋白）交联后，形成半抗原-蛋白质复合体才具抗原性。关于半抗原与蛋白质的交联技术详见第 10 章。

3.5.5 食品中的抗生素、农药、激素、兽药抗原

存在于食品中的这类物质统称为残留物，大多数是非蛋白质类物质，也是一种半抗原，不具有免疫原性。但如果与蛋白质大分子在交联剂的作用下形成半抗原-蛋白质复合体，则具有了抗原性，例如用于防治鱼病的噁喹酸抗生素、用于治疗鸡球虫病的二氨二甲吡啶酚。农药甲霜灵对硫磷等残留物也都是半抗原，它们通过重氮化，再连接到牛血清白蛋白上，制备出对硫磷-BSA 人工抗原，则具有完全抗原的性质，应用于食品中的农药残留检测。

3.5.6 淋巴细胞的多克隆激活剂

3.5.6.1 激活淋巴细胞的物质
激活淋巴细胞的物质有两大类，即特异性抗原（如前面所叙述的）和非特异性抗原，后者称为丝分裂原（mitogen）或分裂原。有丝分裂原是非特异的多克隆激活剂，它能使某一群淋巴细胞的所有克隆都被激活，即它能激活大量 T 淋巴细胞、B 淋巴细胞克隆和克隆增殖而不涉及这些细胞克隆的抗原特异性。有丝分裂原包括多种成分，其中的凝集素（lectin）是一类结合有蔗糖的蛋白质，可以和各种细胞表面的糖蛋白专一性地结合。凝聚素分子一旦和糖蛋白结合，可以通过信息传递引起细胞活化和增殖。体

外实验表明，有丝分裂原可以刺激静止状态的淋巴细胞转化为淋巴母细胞，表现为体积增大、胞浆增多、DNA 合成增加、出现有丝分裂等变化。

表 3-9 列举了 3 种常见的引起淋巴细胞增殖的凝集素有丝分裂原。其中 ConA 和 PHA 激活 T 淋巴细胞，PWM 同时激活 T 淋巴细胞和 B 淋巴细胞。

表 3-9　淋巴细胞的多克隆激活剂

物　　质	英文缩写	来　　源	类　　别	靶　细　胞
刀豆素 A	ConA	Jack 豆	凝集素	T 淋巴细胞
植物血凝素	PHA	菜豆	凝集素	T 淋巴细胞
美洲商陆	PWM	美洲商陆	凝集素	T 淋巴细胞、B 淋巴细胞
脂多糖	LPS	革兰阴性菌	内毒素	B 淋巴细胞
超抗原①	SAg	革兰阳性菌	肠毒素	T 淋巴细胞

① 超抗原种类很多，此处所列为激活人体 T 淋巴细胞的一类外源性超抗原。

3.5.6.2　脂多糖　革兰阴性菌细胞壁成分脂多糖（lipopolysaccharide，LPS）属细胞内毒素。现已查明，LPS 可以专一性地和一类细胞表面的受体结合，通过胞内信号传递直接活化转录因子 NF-κB 和 AP-1，引起基因转录和细胞激活。这是一类 B 淋巴细胞多克隆激活剂。

3.5.6.3　超抗原　超抗原（superantigen，SAg）是一类强有力的 T 淋巴细胞、B 淋巴细胞多克隆激活剂。一般的多肽抗原只有被少数 T 淋巴细胞识别并激活，通常最多仅能激活 10^4 个 T 淋巴细胞中的一个。而超抗原具有强有力的刺激能力，有类似分裂原的作用，又不涉及这些 T 淋巴细胞克隆在抗原识别上的特异性，因此，只要极低的抗原浓度（如 1～10ng/mol）即可诱发最大的免疫效应，是普通抗原刺激能力的 10^3～10^5 倍，故称超抗原。

超抗原有两个特点：一是激活 T 淋巴细胞的超抗原是完整的蛋白质抗原分子，而不是抗原肽；二是超抗原不进入 MHC 分子的抗原结合凹槽。这两点构成了超抗原和 MHC/TCR 发生作用时的三元体，它区别于传统意义上有效抗原肽形成的经典三元体，如图 3-12 和图 3-13 所示。图 3-12 表明超抗原分子一端与 TCRβ 链的 V 区结合，另一端与 APC 表面的 MHC（HLA）Ⅱ类分子的 α 螺旋结合，形成 MHC-SAg-TCR 三元体，而图 3-13 则表明，经 APC 处理加工的有效抗原肽参与构成 T 淋巴细胞识别的三元体，即抗原肽进入到 MHC 分子的抗原结合凹槽，抗原肽两端的锚着残基和 MHC 分子凹槽内壁结合，中间隆起部分直接供 TCR 识别。

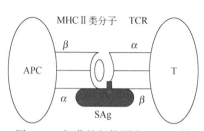

图 3-12　细菌性超抗原和 TCRβ 链
及 MHCⅡ类分子的结合

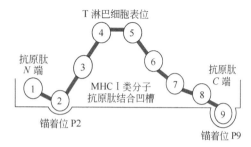

图 3-13　MHC 分子递呈的抗原肽中间
隆起部分被 TCR 识别

超抗原有 3 类：外源性超抗原，主要是革兰阳性菌产生的肠毒素［如金黄色葡萄球菌肠毒素（staphylococal enterotoxin，SE）中的 A 型（SEA）和 B 型（SEB）肠毒素、A 族链球菌 M 蛋白和致热外毒素 A～C、革兰阴性小肠结肠炎耶尔森菌膜蛋白等］；此外，还有专激活 B 淋巴细胞的超抗原以及激活 T 淋巴细胞的内源性超抗原，后者主要是病毒产物。

超抗原由于不激活特异性免疫应答，而是通过 CD4T 淋巴细胞的激活而产生大量细胞因子。高浓度的细胞因子一是可以引发全身性毒性反应，二是对获得性免疫应答有抑制作用，这是致病效应的体现。

3.6 抗原的免疫原性与免疫个体及免疫方式的关系

3.6.1 免疫原性与免疫个体遗传性的关系

动物中不同的种对同一种免疫原的应答有很大差别。同一种动物不同品系，甚至不同个体对同一种免疫原的应答也有很大差别。这与免疫反应基因（Ir gene）及其表达有密切关系。另外还与主要组织相容性复合体有密切关系，有时候与动物本身的发育与生理状况有关，因此在制备某种免疫原的抗体时，选择合适的动物种类并且要选择发育成熟而健康的青年动物非常重要，不要选择单一个体为对象，要选择一组动物为实验对象。

3.6.2 抗原的剂量和佐剂

免疫动物所用抗原剂量要视不同动物和免疫原的种类而定。免疫原用量过大会引起动物死亡，也可以引起免疫耐受性而不发生免疫应答。用量过少也不能刺激应有的免疫应答。一般来说颗粒性的抗原，如细菌、细胞等用量较少，免疫原性较强。可溶性蛋白或多糖抗原，用量适当增大，并要多次免疫或加佐剂帮助。

佐剂有增强免疫应答的作用。主要表现在以下 3 个方面：①使抗原暂存，逐步释放刺激淋巴细胞；②佐剂能引起肉芽肿或炎症细胞；③参与刺激淋巴细胞增殖与分化。常用的福氏佐剂（Freund's adjuvant）有两种：①不完全佐剂（IFA）是用石蜡油、羊毛脂与溶于水的抗原以一定比例混合（如石蜡油-羊毛脂 7∶3，然后与抗原的水溶液 1∶1 混合），乳化成均匀的油包水乳液。它可减少抗原用量到 1%，延长抗体合成期达一个月以上。②完全佐剂（CFA）是在不完全佐剂中加入结核菌或者该菌的细胞壁。它的作用在于增强宿主细胞介导的免疫应答以及抗体合成，如用卵白蛋白与 CFA 一起免疫动物，表现出高水平的抗体产量和强的细胞应答。

佐剂是属于非特异性的免疫原性增强剂。使用佐剂的免疫注射，常常采用皮下注射或腹腔注射的方式，每次注射的间隔都在一周以上。不用佐剂的免疫注射，常常采用静脉注射的方式。每次注射的时间间隔为 3d 左右。

思 考 题

1. 什么是抗原？自然界中哪些物质可以成为抗原？食品中哪些物质具有抗原性？
2. 说明抗原的化学组成与抗原决定簇、抗原的功能价。
3. 哪些因素可以影响抗原物质的免疫原性？
4. 分析宿主抗性在生物机体免疫应答中的作用和地位。
5. 食品中有哪些常见又重要的抗原？
6. 疫苗是什么？有哪些类型？试比较各种类型疫苗的优缺点。
7. 在使用疫苗过程中，可能通过什么类型的疫苗提高免疫效果，克服可能产生的副作用？

第4章　主要组织相容性复合物

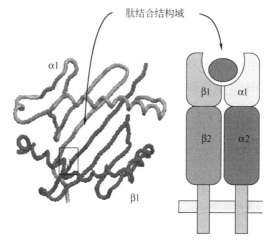

肽结合结构域

α1

β1

β1　α1

β2　α2

MHC Ⅱ类分子的结构

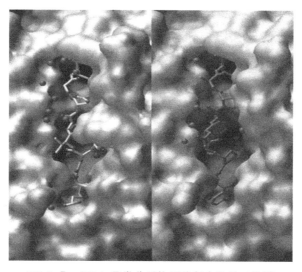

HLA Ⅰ、HLA Ⅱ类分子抗原肽复合物的三维图

4.1　概述

主要组织相容性复合物（major histocompatibility complex，MHC）是由一组高度多态性基因组成的染色体区域。MHC 基因产物能在不同细胞表面表达，表达产物（蛋白质）称之为 MHC 分子或称主要组织相容性抗原。MHC 最初是从小鼠中发现的，1948 年 George Snell 等在用经典遗传学方法分析肿瘤和其他组织移植引起的排斥现象时发现，机体识别某一移植物是自身的还是非自身的现象是有其遗传基础的。让同一代小鼠自交，可以得到纯系（inbred strain），在大约 20 代以后，每一个个体的染色体的等位基因（allele）都相同，即纯合子（homozygous）。每一自交品系只表达亲代群体中的一类等位基因，不同的自交品系

表达不同的等位基因，即不同自交系个体之间是同种异型（allotype）。George Snell 发现自身或同一自交系中的个体间进行皮肤移植，不出现排斥（rejection）现象，称为自体移植（autograft）或同系移植（syngraft）。当不同的自交系个体之间进行皮肤移植，即同种异型移植（allograft），则出现排斥现象。负责识别某一组织是同源的并予以接受，是外来的则加以排斥的基因被称为组织相容性抗原基因，表达这些抗原的基因就是组织相容性复合物。George Snell 等鉴定出小鼠的一个遗传区域能导致快速排斥，是编码一种称为多态性血型抗原Ⅱ的基因，也被称作主要组织相容性-2 基因，简称 H-2。后来 Dausset 于 1958 年在人的白细胞上发现了与小鼠 H-2 具有同样功能的人类白细胞抗原（human leukocyte antigen，HLA）。George Snell 因而于 1980 年获得诺贝尔奖。研究表明脊椎动物都具有主要组织相容性复合物，但各种动物的 MHC 名称都不一样，表 4-1 列出了一些常见动物 MHC 的名称。

表 4-1　不同动物种的 MHC 名称

种	MHC 名称	种	MHC 名称
小鼠	H2(histocompatibility system 2)	豚鼠	GPLA(guinea pig leukocyte antigens)
大鼠	RT1AgB	家猪	SLA(sus domcsticus leukocyte antigens)
人类	HLA(human leukocyte antigens)	猴	RhLA(rhesus macaque leukocyta antigens)
兔	RLA(rabbit leukocyte antigens)		

　　MHC 最初是因免疫移植排斥现象而被发现，但是它对免疫应答所起的重要作用是在研究小鼠和豚鼠对合成的多肽抗原免疫应答强度影响时发现的。进一步研究表明，MHC 在抗原递呈和免疫应答调控方面具有极为重要的功能。由于群体中不同个体之间 MHC 存在高度多态性，不同个体对抗原的免疫应答强度和能力也存在一定的差异，因而在对疾病的易感性（susceptibility）和抗性上也有所不同。MHC 被认为是一组重要的免疫应答基因（immune responsegene）。由于 MHC 具有高度多态性特点，近年来的研究显示，MHC 定型及多态性分析与器官移植配型及移植成功率有关。MHC 又是法医个体识别的重要标志。MHC 具有重要抗原递呈功能，对抗原信号的传递具有一定的选择性，由于不同人群的 MHC 多态性差异，也就构成了对不同疾病易感性和抗性的差异。本章着重介绍 MHC 的结构与功能及其遗传规律，以及在免疫应答方面的重要作用。

4.2　MHC 分子的结构、分布与功能

　　主要组织相容性抗原是指由 MHC 编码的一类膜蛋白分子，在蛋白质抗原信号传递中起重要作用。MHC 分子的功能研究对其空间结构的阐明起到了提示和指导作用。Don Wiley 实验室通过对 MHC 分子以木瓜蛋白酶剪切得到了细胞外部分的晶体，并进行了 X 射线晶体学结构研究分析，使人们对 MHC 分子功能的结构基础有了较清楚的认识。由于 MHC 分子结构和功能的不同又分为 MHC Ⅰ类分子（MHC class Ⅰ）和 MHC Ⅱ类分子（MHC class Ⅱ）两类。MHC Ⅰ类分子表达于所有有核的细胞表面，而 MHC Ⅱ类分子仅表达于部分细胞表面，如抗原递呈细胞（antigen presenting cell，APC）、B 淋巴细胞、活化的 T 淋巴细胞及部分内皮细胞等。两类 MHC 分子结构不同，其抗原递呈功能也明显不同，表现为抗原的选择性和所递呈的细胞的选择性差异以及免疫应答效应的差异。本节将着重介绍 MHC 分子的空间结构、分布和功能。

4.2.1　MHC Ⅰ类分子的结构、分布与功能

　　MHC Ⅰ类分子含有两条多肽链：一条是 α 链，又称重链，人的 HLA Ⅰ类分子的 α 链

相对分子质量约 4.4×10^4（小鼠约 4.7×10^4）；另一条称 β 链，又称 $\beta2$ 微球蛋白（$\beta2$ microglobulin，$\beta2m$），相对分子质量约 1.2×10^4，由非 MHC 基因编码。HLA I 类分子 α 链有 1 个 N 端寡糖基连接位点，而小鼠有 2 个。α 链有 5 个主要的结构域（domain），即 $\alpha1$（N 端）、$\alpha2$、$\alpha3$、跨膜区及胞质区（C 端），总长约 367 个氨基酸残基左右。其中 $\alpha1$、$\alpha2$、$\alpha3$ 各含约 90 个氨基酸残基，跨膜区 27 个残基，胞质区约 30 个残基。在 $\alpha3$ 与跨膜区之间含有木瓜蛋白酶剪切位点。Don Wiley 等使用木瓜蛋白酶剪切 HLA I 类抗原 A2 分子得到细胞外部分的分子结晶，并用于 X 射线衍射晶象分析得到 MHC 分子构象图（图 4-1），$\alpha1$、$\alpha2$ 形成与抗原肽结合的区域，$\alpha2$ 和 $\alpha3$ 分别形成 63 个和约 90 个残基以二硫键连接的环。由于 $\alpha3$ 和 $\beta2m$ 与免疫球蛋白恒定区氨基酸顺序同源，所以共同构成免疫球蛋白样区（immunoglobulin like domain）（图 4-2）。与该区域以非共价键（次级键）相联系的 $\beta2$ 微球蛋白（$\beta2m$）约 100 个氨基酸残基，对稳定 HLA 分子空间构象有重要意义。在胞质区近羧基端含有潜在的磷酸化位点，这与细胞内信号传递有关。

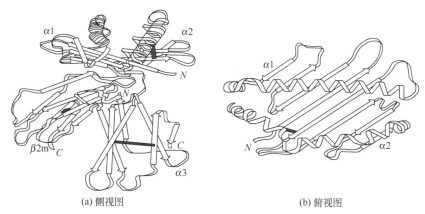

(a) 侧视图　　　　　　　　　　　(b) 俯视图

图 4-1　人的 MHC（HLA）I 类抗原分子多肽折叠构象

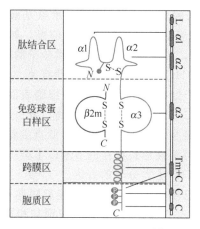
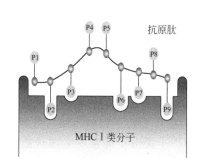

图 4-2　MHC I 类分子结构示意

S---S—链内二硫键；$\alpha1$、$\alpha2$、$\alpha3$—相应肽链结构域；$\beta2m$—$\beta2$ 微球蛋白

MHC I 类分子与抗原的结合有一定的选择性，但是没有抗体和 TCR 与抗原结合的特异性高。MHC I 类分子的抗原结合槽能够容纳 8～10 个氨基酸长度的抗原片段，其抗原结合点主要与氨基酸顺序相对恒定的抗原肽段的骨干结合，而将抗原肽段上多变的氨基酸侧链处于游离状态；这些侧链却能与 TCR 和抗体结合。每个细胞表面可以表达约 10^6 个 MHC I 类分子，每个 MHC I 类分子都能与相当各类的抗原肽段结合。因此每个细胞都具有同时

递呈许多不同抗原的潜力，从而保证一个正常的个体细胞对绝大多数抗原发生 MHC Ⅰ 类限制性的免疫应答。

MHC Ⅰ 类分子的 α1 区和 α2 区共同形成了一个寡肽抗原结合槽。结合槽的底部由 8 条反向平行的 β 片层（β-pleated sheet）结构支撑着两条平行的 α 螺旋链（α-helix）。其中 4 条 β 层和 1 条 α 螺旋结构由 α1 区肽链形成，另 4 条 β 片层和 1 条 α 螺旋结构由 α2 区肽链构成，形成的结合槽的裂隙（cleft）大小约为 25Å×10Å×11Å，可以结合 9～11 个氨基酸残基的肽段。这个结合槽很小，所以外来的蛋白质抗原必须经过剪切加工成 9～11 肽才能与 MHC Ⅰ 类分子结合，进而递呈给 T 淋巴细胞而被识别。抗原肽与 MHC Ⅰ 类分子结合后形成特殊的空间结构和表位（epitope）被 T 淋巴细胞受体（T cell receptor，TCR）识别并与之结合。抗原的肽表位为 TCR 的 α 链和 β 链第三个互补决定区（complementarity determining region）CDR3 所识别。α 链和 β 链的 CDR3 区最具多样性。而 MHC Ⅰ 类分子肽结合槽两边的 α 螺旋则与 T 淋巴细胞受体的 CDR1 与 CDR2 结合。α3 的 Ig 样区与细胞毒 T 淋巴细胞或称杀伤性 T 淋巴细胞（cytolytic T lymphocyte，CTL）的 TCR 的共受体（co-receptor）

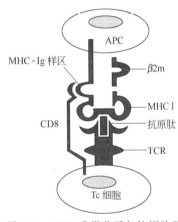

图 4-3 MHC Ⅰ 类分子与抗原肽及
T 细胞受体形成三元体复合物
血 TC 细胞呈递抗原信息
APC—抗原呈递细胞；TCR—T 细胞
抗原受体；Tc—细胞毒性 T 细胞

CD8 结合。这与 MHC Ⅰ 类分子参与肽抗原介导的对靶细胞裂解杀伤作用有关（图 4-3）。β2m 与 α1、α2、α3 区相互作用，对维持 MHC Ⅰ 类分子膜外正常的空间构象具有重要作用。β2m 分子不是由 MHC 基因编码的。人的 β2m 基因定位于 15q$^{21～22}$，小鼠在第 2 号染色体上。β2m 全长约含 99 个氨基酸残基，含一个链内二硫键是由第 25 位和第 80 位的两个半胱氨酸构成。氨基酸序列 30％以上与 Ig 的恒定区相似，所以也是免疫球蛋白超家族（Ig superfamily）成员之一。由于 β2m 分子较小，血清蛋白电泳位置处于 β2 区，故得名。当肾在重吸收功能下降时（如肾炎、肾移植等肾功能损害时），尿中可检测到 β2m。在 α 链的跨膜区由约 25 个疏水氨基酸残基构成，而在胞质区近羧基端有许多磷酸化位点，如果去掉羧基端的这一部分，则会抑制 MHC Ⅰ 类分子的内部化，说明羧基端还与 MHC Ⅰ 类分子胞内流动有关。

MHC Ⅰ 类分子分布于几乎所有有核细胞表面，但不同组织细胞的表达水平差异很大：淋巴细胞表面 MHC Ⅰ 类抗原的密度最高，肾、肝、肺、心及皮肤次之，肌肉、神经组织和内分泌细胞上抗原最少，而成熟红细胞、胎盘滋养层细胞上未能检出，血清中、尿液中及初乳等体液中也有以可溶性形式存在的 MHC Ⅰ 类抗原。干扰素、肿瘤坏死因子在体内外均可增强各种细胞对 MHC Ⅰ 类分子的表达。

MHC Ⅰ 类分子的重要生理功能是对 CD8$^+$ T 淋巴细胞的抗原识别功能起限制性作用，也就是参与向 CD8$^+$ T 淋巴细胞递呈抗原的过程。CD8$^+$ T 淋巴细胞只能识别与相同 MHC Ⅰ 类分子结合的抗原（多为内源性的细胞抗原，如病毒感染的细胞和肿瘤细胞等），这种现象称为 MHC 限制性。例如，当病毒感染了某个细胞，病毒抗原可被分解成一些短肽片段，后者与在内质网中合成的 MHC Ⅰ 类分子结合后表达于细胞表面，才能被 CD8$^+$ T 淋巴细胞识别。MHC Ⅰ 类分子主要介导 Tc 细胞的细胞毒作用，也是重要的移植抗原。

4.2.2　MHC Ⅱ 类分子的结构、分布与功能

MHC Ⅱ 类分子是由两条非共价键相连的多肽链构成的。一条 α 链长约 230 个氨基酸残

基左右，另一条 β 链长度也在 230 个氨基酸残基左右。两条链结构非常相似（图 4-4）。α 链相对分子质量约为 $3.2 \times 10^4 \sim 3.4 \times 10^4$，β 链相对分子质量约为 $2.9 \times 10^4 \sim 3.2 \times 10^4$，α 链较 β 链重，主要由于 α 链有两个 N 端连接的糖基化基团，而 β 链仅有一个。每条链都分 4 个区，如 α 链由 α1、α2、跨膜区和胞质区构成。β 链由 β1、β2、跨膜区和胞质区构成。α1、α2、β1 及 β2 区各由 90 个氨基酸残基构成，其中 β1、β2、α2 各含有一个链内二硫键。MHC Ⅱ类分子的 α1 区和 β1 区共同构成与抗原肽结合的结构域（peptide-binding domain），与 MHC Ⅰ类分子的 α1 区、α2 区构成的肽结合区很相似，但 MHC Ⅱ类分子由两条链构成（图 4-4）。

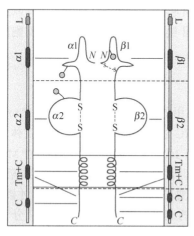
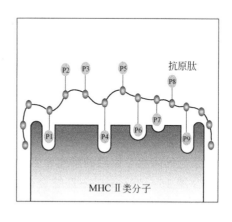

图 4-4　MHC Ⅱ类分子结构示意

α1, α2—α 链的结构域；β1, β2—β 链的结构域

　　X 射线结晶衍射图显示，MHC Ⅱ类分子的 α1 和 β1 功能区共同形成一个与 MHC Ⅰ类分子相似的槽型结构的多肽结合区。α1 和 β1 各有一个螺旋，形成槽的两侧壁，其余部分形成片层，构成槽的底部。MHC Ⅱ类分子的多态性也体现在多肽结合槽的侧壁和底部，所以其空间构型依编码基因的不同而异。MHC Ⅱ类分子的抗原结合特性亦与 MHC Ⅰ类分子一样，特异性不强，每个分子可能与多种肽片结合；但与 MHC Ⅰ类分子不同的是，MHC Ⅱ类分子肽结合槽的两端呈开放状（MHC Ⅰ类分子的结合槽两端呈封闭状），能够容纳较长（10～18 个氨基酸残基）的肽段。

　　1993 年，Brown 等对 MHC Ⅱ类分子 HLA-DR1 用木瓜蛋白酶水解的膜外片段进行 X 射线衍射晶象分析得知其空间构象与 MHC Ⅰ类分子基本相似。抗原肽结合槽底部分别由 α1 及 β1 提供的 8 条反向平行的 β 折叠构成。两边分别由 α1 和 β1 构成 α 螺旋，但 MHC Ⅱ类分子的抗原肽结合槽两端是开放的，因此可以与较长的抗原肽结合。10～30 个氨基酸残基以上的肽段可以突出到结合槽以外。MHC Ⅱ类分子结合抗原肽后，其肽表位与 T 淋巴细胞受体的 CDR3 结合，而 MHC Ⅱ类分子肽结合槽两边的 α 螺旋则分别与 TCR 的 CDR1 和 CDR2 结合，形成 MHC 对 T 淋巴细胞的约束（restriction）。α2 区和 β2 区序列较为保守，与 Ig 恒定区同源，称 Ig 样区。MHC Ⅱ类分子的该区域与 T 淋巴细胞表面的 CD4 分子结合。CD4 是 TCR 的共受体，是辅助性 T 淋巴细胞（Th）特征性表面标记分子。因此，MHC Ⅱ类分子具有与辅助性 T 淋巴细胞结合及抗原信号传递的限制性。MHC 分子这些不同的特异性识别是其发挥免疫功能的分子基础。

　　MHC Ⅱ类分子的分布比较局限，主要表达于 B 淋巴细胞、单核-巨噬细胞和树突状细胞等抗原递呈细胞上，精子细胞和某些活化的 T 淋巴细胞上也有 MHC Ⅱ类分子。一些在正常情况下不表达 MHC Ⅱ类分子的细胞，在免疫应答过程中亦可受细胞因子的诱导表达 MHC Ⅱ类分子，因此 MHC Ⅱ类分子的表达被看成是抗原递呈能力的标志。IL-1、IL-2 和干扰素在体内外均能增强 MHC Ⅱ类分子的表达。有些组织在病理条件下也可表达一些类抗原，如胰岛 β 细胞、甲状腺细胞等。

MHC Ⅱ类分子的功能主要是在免疫应答的始动阶段将经过处理的抗原片段递呈给 CD4$^+$T 淋巴细胞。正如 CD8$^+$T 淋巴细胞只能识别与 MHC Ⅰ类分子结合的抗原片段一样，CD4$^+$T 淋巴细胞只能识别与 MHC Ⅱ类分子结合的抗原片段。MHC Ⅱ类分子主要参与外源性抗原的递呈，在一些条件下也可递呈内源性抗原。在组织或器官移植过程中，MHC Ⅱ类分子是引起移植排斥反应的重要靶抗原，包括引起宿主抗移植物反应（HVGR）和移植物抗宿主反应（GVHR）。在免疫应答中，MHC Ⅱ类抗原主要是协调免疫细胞间的相互作用，调控体液免疫和细胞免疫应答。

4.2.3 肽与 MHC 分子结合的结构基础

肽与 MHC 分子是非共价键结合，两者相互作用的解离常数 K_d 约为 10^{-6} mol/L，是可达到饱和的，结合速度慢解离速度更慢。肽和 MHC 之间的亲和力较抗原与抗体之间的亲和力低得多。抗原与抗体相互作用的解离常数 K_d 为 $10^{-11} \sim 10^{-7}$ mol/L，肽与 MHC Ⅱ类分子达到饱和结合需 $15 \sim 30$min。一旦结合，二者可保持结合状态几小时，甚至几周时间。MHC Ⅰ类分子与肽的解离速度很慢，有时甚至需要破坏 $\beta 2m$ 与 α 链的联系才能将肽分开。这种相对稳定的构象进一步保证了与 T 淋巴细胞的相互作用。每一个 MHC 分子在同一时间里只能与一个肽结合，多种不同的肽可以与同样的 MHC 分子结合。某一种肽与 MHC 的复合物被 T 淋巴细胞识别的功能可因加入另一种结构相似的肽而被抑制。T 淋巴细胞识别肽-MHC 复合物是高度特异的。不同肽与同一种 MHC 结合就可以形成不同的表位，可与不同的 T 淋巴细胞结合。因而能够识别这些抗原表位的 T 淋巴细胞受体也有多种多样，每种

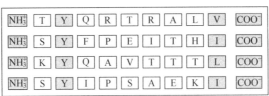

图 4-5　从不同的 MHC 抗原结合槽中洗下来的肽序列分析结果

MHC Ⅰa 和 MHC Ⅰb—不同的 MHC Ⅰ类分子结合的肽；□框内字母代表氨基酸残基及有关基团；

▨ 阴影框内为与 MHC 结合的锚定位点

TCR 只识别某种特定的与 MHC 结合的抗原肽。抗原的种类成千上万，也决定了体内 TCR 及其相伴随的 T 淋巴细胞克隆也有成千上万种。这就构成了在同一个体内，不同细胞之间的基因及其表型的高度多样性（diversity）。MHC Ⅰ类分子结合的肽通常为 9～11 氨基酸，而 MHC Ⅱ类分子结合的肽为 10～30 氨基酸甚至更长，并不影响其抗原递呈效果。经过对不同类 MHC 分子结合槽中的肽以酸洗脱，以 HPLC（高效液相色谱）分离纯化，并进行肽序列分析。结果发现它们有一些共同的结构特征，如与 MHC Ⅰ类分子结合的肽段内，某个位点和羧基端常有相同（或性质相似）的残基（图 4-5）。这些残基是肽与某种 MHC 分子相互作用的"锚定残基"（anchor residues）。MHC 分子近氨基端与肽结合的结构域中，序列的差异导致了对抗原肽结合的特异性也有所不同。MHC 序列的差异也就是构成 MHC 分子多态性的分子基础。MHC 分子的多态性不仅影响与肽结合的特异性，也影响肽-MHC 复合物与 T 淋巴细胞结合的特异性。MHC 的主要功能是将抗原肽递呈给 T 淋巴细胞受体，在免疫应答中起关键作用。

4.3 MHC 的基因表达与调控

根据 MHC 分子结构可以将 MHC 分子分为Ⅰ类、Ⅱ类和Ⅲ类，每一类分子都有多个不同基因座位的基因编码，它们结构不同但功能有相似之处。如人的Ⅰ类分子有 A、B、C 几个主要基因座位，Ⅱ类分子有 DR、DQ、DP 等几个主要基因座位。在每一个人每个基因座位的基因有许多等位基因片段即复等位基因，由两条同源染色体决定。MHC 基因在人体细胞中呈共显性表达，而且不同座位的基因也可同时在一个细胞中表达。由于是复等位基因共显性表达，所以在同一个体细胞表面可存在多种不同的 MHC 分子。

4.3.1 MHC 的遗传及多态性

4.3.1.1 单元型 在每一个个体、每一个基因座位上都有两种可能的基因型和表型，当然可以是相同的，也可以是不同的。由于 MHC 基因位于同一条染色体上，其多基因座位上的基因型组合相对稳定，很少发生同源染色体间交换，这就构成了以单元型（haplotype，也称单倍型）为特征的遗传。同一条染色体上紧密连锁的一系列等位基因的特殊组合，称为单元型。例如某一个体 HLA 两条染色体的单元型可能是 A2-B12 和 A1-B8，这两个单元型基因存在于同一个体的体细胞中，共同组成该个体的基因型（genotype）。由于 HLA 是共显性表达，所以个体的表型（phenotype）和基因型相同，也为 A1-A2-B8-B12。

4.3.1.2 连锁不平衡及单元型遗传 HLA 各基因并非完全随机地组成单元型，某些基因常紧密地连锁在一起，而另一些基因则不常连锁在一起，这就呈现出连锁不平衡（linkage disequilibrium）。例如：在汉族人群 HLA-A2 的基因频率为 0.30、B46 的基因频率为 0.05，如果 A 基因、B 基因座位上的基因随机组合，则 A2 基因和 B46 基因组成的单元型预期频率应该符合 Hardy-Weinberg 平衡定律。A2-B46 单元型理论上频率应该为 $0.30 \times 0.05 = 0.015$，但是实际观察值为 0.04。这说明 HLA-A2 和 HLA-B46 基因之间存在着连锁不平衡，两个数值相差 $0.04 - 0.015 = 0.025$。这个 0.025 数值被称为连锁不平衡参数，用 Δ 表示。对于一个随机婚配的群体来说，认识和了解连锁不平衡参数，具有一定的实际应用价值。在选择器官移植供体时可对单元型进行推算。如已知 DR 基因型则根据单元型连锁关系可以推测 DQ 的可能型别。这些紧密连锁的 MHC 单元型各基因通常很少发生变换，并成簇地传递给下一代，形成了以单元型为特征的遗传。

4.3.1.3 基因的多态性 MHC 是目前发现的最具多态性的紧密连锁的基因群，存在于所有脊椎动物的基因组。如前所述，MHC 编码的分子主要分为 3 类，即Ⅰ类分子、Ⅱ类分子和Ⅲ类分子。每一类基因都有许多基因座位。如人的HLAⅠ类基因就有A、B、C、D、E、F、G、H等基因座位。Ⅱ类基因至少有14个基因座位，主要基因座位有DR、DQ、DP等。每个座位又有许多等位基因，如人类仅A座位就已经发现至少有55个等位基因。这仅是对人类部分群体的初步调查分析结果。人群中基因虽具有高度多态性，但每个人对每个基因座位上最多取用两种等位基因。这两个等位基因可能相同也可能不同。由于基因座位较多，而每一种基因座位又有多种取用的可能性，因此这种多座位及其不同等位基因的组合，可以形成群体中数以百万计的基因型和表型。不同的个体，我们甚至在几万个个体中找不到一对HLA基因型和表型完全相同的人。这种高度多态性的基因群的形成是在长期进化过程中基因突变和环境中多样性抗原的选择压力（selective pressure）下形成的。已经发现人的HLA的某些基因型与一些疾病易感性有关，而另一些基因型与某些疾病的抗性有关。例如：HLAⅡ类的DRB1＊0401基因与类风湿性关节炎易感性成正相关，该基因携带者明显患类风湿性关节炎，但是DRB1＊0410基因携带者却对该病有抗性。由于MHC分子是抗原递呈和免疫应答中的重要分子，环境致病因子抗原的高度多样性及其区域分布的差异性对脊椎动物群体MHC形成了选择压力，从而产生高度多态性。因此也形成了对环境的多种适应性。这对群体进化中种的保存具有重要意义。

4.3.2 MHC Ⅰ类和MHC Ⅱ类基因启动子中的共同调节组件

近年来研究结果表明，在调节MHCⅠ类和MHCⅡ类基因表达的途径中，存在着一些同源物。MHCⅡ类基因的转录受到许多转录因子的控制，这些转录因子可以与MHCⅡ类基因启动子区域内的一系列保守性顺式作用调节元件相互作用。调节序列包括W/S、X1、X2和Y盒元件，而且在MHCⅡ类基因的组成型表达及由IFN-γ诱发的基因表达上都很重要。很多DNA结合蛋白与这些保守性序列结合，其中包括与X1盒结合的RFX、与X2盒结合的X2BP和与Y盒结合的NF-Y。研究结果表明，转录因子RFX、X2BP和NF-Y在MHCⅡ类基因的W/S-X-Y区内DNA-蛋白质复合物的形成上相互依赖而起作用（图4-6）。

同样，在MHCⅠ类基因启动子上的一系列保守性DNA序列在转录的组成型及细胞因子诱导调节作用上也起重要的作用，这些序列包括增强子A（enhA）、IFN-γ刺激应答元件（ISRE）及增强子B（enhB）。这些调节性元件构成MHCⅡ类和MHCⅠ类基因启动子起始的250个碱基对，位于转录启动部位的上游。

MHC抗原调节组件（major histo-compatibility complex antigen regulatory module，MARM）与RFX、ATF/CREB和NF-Y相结合。MHCⅡ类反式激活蛋白（CⅡTA）主要通过X1-X2/α部-Y元件及其DNA结合蛋白来表现其活性。enhA、ISRE、W/S、X1、X2/α部和enhB/Y盒保守性序列均位于MHCⅠ类和MHCⅡ类基因启动子区域紧靠着的近端。

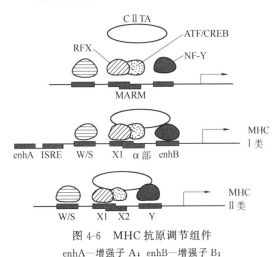

图4-6 MHC抗原调节组件
enhA—增强子A；enhB—增强子B；
MARM—MHC抗原调节组件；
ISRE—IFN-γ刺激应答元件

4.3.2.1 MHC Ⅱ类基因缺陷病例中的 MHC 表达

MHCⅡ类基因缺陷病人［裸露淋巴细胞综合征（BLS）］表现包括与MHCⅡ类基因启动子元件相互作用的转录因子在内的数种

转录因子的缺陷，这些转录因子一般认为在 MHC Ⅱ类基因表达的控制上有特异性。目前已知在 MHC Ⅱ类基因缺陷病人中有 4 类不同的互补组（A～D），表明最少应有 4 种不同的转录因子决定所观察到的缺少 MHC Ⅱ类基因表达。这些转录因子包括 CⅡTA 基因产物和 RFX 蛋白集团，其中最少含有 3 个亚单位（RFX5、RFXAP 和 p41）。CⅡTA 缺陷见于 A 互补组病人，而 RFX5 和 RFXAP 缺陷则见于 C 和 D 互补组。B 互补组病人的基因缺陷尚不清楚，但有可能是在编码 RFX 亚单位 p41 的基因。

有意义的是，由很多 MHC Ⅱ类缺陷病人衍生的细胞株的细胞表面上 MHC Ⅰ类分子含量降低。这种现象在新鲜分离的淋巴样细胞上尤为多见，但亦可见于 T 淋巴细胞株、EBV 转化的 B 淋巴细胞及永恒性细胞株（如皮肤成纤维细胞）。由此可见，目前认为在 MHC Ⅱ类基因表达中起重要作用而且呈特异性的转录因子，对 MHC Ⅰ类基因的调节也起一定作用。

4.3.2.2　CⅡTA 调节 MHC Ⅰ类基因表达　Gobin 和 van den Elsen 等报道，当带有 CⅡTA（PREP4-CⅡTA）的表达载体和 HLA B7（pGL-B250）或 HLA DRA（pGL-3-DRA）启动子激发的荧光素酶（luciferase）报道分子构建物进行暂时性的共同转染（co-transfection）时，MHC Ⅰ类（HLA B7）和 MHC Ⅱ类（HLA DRA）启动子因 CⅡTA 而发生的顺式活化（trans-activation）动力学大致相似。CⅡTA 蛋白的突变分析结果表明，在 MHC Ⅱ类顺式活化起重要作用的功能区，对于 MHC Ⅰ类顺式活化也很重要。

在 MHC Ⅰ类顺式活化中，CⅡTA 通过 MHC Ⅰ类启动子上的 α 部与属于 ATF/CREB 家族的转录因子结合而表现其活性。α 部是 MHC Ⅱ类启动子 X2 盒的同源物，并与 X2BP 和 ATF/CREB 相类似成分相结合。在 MHC Ⅱ类顺式活化中，CⅡTA 则是通过结合于 W/S-X1-X2 和 Y 盒元件的 RFX-X2BP-NF-Y 来表现其活性。近年也发现 CⅡTA 可与 RFX 复合物的 DNA 结合成分 RFX5 相互作用。在生理状况下，RFX-X2BP-NF-Y 复合物的形成对于 CⅡTA 介导的 MHC Ⅱ类顺式活化至关重要，因而可以认为，这种蛋白复合物的形成在 CⅡTA 介导的 MHC Ⅰ类启动子顺式活化中，同样也很重要。

4.3.2.3　MHC Ⅰ类和 MHC Ⅱ类启动子的相似结构　从各种 MHC Ⅰ类和 MHC Ⅱ类启动子 DNA 序列的组合分析结果发现了它们结构上的相似性。紧接 α 部上游的 MHC Ⅰ类启动子的 DNA 序列与 MHC Ⅱ类启动子 X1 盒具有高度的同源性（图 4-7）。另外，MHC Ⅰ类的 X1 和 α 部盒上游及下游的 DNA 序列也与 MHC Ⅱ类 W/S 盒序列元件有一定程度的同源性，

	W/S			X1	X2/α 部		Y	
A	CCCTCTCC	CAACCTA	TGTAGG---GTCCTTCTT	CCTGGATACTCACG	ACGCG	GACCCAGTTCTCACTCCC-	ATTGG	GTGTCGGG
B	TCTTCTCC	CAACTTG	TGTCGG--GTCCTTCTT	CCAGGATACTCGTG	ACGCG	TCCCCACTTCCCACTCCC-	ATTGG	CTATTGGA
C	TCTTCTCC	CAACCTG	CGTCGG---GTCCTTCTT	CCTGAATACTCATG	ACGCG	TCCCCAATTCCCACTCCC-	ATTGG	GTGTCGGG
E	TCCTCTCG	TAACCTG	GTCATGT--GTCCTTCTT	CCTGGATACTCATG	ACGCA	CACTCAGTTCTCATTCCC-	AATGG	GTGTCGGG
F	TTCTCTCC	CAACCCG	TGTCAG--GTCCTTCAT	CCTGGATACTCATA	ACGCG	GCCCCATTTCTCACTCCC-	ATTGG	GCGTCGCG
G	CCTTCTCC	TAACCTG	TGTCGG--GTCCTTCTT	CCTGGATACTCACC	GGGCG	GCCCCAGTTCTCACTCCC-	ATTAG	GTGACAGG
β2m	CCTCTCTC	TAACCTG	GCACTG--CGTCGCT-GG	CTTGGAGACAGGTG	ACGGT	CCCTGCGGGCCTTGTCTG	ATTGG	CTGGGCAC
DRA	TGTGTCCT	GGACCCT	TTGCAAGAA-CCCTTCC-	CCTAGCAACAGATG	CGTCA	TCTCAAAATATTTTTCTG-	ATTGG	CCAAAGAG
DRB	TCAGAAGA	GGACCTT	CATACAGCAT--CTCTG	ACCAGCAACTGATG	ATGCT	ATTGAACTCAGATGCTG--	ATTGG	TTCTCCAA
DQA	TCCTTCCA	GGGCTCT	TAATACAAA-CTCTTC-A	GCTAGTAACTGAGA	TGTCA	CCATGGGGGATTTTTCTA-	ATTGG	CCAAAACC
DQB	TGGATTGA	GAACCTT	CACAAAAAAAAATGTCTG	CCTAGAGACAGATT	AGGTC	CTTCAGCTCCAGTGCTG--	ATTGG	TTCCTTTC
DPA	CTTCCCCA	GCACCTT	CCAGC--GTCCTCTTT-A	CCCAGCAACAGAGA	ATGTC	AGCTCTATGATTTCTCTG-	ATAGG	TGAATCCC
DPB	ATATTTTC	AGACCTT	TCATCTAAT--TTCTG	CCTAGTGAGCAATG	ACTCA	TACAAAGCTCAGTGTCC--	ATTGG	TTCTTTTC
DMA	AGTCTTCA	GGAGGTT	ACTGGGCCCAGGCGTCTC	CCTAGTGACTGATG	ATGTT	AATTCATGCTCAGTGTG-		TTT
DMB	AGACTAAG	GCAGGAT	GACG----------TTTA	CCTAGTGACTGATG	ATGCT	AGGCTGAGGCACTCAGTG-	ATTTG	TCTCTACA
Ii	TCAAA	GAGCCTT	ATGAATCCAAAGGCCT-G	CCAGAAACAAGTG	ATGAG	GGCCTTGGGC--CGCC-	AATGG	GGTCGTGC

图 4-7　MHC Ⅰ类和 MHC Ⅱ类启动子组合

enhB 中的反向 CCAAT 盒与 MHC Ⅱ类启动子的 Y 盒元件相同。此区 MHC Ⅰ类启动子包含有 W/S、X1、X2 和 Y 盒，且具有高度的保守性，因其可在斑马鱼、鸡、黑猩猩和大猩猩中发现。

HLA-DMA、HLA-DMB 及 Ii 基因含有保守性 X1 和 X2 序列基序，故亦可受到 CⅡTA 的诱导。与 MHC Ⅰ类细胞表面表达有关基因启动上 X1 和 X2 元件的分析结果显示，β2m 基因启动子上存在 X1 和 X2/类似 α 部元件。不过启动子上 X1 和 X2 盒与典型的 MHC Ⅰ类基因有所不同，故可用以解释缺乏明显的 CⅡTA 介导 β2m 顺式活化的原因。TAP1 和 TAP2 或 LMP2 和 LMP7 基因启动子 E 则无 X1 和 X2 明显的保守性，这些与观察到这些基因无 CⅡTA 介导活化的事实一致。

4.3.2.4　RFX 缺陷细胞中 MHC Ⅰ类表达　可以用不同类型的 MHC Ⅱ类缺陷病人来源的细胞株研究 RFX 在 MHC Ⅰ类表达调节中的作用。例如，Villard 及 Peijnenburg 等用由 3 个Ⅲ型 BLS 病人（EBA、OSE、ABI）的 T 淋巴细胞株作实验，发现 MHC Ⅰ类表达水平下降，且彼此之间变化悬殊大，但在所有检测的细胞株中，MHC Ⅱ类表达完全缺失。这些病人中的缺陷主要在于构成 RFX 复合物的蛋白质，即 OSE 病人在 RFX5（C 组）上有缺陷；ABI 病人在 RFXAP（D 组）上有缺陷；而 EBA 病人则属于 B 互补组，且可能在 p41 上有缺陷。此外，这些 BLS 病人成纤维细胞中的组成型和 IFN-γ 诱导稳定状态 MHC Ⅰ类和 β2m 转录水平均有所下降。MHC Ⅰ类和 β2m 表达在缺少 RFX 组成细胞中水平的下降，除了 CⅡTA 和 ATF/CREB 以外，RFX 复合物也在细胞表面上 MHC Ⅰ类表达的调节上起作用。

4.3.2.5　MHC 基因结构的演化　有不少的研究中均提到调节 MHC Ⅰ类和 MHC Ⅱ类基因表达途径的同源性。除了 CⅡTA 介导的 MHC Ⅰ类基因表达顺式活化以外，尚包括 MHC Ⅰ类基因启动子上存在 W/S、X1、X2 和 Y 盒以及 MHC Ⅱ类缺陷病人中 MHC Ⅰ类表达水平的下降和 RFX 的缺陷。根据这些资料可以认为，除了 CⅡTA 以外，RFX 在 MHC Ⅰ类表达的调节上，也起一定作用，意即 CⅡTA 和 RFX 均与 MHC Ⅰ类和 MHC Ⅱ类基因所共有的调节途径有关。就 MHC Ⅰ类基因而言，RFX 在其组成型和 IFN-γ 诱导的表达上起作用，因而未经 IFN-γ 刺激和经刺激的 RFX 缺陷细胞株中，MHC Ⅰ类基因转录物水平下降。CⅡTA 可因 IFN-γ 而诱生，通过 MHC Ⅱ类基因启动子 X 盒而表现其活性，因此，IFN-γ 对 MHC Ⅰ类表达的诱发时需要完整的 X1 和 X2 盒，更进一步地说明了 CⅡTA 在 MHC Ⅰ类启动子活化上起作用。这些观察结果也阐明了这些因子在组成型及 IFN-γ 介导 MHC Ⅰ类表达上的作用机制。在此已获证实，通过 ISRE 的 IFN-γ 诱导转录过程中，α 部和 3′SRE 和 3′侧翼序列都是必需的。这种情况说明，ATF/CREB-α 部复合物以及 ISRE（含有 W/S 和 X1 盒）的 3′侧翼序列在 MHC Ⅰ类基因启动子附加的上游调节元件的功能活动至关重要。

ISRE 的功能活动依赖于与 MHC Ⅱ类基因所共有的 MHC Ⅰ类基因启动子上的调节元件。因而可以设想，在演化过程中，祖代 MHC 启动子结构首先演化成 MHC Ⅰ类启动子，然后再演化成 MHC Ⅱ类启动子。这与演化时抗原递呈功能的特化（specialization）上 MHC Ⅰ类基因超前于 MHC Ⅱ类基因的情况是一致的。MHC Ⅱ类基因为了完成其抗原递呈的功能特化，使在 MHC Ⅰ类基因启动子仍然存在的 enhA 和 ISRE 元件发生缺失。这些元件可作为包括 APC 在内的各种免疫系统细胞中 MHC Ⅰ类基因表达的基线水平。因为这些 MHC Ⅰ类基因特异性元件在 MHC Ⅱ类启动子中缺失，MHC Ⅱ类基因必须完全依赖于 RFX 和 CⅡTA 的表达，因而只有在免疫系统中 APC 中组成表达。这点在机体对抗病原性感染和癌症的细胞免疫中至关重要。包含 W/S、X1、X2 和 Y 盒元件的古老调节区域（MARM）在演化过程即已保持下来，因此在病原体侵入的情况下，MHC Ⅰ类和 MHC Ⅱ类基因可以同时得以活化，提供 APC 以适当的抗原递呈能力，产出高效的免疫应答。

4.4 小鼠的 MHC（H-2）系统

4.4.1 H-2 复合体的结构

20 世纪 30 年代，Gorer 在鉴定近交系小鼠血型抗原时曾发现 4 组红细胞抗原，命名为抗原Ⅰ、抗原Ⅱ、抗原Ⅲ和抗原Ⅳ。其中抗原Ⅱ只存在于某些品系而不存在于另一些品系小鼠中。其后，Snell 等用近交系小鼠中生长的肿瘤分别移植于其杂交子代，肿瘤只能在抗原Ⅱ阳性小鼠体内生长，在抗原Ⅱ阴性小鼠体内则被排斥，证明了抗原Ⅱ是一种组织相容性抗原，故称小鼠的组织相容性抗原为 H-2（histocompatibility antigen-2，H-2）。后来 George Snell 通过进一步研究确定 H-2 基因与已知的位于 17 号染色体短臂上控制鼠尾的 T-t 基因连锁（T 为有尾，t 为无尾）。证明 H-2 基因定位于 17 号染色体短臂上，约 2000kb 长，由 4 个主要区域组成，即 K、I、S、D（图 4-8）。其中 I 区又可分为两个亚区（subregion），即 I-A 和 I-E。在每个区域亚区内又有许多基因座位（locus）。D 区有 H-2D 和 H-2L 两个基因座位。I-A 亚区有 Aα 和 Aβ 两个基因座位。I-E 亚区含 Eα 和 Eβ 两个基因座位。S 区有 6 个基因座位。从基因类别来说，K 区和 D 区为 MHC Ⅰ类基因，I 区为Ⅱ类基因，S 区为Ⅲ类基因，主要编码补体 C4 分子、补体 C2 分子、补体 B 因子（Bf）、性限制蛋白（Slp）、肿瘤坏死因子（TNF）等。

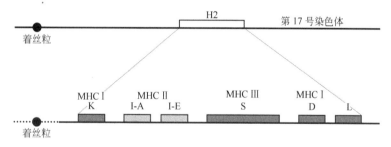

图 4-8　小鼠主要组织相容性复合物（H-2）结构示意

H-2 单元型（H-2 haplotype）纯种小鼠是研究 MHC 的重要动物模型。一个大约经过 20 代近亲交配繁殖的小鼠，其 H-2 复合物各等位基因连锁在一起。这些连锁的 H-2 各等位基因共同构成小鼠的 H-2 单元型。单元型位于一条染色体上，并给予一个代号，例如：C57BL/10 小鼠的单元型是 H-2b，BALB/C 鼠的单元型是 H-2d（表 4-2）。了解单元型对研究 MHC 的结构和功能很有帮助。

表 4-2　实验中常用的同系小鼠的单元型

鼠系名	单元型	H-2 各等位基因				
		K	A	E	S	D
C57BL/6,C57BL/10	b	b	b	—	b	b
BALB/C,DBA/2	d	d	d	d	d	d
AKR,CBA,C3H	k	k	k	k	k	k
SWR	q	q	q	q	q	q
SJL	s	s	s	—	s	s

小鼠的 MHC 长度约 0.5～1.0 厘摩（centimorgan，cM❶）。不同基因型可出现重组。

---

❶ cM 为遗传图谱（genetic map）的长度单位。1cM 约等于 10 万个碱基对的物理长度构。

这种重组交换（crossover）可以发生在染色体任何位置。可以用不同单元型的鼠之间交配繁殖，以分析其重组交换值。MHC 各基因座位之间重组可能产生新的单元型。

4.4.2 H-2 复合体的功能

Kiein 于 1981 年按其功能将 MHC 基因座分为 4 类，即 Ⅰ 类座包括 K 座、D 座和 L 座，其编码的分子称为 Ⅰ 类分子，即 K 分子、D 分子和 L 分子。Ⅱ 类座其编码的分子称为 Ⅱ 类分子即 Ia 抗原。Ⅲ 类座其编码的分子称为 Ⅲ 类分子（包括血清因子、补体分子及 TNF 等）。Ⅳ 类座位于 D 座右侧，是否属于 H-2 复合体尚未确定，但与 H-2 连锁，它包括 Tla 座和 Qa 座，其编码的分子称为 Ⅳ 类分子（Tla 分子和 Qa 分子）。

4.4.2.1 Ⅰ 类基因（H-2K 基因，H-2D 基因）
Snell 于 20 世纪 50 年代偶然发现 H-2 基因座不是由一个基因组成，他观察到两个品系小鼠（k/k 和 d/d）杂交的子代（F1：k/d）鼠能接受第三个品系小鼠（a/a）的肿瘤移植，他对这种意外结果解释为 H-2 基因座含有两个基因（K/D），a/a 品系小鼠具有来自 k/k 小鼠的一个基因（K）和来自 d/d 小鼠的另一个基因（D）。这种组合衍生自两个染色体上的相应位置分别称为 K 座（K locus）和 D 座（D locus），两个座分别编码不同的 H-2 抗原（K 分子和 D 分子），即 Ⅰ 类分子。

在不同的品系中，K 分子和 D 分子可能具有不同的抗原特异性，称之为特有抗原（private antigen）。在 K 分子和 D 分子之间也存在一些共同的抗原特异性，称之为共有抗原（public antigen）。不同的抗原特异性可用编码抗原基因座名称和按检出顺序标明之，如 K33、D2 等。

在一条染色体上 K 座和 D 座存在的基因总合称为 H-2 的单元型（haplotype），不同的单元型可用小写字母表示之。如 C57BL 品系小鼠的 H-2 单元型为 H-2b，它的两个基因座编码的抗原特异性为 K33 和 D2。

4.4.2.2 Ⅱ 类基因（免疫应答基因）
近年来对免疫应答的遗传控制进行了系统研究，证明运动对许多抗原的免疫应答是受常染色体显性基因控制，称此基因为免疫应答基因（immune response gene，Ir 基因）。McDevitt 等研究了小鼠对人工合成多肽体抗原的免疫应答，首先证明了 Ir 基因与 H-2 复合体呈连锁关系，定位于 H-2K 座和 H-2D 座之间，因与免疫应答相关，故称此区段为 Ⅰ 区。

通过不同品系小鼠之间交配获得一种具有相同 K 基因和 D 基因的特殊重组体。有这种重组体小鼠进行相互免疫，惊奇地发现在 K 基因和 D 基因之间的染色体区段也控制细胞膜表面的同种异型抗原，将这种新发现的同种异型抗原称为 Ⅰ 区相关抗原，即 Ia 抗原。这种抗原与 K 分子和 D 分子不同，它主要存在于 B 淋巴细胞、巨噬细胞、树突状细胞以及活化的 T 淋巴细胞上，而在其他组织上均未能发现 Ia 抗原的存在。其后证明 Ia 分子与多肽抗原递呈相关。

4.4.2.3 Ⅲ 类基因（系指 H-2S 区的基因）
此区含有 6 个座，包括 C4、C2、Bf、Slp、TNF 等基因。分别编码 C4 分子、C2 分子、补体 B 因子、性限制蛋白及肿瘤坏死因子等。

4.5 人的 MHC（HLA）系统

对人主要组织相容性抗原系统及其基因复合体的认识比小鼠约晚 10 年，法国学者 Dausset 在 1958 年首先发现，肾移植后出现排斥反应的患者以及多次输血的患者血清中含有能与供者白细胞发生反应的抗体。后者所针对的抗原即人类主要组织相容性抗原。由于该抗原首先在白细胞表面被发现且含量最高，该白细胞抗原（human leucocyte antigen，HLA）即为人类 MHC，即编码 HLA 的基因群自然数为 HLA 复合体。

人的 MHC 又称 HLA 基因，位于第六号染色体短臂上，长约 4000kb（相当于大肠杆菌整个基因组的长度）。HLA 基因有几十个基因座位（图 4-9）。按结构功能和组织分布情况的不同分为 HLA Ⅰ类基因、HLA Ⅱ类基因、HLA Ⅲ类基因 3 类。编码的各类抗原分布见表 4-3。

表 4-3　HLA Ⅰ类、HLA Ⅱ类抗原的分布

组　　织	HLA Ⅰ类分子	HLA Ⅱ类分子	组　　织	MHC Ⅰ类分子	MHC Ⅱ类分子
T 淋巴细胞	＋＋＋	＋/－	胸腺上皮细胞	＋	＋＋＋
B 淋巴细胞	＋＋＋	＋＋＋	中性粒细胞	＋＋＋	－
巨噬细胞	＋＋＋	＋＋	肝细胞	＋	－
其他抗原递呈细胞	＋＋＋	＋＋＋	肾脏细胞	＋	－

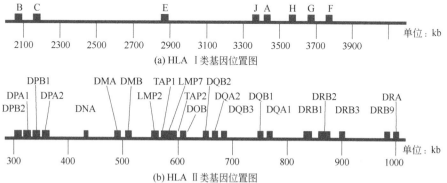

图 4-9　HLA Ⅰ类基因和 HLA Ⅱ类基因位置图
标尺数字表示距第六号染色体着丝点的距离

4.5.1　HLA Ⅰ类基因

在远离着丝点约 2000～4000kb 的范围内，经典的Ⅰ类分子基因有 A 基因座位、B 基因座位、C 基因座位，每个基因座位又有几十个以上的等位基因，见图 4-9。在Ⅰ类区还发现 E、F、G、H、J 等基因座位，称为Ⅰ类样基因（class Ⅰ-like genes）。它们编码 MHC Ⅰ B 分子，这些分子也是可以与 β2m 微球蛋白结合的膜蛋白，确切的功能尚在研究之中。

4.5.2　HLA Ⅱ类基因

在近着丝点的 1000kb 范围内，经典 HLA Ⅱ类分子主要有 DQ、DR、DP 等基因座位。由于 HLA Ⅱ类分子是由两条链（α 链、β 链）编码，每条链又有多个基因座位，如 DPA 编码 DP 分子 α 链，有 DPA1 和 DPA2，DPB 编码 DP 分子 β 链，又有 DPB1 和 DPB2。这些基因每个座位又可能有许多等位基因（表 4-4）。HLA Ⅱ类分子是由 α 链和 β 链组成的异二聚体。α 链基因由 4 个外显子构成，β 链基因由 6 个外显子构成。HLA Ⅱ类基因具有高度多态性（图 4-10），这些多态性的产生主要由第二个外显子编码的（α1 区或

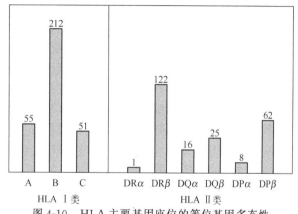

图 4-10　HLA 主要基因座位的等位基因多态性
统计数字显示人群中已检出的等位基因数

表 4-4　HLA 区域中的基因位点

HLA Ⅰ类区域	HLA Ⅱ类区域	HLA Ⅲ类区域	其　　他
HLA-A	HLA-DRA	C2	TAP1
B	DRB1	C4A	TAP2
C	DRB2	C4B	LMP2
E	DRB3	Bf	LMP7
F	DRB4		
G	DRB5		
H	DRB6		
J	DRB7		
	DRB8		
	DRB9		
	HLA-DQA1		
	DQA2		
	DQB1		
	DQB2		
	DQB3		
	DOB		
	DMA		
	DMB		
	DNA		
	HLA-DPA1		
	DPA2		
	DPB1		
	DPB2		

β1 区）氨基酸序列差异性所决定。

4.5.3　HLA Ⅱ类基因区的 LMP 和 TAP 基因

值得重视的是近年来在 HLA Ⅱ类基因区域内发现了多个与内源性抗原加工处理和递呈有关的基因。如抗原肽运载体（transporters of antigen peptides，TAP）基因和蛋白酶体（proteasome）基因，即巨大多功能蛋白酶（large multifunctional proteinase，LMP）或称为低相对分子质量多肽（low molecular mass polypeptide）基因。它们的表达与Ⅱ类基因同受干扰素的调控，且与内源性抗原加工和递呈有关。由于内源性抗原主要由Ⅰ类基因递呈，因而说明这些蛋白质的功能与Ⅰ类基因和Ⅱ类基因都高度相关。

LMP 是胞质非糖基化蛋白，相对分子质量很大，为 5.8×10^5，是由 16 个亚基组成的一个形似长筒状的复合物。每条多肽链（亚基）相对分子质量约为 $2.0 \times 10^4 \sim 3.5 \times 10^4$，是真核细胞中普遍存在的蛋白酶体。这种蛋白酶体有非溶酶体降解蛋白作用，也称多催化活性蛋白酶复合物。它是一巨大胞内蛋白酶，是由 MHC Ⅱ类区 LMP2 和 LMP7 基因编码的。LMP2 基因的开放阅读框编码一个长 219 氨基酸残基的蛋白质产物。LMP7 编码的蛋白质有 208 个残基。内源性抗原指胞质内合成的蛋白抗原。经过 LMP 降解成肽段（通常为 8～11 肽）后，不具有信号肽（signal peptide）结构。这种肽段要进入内质网与新合成 MHC Ⅰ类分子结合需要在 TAP 的帮助下才能完成。MHC Ⅰ类分子只有与抗原肽结合后才能表达于细胞表面，将抗原肽递呈给 Tc 淋巴细胞，诱发特异性免疫应答。有一种 TAP 基因突变的 B 淋巴细胞瘤的细胞株，其表面则不能表达 MHC Ⅰ类分子。而 TAP 属于 ABC（ATP-binding cassette）超基因家族成员。TAP 是位于内质网上的膜蛋白。它以 TAP1 和 TAP2 异二聚体形式发挥作用。目前已确认的 TAP1 至少有 5 种基因型，TAP2 至少有 4 种基因型。因此 TAP 至少有 20 种表型。TAP 的 mRNA 长约 2.8kb，TAP1 约 807 个氨基酸残基，TAP2 则有长链（L）型（约 703 个残基）和短链（S）型（686 个残基）两类。不同的 TAP 表型对同一种抗原肽的亲和力可能不一样，并表现出对不同抗原免疫应答强弱的差异。

4.5.4　HLA Ⅲ类基因

HLA Ⅲ类基因是在第六号染色体近着丝点 1000～2000kb 范围内，位于Ⅰ类基因和Ⅱ类基因之间。该区域内发现有基因座位 60 多个，部分基因功能已经清楚，但仍有相当部分在研究之中。已发现的基因有补体 C2、补体 C4、补体 Bf、肿瘤坏死因子（TNF）、淋巴毒素（LT）、21 羟化酶（21-hydroxylaseA、21-hydroxylaseB）基因和热休克蛋白 70 基因（heat shock protein 70，HSP70）。就目前研究结果看，Ⅲ类区基因在免疫应答和调控中也起着相当重要的作用，值得深入研究。

4.5.5　HLA 的发现及基因的命名

1958 年 J. Dausset 在多次输过血病人体内检出含白细胞抗体的血清。他所试的 27 份这种血清样本中有 20 份样本几乎能与所有的供血者的白细胞发生凝集反应，另外 7 份样本只能与大约 60% 的法国人的白细胞反应，而不能与这 7 位病人自身的白细胞起凝集反应。他把这 7 份血清中的抗体称为 Mac 抗体。当 Mac 抗原阴性的病人接受 Mac 抗原输血后便诱发产生抗 Mac 抗体。家系调查中表明 Mac 抗原的遗传遵守孟德尔定律。这就是首次发现人的白细胞抗原。后来命名为 HLA-A2 抗原。1964 年在 Amos 倡导下，举行了第一届国际组织相容性专题讨论会（international histocompatibility workshop & conference，IHWC）。在 1968 年第三届 IHWC 后，在世界卫生组织（WHO）的支持下，成立了 HLA 命名委员会。对 HLA 特异性命名，通常在基因座位名后加上数字，数字代表不同等位基因，如：HLA-A2、HLA-A11、HLA-B27、HLA-DR4 等。HLA 的定型以往主要有血清学方法和细胞学方法。有些座位所用的定型方法很局限，且仅在小范围内异体等位基因抗血清定型发现的，这些仍需要进一步鉴定，则常在座位名后加一个小写 w（workshop），如 Cw2、Bw6、Dpw3 等。命名委员会的任务是根据 HLA 研究的不断进展，确定新发现的座位和等位基因命名，并修订和补充原来的命名。1991 年第十一届国际 HLA 专题讨论会上，第一次引用了 DNA 分型，如：聚合酶链反应（polymerase chain reaction，PCR）分型技术、序列特异性寡核苷酸探针（sequence specific oligonucleotide probe，SSOP）杂交分型技术以及 DNA 测序（DNA sequencing）分型技术，使 HLA 分型进入核酸的基因密码分析水平。较以往的以分析蛋白质和细胞功能的免疫学方法为主的分型技术前进了一大步，DNA 分型相对更准确可靠。

HLA 基因型的确定由于 DNA 序列的分析已经相当精确，每个座位每个型的特异性通常又有许多等位基因，如 HLA Ⅰ类等位基因命名 A*1101、A*1102、B*2701，这表示"座位名/*/型特异性/等位基因序号"。HLA Ⅱ类基因由于有编码 α 链和 β 链之分，所以基因命名与Ⅰ类不同，在基因座位名上要注明 A（α 链）或 B（β 链）。有时编码 α 链或 β 链各有几个基因座位，则分别以序号缀后，如：DQA1*0401、DQA2*0101、DQB1*0201、DRB1*0301、DRB1*0302、DRB3*0101 等。这些通过 GenBank 都可以检索到 DNA 序列和蛋白质序列。

HLA Ⅲ类抗原主要是一些可溶性分子，其分型不同于 HLA Ⅰ类、HLA Ⅱ类抗原，是由补体遗传专题讨论会（complement genetics workshop & conference，CGWC）命名的。

思 考 题

1. 什么叫主要组织相容性复合物（MHC)? 什么叫主要组织相容性抗原或 MHC 分子?

2. MHC Ⅰ类分子和 MHC Ⅱ类分子在化学结构、在相应细胞表面的分布以及主要的生物学功能方面有什么相同或不同之处?

3. 简述抗原肽与 MHC 分子结合的结构基础。

4. 简述 MHC 的遗传多态性特征。

5. 简述小鼠 H 2 复合体有哪些主要结构和功能。

6. 试述人的 HLA Ⅰ、HLA Ⅱ、HLA Ⅲ类基因的基本特征。

第5章 抗　　体

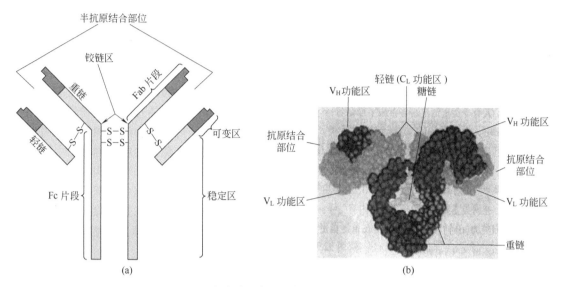

免疫球蛋白（抗体）的结构

5.1　抗体的结构

5.1.1　抗体概述

　　抗体（immunoglobulin，Ig）是机体防御细胞被抗原激活后，由分化成熟的终末B淋巴细胞——浆细胞分泌的一类能与相应抗原特异性结合的具有免疫功能的球蛋白。抗体一词实际源于早期人们对抗毒素、杀菌素、溶菌素研究的认识。早在19世纪末细菌学家就发现宿主感染细菌后，血清中出现具有防御作用的保护成分，人们给这些血清成分起了各种名称，如抗毒素、杀菌素、溶菌素等，20世纪30年代统称抗体。以后在相当一段时间内抗体与γ球蛋白（丙种球蛋白）被视为同义词互用，这是因为1939年Tiselius和Kabat用电泳揭示

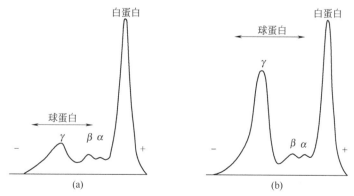

图5-1　正常血清（a）与免疫血清（b）的电泳图形

免疫血清经相应抗原吸收后再电泳时，其图形又变为如（a）所示

了抗体存在于泳动速度最慢的血清组分，即 γ 球蛋白区域内。血清中抗体经抗原吸收后再电泳，则又恢复到与正常血清的图谱一样（图 5-1）。实际上，除 γ 球蛋白存在抗体活性外，α 球蛋白和 β 球蛋白也存在活性（图 5-2）。通过 1968 年和 1972 年两次国际免疫学会议，将具有抗体活性或化学结构与抗体相似的球蛋白统一命名为免疫球蛋白。免疫球蛋白可分为分泌型和膜型，前者主要存在于体液中，具有抗体的功能，后者是 B 淋巴细胞膜上的抗原受体。在日常的交流中，抗体与免疫球蛋白被视为同义词，实际上它们是有区别的：抗体是一个生物学与功能的概念，可理解为能与相应抗原特异结合的具有免疫功能的球蛋白；免疫球蛋白则主要是一个结构概念。抗体是免疫球蛋白，但免疫球蛋白不一定都是抗体。免疫球蛋白除抗体外，它还

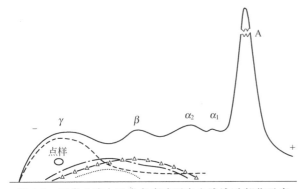

图 5-2 正常血清中五类免疫球蛋白电泳泳动部位示意
（IgE 量极少，不易定量表示）
A—白蛋白；α1，α2，β，γ—泳动在不同位置上的球蛋白
- - - - IgG；— · — IgM；-△-△- IgA；·········· IgD

包括正常个体中天然存在的免疫球蛋白及病理情况下（如骨髓瘤、区球蛋白血症及冷球蛋白血症等）患者血清中的免疫球蛋白及其亚单位等。

5.1.2 抗体单体的基本结构

抗体的基本结构是由 2 条重链、2 条轻链借助于链内二硫键、链间二硫键组成的四肽链结构。X 射线晶体结构分析发现，Ig 分子由 3 个相同大小的节段组成，位于上端的两个臂由易弯曲的铰链区连接到主干上，形成一个"Y"形分子，称为 Ig 分子的单体，是构成免疫球蛋白分子的基本单位（图 5-3）。每一条肽链可分为 2 个区域，重链氨基端的 1/4 或 1/5 与轻链氨基端 1/2 称作可变区，这是因为该区域氨基酸序列在不同抗体分子之间变化较大，其余部分称为恒定区。免疫球蛋白单体是对称的分子，1 个重链和 1 个轻链由 1 个二硫键和非共价键结合在一起，2 个重链又靠非共价键及 1 个或多个二硫键连接在一起，形成免疫球蛋白单体，有些抗体分子可由多个单体连接起来形成多聚体。

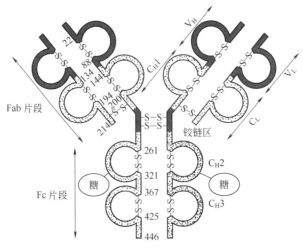

图 5-3 免疫球蛋白（Ig）的结构域

5.1.2.1　重链和轻链　由于免疫球蛋白恒定区氨基酸的组成和排列顺序不同，故其抗原性也不同。重链可分为 μ 链、δ 链、γ 链、α 链和 ε 链，它们组成的免疫球蛋白被相应地称为 IgM、IgD、IgG、IgA 和 IgE。同一类 Ig 根据其铰链区氨基酸组成和重链二硫键的数目和位置的关系，又可分为不同的亚类。如 IgG 可分为 IgG1～IgG4；IgA 可分为 IgA1 和 IgA2。IgM、IgD 和 IgE 尚未发现有亚类。

　　轻链分为 κ 型与 λ 型。每个免疫球蛋白分子的两条轻链是相同的，非 κ 型即 λ 型。不同种属中，两种轻链型的比例不同，正常人血清免疫球蛋白 κ 与 λ 的比值约为 2：1，而在小鼠则为 20：1。κ 与 λ 比例的异常可能反映免疫系统的异常，例如人类免疫球蛋白 λ 链过多，提示可能有产生 λ 链的 B 淋巴细胞肿瘤。根据 λ 链恒定区个别氨基酸的差异，又可分为 $\lambda1$、$\lambda2$、$\lambda3$ 和 $\lambda4$ 四个亚类。

5.1.2.2　可变区　通过分析不同免疫球蛋白重链和轻链的氨基酸序列，发现重链和轻链靠近 N 端的约 110 个氨基酸的序列变化很大，称为可变区（variable region，V 区）。重链和轻链的 V 区分别称为 V_H 和 V_L。抗体的 V 区是抗原的结合部位，V 区氨基酸的组成和序列的多样性使抗体在分子的细微结构上能够适应于抗原分子的千差万别。在抗体轻链、重链氨基酸序列测定的大量资料上，Wu 和 Kabat 采用变异度将可变区不同位置氨基酸残基的变化规律进行了量化。某一位置的变异度（V）为该位置出现的不同氨基酸数（number，N）与该位置最常出现的氨基酸残基的出现频率（frequence，F）之间的比例，即 $V=N/F$。

　　假设对 100 条抗体轻链的序列进行测定，在某一特定位置有 50 条链上是缬氨酸，25 条链上是亮氨酸，另 25 条链上是异亮氨酸，在这种情况下共有 3 种氨基酸出现，所以 $N=3$，常见氨基酸是缬氨酸，出现的频率是 50%，这一位置的变异度 $V=3/50\%=6$。从理论而言，如果在某一特定位置上 20 种氨基酸都出现过，即 $N=20$，出现的频率也是相同的，即 5%，那么变异度 $V=20/5\%=400$。所以变异度的理论范围在 1～400 之间。Wu 和 Kabat 根据大量检测数据绘制了人轻链、重链不同氨基酸位置的变异度（图 5-4、图 5-5）。

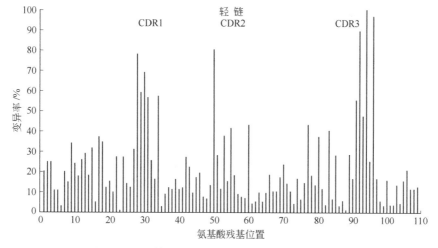

图 5-4　人抗体轻链可变区不同氨基酸位置的变异率

　　由图 5-4 与图 5-5 可见氨基酸序列的变异并非随机均匀地分布在整个可变区，而是集中在几个较小的区域，这些区域被称为高变区或超变区（hypervariable region）或互补决定区（complementarity determining region，CDR）。按 Kabat 的编号系统，轻链可变区有 3 个 CDR 区，其 CDR1 位于第 24～34 位氨基酸，CDR2 位于第 50～56 位氨基酸，CDR3 位于第 89～97 位氨基酸。由于可变区的长度变化，在不同的种属或不同的亚群，第 27 位可有 1～6

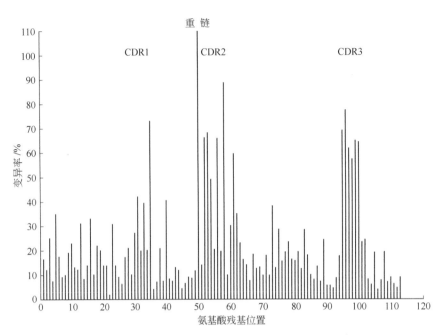

图 5-5 人抗体重链可变区不同氨基酸位置的变异率

个氨基酸，第 95 位也可有 1～6 个氨基酸，它们在原编号的基础上加上英文字母进行编位，如 27A、27B、95A、95B 等。在重链可变区，初期曾认为有 4 个高变区，后经抗原亲和标记及立体构象分析，发现组成抗原结合部位的只有 3 个，故现在公论重链只有 3 个 CDR 区，它们分别位于第 31～35 位、第 50～65 位、第 95～102 位，同轻链可变区类似，在 35～52 位、82 位及 100 位也可有多个氨基酸，以 A、B、C、D…编号。

在 CDR 区以外的氨基酸序列为框架区（framework region，FR），每条轻链、重链均有 4 个框架区。在框架区中，某些氨基酸残基及结构特性具有高度保守性，几乎是恒定不变的（出现频率达到 88%～100%），特别是二硫键的位置是不变的。这样的结构特点表明，抗原结合位点的结构是以这些恒定的氨基酸残基作骨架以保证高度变异的结合位点的基本结构之稳定性。

5.1.2.3 恒定区　抗体的轻链、重链都有恒定区（constant region，C 区），分别称为 C_L、C_H。κ 轻链和 λ 轻链都只有一个恒定区，而 IgG、IgA 和 IgD 的重链有 3 个恒定区：C_H1、C_H2 和 C_H3；IgM 和 IgE 有 4 个恒定区：C_H1、C_H2、C_H3 和 C_H4；同一种属动物中，同一类别 Ig 分子其恒定区氨基酸的组成和排列顺序比较恒定。例如，针对不同抗原的人 IgG 抗体，它们的 V 区不同，只能与相应的抗原发生特异性结合，但其 C 区的抗原性是相同的，因此，抗人 IgG 抗体（第二抗体）均能与不同人的 IgG 结合。轻链的恒定区与重链 C_H1 靠二硫键连接，目前尚未发现它们具有任何效应功能，但在 Ig 分子的组装和转运中有重要作用。

5.1.2.4 抗体的铰链区　铰链区位于 C_H1 与 C_H2 之间，包括 10 个氨基酸残基（在 $\alpha1$、$\alpha2$、$\gamma1$、$\gamma2$、$\gamma4$ 链中）到 60 个氨基酸残基（在 $\gamma3$、δ 链中），该区是重链之间二硫键的集中区域，富含脯氨酸，不像其他区域那样形成柱状螺旋结构，而是呈随机松散构象，因此易伸展弯曲。当抗体分子与抗原决定簇结合时，该区张合自如，易于使可变区的抗原结合位点与不同距离的抗原决定簇吻合，且有利于抗体分子上两个抗原结合部位同时发挥作用，从而大大提高抗原-抗体分子之间的亲和力，另外，该区易被木瓜蛋白酶、胃蛋白酶等水解。

五类 Ig 及其亚类的铰链区不同，例如 IgG1、IgG2、IgG4 和 IgA 的铰链区较短，而

IgG3 和 IgD 的铰链区较长，IgM 和 IgE 无铰链区。

5.1.3 抗体的功能区

Ig 分子的基本单位为结构类似的功能区或结构域（domain），它是每条肽链折叠成的球形区。早在 1966 年，人们通过对 Ig 一级序列的分析发现，Ig 由具有同源性的约 110 个氨基酸的片段组成，直到近期的晶体结构测定才证明这些同源区段各自形成紧密的立体结构。免疫球蛋白的每个功能区的二级结构是由十二肽链折叠一起形成的两个反相平行的 β 片层，这两个片层由链内二硫键连在一起，互相作用，形成一个球状结构（图 5-6），其核心为疏水区。免疫球蛋白肽链的这种形成方式称为免疫球蛋白折叠。在恒定区，一个 β 折叠片层含有 4 个反向平行肽链，另一个含有 3 个反向平行肽链，可变区与此类似。在反向平行肽链折返处的襻状结构，其氨基酸序列的保守性要低一些。可变区的襻形成了抗原结合部位。

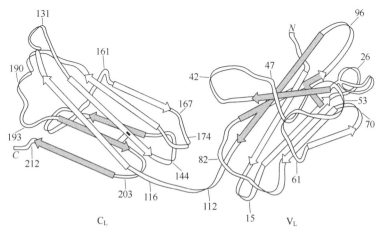

图 5-6　免疫球蛋白的 V 区与 C 区 β 折叠示意
空白箭头表示第一层 β 折叠；灰色箭头表示第二层 β 折叠；黑色棒表示链内二硫键

轻链有 V_L 和 C_L 2 个功能区；IgG、IgA 和 IgD 重链有 V_H、C_H1、C_H2 和 C_H3 4 个功能区；IgM 和 IgE 重链有 5 个功能区，比 IgG 多一个 C_H4。功能区具有如下作用：①V_H 和 V_L 是结合抗原的部位，其中 CDR 是 V 区中与抗原表位互补结合的部位；②C_H 和 C_L 上具有部分同种异型的遗传标志；③IgG 的 C_H2 和 IgM 的 C_H3 具有补体 C1q 结合位点，可启动补体活化经典途径；④IgG 可通过胎盘；⑤IgG 的 C_H3 可与单核细胞、巨噬细胞、中性粒细胞、B 淋巴细胞和 NK 细胞表面的 IgG Fc 受体结合，IgE 的 C_H2 和 C_H3 可与肥大细胞和嗜碱性粒细胞的 IgE 的 Fc 受体结合。

5.1.4 抗体的酶解片段

抗体的酶解片段如图 5-7 所示。

5.1.4.1 木瓜蛋白酶水解片段　Porter 用木瓜蛋白酶水解 IgG，酶解位点在铰链区二硫键近 N 端，酶解后得到 3 个片段，包括：①2 个相同的 Fab 段即抗原结合片段（fragment antigen binding，Fab），相当于抗体分子的两个臂，每个 Fab 段由一条完整的轻链和重链的 V_H 与 C_H1 功能区组成。Fab 段为单价，与抗原结合后，不能形成凝集反应或沉淀反应；②1 个 Fc 段（fragment of crystallization，Fc），即可结晶片段，最初是用兔 Ig 进行研究，其 Fc 段在低温和低离子强度时可结晶，以后其他动物的 Ig 的这一片段沿用 Fc 命名，各 Fc 段相当于 IgG 的 C_H2 和 C_H3 功能区，无抗原结合活性，是抗体分子与效应分子和细胞相互

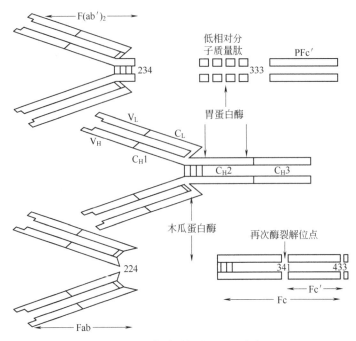

图 5-7　蛋白酶裂解人 IgG1 示意

作用的部位，Ig 同种型的抗原性主要存在于 Fc 段。

5.1.4.2　胃蛋白酶水解片段　Nisonoff 用胃蛋白酶水解 IgG，在铰链区连接重链的二硫键近 C 端可水解得到一个 F(ab')₂ 片段和小分子多肽碎片（PFc'），前者由于抗体分子的两个臂仍由二硫键连接，因此 F(ab')₂ 片段为双价，与抗原结合可发生凝集反应和沉淀反应；PFc' 段不具有任何生物学活性。

5.1.5　抗体分子的附属成分

抗体分子单体是由轻链、重链组成的四肽链分子组成。当形成多聚体时，则还有其他肽链的参与。

5.1.5.1　J 链　J 链是一条多肽链，J 取自 joining 的字头，有连接之意，它在 IgM 和 IgA 单体互相连接形成多聚体时有重要作用。2 个单体 IgA 连接形成二聚体，5 个单体 IgM 由二硫键相互连接，并通过二硫键与 J 键连接形成五聚体。IgG、IgD、IgE 为单体，无 J 链。J 链富含半胱氨酸，由浆细胞合成，是一个含有 137 个氨基酸的糖蛋白，它的一级结构与免疫球蛋白差别很大，不属于免疫球蛋白超家族，但它的立体结构与免疫球蛋白折叠相似。J 链分子量小，只占多聚体 IgM 的 1.6%、分泌型 IgA 的 3.5%，是免疫球蛋白各种成分中发现最晚的一个成员。J 链的 8 个半胱氨酸参与链间和链内二硫键的形成，其中有 1 个胱氨酸与 α 链或 μ 链的倒数第二位半胱氨酸形成二硫键，可能是多聚体化的启动步骤。J 链的功能除了与多聚体的组装有关外，还参与了两种多聚体的转运，包括多聚体 IgM 从细胞内分泌到细胞外及参与多聚体 Ig 通过细胞转运到外分泌液的过程。

5.1.5.2　分泌片　分泌片（secretory piece，SP）又称分泌成分（secretory component，SC），是分泌型 IgA 和 IgM 分子中的一个成分，为一种相对分子质量为 70000 的高度糖基化的肽链，由黏膜上皮细胞合成和分泌，是上皮细胞膜表面聚 Ig 受体分子中的一部分。聚 Ig 受体是多聚体 Ig（主要是 IgA 双聚体）的 Fc 受体，主要介导 IgA 二聚体从黏膜下通过黏膜上皮细胞等细胞到黏膜表面的转运。另外，分泌片具有保护分泌型 IgA 的铰链区免受蛋白水解酶降解的作用。

5.2 免疫球蛋白超家族

Williams 在 20 世纪 80 年代初提出了免疫球蛋白超家族（immunoglobulin superfamily, IgSF）的概念，它是根据免疫分子特定的结构来命名的。免疫球蛋白功能区所具有的典型的免疫球蛋白折叠立体结构也存在于其他分子中。因此，将含有免疫球蛋白折叠结构样功能区的分子统称为免疫球蛋白超家族。

5.2.1 免疫球蛋白超家族的组成

随着不断地克隆出新基因，免疫球蛋白超家族成员也随之增加，既有细胞膜表面分子，也有外泌性蛋白，既有免疫系统的成员，也有非免疫系统的分子。目前发现的免疫球蛋白超家族成员主要有抗原受体和其他可结合抗原的分子、免疫球蛋白受体、免疫细胞表面分子和黏附分子、生长因子和淋巴因子的受体等。

5.2.2 免疫球蛋白超家族的特点

免疫球蛋白超家族主要以膜分子形式存在，也有游离的形式。大部分膜形成 IgSF 分子可通过蛋白酶水解以及 mRNA 水平的不同剪接等不同机制形成可溶性 IgSF 分子。免疫球蛋白超家族成员的标准是其分子中含有与免疫球蛋白的功能区相似的结构域，由 70～110 个氨基酸残基组成，与免疫球蛋白的 V 区或 C 区有一定的同源性和类似的立体结构。

5.2.2.1 免疫球蛋白超家族的结构特点 应用 X 射线衍射晶体分析法（X-ray crystallography）已对各种 IgSF 分子的结构域进行了分析。IgSF 结构域是以免疫球蛋白折叠的方式形成的球形结构。每个 Ig 折叠中有两个 β 片层，每个片层包括 3～5 个反向平行的折叠股，每个折叠股含有 5～10 个氨基酸残基，绝大多数 IgSF 结构域的两个 β 片层之间有一对保守的二硫键连接，使其形成稳定的球状结构。每个折叠片层的核心是 A、B、E、D 和 G、F、C 的 β 折叠股组成。在 V 样结构域多了一对 C′ 和 C″ 两个 β 折叠股（如图 5-8 所示）。

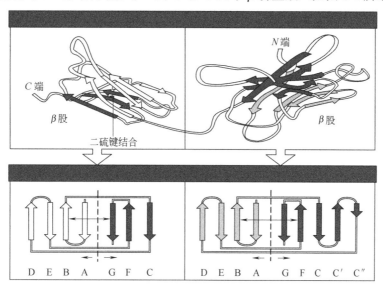

图 5-8　免疫球蛋白折叠和 β 折叠股的排列

以 Ig 轻链为例显示的 Ig 折叠。β 折叠是按氨基酸顺序命名的，V 区比 C 区多出 C′ 和
C″ 两个 β 折叠股，因此 C 区 β 折叠股的组成是 4＋3，而 V 区为 4＋5

根据 β 片层中折叠股的组成、形成二硫键的两个半胱氨酸之间氨基酸的数目以及与 Ig V 区或 C 区同源的程度，IgSF 结构域可分为 V 组、C1 组和 C2 组。

① V 组（或称 V 样区）中两个 β 片层是由 ABED/GFCC′C″ 9 个折叠股组成，两个半胱氨酸之间的氨基酸数量较多，约 65～75 个。具有 IgSF V 样的分子除 Ig 轻链、重链的 V 区外，还有 TCRα、TCRβ、TCRγ、TCRδ 的 V 区等。

② C1 组中两个半胱氨酸之间约含 50～60 个氨基酸残基，含有 ABED/GFC 7 个 β 折叠股。具有 C1 结构域的分子有 Ig 轻链、重链 C 区、TCRα、TCRβ、TCRγ、TCRδ 链 C 区以及 MHC I 类分子 α3 的结构域等。

③ C2 组结构域由 ABED/GFC 7 个 β 折叠股组成。这种结构介于 V 和 C1 结构域之间。含有 C2 结构域的 IgSF 分子种类最多，分布也最广，包括 CD3 分子中的 γ 链、δ 链、ε 链。

5.2.2.2　免疫球蛋白超家族的功能特点　免疫球蛋白超家族的功能是以识别为基础的，因此它又被称为识别球蛋白超家族（cognoglobulin superfamily）。免疫球蛋白折叠形成一个紧密的球状结构，提供了与不同球状结构多肽或化学基团黏附的分子基础，使之发挥不同的生物学功能，免疫球蛋白识别的基本方式有以下几种。

（1）免疫球蛋白超家族的相互识别　免疫球蛋白相互识别中有同嗜性的相互作用和异嗜性的相互作用两种形式。

① 同嗜性的相互作用（homophilic interaction），如相同神经细胞黏附分子之间的相互作用，血小板内皮细胞黏附分子-1 的相互识别。

② 异嗜性的相互作用（heterophilic interaction），如 CD2 与 LFA-3、CD4 与 MHC II 类分子的单态部分（α2 和 β2），CD8 与 MHC I 类分子的单态部分（α3），CD28 与 B7（CD80）等之间的相互作用。

（2）免疫球蛋白超家族和整合素的相互识别　如 ICAM-1（CD54）、ICAM-2（CD102）、ICAM-3（CD50）与 LFA-1（CD11a/CD18），VCAM-1（CD106）与 VLA-4（CD49d/CD29）之间相互作用。

（3）免疫球蛋白超家族和其他分子的相互识别　包括 TCR 识别 MHC I 类或 II 类分子与抗原肽复合物，ICAM-1 与黏蛋白样结构 CD43 结合，髓磷脂相关糖蛋白（MAG）与细胞外基质胶原和肝素结合，CD56 结合肝素硫酸盐，CD22 结合 CD45RO 以及细胞因子受体识别细胞因子等。

5.3　抗体（Ig）的生物合成和基因控制

Ig 或抗体属蛋白质，故其生物合成规律与一般蛋白质相似。但 Ig 的合成又有不同于其他细胞合成的蛋白质之处。在 Ig 的合成中，需先有抗原的刺激和抗原递呈细胞、T 淋巴细胞、B 淋巴细胞等多种免疫细胞的相互作用。抗原选择相应的 B 淋巴细胞克隆，使之激活、增殖，最终分化为浆细胞，合成和分泌 Ig。所以抗体的合成涉及到抗体产生的理论、抗体的合成和抗体的基因控制。

5.3.1　抗体产生的理论

关于抗体产生的理论一直以来是免疫学家研究和探讨的一个核心问题。自 1900 年 Ehrlich 倡导侧锁学说开始，先后提出过模板学说（直接模板学说和间接模板学说）和选择学说（自然选择学说和克隆选择学说），目前认为较为合理的是克隆选择学说（clone selection theory）。

5.3.2　抗体的合成与装配

5.3.2.1　形成抗体的组织细胞　形成抗体的组织细胞主要是脾、淋巴结和其他淋巴组织内的浆细胞。浆细胞胞浆丰富，有较大的线粒体和高度发育的、丰富的粗面内质网及发育较好的高尔基体。浆细胞越成熟，内质网越多，高尔基体也越发达。线粒体由两层膜组成，膜间有数目不等的间隔，含有代谢酶系统，其主要功能是参与细胞氧化还原过程以及蛋白质的合成。粗面内质网是合成蛋白质的主要场所。在内质网的囊腔内储存已合成的抗体。当抗体充满囊腔时，可使细胞质由原来的嗜碱性变为嗜酸性，呈不均匀状态，此即 Russell 小球。高尔基体为一双层膜性的管状结构，膜上无颗粒，具有浓集和排出抗体的功能。

5.3.2.2　抗体的生物合成与装配　控制蛋白质合成的遗传信息是以 DNA 碱基顺序的形式储存在染色质上，通过基因转录产生 mRNA，后者转到核糖体上，把许多核糖体连接成多聚核糖体，构成蛋白质合成的功能单位。各氨基酸被相应的 tRNA 携带到核糖体上，按照mRNA 荷载的密码顺序，依次连接在一起，形成多肽链。轻链和重链分别在 $190 \sim 200S$（小核糖体）和 $270 \sim 300S$（大核糖体）上形成，故大核糖体、小核糖体是重链和轻链的合成场所。重链和轻链在核糖体上分别合成后，便进行装配。轻链、重链的合成处于平衡状态，一般不会出现哪一种链的大量过剩，从而保证二者按比例地结合成完整的 Ig 分子。整个装配可由两条通路完成。

　　① $H+H \to H2$；$L+L \to L2$；$H2+L2 \to H2L2$

　　② $H+L \to HL$；$HL+HL \to H2L2$

　　当浆细胞恶性转化后，大多数浆细胞合成重链和轻链的比例仍保持平衡状态，但大约有 1/3 恶性病变细胞其重链、轻链合成比例失衡。最常见的失衡是合成过量的轻链。例如浆细胞瘤患者可从尿中排出过量产生的均一的同型轻链（本-周蛋白）。此外，正常人也能排出少许 κ 轻链和 λ 轻链。

　　上述的合成通路只适用于单体 Ig（IgG、IgD、IgE 和 IgA1 单体），而不适用于 IgA 的A2m(1) 分子，因后者缺乏连接 H 重链和 L 轻链的二硫键，只能通过上述①的通路进行装配。

　　聚合 Ig（IgM、IgA）都带有另一条多肽链，即 J 链。包括产生 IgG 在内的所有浆细胞都能合成 J 链，但 J 链只整合到 IgM 和 IgA 的聚合体上。一般认为 J 链在启动多聚 Ig 的聚合过程中起一定作用。

　　分泌型 IgA（SIgA）似乎在不同的细胞内分两个阶段进行装配。由二硫键将两个 IgA 单体和一条 J 链连接成二聚体 IgA。小部分 IgA 在骨髓中合成，但主要是由黏膜下浆细胞合成。分泌片由上皮细胞合成，SIgA 也在此完成其最后装配。在正常个体外周血中可检出低水平的 SIgA，可能是反流入血的 SIgA。

　　大部分 Ig 的装配是在多肽链从核糖体转至内质网的储池后进行的，故粗面内质网是装配的场所。Ig 分子组装完毕后，即被转到光面内质网，并继续移动，最后到达高尔基体，经浓缩并从细胞释放。在移动过程中，按顺序依次加入糖基。大部分的糖基是在 Ig 分子向细胞膜靠近的过程中以及分泌出之前加入的。糖基的加入使细胞内 Ig 更易于释放或使其易于与膜接触。合成一条多肽链只需几分钟。

　　综上所述，Ig 的合成可归纳为：①在 DNA 转录及 mRNA 剪接之后，携带遗传信息的mRNA 转至粗面内质网上的核糖体，重链、轻链分别在大、小核糖体上合成；②重链与轻链汇集于粗面内质网中，装配为四肽链；③形成的 Ig 分子向细胞膜移动，在移动过程中加糖，形成完整的 Ig 分子后分泌到细胞外，成为游离的抗体（图 5-9）。

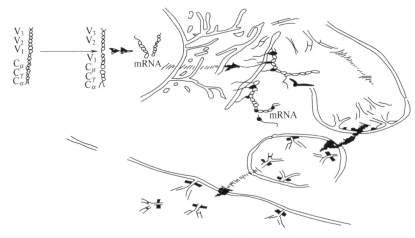

图 5-9　Ig 分子合成的细胞内变化

5.3.3　抗体的代谢

　　一些技术已用于研究 Ig 的体内代谢。最常用且较精确的方法是注入放射性同位素标记的 Ig，继而分析血浆中放射活性的变化，计算出 Ig 的半衰期（halflife）。

　　Ig 代谢特征为：①IgG 的半衰期最长（23d），转化率最低（4％～10％/12h），但 IgG3 的半衰期仅 7d，IgA 5～6d，IgM 5d；②大多数 Ig 均匀分布在血管内外环境中，但 IgM、IgD 和含量较低的 IgG3 主要分布在血管内；③IgA1 的合成率与 IgG1 相近，但 IgA1 的血清浓度只有 IgG1 的 1/3，因 IgA1 的转化率（24％/d）是 IgG1 的 3 倍；④IgE 转化率最高（74％），半衰期最短（2.4d），合成率最低 [0.002mg/(kg·d)]。

　　IgG 的分解代谢在很大程度上受循环 IgG 浓度的影响。IgG 高浓度时，分解代谢较快；而在低浓度时，分解减慢。出现这种现象的原因可能是当 IgG 高浓度时，吞饮泡内的多数 IgG 分子不能与泡内表面的受体结合而被降解，从而导致了高分解代谢率。

　　B 淋巴细胞在受抗原刺激后增殖分化的过程中，最初几代只合成 IgM 类抗体。若有足够的抗原存在，细胞继续增殖分化，最后几代形成的浆细胞可合成 IgG、IgA、IgD 和 IgE 类抗体。但就单个浆细胞来说，只能产生一种 Ig，而且只能形成含一种类型重链和轻链的 Ig。由浆细胞所产生的抗体与原来 B 淋巴细胞所携带的表面膜免疫球蛋白（SmIg）的特异性是一致的。

5.3.4　抗体产生的规律

　　机体第一次接受某一胸腺依赖（TD）抗原刺激引起特异性抗体产生的过程，称为初次免疫应答（primary response）。从图 5-10 可见，初次免疫应答的特点是抗原第一次免疫后血清中抗体浓度缓慢增加，并经历了一个延滞期，抗体产生的量较少，效价低，抗体的亲和力也低，抗体以 IgM 为主，并最早出现，也产生 IgG，但晚于 IgM。初次应答的高峰期大约在免疫后 10d 左右。机体再次或多次受到同一抗原刺激产生抗体应答过程，称再次免疫应答（secondary response）。再次免疫应答不仅抗体水平高，以 IgG 为主，且抗体亲和力水平也高，持续时间长，这称为免疫记忆。

　　免疫记忆的物质基础是抗原刺激 B 淋巴细胞分化为浆细胞的同时，由细胞因子参与，分化出一群具抗原特异性的长寿记忆细胞，它们可能存活数月甚至伴随机体终身。记忆细胞能合成 mIgG、mIgE 和 mIgD。记忆细胞不分泌抗体，只有在受到相同抗原再刺激时，才能

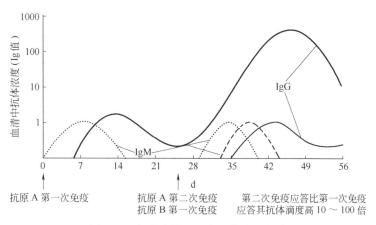

图 5-10　免疫应答过程中抗体产生规律

—— 抗 A IgG；…… 抗 A IgM；--- 抗 B IgM；—— 抗 B IgG

激活成为浆细胞产生抗体。

非胸腺依赖（TI）抗原引发的体液免疫不产生记忆细胞，只有初次应答，无再次应答。免疫时机体所产抗体不能持久，所以这类疾病可反复感染。同样食物中的某些活性物质（半抗原）如果作为抗原，因为 TI 抗原不产生记忆细胞，无再次应答，也不能持久，应经常服用。

从图 5-10 还可看出，当用与初次应答不同的抗原免疫同一种动物时，虽然是第二次注射，但诱发免疫的特性仍然是初次应答，因为这种应答是针对第二种抗原（抗原 B）的。

5.3.5　抗体基因的基本结构

Ig 分子在 B 淋巴细胞内的合成是由细胞内编码 Ig 的基因所控制。人类 B 淋巴细胞有个 Ig 基因库，即重链（H）基因库及轻链 κ、λ 基因库。编码一条 Ig 多肽链的基因是由各个分隔开的 DNA 片段经剪接重排而形成。

编码 H 重链、κ 链、λ 链的基因在人分别位于第 14 号、第 2 号、第 22 号染色体上；在小鼠位于第 12 号、第 6 号、第 16 号染色体上。Ig 基因的染色体定位见表 5-1。

表 5-1　免疫球蛋白基因的染色体定位

链	人	鼠
重链	14q32	12F1
κ 链	2p12	6c2
λ 链	22q11	16

除 B 淋巴细胞以外的其他细胞中，未经重排的 Ig 基因是由多种分离的基因段组成，不同轻链或重链的基因结构互不相同。

5.3.5.1　κ 链基因的基本结构　人和鼠的 κ 链基因结构非常类似，由 3 种分离的基因片段编码，即 $V_κ$、$J_κ$ 和 $C_κ$（图 5-11）。$V_κ$ 基因可根据其序列相似程度不同分成不同的亚群，一般将 DNA 同源性达 80％以上的 $V_κ$ 基因片段归为一个群。目前发现人类 $V_κ$ 基因位点接近 2 百万碱基，约 100 个 $V_κ$ 基因，有功能的约 40 个左右，分 7 个亚群，无功能的基因称假基因。假基因不能产生功能性蛋白质，其原因有编码区出现终止密码子、因插入或缺失造成的阅读框架位移，或关键氨基酸突变所产生的蛋白质无法进行正确折叠等。假基因可作为可变区信息库通过基因转换或不对称重组增加 κ 链的多样性。人的 J 基因段由 κ 链可变区第 96～

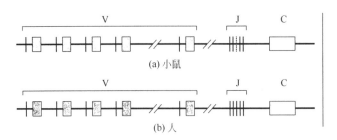

图 5-11　人和小鼠 κ 链基因的基本结构

虚线为假基因

108 位氨基酸编码，人和鼠都有 5 个 J 基因段，小鼠的 $J_\kappa 3$ 没有功能，因其 3′ 端缺乏 RNA 拼接信号（内含子 5′ 端的剪接信号为 GT，但在小鼠 $J_\kappa 3$ 的 3′ 端是 CT）。5 个 J_κ 基因之间约相距 300 个碱基，最后一个 J 与 C_κ 相距约 2.5～3.7kbp。J_κ 与 V_κ 在人类相距 23kbp。C_κ 编码恒定区，只有一个基因。

　　典型的 V 基因含有上游调控序列、前导序列、轻链蛋白的编码序列及 3′ 端的重组前导序列。前导序列 3′ 端第 4 位密码子有一个内含子，其 5′ 端为该密码子的第一位核苷酸，3′ 端为该密码子的第二位核苷酸，这种模式在所有的 Ig 基因都一样，有利于基因工程抗体构建时不同抗体功能区的拼接。

　　人的 κ 链基因存在于 2 号染色体短臂，但有一些 V_κ 基因位于其他染色体部位，称为孤儿（orphans）基因，现发现 24 个，存在于 2 号染色体长臂、1 号染色体及 22 号染色体。V_κ 位点中相当一部分 V_κ 基因为反方向，涉及到可变区重排时的倒转机制，在 λ 链和重链基因位点中未发现这种现象存在。

5.3.5.2　λ 链基因的基本结构　人 λ 链也由 3 个基因片段编码（图 5-12），V_λ 和 J_λ 组成可变区，V_λ 编码 1～95 位氨基酸，C_λ、J_λ 编码 96～108 位氨基酸，C_λ 由独立的外显子编码，与 κ 链基因不同之处是 λ 链具有多个恒定区基因，每一个 C_λ 基因都有其自己的 J 基因片段，形成 J-C 结构。人类在 λ 链的功能性位点有 7 个 C_λ 基因，$J_\lambda 1$ 与 V_λ 基因相距 14kbp，在 7 个 C_λ 基因中 $C_\lambda 1$ 相应于 mcg+ 亚型、$C_\lambda 2$ 相应于 ke+ Oz+ 亚型、$C_\lambda 3$ 相应于 ke+ Oz+ 亚型、$C_\lambda 4$～$C_\lambda 6$ 因为碱基缺失或在基因中含有终止密码子而为无功能的假基因、$C_\lambda 7$ 属 ke+ Oz+ 亚型。目前发现 119 个 V_λ 基因，其中 36 个功能性基因，分 10 个亚群，其余为假基因。小鼠仅有 2 个 V_λ 基因，这与小鼠血液中 5% Ig 只含有 λ 轻链相一致。小鼠有 4 个 J_λ-C_λ 基因，每一个 V_λ 基因跟随着两个 J_λ-C_λ 基因。

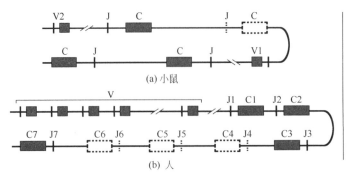

图 5-12　人和小鼠 λ 链基因的基本结构

虚线为假基因

5.3.5.3　重链基因的基本结构　重链基因较轻链基因的结构更为复杂，其可变区由 3 个基

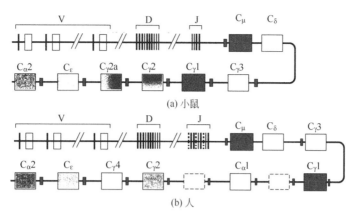

图 5-13　重链基因的基本结构

虚线为假基因

因片段编码，即 V_H、D_H 和 J_H 基因，其恒定区因重链具有较多的同种型而有较多的恒定区基因，形成恒定区基因位点，位于可变区基因段的下游（图 5-13）。

V_H 基因与轻链的 V 基因类似，由 2 个外显子组成，第一个外显子为大部分前导肽编码，第二个外显子为前导肽羧基端 4 个氨基酸和可变区 1～95 位氨基酸编码，两个外显子之间有大约 100 个碱基对左右的内含子。目前发现人的重链由于多形性的差异不同，个体 V_H 位点约一百万个碱基，V_H 基因数目在 90～120 多个之间，共分 7 个亚群，其中假基因占 1/2 到 2/3，有功能的 V_H 基因约 39～51 个，另外还有 20 多个存在于 15 号和 6 号染色体上的孤儿 V_H 基因。

D_H 基因片段所编码的肽段构成了 CDR3 的主要成分，它没有固定的阅读框架，且长短不一，短者可仅编码 3 个氨基酸，长者可编码十几个氨基酸。目前在人类发现约 30 个 D_H 基因位于重链功能性位点（14q32），另外有一些 D_H 基因位于 15 号染色体。在小鼠发现十几个 D_H 基因，D_H 基因群在 V_H 基因群和 J_H 基因群之间，分布在大约 70～80kb 的 DNA 范围内，在 V_H 基因之间也可以发现散在的 D_H 基因片段。

J_H 基因群在 D_H 基因群的下游，J_H 基因编码可变区羧基端 16～21 个氨基酸，其氨基端的 4～9 个氨基酸与 D_H 片段共同组成 CDR3。人类有 9 个 J_H 基因段，其中有 3 个假基因，小鼠有 4 个 J_H 基因段，距 J_H 基因群下游约 7000 个碱基为重链恒定区基因群。

重链恒定区基因群含有所有重链同种型的恒定区基因，在小鼠有 8 个恒定区基因（图 5-13），分布在 200kb 的范围内，在人类有 11 个恒定区基因，其中有 2 个假基因，分布在 300kb 的范围内，恒定区基因之间除 C_μ 和 C_δ 之间相隔 9kb 外，其他都相距上万个碱基以上，每一个恒定区基因由 4～6 个外显子组成，其中每一个功能区及铰链区均由独立的外显子编码。

5.3.6　抗体蛋白基因的重组

免疫球蛋白的基因由可变区和恒定区基因共同编码，可变区由数个基因段编码，每一个基因段以基因群的方式存在，相互独立。只有通过基因重组，即 V-J 或 V-D-J 连接起来，才能形成一个完整的具有功能的可变区基因。

免疫球蛋白的基因重组是随 B 淋巴细胞的分化而进行的，重组具有严格的顺序，首先是重链重组，然后才是轻链重组。重组发生两次，第一次在前 B 淋巴细胞中，由重链可变区的基因片段参与，种系中相互分离的基因片段 V、D、J 连接在一起，形成 V-D-J 复合体，接着是轻链可变区的基因片段重组成 V-J 复合体。轻链、重链重排后转录成初级的 mRNA，经加工剪切形成成熟的 mRNA，并翻译成免疫球蛋白。第二次重排发生在成熟 B 淋巴细胞经抗原刺激后，这次重排出现重链改变的类别转换，其抗原特异性不变，B 淋巴细胞发育成浆细胞，分泌出特异性抗体。

免疫球蛋白的重组模式包括缺失模式、倒转模式以及姊妹染色体交换模式，在这些模式中涉及到重组前导序列的识别、编码端和七聚体接头处的切割、DNA 端碱基的删除和添加及修补，以及断端的连接。在重组过程中涉及重组激活基因以及末端脱氧核糖核酸转移酶，前者包括 2 个基因，即 RAG 1 和 RAG 2，这两个基因同时存在于 1 个基因位点时会产生重组酶活性。

5.3.7 重链恒定区基因的类别转换

重链恒定区基因类别转换也是免疫球蛋白的基因重组之一，它是 B 淋巴细胞受到抗原刺激后，转换表达不同的恒定区基因，从而改变所合成的抗体分子的类和亚类，但仍保留其特异性，这一过程就称为类别转换（class switch）。所有的 B 淋巴细胞在未经抗原刺激以前在细胞膜表面表达 IgM 或 IgD 分子，在受到抗原刺激后的分化过程中，已完成 V-D-J 重组的可变区基因可通过类别转换与不同的恒定区基因相连，因此所分泌的抗体分子可具有相同的抗原特异性而具有不同的恒定区，从而介导不同的效应功能。

类别转换的基因重组机制包括 S-S 重组以及非缺失性转移。通过 DNA 测序分析发现，除 C_δ 基因外，所有重链恒定区基因 5′ 端的内含子中都有一段串联的重复序列，称为 S 区（switch region），不同恒定区基因的 S 区序列互不相同，但都含有重复的短序列 GAGCT 和 GGGGT，由于类别转换时 DNA 重组发生在 S 区，所以称之为 S-S 重组。

重链恒定区基因的类别转换还可由初级 mRNA 的加工引起。很多的实验现象表明，受抗原刺激后，无论是在动物机体内还是在 B 淋巴细胞培养液中，都出现多种重链共表达的现象，这是基因重组模式不能解释的现象。另外，细胞因子及环境的因素也会影响重链类型的转换过程，这是因为重链的类别转换过程不是随意发生的，而是受辅助性 T 淋巴细胞及它们分泌的细胞分裂素所调控的。

5.3.8 抗体多样性的来源

机体对外界环境中众多抗原刺激可产生相应的特异性抗体，有人推算抗体多样性（antibody diversity）或抗体的谱（antibody repertoire）在 $10^7 \sim 10^9$ 甚至更高。抗体多样性的来源分成 3 部分。

5.3.8.1 胚系细胞所携带的遗传信息 包括多副本的 V 基因、D 基因、J 基因以及轻链、重链等随机配对所形成的多样性。以人为例，V_H、D_H 和 J_H 基因片段数目分别为 65、27 和 6，在理论上，重链单独重组的多样性为 1×10^4 左右，V_λ 和 J_λ 基因片段数目分别为 30 和 4，V_κ 和 J_κ 基因片段数目分别为 40 和 5，κ 链 V-J 重排的多样性为 200，λ 链 V-J 重排的多样性 120。从理论上推算，人重链与 κ 轻链和 λ 轻链的随机配对的多样性 $= (1 \times 10^4) \times (2 \times 10^2) + (1 \times 10^4) \times (1.2 \times 10^2)$，约为 3.2×10^6。由胚系众多基因片段不同取用和重组，以及轻重链不同配对所造成的多样性又称为组合多样性（combinatorial diversity）。

5.3.8.2 B 淋巴细胞个体发育成熟过程中由于 V-(D)-J 重组时接头处的变化所产生的多样性 这种多样性的变化不依赖于抗原，发生在 CDR3，包括重组时编码端核苷酸的删除、添加，P 核苷酸（palindrome nucleotides，邻近于编码序列的末端并与编码序列末端的碱基互补的 1~2 个碱基）和 N 区（non-germ line encoded nucleotides，非生殖细胞编码的核苷酸）。这种连接多样性主要有以下两种情况。其一，轻链 V-J 连接点以及重链的 D-J 和 V-D-J 连接点有一定范围的变异，例如 V_λ 片段 3′ 端 5 个核苷酸 CCTCC 和 J_λ 片段 5′ 端 4 个核苷酸 GTGG 连接时，共 9 个核苷酸或 6 个核苷酸分别编码 3 个或 2 个氨基酸，当取用 6 个核苷酸时会有 8 种不同的连接方式；其二，随机插入的 N 核苷酸和 P 核苷酸常常影响连接点后编码序列的阅读框，可使约 2/3 的重链 V 区基因重排成无效重排，但另一方面，1/3 的重排成功增加了连接的多样性，从而也增加了抗体的多样性。

5.3.8.3 体细胞突变（somatic mutation）**亦称超突变**（hypermutation） 发生于 B 淋巴细胞受到抗原刺激后的分化发育阶段。体细胞突变尽管对 ATGC 无选择性，也不局限于 CDR 区，但在 CDR 区中还是多见，尤其在 CDR3 区似乎存在突变的"热点"。抗原刺激后，随着时间的延长和免疫次数的增加，CDR1 和 CDR2 及骨架区突变的频率也随之增加。体细胞的突变除扩展了原有抗体的多样性外，还与 Ig 亲和力成熟有关。突变后亲和力得到改善的细胞克隆经抗原选择后具有较大的生长优势，从而在再次免疫反应中所产生的抗体具有较高的亲和力，经过亲和力成熟的抗体可以对机体提供充分的免疫保护。亲和力成熟过程中的体细胞突变仅发生于重组后的可变区基因及其 3′ 端和 5′ 端 300 个左右碱基以内，而不见于恒定区，主要是点突变，也可有插入和缺失，其突变率较细胞中正常基因突变率约高 10^5 倍，这个突变率是既产生最大序列多样性又不破坏蛋白质的结构的最佳突变率。

5.4 抗体的功能

抗体的分子结构具有明显的两重性，其功能也相应具有两重性，一是与抗原的特异性结合，由可变区完成；二是与抗原结合后激发的效应功能，由恒定区完成。

5.4.1 可变区的功能

识别并特异性结合抗原是免疫球蛋白分子的主要功能，这种特异性是由免疫球蛋白 V 区，特别是 CDR 的空间构型所决定的。

免疫球蛋白单体可结合 2 个抗原表位，为双价；分泌型 IgA 为 4 价；五聚体 IgM 理论上为 10 价，但由于立体构型的空间位阻，一般只能结合 5 个抗原表位，故为 5 价。

抗体在体内与相应抗原特异结合，可以直接发挥免疫效应，清除病原微生物或导致免疫病理损伤，例如抗毒素可中和外毒素，保护细胞免受毒素作用，IgG 和 IgA 都具有这种中和作用。中和病毒的抗体可阻止病毒吸附和穿入细胞，从而阻止感染相应的靶细胞；分泌型 IgA 可抑制细菌黏附到宿主细胞。另外，对其他抗体而言，识别抗原只是发挥体液免疫效应的第一步。在体外，抗体与抗原结合可引起各种抗原-抗体反应。

B 淋巴细胞膜表面的 IgM 和 IgD 是 B 淋巴细胞识别抗原的受体，能特异性识别抗原分子。

5.4.2 恒定区的功能

抗体与抗原结合后在少数情况下可对机体直接提供保护作用，如上述的中和毒素作用。但大多数情况下需要通过效应功能来灭活或清除外来抗原以保护机体。这些效应功能是 Fc 段介导的。引起效应功能的机制可分为两类，一类是通过激活补体，另一类是通过抗体分子 Fc 段与各种细胞膜表面 Fc 受体相互作用。

5.4.2.1 激活补体 补体系统是机体防御体系的重要组成部分，是体液免疫反应的效应放大系统，可产生多种生物学效应。其最重要的功能是抗感染，尤其是抗细菌感染，补体激活可通过经典激活途径或旁路激活途径。IgM、IgG（IgG1、IgG2 和 IgG3）与抗原结合后，可通过经典途径激活补体系统，产生多种效应功能，其中 IgM、IgG1 和 IgG3 激活补体系统的能力较强，IgG2、IgE 和 IgG4 不能激活补体；聚合的 IgA 可通过旁路途径激活补体系统。补体激活后可以产生多种生物学效应，包括裂解细胞、免疫黏附及调理作用、促进炎症反应以及免疫调节作用。

（1）裂解细胞　补体通过这一效应功能协助抗体裂解靶细胞，尤其是感染的细菌，哺乳类动物细胞有多种机制可使其不受自身补体的裂解伤害，有些细菌也因其细胞壁结构的不同而对补体裂解有抵抗性。

（2）免疫黏附及调理作用　抗体抗原复合物激活补体后，其表面的一些中间产物可与中性粒细胞、单核巨噬细胞等细胞的膜表面补体受体相结合，促进吞噬细胞的吞噬功能，称为调理作用。激活补体后的抗原-抗体复合物还可黏附到其他有补体受体的细胞（如红细胞），形成较大的颗粒，促进吞噬作用，称为免疫黏附。免疫黏附及调理作用对促进病原微生物和免疫复合物的清除极为重要。

（3）促进炎症反应　补体活化过程中可产生多种促进炎症反应的补体成分片段，它们可以引起血管痉挛，通透性增加，具有趋化作用，吸引中性粒细胞和单核巨噬细胞，引起炎症反应。

（4）免疫调节作用　许多免疫细胞表达有多种不同的补体受体。大量实验证明，补体在免疫应答中有重要功能，但其具体的作用方式和机制还有待进一步研究。如当补体系统缺陷时，记忆性 B 淋巴细胞及特异性免疫反应的产生受到明显的影响。

5.4.2.2　Fc 受体介导的效应功能　在许多免疫细胞的表面表达有可结合抗体 Fc 段的受体（Fc receptor，FcR），这些细胞通过这些 FcR 的介导执行多种重要的效应功能。这些效应功能主要包括以下几方面。①FcR 介导的吞噬功能，即单核巨噬细胞和中性粒细胞等吞噬细胞在 Fc 受体介导下对结合有抗体的抗原吞噬能力大大增加，也称作调理作用。②抗体依赖性细胞介导的细胞毒作用（antibody dependent cell-mediated cytotoxicity，ADCC），即抗体分子与靶细胞表面抗原结合后，可通过其 Fc 段与杀伤细胞表面的 Fc 受体相结合，促进对靶细胞的杀伤作用。③激发细胞代谢的变化和生物活性物质的释放，如 Fcγ 与抗原-抗体复合物的相互作用可激发单核巨噬细胞和中性粒细胞的呼吸爆发，导致细胞的耗氧量增加，产生一系列反应性氧中间产物，包括过氧化氢、超氧阴离子（O_2^-）、单态氧（$^1O_2$）及氢氧根等。④免疫调节，如 B 淋巴细胞表面的 FcγRⅡB 可以介导抗体反馈性抑制，当 IgG 与抗原形成的免疫复合物通过其抗原部分与 B 淋巴细胞表面的抗原受体结合，并通过 IgG 的 Fc 与 FcγRⅡB 结合，形成 BCR 与 FcR 的交联，然后通过 FcγRⅡB 胞内部分酪氨酸的磷酸化引起 B 淋巴细胞的抑制。⑤IgE FcR 介导的效应功能，可以诱发细胞的脱颗粒反应，释放出各种预先形成的生物活性物质，如组胺等；可合成并分泌脂类物质，如前列腺素、白三烯等；合成并分泌细胞因子，如 IL-3、IL-4 等。⑥Fc 受体介导的转运功能，一些 Fc 受体可以将母亲的 IgG 通过胎盘和肠道转运到新生儿体内。

5.5　免疫球蛋白的类型

由于免疫球蛋白恒定区氨基酸的组成和排列顺序不同，所以其抗原性不同。因此，根据血清型的分类，重链可分为 μ 链、δ 链、γ 链、α 链和 ε 链，即 IgM、IgD、IgG、IgA、IgE，它们各自均有不同的结构与功能特点。

5.5.1　IgG

5.5.1.1　IgG 的特点　IgG 是人血清中含量最高的 Ig，占血清 Ig 总量的 $75\%\sim80\%$，多以单体形式存在，相对分子质量为 149680（约 150000Da）。对 IgG 研究最为清楚，可作为 5

类抗体的结构和功能的总代表。IgG 在体内的合成速度很快［30mg/（kg·d）以上］，主要由脾脏和淋巴中浆细胞合成。血清中的半衰期很长，约 23d。哺乳动物种类不同，Ig 在血清中的浓度不同（表 5-2）。

表 5-2　某些哺乳动物血清中 Ig 的平均浓度　　　　　　　　　　　　　　　mg·mL^{-1}

动物种类	IgG	IgM	IgA	IgE	IgD
人	12.0	1.0	1.8	0.0003	0.03
牛	18.9	2.6	0.5		
狗	9.2	1.6	0.8		
马	13.3	1.7	1.5		
猪	18.3	3.2	1.4		
绵羊	17～20	1.5～2.5	0.1～0.5		
大白鼠	16.5	0.6	0.13	0.02	
小白鼠	6.7	0.6	0.4		

IgG 是惟一能通过胎盘的抗体，婴儿出生 3 个月开始合成，3～5 岁时达到成人水平，40 岁后逐渐下降。IgG 为再次免疫应答的主要抗体，通常为高亲和力抗体，而高亲和力 IgG 的存在是体液免疫再次应答的一个标志。

IgG 有 2 条轻链，可以是 κ 链，也可以是 λ 链，相对分子质量约为 24000，2 条重链为 γ 链，相对分子质量约为 55000。轻链、重链间以及重链、重链间都以二硫键连成，最终形成一个完整分子。

根据血清型分类，人类 IgG 有 4 个亚类，包括 IgG1、IgG2、IgG3 和 IgG4（重链分别为 γ1、γ2、γ3、γ4）。在血清中 IgG1 含量最高，IgG4 含量最低。各亚类都含有糖，含量近似，糖都定位在 C$_H$2 结构域内，末端单糖有甘露糖、半乳糖、麦角藻糖、N-乙酰葡萄糖和唾液酸等。在小白鼠、大白鼠、狗和马中 IgG 也有 4 个亚类，在豚鼠、牛和猫中有 2 个亚类，在家兔和山羊中只有 1 个亚类，人的 IgG 亚类的特性如表 5-3 所示。

表 5-3　人 IgG 亚类的特性

特　　性	IgG1	IgG2	IgG3	IgG4
重链	γ1	γ2	γ3	γ4
分子质量/kDa	146	146	165	146
二硫键	2	4	5～15	2
主要存在形式	单体	单体	单体	单体
占血清的比例/%	34%～87%	5%～56%	0.5%～12%	7%～12%
成人平均血清水平/mg·mL^{-1}	5.0±2.6	3.0±2.5	5.0±2.6	0.9±0.25
半衰期/d	21	20	7	21
κ 与 λ 比率	2.4	1.1	1.4	8.0

5.5.1.2　IgG 的生理功能　IgG 是抗感染的主要抗体，大多数抗菌抗体、抗病毒抗体和抗毒素都为 IgG 类，其主要生理功能如下。

（1）中和毒素和病毒　破伤风杆菌、白喉杆菌、志贺痢疾杆菌以及内毒素杆菌等，都能产生外毒素并引起各种疾病。这些外毒素在体内可以诱导 IgG 类抗体，IgG 类抗体与外毒素结合，使之丧失毒性，保护机体。

对于病毒而言，特异性抗体与病毒结合后，可以通过立体构象的改变而抑制病毒的吸附和进入细胞。胞外病毒与抗体结合后可形成大分子复合物，易于被吞噬细胞吞噬。另外，IgG 类抗体与病毒结合后，可结合补体，从而激活补体系统，产生溶病毒、溶细胞作用。

（2）凝集作用和沉淀作用　IgG 分子表现为 2 价，能与 2 个抗原决定簇结合。无论是分子抗原（如蛋白质等）还是颗粒抗原（如细菌、病毒、细胞等）一般都表现为多价，能与多个抗体结合。因此，抗原与抗体结合后可形成大的网格结构，出现凝集、制动（鞭毛抗体）和沉淀等现象。凝集的病原体会影响营养物质的吸收或代谢物质的排泄，而且凝集的颗粒或沉淀的颗粒都有利于吞噬细胞的吞噬。

（3）激活补体　IgG 最主要的特点可能是其具有激活补体经典途径的能力。虽然它的 4 个亚类都能启动经典途径，但所起作用的程度不同（IgG3＞IgG1＞IgG2＞IgG4）。IgG 固定补体 C1q 的位置是在 C_H2 功能区。血清中游离的 IgG 不能固定补体，只有当 2 个以上的 IgG 与抗原结合后，才能固定补体并激活补体。目前，要弄清不同的 IgG 亚类与补体不同成分的相互作用的方式具有一定的难度。

（4）亲细胞功能　IgG 可以通过特异的膜受体（FcR）与多种细胞结合。不同类型的细胞与 IgG 的结合和相互作用都是通过 Fc 段的功能区结构，这是 IgG 抗体与免疫系统的效应武器相联系的一种方式，不同的 IgG 的 FcR 存在自己的外型，即亚类，它们与不同的 IgG 亚类结合时的亲和力以及生物功能均不同。与巨噬细胞、单核细胞和嗜中性粒细胞的结合可以提高这些细胞的吞噬能力，即调理作用；与淋巴细胞的结合，通过对淋巴细胞中 IgG 的 FcR 对 B 淋巴细胞进行激活和抑制调节，某些淋巴细胞也有少量的 IgG 的 FcR，这类 T 淋巴细胞可能起着抑制抗体的产生，对于 NK 细胞可以产生抗体依赖性细胞介导的细胞毒作用；与其他细胞的结合，如 IgG 的 FcR 能够介导妊娠期内母体抗体穿过胎盘，这就为发育中尚不具有其他形式特异性免疫能力的胎儿提供了高亲和力的、能激活补体而产生效应的免疫球蛋白。

（5）免疫损伤　机体的正常免疫应答是针对识别"非自身"的过程，是抗体对机体的保护作用，但 IgG 也参与针对自身成分或改变的自身成分产生自身免疫，此外，当免疫应答在强度上大于正常免疫应答时也产生超敏反应，Ⅲ型超敏反应与 IgG、IgM 抗体有关。

5.5.2　IgM

5.5.2.1　IgM 的特性　IgM 是生物进化过程中出现最早的免疫球蛋白分子，在结构和功能上都有其特性。IgM 的两种最普通的形式是膜结合型的单体和分泌型的五聚体。

IgM 五聚体的结构如图 5-14 所示，其结构特点如下。

① 5 个 IgM 单体形成 1 个环状结构，由约 600 个氨基酸残基组成，沉降系数是 19S，分子质量约为 900～1000kDa，是最大的 Ig，又称巨球蛋白，约占全部免疫球蛋白量的 10%。

② 五聚体分子的每一个单体都有同型的轻链即 λ 链或 κ 链。重链和轻链都有 V 和 C 结构域，重链称为 μ 链，其恒定区有 4 个，分别为 C_H1（$C_\mu1$）、C_H2（$C_\mu2$）、C_H3（$C_\mu3$）和 C_H4（$C_\mu4$），它的铰链区在 C_H2 和 C_H3 之间。

③ 借助于 J 链将 5 个单体连接而成，J 链由 129 个氨基酸残基组成，分子质量约为 16kDa，主要是半胱氨酸残基，参与 μ 链的结合。

④ 与 IgG 不同之处是 IgM 有尾片，分泌型 IgM 的 C 端含 20 个氨基酸残基的尾片，膜结合的 IgM 含 41 个氨基酸残基的尾片，并带有一个非常疏水的核心，约有 25 个氨基酸残基插入膜中。

5.5.2.2　IgM 的生理功能　IgM 是种系进化过程中最早出现的 Ig。如鱼类只有 IgM、两栖类出现

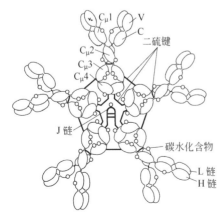

图 5-14　IgM 五聚体结构示意

IgM 和 IgG、哺乳类又增添一种 IgA、人类则具有 5 类 Ig。IgM 也是个体发育过程中最早出现的 Ig，所以它是机体初次应答的重要抗体。像 IgA 一样，IgM 在黏膜表面可作为重要的分泌性免疫球蛋白。

IgM 可以中和毒素和病毒，对机体产生有效的保护。IgM 作为五聚体，由于空间障碍只表现为 5 价而非 10 价，但如遇到小的抗原分子（相对分子质量 1500），则可表现为 10 价。IgM 具有促进吞噬细胞的吞噬作用，由于 IgM 是五聚体，因此在凝集反应和溶菌反应中它的效力很高，在溶细胞能力上比 IgG 高 1000 倍。IgM 的溶细胞作用是由于它可以激活补体。与 IgG 不同之处是，IgG 需要 2 个以上的分子聚集后才能激活补体，IgM 只需 1 个分子便可激活补体。

IgM 可以作为抗原受体存在于 B 淋巴细胞表面，提供淋巴细胞转化成浆细胞所需信号的一部分。此浆细胞产生分泌抗体的特异性与表面 IgM 相同，只是类型不同（如 IgG、IgA）。

IgM 不能通过胎盘，在胎儿的保护方面无能为力，但是初乳中富含的 IgM 可被婴儿吸收。另外，IgM 相对分子质量大，不能通过血管壁，几乎全部分布于血液中，占血清 Ig 总量的 5%～10%，因此对防止菌血症发生具有重要作用。

IgM 也参与 II 型、III 型变态反应以及自身免疫反应，所以 IgM 类抗体也会对机体产生免疫损伤。

5.5.3 IgA

5.5.3.1 IgA 的特性 IgA 分血清型和分泌型。血清型 IgA 主要以单体形式存在，分泌型 IgA 由 J 链连接的二聚体和分泌片组成，是 IgA 的主要存在形式（图 5-15）。

血清型 IgA 的分子质量约为 160kDa，它们占血清总量的 5%～15%，分泌型 IgA 形成二聚体，分子质量约 390kDa，血清型 IgA 和分泌型 IgA 由不同类群 B 淋巴细胞合成：呼吸道、泌尿道、胃肠道、哺乳组织的特定部位的浆细胞产生分泌型 IgA；血清型 IgA 则由骨髓、淋巴结、脾内浆细胞合成。尽管存在这种合成的区域现象，但无论是黏膜或其他系统与抗原接触后均可能发生两种 IgA 的合成。IgA 的合成速度约是 IgG 的两倍，一天内 IgA 的生成量超过其他免疫球蛋白的总和。

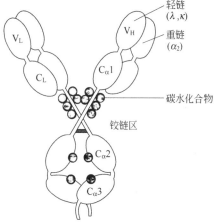

图 5-15　IgA2 结构示意

血清中 IgA 的一个明显特点是多聚体大小的异质性，从单体到五聚体形式都存在（7S、10S、13S、15S、17～18S），血清中 IgA 主要以单体形式存在。IgA 单体是由两条重链（α 链）和两条轻链（κ 或 λ）组成，有两个亚类：IgA1 和 IgA2。IgA2 有两种同种异型：A2m（1）和 A2m（2）。正常人血清中 IgA 中约 10%～20% 为 IgA2 亚类，IgA1 和 IgA2 两者相对含量约为 9∶1。这两个亚类除 α 链的抗原性有区别外，肽键的连接方式也不同。IgA1（主要成分）的重链和轻链之间由共价键（二硫键）连接。某些 IgA2 [A2m(2)] 的结构非常特别，两条轻链之间是由共价键连接的，重链、轻链之间是通过非常强的非共价键的相互作用来维持它们的完整性（高加索人的主要遗传型）。

IgA 也有铰链区，两个亚类氨基酸组成不一样，IgA2 [A2m(2)] 比 IgA1 要短约 10 个氨基酸残基。所有 IgA1 的糖组成中均含有氨基半乳糖，而 IgA2 则不含此成分。IgA 和 IgG 一样，轻链、重链有可变区，轻链有 1 个恒定区，重链有 3 个恒定区，即 $C_H1(C_\alpha1)$、$C_H2(C_\alpha2)$ 和 $C_H3(C_\alpha3)$。

分泌型 IgA 的二聚体中含有 J 链和分泌成分（SC）。SC 是一种糖蛋白，其成分中 20% 是碳水化合物。人类 SC 的分子质量约为 70kDa，家兔约 60kDa。游离的 SC 可非共价地结合多聚 IgA 和 IgM。J 链可能通过它对 IgA 二聚体构象的影响参与此结合，但它本身不同 SC 结合。IgA 与其他免疫球蛋白不同之处在于它很容易形成分子间二硫键，因此很容易形成多聚体，也易于与其他蛋白质（如 SC）结合形成复合物（图 5-16）。

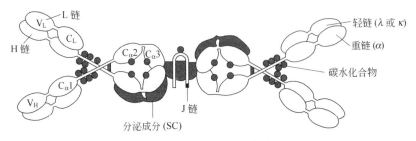

图 5-16　分泌型 IgA 的模式图

5.5.3.2　IgA 的生理功能　IgA 在局部免疫中发挥重要的作用，IgA 不引发明显的炎症反应，一般认为主要通过隔离、结合以及交联病原体从而阻止病原体穿过上皮细胞并促进黏膜对病原体的清除，IgA 具有亲水性，能阻止病毒穿透细胞。所以在防止呼吸道和下消化道感染（特别是病毒感染）方面是非常重要的。

IgA 有经旁路途径激活补体的能力（仅 IgA1 有），还能调整巨噬细胞、单核细胞、中性粒细胞对抗原的胞吞作用。因此，提供了 IgA 免疫复合物在黏膜累积引起吞噬、处理的途径。

IgA 能有效地凝集细菌和中和毒素，例如母乳（特别是初乳）中存在抗大肠杆菌、沙门菌和志贺杆菌的分泌性 IgA 抗体，它对婴儿腹泻性感染有很好的保护作用。IgA 也能有效地中和病毒，可以防止食物蛋白进入血液，对食物过敏的防治有重要的作用。

5.5.4　IgE

5.5.4.1　IgE 的特性　IgE 是血清中含量最少的免疫球蛋白，约为 5×10^{-5} mg/mL，其合成速度是其他 Ig 的 $\frac{1}{2000}\sim\frac{1}{25}$。其半衰期最短，也不能通过经典或旁路途径激活补体，且不能对抗原产生调理作用。IgE 是种系进化过程中最晚出现的 Ig，IgE 的产生部位与 IgA 相似，主要由呼吸道（如鼻咽、扁桃体、支气管）和胃肠道黏膜固有层中的浆细胞产生。

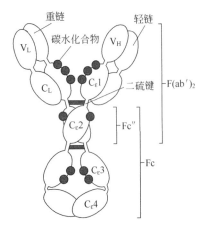

图 5-17　IgE 结构示意

IgE 由 4 条肽链通过二硫键连接而成，分子质量 160kDa，糖含量高达 12%。IgE 重链约由 550 个氨基酸残基组成，除重链、轻链可变区外，重链有 4 个恒定区，即 $C_H1(C_\varepsilon1)$、$C_H2(C_\varepsilon2)$、$C_H3(C_\varepsilon3)$ 和 $C_H4(C_\varepsilon4)$（图 5-17）。在 C_H1 功能区内有 2 个链内二硫键，它在温和条件下即被还原，这是反常的，因为链内二硫键通常比链间二硫键对还原作用更有抗性，而且为使它们还原一般还需添加变性剂。IgE 分子比上述 3 类免疫球蛋白的柔曲性要小得多，且 IgE 与抗原结合后不能形成沉淀。

5.5.4.2 IgE 的生理功能 IgE 是介导 I 型变态反应的抗体，其 C_H2 和 C_H3 功能区可与肥大细胞、嗜碱性粒细胞上的高亲和力 $Fc\varepsilon R I$ 结合，引起 I 型超敏反应，该反应的特点是反应迅速、强烈、消退快，通常不遗留组织损伤，但严重的在数秒至几分钟内引起呼吸困难、大小便失禁、休克甚至死亡。

IgE 在免疫防御系统中的作用仍不清楚，但在防御寄生虫的感染中的作用是很重要的。在人和动物感染蠕虫（如血吸虫等）后产生相当高的 IgE。IgE 可以激活巨噬细胞、嗜碱性粒细胞和嗜酸性粒细胞。巨噬细胞、单核细胞、小胶质细胞等具有吞噬功能的细胞，不能吞噬蠕虫类的大寄生虫，但当 IgE 与这类细胞受体结合后，可激活这类细胞，此时，巨噬细胞可释放溶酶体酶、嗜碱性粒细胞释放碱性蛋白，产生细胞毒效应。

IgE 是介导食物过敏的主要抗体，其免疫学机制就是 I 型超敏反应，目前尚无特效方法治疗食物过敏，避免食用引起过敏的食物是最佳方法。

5.5.5 IgD

5.5.5.1 IgD 的特性 正常人血清 IgD 浓度很低，平均约 0.03mg/mL，不到血清 Ig 总量的 0.5%。IgD 的合成很少，IgD 对蛋白水解作用有明显的易感性，故其半衰期很短（仅 3d）。IgD 可在个体发育的任何时间产生。

IgD 和 IgG 一样，由 4 条肽链通过二硫键组成一完整的免疫球蛋白分子，轻链有 κ 和 λ 两型，重链有 3 个稳定区：C_H1（$C_\delta1$）、C_H2（$C_\delta2$）和 C_H3（$C_\delta3$）。IgD 的含糖量约 9%。IgD 有一个异常长的铰链区，约含 64 个氨基酸残基，并含有较多的碳水化合物，其另一特点是重链间只有一个二硫键连接。

5.5.5.2 IgD 的生理功能 血清中 IgD 的功能尚不清楚，但它与 IgM 一起，是很多 B 淋巴细胞的主要表面组分。B 淋巴细胞表面的 mIgD 可作为 B 淋巴细胞分化发育成熟的标志，未成熟的 B 淋巴细胞仅表达 mIgM，成熟的 B 淋巴细胞可同时表达 mIgM 和 mIgD，活化的 B 淋巴细胞或记忆 B 淋巴细胞的 mIgD 逐渐消失。另外，SmIgD 作为 B 淋巴细胞表面的抗原识别受体，可接受相应抗原的刺激，并对 B 淋巴细胞的活化、增生和分化产生调节作用。

5.6 多克隆抗体

用抗原免疫动物后获得的免疫血清为多克隆抗体。通常抗原分子具有多种抗原决定簇，免疫动物后可刺激多种具有相应抗原受体的 B 淋巴细胞发生免疫应答，因而可产生多种针对不同抗原决定簇的抗体，这些由不同克隆 B 淋巴细胞产生的抗体称为多克隆抗体（polyclonal antibody，PcAb）。事实上，一般条件下饲养的动物，在用某种抗原免疫之前，体内已存在一定数量的异质性抗体。因此，即使选用具有单一抗原决定簇的抗原免疫动物，所获得的抗体仍然是多克隆抗体。总之，正常动物血清中的抗体均为多克隆抗体。

5.6.1 多克隆抗体的不均一性

多克隆抗体的不均一性指的是抗体的异质性，它是由多种多样的免疫球蛋白分子组成的。抗体的异质性是由两方面原因引起的，即外源性和内源性的因素。

5.6.1.1 外源性因素引起的不均一性 绝大多数抗原（如细菌、病毒等病原微生物）都含有多种多样的蛋白质分子，由于蛋白质分子结构复杂，使之具有多种抗原决定簇，每一种决定簇引起一种相应抗体的产生。因此，一种抗血清并不是含有与整个抗原分子全部决定簇都起反应的单纯的一种抗体分子，而是由分别针对各种不同决定簇的许多不同的抗体分子所组成的混合物。多克隆抗体的这种异质性，反映出机体对抗原物质的精细结构的识别能力，是机体对抗原物质免疫应答的细微之处。

5.6.1.2 内源性因素引起的抗体不均一性——免疫球蛋白的血清型 每一物种和个体的遗传因素的不同决定了抗体形成细胞在遗传上的差异。这些差异反映在免疫球蛋白的抗原性上，并且可用血清学方法测定和分类，因此称为免疫球蛋白的血清型。血清型的抗原标志有同种型、同种异型和独特型。

① 同种型（isotype）指同一物种所有个体共同具有免疫球蛋白的抗原特性。换言之，同种型抗原特异性因种而异。同种型的抗原性主要存在于免疫球蛋白的恒定区。免疫球蛋白的类、亚类、型、亚型的抗原均属同种型。同一种属内每一个体都具有所有型和亚型的轻链基因及类和亚类的重链基因。可以用一实例来表明同种型，例如用某人的 IgG 免疫家兔得到的兔抗人 Ig，可以与其他人的 Ig 起特异性反应，而不与其他物种的 Ig 起反应。

② 同种异型（allotype）指同一物种不同个体间的 Ig 分子具有不同的抗原特异性，类似人类的血型，是由同一基因位点的不同等位基因所控制的。因此，每一个体的特定的免疫球蛋白肽链可以有一种（纯合子）或两种（杂合子）同种异型，由于某一种同种异型只存在于同一种属一部分个体内，所以一般用同种抗血清来鉴定同种异型。

在人类已发现 γ 重链和 α 重链、κ 轻链存在有同种异型，分别命名为 Gm、Am 和 Km。这些同种异型实际上反映了恒定区中个别氨基酸的差异。例如 Km 同种异型有 3 种，是由第 153 位和第 191 位氨基酸的差别所引起（表 5-4），这些差异可诱发同种抗血清，说明它们位于分子的外表面，其变化可产生新的抗原决定簇。

表 5-4　人类 κ 链的同种异型

Km 同种异型	氨 基 酸 位 置	
	153	191
Km1	Val	Leu
Km2	Ala	Leu
Km3	Ala	Val

IgG 的 4 个亚类都存在有 Gm 因子，是由 γ 链恒定区个别氨基酸的差异所产生，表 5-5 列出了一些 IgG 同种异型所反映的氨基酸变化。

表 5-5　Gm 同种异型的氨基酸变化

Gm 因子	亚　类	氨基酸位置	氨基酸变化
Gm1(4)/(−4)	γ1—C_H1	214	Arg/Lys
Gm1(1)/(−1)	γ1—C_H3	356,358	Asp,Leu/Glu,Met
Gm3(21)/(−21)	γ3—C_H2	296	Tyr/Phe
Gm3(11)/(−11)	γ3—C_H3	436	Phe/Tyr
Gm4(4a)/(4b)	γ4—C_H2	309	Leu/缺失

人类 IgA2 发现了 2 个同种异型，命名为 Am(1) 和 Am(2)，它们之间有 4 个氨基酸不同。

决定同种异型的等位基因是共显性，因此在杂合子个体血清中两种同种异型都存在，但在每一个抗体分子中，由于等位基因专一性，其 2 个重链的同种异型总是相同的。同种异型的遗传遵循孟德尔定律。

③ 独特型（idiotype）指同一个体内不同抗体形成细胞克隆所产生的Ig分子可变区具有不同的抗原特异性。独特型是由Ig分子的轻链、重链超变区氨基酸序列不同而产生的。因此，Ig分子的超变区、Ig的抗原结合部位和Ig的独特型抗原决定簇三个不同的概念，都是立足于同一的结构基础。由于机体内存在有针对各种不同抗原的抗体，因此，一个个体内有数量众多的独特型决定簇，在自身体内可产生抗独特型抗体，这种独特型-抗独特型网络对免疫应答的调控有着重要的作用。

5.6.2　多克隆抗体的制备

尽管单克隆抗体在生物医药领域作用中取代了大部分多克隆抗体，但是由于多克隆抗体通常具有很高的亲和力，制备过程相对简单，所以在诊断试剂中仍然广泛应用，特别是在双抗体夹心法检测抗原时，应用单克隆抗体和多克隆抗体分别置于抗原前后，在诊断试剂中仍然是常用的方法。另外，在毒蛇咬伤等特殊情况下的抗体，利用抗蛇毒血清（多克隆抗体）治疗，仍然是单克隆抗体无法替代的。

多克隆抗体的制备详细的内容见第10章。

5.7　单克隆抗体

单克隆抗体（monoclonal antibody，McAb）通常是指由一株B淋巴细胞杂交瘤增生而成的单一克隆细胞所产生的一种高度均一、高度专一性的抗体。

1975年Köhler和Milstein以分泌预定特异性抗体融合细胞的持续培养（continuous culture of fused cell secreting antibody of predefined specificity）为题，在《自然》杂志首次报道用仙台病毒小鼠骨髓瘤细胞和绵羊红细胞免疫的小鼠脾细胞融合产生的杂交瘤细胞既具有脾细胞分泌抗羊红细胞抗体的能力，又具有小鼠骨髓瘤细胞永生的特性。杂交瘤单克隆抗体技术是生物技术发展史上的重要里程碑，Köhler和Milstein因此获得了1984年诺贝尔医学奖。

5.7.1　单克隆抗体的特点

由于单克隆抗体是由B淋巴细胞杂交瘤产生的只识别抗原分子上某一抗原决定簇的纯抗体。因此，它有许多多克隆抗体所不具备的特点。

（1）特异性强　McAb是由杂交瘤细胞产生的纯抗体，它只与抗原分子上的一个决定簇起反应，尽管McAb的特异性很高，但也不是绝对的，如果某一抗原决定簇共同存在于一群不同的抗原分子上，则McAb可与这些抗原结合发生交叉反应。

（2）高度的均一性和重复性　如无突变发生，一株杂交瘤细胞系的所有细胞均产生Ig类、亚类、分子结构及亲和力完全相同的抗体。但在杂交瘤细胞发生变异时，所产生的McAb就可能丧失其原有特性。只有在长期保持杂交瘤细胞的稳定性的条件下，才能保持其可重复性。

（3）效价高　杂交瘤细胞产生的无效Ig量很少甚至没有，而一般免疫血清中无效Ig的比例甚高。

（4）可无限供应　一旦筛选出稳定的杂交瘤细胞株，即可在液氮中冷冻保存，需要时再经复苏仍可再生McAb，这样可以源源不断地按所需制备出McAb。

（5）具有单一的生物学功能　例如抗腺病毒多克隆抗体具有中和作用和血凝抑制作用。但McAb只具有其中一种，这是由于中和抗体及血凝抑制抗体是由不同的抗原决定簇所引起的。

（6）对环境敏感 McAb的效价容易受pH值、温度及盐浓度的影响，而多克隆抗体对环境的耐受性较大。

5.7.2 单克隆抗体的制备原理

致敏B淋巴细胞能分泌特异性抗体，但这些细胞不能在体外长期存活，骨髓瘤细胞可在体外大量繁殖，但不能分泌特异性抗体，若将小鼠的骨髓瘤细胞与这些能够分泌抗体的B淋巴细胞融合，并从中筛选出既保持骨髓瘤细胞无限增殖特性又保持B淋巴细胞分泌抗体特性的杂交融合细胞，则可以源源不断地产生抗体。由于每个致敏的B淋巴细胞只针对单一的抗原决定簇产生抗体，所以克隆化的杂交瘤细胞能分泌针对单一抗原决定簇的单克隆抗体，这就是单克隆抗体制备的基本原理。

一般所说的杂交瘤技术即指B淋巴细胞杂交瘤技术，其操作的技术流程如图5-18所示。在单克隆抗体的制备过程中，细胞融合及融合后的筛选是该技术的两个基本环节。诱导细胞融合的方法有病毒法、化学试剂法及电脉冲法。化学试剂以聚乙二醇（PEG）及PEG衍生物为主，PEG是目前最常用的细胞融合诱导剂。骨髓瘤细胞与B淋巴细胞融合后可产生3种融合细胞，加上非融合的2种亲本细胞，共有5种细胞存在于培养体系中，融合细胞所占比例极小。因B淋巴细胞不能在体外长期培养，故容易消除，但骨髓瘤细胞及骨髓瘤与骨髓瘤融合的细胞的增殖能力较杂交融合细胞强得多，因此，如何在融合后快速筛选杂交细胞，是单克隆抗体技术的关键。

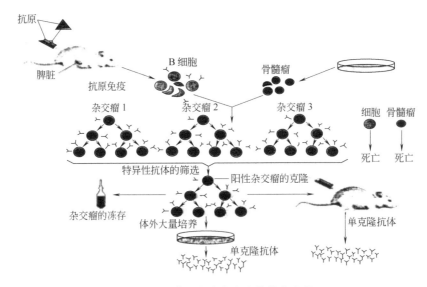

图5-18 B淋巴细胞杂交瘤的技术流程

1964年Littlefield等人利用突变细胞株和含有次黄嘌呤（hypoxanthin）、氨甲蝶呤（aminopterin）及胸腺嘧啶核苷（thymidine）的HAT选择培养液解决了分离杂交瘤的难点。该筛选方法实际上是从核酸代谢出发，从细胞的核酸代谢途径我们得知DNA、RNA是由脱氧核酸和核苷酸形成的，而核苷酸的形成又需要嘌呤和嘧啶碱基。四氢叶酸是一碳单位的载体，在生物合成中作为一些酶的辅酶提供甲基。某些类似物如氨甲蝶呤等能与四氢叶酸还原酶发生不可逆的结合，使之阻止了四氢叶酸提供甲基作用，从而抑制了它参与的各种一碳单位的转移反应，结果阻断了核酸合成的主要途径。

细胞合成核苷酸的另一条途径被称为补救途径，这是因为细胞在合成核苷酸的主要途径遇到障碍时，它可以利用外源性次黄嘌呤和胸腺嘧啶核苷为底物，在次黄嘌呤-鸟嘌呤磷酸核糖转移酶（hypoxanthine guanine phosphribosyl transferase，HGPRT）和胸腺嘧啶核苷激酶（thymidine kinases，TK）同时作用下合成核苷酸，在正常的细胞中均含有这两种酶，所以在这两种底物存在的培养基中，即使添加了四氢叶酸的拮抗剂，细胞仍可以正常生长。

Littlefield 用两种突变细胞株（一种失去 TK 酶，但保留 HGPRT 酶，另一种则正相反，缺失 HGPRT 酶，而保留 TK 酶），在正常的培养条件下，细胞可利用叶酸经主要合成途径合成 DNA，所以这些酶的缺失对细胞生存无影响。但当核酸主要合成途径被氨甲蝶呤封闭时，具有酶缺失的这些细胞便不能存活，若将这种突变的骨髓瘤细胞与 B 淋巴细胞融合，只有杂交瘤细胞能在 HAT 培养液中生存，因为 B 淋巴细胞补充了骨髓瘤细胞的酶缺失。没有融合的亲代细胞或相同亲代细胞融合产生的同核体则不能存活，因为它们仍然缺失 TK 酶或 HGPRT 酶。所以，通过 HAT 选择培养，最终筛选获得的只能是骨髓瘤细胞与 B 淋巴细胞的融合细胞。

5.7.3　小鼠单克隆抗体的制备

5.7.3.1　融合前的准备工作

（1）组织培养材料的准备　主要设备包括超净工作台、CO_2 恒温培养箱、倒置显微镜、普通显微镜、离心机、液氮储存器、冰箱、培养过滤装置、多孔培养板、塑料器皿及其他实验室常用的材料。

所需试剂包括两种培养基，即改良的 Dulbecco's modified eagle medium（DMEM）[DMEM 又有高糖（4500mg/L）和低糖（1000mg/L）两种]，用于小鼠融合的常用 DMEM；另一种为 RPMI-1640。干粉制剂经除菌过滤分装之后，即可保存于 4℃。使用前根据需要加入适量的胎牛血清、抗生素、碳酸氢钠、丙酮酸盐和谷氨酰胺等成分。

（2）免疫小鼠　免疫小鼠的抗原可以根据需要而确定。抗原包括可溶性抗原和颗粒性抗原，前者如蛋白质、碳水化合物或核酸等，后者如病毒细菌和细胞等。一般颗粒性抗原都具有较强的免疫原性，可以不加佐剂，而可溶性蛋白抗原在免疫时应添加佐剂。

免疫用的小鼠一般选择 6 周龄的雌性 BALB/C 小鼠，因融合所用的骨髓瘤细胞多来自该品系的小鼠，所获杂交瘤可接种于 BALB/C 小鼠，制备含抗体的腹水。

不同的免疫途径均可获得良好的免疫效果，关键是途径和程序要有适当的配合。免疫途径有皮内、皮下、静脉、腹腔、肌肉等，但是融合前最后一次免疫通常采用腹腔或者静脉，称之为抗原冲击。在进行加强免疫或抗原冲击时，理论上最好的方法是将这类抗原直接注射到淋巴样器官中，如脾脏或足垫中。

免疫间隔的时间因免疫方案不同，其间隔相差颇大。有人认为待前一次免疫所产生的血清中抗体效价已下降后再进行后一次免疫，以免血清中高抗体滴度影响再次免疫的效果，尤其是融合前的最后一次免疫，测定血清中高抗体滴度下降后再进行免疫，常能收到良好的效果，最后一次免疫后 3~4d 进行融合，均可获得高的融合成功率。

在免疫方案中有用 DNA 免疫成功的报道。另外，针对免疫原性弱、抗原供应量少的情况，目前已开展了体外免疫的研究，并取得了一定进展。体外免疫是指在体外将正常未免疫动物的脾细胞、淋巴结和外周血淋巴细胞与抗原在 10％的胎牛血清或者在无血清培养基中共同培养。

5.7.3.2　细胞融合　一次成功的融合取决于在此之前的免疫及融合后的筛选。一个熟练的有工作经验的工作人员，从脾脏分离细胞到融合接种于培养板的整个过程只需要 2h，

而从免疫开始到最后克隆出稳定的杂交瘤，如果幸运的话则至少也要 3 个月。除了良好的培养环境和经验之外，在杂交瘤制备的具体过程中，如融合前各种试剂质量的控制、骨髓瘤细胞的培养、脾细胞的分离、细胞培养的各种条件及融合的管理等多个环节都将影响融合的成功。

(1) 准备细胞　小鼠骨髓瘤细胞常选用由 Potter 从 BALB/C 小鼠中分离出的骨髓瘤株 MOPC 的衍生株的细胞，并作为融合亲代细胞系。选择好的骨髓瘤细胞需在融合前 1 周进行复苏。细胞的准备工作还包括脾细胞的分离，骨髓瘤细胞可以与来自不同种系抗体产生细胞融合以制备杂交瘤，但只有这两种细胞的种系来源密切相关时，成活的杂交瘤才能明显地增加，所以一般都用同一种的细胞融合。常用的骨髓瘤细胞和免疫脾细胞均来自于 BALB/C 小鼠，这样产生的杂交瘤也可以在 BALB/C 小鼠中生长。

(2) 细胞融合　细胞融合技术的发展已有 30 多年的历史，它已是生命科学研究的一个重要手段，其本身已成为理论研究及应用的重要领域，现在已知能诱导细胞融合的因子有病毒、化学试剂及电脉冲，可以使细胞融合的任何生物化学试剂都可称为融合剂，而杂交瘤融合剂这个名词仅仅指像聚乙二醇及其他能产生稳定且增殖细胞能力的有关化合物。

病毒引起细胞融合的机制主要是靠病毒表面含有神经氨酸酶的一些突起的作用。当病毒位于两个细胞之间，病毒突起的神经氨酸酶即可降解细胞膜上的糖蛋白，使细胞膜局部凝集在病毒颗粒的周围，在高 pH、高钙离子条件下，局部细胞质膜即可发生融合。目前促融合的病毒约有 10 多种，但最有效的是副黏病毒。

PEG 是引起融合的最常见的化学制剂，PEG 可以使细菌、酵母、植物细胞、动物细胞融合。PEG 的确切作用机理并未完全了解，可能如同 Ca^{2+} 那样，使细胞聚积在一起。现在已知能使细胞融合的融合剂有五六十种，而可作为杂交瘤融合剂的主要都是 PEG 衍生物或在结构上与 PEG 相关的物质。它们的共同特点是都具有亲水性，如聚乙烯醇、聚乙烯吡咯烷酮等。

细胞电融合的机制是当细胞位于电融合室电解质溶液中并对融合室施加正弦交变电场时，由于在融合室电极之间形成一种均匀的电场，电解质溶液中的细胞在电场中可沿电力线串排成所谓珠串状态。紧密排列成串的细胞如果进一步在高幅脉冲电场的瞬时作用下，细胞膜局部区域的双层脂分子受到的电场压力超过了它们作为有序排列的弹性作用，导致该区域膜结构的紊乱，出现许多穿孔膜微孔，细胞膜的通透性增加，而相邻细胞的紧密接触部位的微孔就有物质的交流，形成膜桥和质桥，继而发生细胞融合。细胞电融合技术有很大的发展并形成为一种专门的技术，它可分为非特异性和特异性电融合两种方法。非特异性电融合技术是指在进行细胞电融合时，细胞间的相互接触是无选择性的。这种无选择性的接触是由于交变电场中细胞极化形成串珠状排列的结果。特异性的电融合技术是利用生物素-抗生物素-抗原-抗体桥使具备特异性抗体的 B 淋巴细胞与骨髓瘤细胞配对接触，然后施加高电压脉冲使其融合。

(3) 杂交瘤细胞的选择性培养　细胞融合后往往可以形成含有 5 种细胞成分的混合液，即未融合的脾细胞与骨髓瘤细胞、脾细胞与脾细胞、骨髓瘤与骨髓瘤细胞融合形成的同核体，脾细胞与骨髓瘤融合形成的异核体。理论上推测大约 10^5 个脾细胞中，可能形成一个杂交瘤细胞，实际上极少。脾细胞在培养中不能增殖与存活，但骨髓瘤细胞的增殖能力却很强，它们迅速繁殖，并抑制杂交瘤的生长。所以，必须及时清除未融合的骨髓瘤细胞和骨髓瘤细胞相互融合产生的同核体细胞。用 HAT 选择培养基筛选融合细胞是最常用的杂交瘤细胞筛选方法。

除了利用这些经筛选的突变细胞株之外，也可以利用一些不可逆的生物化学抑制物，如用焦碳酸二乙酯或碘乙酰胺预处理骨髓瘤细胞，然后洗去未反应的抑制物，将这些细胞与脾细胞融合，未融合的骨髓瘤细胞由于不可逆的生物学反应而死亡，脾细胞也不能增殖，只有杂交瘤细胞由于互补作用而能存活。另一种代替 HAT 的筛选方法是利用荧光流式细胞仪分离融合的细胞。

5.7.3.3 融合后的管理

（1）筛选　在融合之前必须建立可靠的筛选方法。筛选的方法包括抗原捕获抗体法、抗体捕获抗原法以及功能筛选，前两种方法较常用。如果用于免疫的不是纯抗原，那么第一轮筛选应先鉴别出克隆生长孔中是否有免疫球蛋白分泌，第二轮筛选才考虑涉及抗体的特异性。一般而言，在免疫过程中使用的抗原越不纯，筛选越困难。所以，用抗体捕获筛选时，应尽量用纯化抗原。

（2）克隆　选择抗体检测为阳性的杂交瘤单位细胞，经过一段时间的培养，获得来自单一细胞的群体（即克隆），这一过程称为杂交瘤细胞的克隆化。

细胞融合后，在同一培养孔生长后的细胞克隆很难保证来自同一细胞，而且不分泌抗体的杂交瘤细胞生长很快。因此，细胞长出后，克隆化越早越好，以便尽早分离具有分泌抗体能力的杂交瘤细胞。此外，由于克隆化的阳性杂交瘤细胞经过一段时间培养后，其中部分细胞可因染色体丢失而丧失产生抗体的能力，因而需要多次进行克隆化培养，一般需 3～5 次方能稳定。克隆化的方法大致有如下 3 种。

a. 有限稀释法（limiting dilution）　遇到同一孔内有一个以上的克隆生长，且在此孔培养液中检测到特异性抗体，但分泌特异性抗体的杂交瘤细胞比率低于 1/1000 时，常用该法将单个克隆分离出来。有限稀释法操作简便，从阳性分泌孔收集杂交瘤细胞，然后进行一系列倍比稀释至 0.7～1.0 个细胞/孔，最后转移到预先加有饲养细胞的小孔内进行培养，即可获得单个细胞形成的克隆。

b. 显微操作法　用一直角弯头的毛细吸管在倒置显微镜下将分散在培养皿上的单个细胞吸入管内，移到到预先加有 $2 \times 10^4 \sim 5 \times 10^4$ 个饲养细胞的 96 孔微量培养板内，培养后即可获得单个细胞形成的克隆。该法一般只在分泌特异性抗体的杂交瘤细胞比率较高时应用，而且要求有较熟的显微操作技术。

c. 软琼脂平板法　在 45℃ 水浴中，将饲养细胞与 0.5％ 琼脂糖（用 DMEM 配制）混合，倒入培养皿，凝固后作为底层。然后将阳性孔细胞用预热至 45℃ 的 DMEM 培养液悬浮，并与等量 0.5％ 琼脂糖混合，倒入至已铺有饲养层的培养皿内，用含 5％ 的 CO_2 培养箱于 37℃ 培养。培养 1 周后，可在显微镜下直接观察和采集克隆，并转移到 96 孔或 24 孔培养板中，培养孔中事先应加入饲养细胞，再检查培养孔上清中抗体分泌情况，反复进行数次软琼脂克隆，直到克隆能从低密度细胞的板上出现时，才可以认为这是单克隆的细胞群。

（3）单克隆抗体的制备　克隆化的杂交瘤细胞在体外和体内都能产生抗体。体外培养涉及的就是细胞培养技术，由于体外培养不能超过一定的细胞密度，因此产量有限，体外培养分有血清培养和无血清培养。体内培养虽没有体外培养的限制，但必须用与杂交瘤细胞相容的（同种系）小白鼠，否则将被排斥。通常骨髓瘤和脾细胞均来自 BALB/C 小鼠，融合产生的杂交瘤与 BALB/C 小鼠同源，因而将杂交瘤接种于 BALB/C 小鼠腹腔中可诱导产生大量的腹水，同时分泌大量抗体于腹水中，其抗体浓度可高达 3～5mg/mL。从腹水中制备抗体是实验室常用的方法之一。

（4）细胞的冻存和解冻　经筛选证实为阳性分泌的杂交瘤应及时冻存，以保证有价值的细胞不会在培养过程中因污染克隆的失败或其他原因而丢失。

在细胞冷冻过程中，尤其是当温度从零上逐步下降到零度时，切忌降温过快，降温过度会使细胞活力下降。当细胞悬液温度缓慢地降至 -20℃ 或更低时，可直接进入液氮中。

细胞解冻过程比较简单，即从液氮中取出细胞，直接转移到 37～38℃ 的水浴中解冻，当解冻接近于完全，将细胞悬液转到放置在冰浴中的离心管中，慢慢加入预冷的含血清的培养液，小心地混匀。离心除去冻存液，再重新悬浮于新鲜培养液中，调整细胞浓度，将盛有细胞的培养瓶放在37℃、5％ CO_2 的培养箱中培养。

由于杂交瘤细胞的生长特性使杂交瘤处于一种不稳定的状态中，任何不利条件都会影响其生长或染色体的变异，所以解冻后的培养过程应检测抗体分泌的稳定性，需要重新克隆。

5.7.4　大鼠单克隆抗体的研制

与小鼠单克隆抗体相比，大鼠单克隆抗体又有其特点。大鼠体内诱生的单克隆抗体腹水产量可大于小鼠的10余倍，一只大鼠可获取50～150mg McAb。可以用免疫亲和层析技术纯化大鼠McAb。大鼠抗体的多样性与小鼠不同，某些外源性抗原用大鼠研制McAb可行，而小鼠则不行。另外，非源于小鼠和大鼠的某些抗原诱生的免疫反应，大鼠明显比小鼠强，大鼠免疫球蛋白的物理化学及生物学性质与小鼠不同，大鼠IgG1、IgG2a与IgG2b亚类的McAb很容易固定人或兔补体，其IgG2b类McAb可介导ADCC。

大鼠的B淋巴细胞杂交瘤单克隆抗体的制备，除了免疫Lou大鼠以获得脾细胞以及骨髓瘤细胞为大鼠的骨髓瘤细胞外（表5-6），其余的研制程序基本上和小鼠类似。

表5-6　常用的大鼠骨髓瘤细胞系

细　胞　系	细胞类型	来　　源	免疫球蛋白产生
Y_3-Ag_{123}(y3)	骨髓瘤	Lou/c	κ
$YB_{2/0}$	杂交瘤	Y3×AOSPL	—
$ER_{P83}F$	骨髓瘤	Lou/c	—

注：一表示这些细胞株不产生免疫球蛋白。

5.7.5　单克隆抗体的应用

单克隆抗体制备技术问世以来，已广泛地应用于生命科学的各个领域，极大地推动了生命科学研究的发展，为人类带来了巨大的经济效益和社会效益，目前已经发展成为生物高新技术产业的支柱之一。

5.7.5.1　在医学生物学中的应用　单克隆抗体已在医学各个领域中获得了广泛应用，并在微生物学、免疫学、流行病学、传染病学、肿瘤学以及其他临床医学方面取得了重大进展。

（1）在微生物学中的应用　单克隆抗体是病毒学研究的重要工具，可以鉴定和检测微量病毒抗原，调查病毒抗原变异的发生频率、探讨病毒抗原变异的分子学基础，以及为制备病毒疫苗提供资料依据。

应用杂交瘤技术进行细菌学研究起步较晚，目前已制备出了抗多种病原微生物的单抗，这些单抗可用于鉴定细菌的种、型及亚型，并可确定抗原决定簇的定位，有助于研究新菌苗和改进现有菌苗。

DNA重组技术的发展和单抗的应用为寄生虫病学的研究开创了新纪元，单抗可用于研究寄生虫感染的流行病学（如确定寄生虫的保护性抗原等）。

（2）在免疫学中的应用　单克隆抗体在细胞抗原研究及分类中发挥了重要作用，在这一领域中最具代表性范例是在人类的细胞分化抗原研究及淋巴细胞亚群分类中的应用，通过单克隆抗体，目前已鉴别并编号的人类白细胞分化抗原（cluster of differentiation，CD）已近二百种。

单克隆抗体的应用为T淋巴细胞的研究开辟了一条崭新的途径，大量T淋巴细胞单抗的研制成功，不仅在理论上可以探索T淋巴细胞抗原的分化过程，也可在实际工作中用于检测T淋巴细胞亚群之间的比例、了解机体的免疫调节平衡状态，为临床诊断、评价免疫调节、指导免疫治疗提供有效参考。

（3）在医学中的应用　随着分子生物学的发展，许多与肿瘤发生相关的分子被不断克隆与鉴定，这些分子的异常表达经常同某些肿瘤的生物学特性相关联。因此，用单抗检测肿瘤相关分子的表达水平，是临床用以判断肿瘤来源、预后及某些生物学特性最常用方法。

放射免疫测定法和酶标免疫测定法已被广泛用于检测体内的激素或药物等微量成分，用单抗取代传统的多抗，使敏感度、精度和重现性大为提高，现已广泛应用于临床检测。例如转铁蛋白、生长素、胰岛素等。

（4）在医学临床治疗中的应用　此外，单抗主要用于癌症治疗，如结肠癌、乳腺癌、肺癌等。还有治疗化脓性休克和脓毒血症的单抗，个别也有治疗风湿性关节炎、Ⅰ型糖尿病和肠炎的单抗。此外，还有临床试用于预防移植排斥反应、抗血小板凝聚和艾滋病的单抗，除单独使用单抗外，还使用标记的单抗，如毒素-单抗偶联物、药物-单抗偶联物。

由于鼠源性单抗能诱发人体产生免疫反应，因此在体内的应用发展十分缓慢，当初人们对它在疾病治疗中的应用，尤其是在肿瘤治疗中的应用所寄予的期望至今尚未完全实现，但近年来随着基因工程抗体技术的不断发展及不同技术间的巧妙结合，单克隆抗体鼠源性的问题已通过抗体人源化、噬菌体抗体库及转基因动物等技术逐步得到解决。如被美国FDA批准用于临床的9株单抗，全部是鼠源单抗通过基因工程方法改造而来。

5.7.5.2　在农业领域的应用　单抗在农业领域的应用已显示了美好的前景。自1978年冷泉港杂交瘤技术协作会议后，美国农业部所属各实验室均开展了单抗的研制工作。1982年6月在美国华盛顿州立大学首次召开了《单克隆抗体在动植物农业研究中的应用》协作会，展望了用单克隆抗体解决农业中某些重大问题的前景。此后，在动植物激素、酶、神经传导介质与遗传性抗病力有关位点表型分析等基础研究与研制对动植物各种传染性病原体特异的单抗等应用方面，都取得了很大进展。

单抗在植物方面，主要用于植物病毒、细菌、螺旋体和昆虫病原性病毒的分析以及相关植物病害的诊断。另外，在植物的基础研究方面，单抗也发挥了重要作用，例如研究双花扁豆种子中外源凝集素的McAb诊断试剂，可作为研究其结构和功能的探针。

单抗在畜牧兽医方面的研制与应用，发展十分迅速。在传染病的治疗中，兽医用单抗较人医用单抗优先进入市场供临床试用，如牛病毒性腹泻的单抗治疗。在微生物病毒诊断、鉴定以及抗原结构分析方面，已制造出抗血吸虫、抗绦虫、抗线虫、抗原虫、抗病毒、抗肿瘤的单抗，已广泛用于临床诊断、鉴别诊断、病毒分型及流行病学研究。

5.7.5.3　在食品检测中的应用　全世界每年都有许多食物中毒发生，如何迅速准确地检测出这些引起中毒的病原微生物和毒素是食品卫生检测的重要任务。单克隆抗体的应用为食品卫生的快速检测提供了强大的支持，目前在沙门菌、单核细胞增生性李斯特致病杆菌、空肠弯曲菌等食源性致病微生物的检测、分型方面都得到了广泛的应用。在肉毒杆菌毒素、葡萄球菌肠毒素、副溶血性弧菌肠毒素、大肠杆菌肠毒素、志贺杆菌样毒素、产气荚膜杆菌肠毒素、黄曲霉毒素、赫曲霉毒素等多种细菌毒素和真菌毒素方面都已成功地制备出了相应的单抗，并应用于食品的快速检测中。另外，在食源性寄生虫检测方面，如何在宰前快速判断待宰猪是否带虫一直是科学家们苦苦探求的课题之一。尽管存在寄生虫抗原的复杂性，但单抗试剂盒的出现却能迎刃而解。近年来，食物中各种农药残留、兽药残留以及瘦肉精等多种微量化学物质的快速检测都期待着单克隆抗体试剂的开发。

5.8　基因工程抗体

抗体工程经历过多克隆血清、单克隆抗体阶段，现已发展到了基因工程抗体时代。基因工程抗体（gene engineered antibody）又称重组抗体（recombinant antibody）是指利用重组DNA 及蛋白质工程技术对编码抗体的基因按不同需要进行加工改造和重新装配，经转染适当的受体细胞所表达的抗体分子。

5.8.1 基因工程抗体技术

基因工程对抗体的改良主要包括两个方面：一方面包括鼠单抗的人源化、小分子的抗体[双（多）价及双特异抗体以及抗体融合蛋白]；另一方面即抗体库技术，包括噬菌体抗体库技术、核糖体展示技术等。各种基因工程抗体如图 5-19 所示。

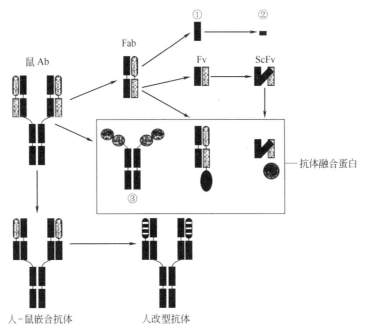

图 5-19　各种基因工程抗体示意
①单区抗体；②最小识别单位；③免疫黏附素

5.8.1.1 鼠单克隆抗体人源化
鼠源性抗体作为异种蛋白应用于人体可引起针对异种蛋白的免疫反应，产生人抗小鼠抗体（human anti-mouse antibody，HAMA），HAMA 既可影响单抗的治疗效果，又可能诱发过敏反应。鼠单抗通常不能有效地激活人体的生物效应功能，如补体依赖的细胞毒作用及抗体依赖的细胞毒作用。此外，鼠单抗在人体内的半衰期也较短。从理论而言，鼠单抗的人源化可以很好地克服这些缺点，实际研究结果也表明鼠单抗的人源化具有很好的应用价值。从 1984 年至今，鼠单抗人源化经历了以下历程，首先是恒定区人源化，接着就发展到对可变区进行人源化，到目前为止利用抗体库技术进行人源化。总之，鼠单抗人源化的方法有以下几种。

（1）鼠单抗恒定区的人源化　鼠单抗恒定区的人源化构建的抗体是嵌合抗体，它是在基因水平上连接小鼠可变区和人抗体恒定区组成。这种抗体含 75%～80% 人抗体、20% 鼠抗体，保留了原来鼠源单抗的特异性，但对人体仍具一定的免疫原性。在制备基因工程抗体技术中，该方法相对简单。嵌合抗体的制备主要包括可变区基因的克隆、表达载体的构建及嵌合抗体的表达，其操作过程如下。

首先从分泌某一特异单克隆抗体的杂交瘤细胞中克隆 V_H 基因和 V_L 基因，根据可变区的保守序列（框架区）设计引物，通过反转录-PCR（RT-PCR）就可以扩增出重链和轻链的相应功能区。其次根据需要选择合适的人恒定区基因，这是因为人类不同 Fc 片段受体的结合能力和激活补体的能力不同，例如用于激活补体可选择 IgG1 或 IgG3，而且它们的半衰期较长，用于激活或阻断某一受体则可选择 IgG2，介导炎症反应可选择 IgE。第三，选择合适的载体，常用的载体有质粒、噬菌体、单链丝状噬菌体等。嵌合抗体的重组基因主要采用哺乳动物细胞表达载体，其功能原件含有原核基因序列，能在细菌中自我繁殖，并带有只在真核细胞表达的一个或多个真核转录单位。鼠的 V_H 基因、V_L 基因和人的 C_H 基因、C_L 基因可以通过共同转染模式或单载体转染模式而转入宿主细胞。第四步是嵌合抗体的表达。主要采用磷酸钙沉淀法、DEAE-葡聚糖介导法、聚季胺酸介导法、原生质体融合法、电穿孔法和微注射法等，宿主细胞常用骨髓瘤细胞 SP_{210} 及中国仓鼠卵巢细胞。最后是嵌合抗体的检测，通过 ELISA 方法测定其活性，也可通过 Western 印迹法对其作进一步的鉴定，另外 RIA 及间接荧光等方法也是适用的。

（2）鼠单抗可变区的人源化　由于恒定区的人源化未能完全消除鼠单抗的异源性，可变区中存在的鼠源性序列仍然可以诱导人体产生 HAMA，因此可以将可变区进行人源化。主要通过构建人改型抗体、表面氨基酸残基的人源化以及抗体库技术优化鼠源抗体来达到目的。

a. 人改型抗体　人改型抗体又称重构型抗体、移植抗体，它是将鼠单抗的 CDR 移植到人单抗的骨架区上，有可能使人单抗获得鼠单抗的特异性，并最大限度地减少鼠单抗的异源性，仅有 9% 的序列来源于亲本鼠单抗。如果简单地将鼠单抗的 CDR 序列移植到人抗体中，一般情况下会明显降低鼠单抗的特异性和与抗原的有效结合，甚至完全失去了亲和力。因此可变区的框架结构不仅为 CDR 构象提供了环境，而且有时还参与抗体结合位点正确构象的形成，甚至参与抗原的结合。人改型抗体的构建过程大体如下。

首先选择适当的人轻链和重链可变区基因，这是进行 CDR 移植的基础，是关键步骤。这一步就是模板替换的策略，即使用与鼠对应部分有较大同源性的人框架区替换鼠框架区，以最大可能地维系原有的立体构象。在选择人源抗体基因时可以选择同一人抗体的轻链和重链可变区基因，也可以选择不同人抗体的轻链和重链可变区基因。

第二步，将亲本鼠单抗的互补决定区与所选人抗体可变区的骨架区拼接，组合成新的可变区，在多数情况下这种移植只能得到很弱甚至没有抗原结合活性的改型抗体，因此需要弄清哪些人抗体骨架区氨基酸残基的改动可以得到良好的抗原结合活性，这是关键步骤之一。主要是通过计算机软件进行蛋白结构预测和分子设计，构建亲本鼠单抗及所设计的 CDR 移植后的人源化可变区的分子模型，确定需要改变的骨架区残基。

最后构建表达载体，通常有两种策略。如果具有相应的人抗体可变区 cDNA，可通过 PCR 介导的突变技术将鼠单抗 CDR 及骨架区需改变的序列导入。如果没有相应的基因，可通过人工合成寡核苷酸组建完整的可变区基因。所构建载体经测序核实后转导入哺乳类细胞（如 COS 细胞或 CHO 细胞）进行表达，并对表达的完整抗体分子进行鉴定。

b. 表面氨基酸残基的人源化　这是一种表面重塑的策略，就是对鼠的 CDR 和框架区表面残基进行修饰（veneering）或重新塑造表面（resurfacing），以使其类似于人抗体 CDR 的轮廓（profile）或人框架区的型式。因为鼠单抗 V 区的免疫原性主要在于它的表面残基，而残基的运动性和溶剂的可极化性是其成为抗原决定簇的基本条件。由于暴露于可变区氨基酸残基的位置和数量在种系内保守而种系之间互不相同，它们是免疫原性的主要来源，因此，通过表面重塑的策略可以达到人源化的目的。

c. 抗体库技术　鼠单抗的人源化工作还可以通过抗体库技术来完成，主要包括抗体库技术优化人改型抗体以及抗原表位定向选择人源化抗体，它们都是利用噬菌体展示技术的强大筛选功能来进行抗体的人源化工作。抗原表位定向选择操作过程为：选择亲本鼠单抗的一个可变区基因（重链或轻链）与人抗体的另一个可变区基因的文库（轻链库或重链库）配对构建成"鼠-人杂合抗体库"，用相应的抗原筛选有结合活性的克隆，得到可与该鼠单抗可变区配对、组成具有特异结合活性 Fv 段的人轻链或重链可变区基因，再将所得到的人轻链或重链可变区基因与另一条链（重链或轻链）的人可变区基因文库组合构建成人抗体库，再次进行筛选，得到特异性与亲本鼠单抗完全相同的人单抗。

5.8.1.2　小分子抗体　抗体分子中与抗原结合的部位局限在可变区的 Fv 段。因此，通过基因工程方法构建表达分子量较小且具有抗原结合活性的抗体是有物质基础的，这种抗体被称为小分子抗体。

在功能上，小分子抗体具有免疫原性低、分子量小、半衰期短、易于渗入目标组织并易清除、不与 Fc 受体阳性细胞相结合、毒副作用小的特性，而且便于与一些功能性分子融合，发挥其他效应，如与放射性同位素、化学药物、酶、生物毒素、病毒、脂质体、生物传感器等连接。在制备上，其基因工程操作相对简单，可在原核细胞内表达，最有可能实现工业化制备。因此，小分子抗体备受重视。目前，小分子抗体主要包括单价小分子抗体、多价小分子抗体以及抗体融合蛋白。它们的详细内容参阅书后介绍的相关专著。

5.8.2　噬菌体抗体库技术

目前，抗体工程领域最突出的进展就是噬菌体抗体库技术的建立。噬菌体抗体库技术实际上是由丝状噬菌体展示技术（phage display technology）与抗体组合文库技术（combinatorial immunoglobulin library technology）相结合而成，该技术的出现开创了一条简便快捷的基因工程抗体生产路线，为人源抗体的制备提供了新途径，是抗体工程史的里程碑。

噬菌体抗体库技术的产生取决于三项实验技术的发展。第一，PCR 技术的发展使人们可以用一组引物（免疫球蛋白可变区中骨架部分的保守序列），通过反转录-PCR（RT-PCR）直接从总 RNA 克隆出全套免疫球蛋白可变区基因。第二，噬菌体展示技术的建立，即将抗体通过与噬菌体外壳蛋白融合表达在噬菌体表面，进而经亲和富集法筛选表达有特异活性的抗体。它实现了基因型和表型的转换，提供了高效率的筛选系统，这是噬菌体抗体库技术的核心。第三，大肠杆菌可以通过分泌表达产生有抗体活性的免疫球蛋白，使抗体制备最终得以实现。在此三项技术的基础上，噬菌体抗体库技术的操作路线变得十分便捷。其基本路线是：首先用 PCR 方法扩增抗体全套可变区基因，将扩增产物重组到噬菌体载体里，并通过与丝状噬菌体的外壳蛋白形成融合蛋白，把 Fab 段或单链抗体表达在噬菌体表面，然后用亲和层析的方法经过"吸附—洗脱—扩增"过程筛选出特异性抗体（图 5-20），最后可用大肠杆菌表达系统来表达特异性的抗体。

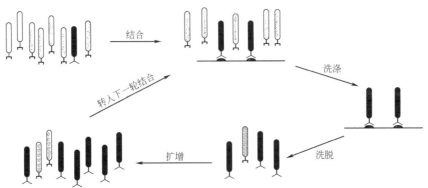

图 5-20　噬菌体抗体库的"吸附—洗脱—扩增"富集选择过程

5.9 抗体酶

抗体酶（abzyme），又称催化抗体（catalytical antibody），也称程控酶（programmable enzyme），是指通过一系列化学与生物技术方法制备出的具有催化活性的抗体，它除了具有相应的免疫学性质，还类似于酶，能催化某种活性反应。

制备抗体酶的方法有诱导法、拷贝法、插入法、修饰法和基因工程法。现在用得最多和最普遍的方法是诱导法和基因工程法。

（1）诱导法 诱导法是选择适当的化学模型物与载体蛋白连接后免疫动物，通过杂交瘤技术筛选和分离单克隆抗体，所得抗体催化效果的好坏很大程度上取决于化学模型物的设计。为了扩展抗体酶催化反应类型，提高催化效率，在半抗原的化学模型物的设计上，可以有意识地在结合位置引入催化基团，如亲核基团、亲电基团、布朗思特酸、布朗思特碱及辅基等。

（2）抗体结合位点化学修饰法 抗体酶和天然酶一样也可以用化学修饰的方法加以改造。对抗体酶进行结构修饰的关键是找到一种温和的方法，在抗体结合位置或附近引入具有催化功能的基团。由于游离的巯基具有高亲核性、易于氧化，能通过二硫化物进行交换反应或亲电反应而具有选择性修饰的特点。因此，游离巯基是最常选用的基团。

（3）引入辅助因子法 很多天然酶活性中心都含有金属离子，它们是酶的重要辅助因子，如果将辅助因子引入到抗体的结合位点，可以使抗体催化一些新的反应类型，如氧化还原反应和有一定能量要求的水解反应。如 Lerner 等将金属离子引入抗体酶后，成功地制备出了选择性水解甘氨酸和丙氨酸之间的肽键，其转化效率达 6×10^{-4}。

（4）基因工程法 用基因工程的方法改造或构建全新的抗体酶是抗体酶制备的发展趋势。基因工程抗体酶制备的主要内容包括对现有的单抗进行改造、对抗体结合部位的基因进行定点突变、在抗体结合部位换上有催化作用的氨基酸；另外，噬菌体抗体库技术的出现为基因工程抗体酶的制备开辟了一条新的途径，利用该技术，可以绕过免疫，产生完全由基因工程构建的全新抗体酶。

思 考 题

1. 熟悉以下各名词的含义：

免疫球蛋白，抗体，同种型，同种异型，独特型，可变区，恒定区，超变区，框架区，免疫原性，免疫反应性，单克隆抗体，多克隆抗体，基因工程抗体，噬菌体抗体库，抗体酶

2. 免疫球蛋白的基本结构及主要生物学功能。

3. 免疫球蛋白分类和分型的依据。

4. 图示木瓜蛋白酶和胃蛋白酶水解 IgG 分子产生的酶解片段，并简述各片段的生物学功能。

5. 比较各类免疫球蛋白的结构及主要生物学特性和功能。

6. 简述多克隆抗体的不均一性的原因。

7. 简述多克隆抗体制备。

8. 简述单克隆抗体制备的原理。

9. 简述抗体基因的基本结构。

10. 简述抗体多样性的来源。

第6章　天然免疫分子

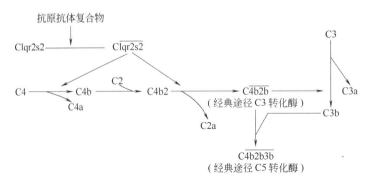

补体激活经典途径示意图

根据免疫反应的特异性与非特异性及进化程度的高低，可将免疫系统划分为天然免疫系统（innate immune system）和适应性免疫系统（adaptive immune system）。适应性免疫系统即特异性免疫系统，进化程度高，由中枢及外周免疫器官、免疫细胞及其合成的诸多细胞因子组成，在免疫反应中起主要作用。天然免疫系统进化程度低，由正常生理屏障、吞噬细胞和天然免疫分子等组成，其中最重要的是抗菌肽和补体，起非特异性防御作用，但天然免疫分子，特别是补体对特异性免疫反应起着非常重要的补充和调理作用。

6.1　抗菌肽

抗菌肽是在生物体内普遍存在的一类具有强烈抗菌作用的多肽，因其独特的抗菌机制和广谱抗菌活性而引起普遍关注。迄今为止，已在细菌、真菌、昆虫、两栖类、鸟类、鱼类、植物、哺乳类以及人类共发现了 600 多种抗菌肽，其长度约为 30～40 个氨基酸残基不等。在一级结构上同源性很差，但氨基酸组成上至少有 50% 为疏水性氨基酸，构成非极性面；中性极性氨基酸和碱性氨基酸则构成极性面。整个分子中酸性氨基酸一般很少，从而使其在高级结构上均为两亲性的 α 螺旋或 β 片层，并有一个带 +2～+9 净正电荷（Lys 或 Arg）的正电区。

目前认为各类抗菌肽均主要通过破坏靶细胞膜起作用。以革兰阴性细菌为例，目前公认的抗菌肽作用于靶细胞的过程是：抗菌肽的正电性使其与带负电的靶细胞表面的亲和力比 Ca^{2+} 或 Mg^{2+} 大得多，能替代这些离子而结合到带负电的靶细胞外膜脂多糖上，使外膜出现缝隙或破坏外膜结构从而穿过外膜并接近质膜，结合到质膜中磷脂酰甘油或心磷脂带负电的头部，然后穿入磷脂的亲水头部与疏水尾部之间，对质膜结构起破坏作用，这被称为毯式机制（carpet mechanism）。或者在穿入磷脂的亲水头部与疏水尾部之间后，抗菌肽聚合成桶状多聚体，每个单体相当于一块桶板，疏水面朝向桶外而亲水面朝向桶内，从而不仅对膜结构有破坏作用，而且在亲水环境的桶内部形成一个允许离子自由通过的通道，使细胞内物质外泄，这被称为桶式机制（barrel stave mechanism）。还有人认为抗菌肽能在靶细胞跨膜静息电位（约 -140mV）的作用下，进入靶细胞胞质中与带负电的 DNA 或 RNA 结合而抑制转录和翻译。所有以上这些效应都是导致靶细胞死亡的原因。抗菌肽仅作用于微生物而不作用于哺乳动物细胞的原因尚不清楚，可能是由于后者膜脂中带负电的成分被遮蔽，从而使抗菌肽不能发挥对细胞膜的亲和作用。抗菌肽不仅能单独杀死微生物，还能与抗生素发挥协同作用，并且由于其具正电性，还能中和内毒素。

人抗菌肽中最重要的是防御素。根据二硫键位置、二硫键连接方式上的差异及表达方式不同，防御素又分为 α 防御素和 β 防御素，在非特异性抗微生物感染中发挥重要作用。

迄今为止在人体内相继发现了 6 种 α 防御素，4 种是在嗜中性粒细胞中，其中 HNP1、HNP2 和 HNP3 约占细胞总蛋白含量的 5%～7%，占细胞 α 防御素总量的 99%，在发炎的口腔唾液、结膜、泪腺中均含有大量的 HNP1、HNP2 和 HNP3。这 4 种 α 防御素氨基酸序列仅一个氨基酸残基之差，如图 6-1 所示。另两种人 α 防御素 HD5 和 HD6 在遗传组成上很相近，广泛存在于人隐窝的小肠潘氏细胞（肠腺的嗜酸性细胞）中，呈组成性表达。在胎儿 13.5～17 周的时候，在肠道中也有 HD5 和 HD6 表达，并且 HD5 表达量大于 HD6。在子宫内颈、子宫内膜及输卵管处 HD5 的浓度随月经周期而变化，提示其表达受激素调控。α 防御素典型的二硫键连接方式为：1-6，2-4，3-5。

HNP1：A-C-Y-C-R-I-P-A-C-I-A-G-E-R-R-Y-G-T-C-I-Y-Q-G-R-L-W-A-F-C-C

HNP2：C-Y-C-R-I-P-A-C-I-A-G-E-R-R-Y-G-T-C-I-Y-Q-G-R-L-W-A-F-C-C

HNP3：D-C-Y-C-R-I-P-A-C-I-A-G-E-R-R-Y-G-T-C-I-Y-Q-G-R-L-W-A-F-C-C

HNP4：V-C-Y-C-R-I-P-A-C-I-A-G-E-R-R-Y-G-T-C-I-Y-Q-G-R-L-W-A-F-C-C

HD5：A-T-C-Y-C-R-T-G-R-C-A-T-R-E-S-L-S-G-V-C-E-I-S-G-R-L-Y-R-L-C-C-R

HD6：A-F-T-C-H-C-R-R-S-C-Y-S-T-E-Y-S-Y-G-T-C-T-V-M-G-I-N-H-R-F-C-C-L

HBD1：G-L-G-H-R-S-D-H-Y-N-C-V-S-S-G-G-Q-C-L-Y-S-A-C-P-I-F-T-K-I-Q-G-T-C-Y-R-G-K-A-K-C-C-K

HBD2：G-L-G-D-P-V-T-C-L-K-S-G-A-I-C-H-P-V-F-C-P-R-R-Y-K-Q-I-G-T-C-G-L-P-G-T-K-C-C-K-K-P

HBD3：G-I-I-N-T-L-Q-K-Y-Y-C-R-V-R-G-G-R-C-A-V-L-S-C-L-P-K-E-E-Q-I-G-K-C-S-T-R-G-R-K-C-C-R-R-K-K

HBD4：E-F-E-L-D-R-I-C-G-Y-G-T-A-R-C-R-K-K-C-R-S-Q-E-Y-R-I-G-R-C-P-N-T-Y-A-C-C-L-R-K-W-D-E-S-L-L-N-R-T-K-P

图 6-1　人 α 防御素和 β 防御素的氨基酸组成

人防御素具有广谱高效的抗菌活性，只需几微克即可杀死微生物。在中性粒细胞中，HNP 在浓度高于 $100\mu g/mL$ 时，对细菌、真菌和病毒发挥作用，一般认为它们对于被吞噬细胞吞噬的微生物发挥作用。体外实验表明，HNP1、HNP2 和 HNP3 在含特定营养成分的 $10mmol/L$ 磷酸缓冲液中 $10\sim100\mu g/mL$ 的浓度即可有效杀灭金黄色葡萄球菌、铜绿假单胞菌和大肠杆菌等，对真菌、病毒（包括 HIV）也有较强杀灭作用，但在无营养成分的缓冲液中则几乎没有杀菌活性。$50\mu g/mL$ HNP 与隐球菌相互作用 4h 可杀灭 99% 的隐球菌。动物实验（小鼠）证明 HNP1 对结核病有潜在治疗作用。并且 HNP 对肾细胞癌、胃癌、HIV 的扩增有抑制作用。

HBD2 对革兰阴性菌有较强杀灭或抑制作用，如对大肠杆菌和铜绿假单胞菌的 LD_{90}（90% 抑菌浓度）为 $10\mu g/mL$、对热带假丝酵母的 LD_{90} 为 $25\mu g/mL$，但对革兰阳性菌作用较弱，如对金黄色葡萄球菌的 LD_{90} 为 $100\mu g/mL$。合成的 HBD2 对于细菌也有很高杀菌活性，HBD2 和 HBD3 也可抑制 HIV-1 复制。

HBD3 对革兰阳性菌和革兰阴性菌都具有较强抑制和杀灭作用，$2.5\mu g/mL$ 的浓度即可 100% 杀灭大肠杆菌，对金黄色葡萄球菌的 LD_{90} 为 $2.5\sim4\mu g/mL$，对热带假丝酵母的 LD_{90} 为 $10\mu g/mL$。盐浓度对抗菌活性有影响，抑菌活性随盐浓度增加而降低。并且 HBD3 与其他抗生素（如 Amoxicillin、Metronidazole）、口腔消毒剂（Chlorhexidine）、溶菌酶混合使用，可提高防御素的杀菌效果。Sahly 曾对 28 种 55 株革兰阳性菌和革兰阴性菌进行抑菌实验，结果表明除了 *Burkholderia cepacia* 对 HBD3 不敏感（其最小杀菌浓度大于 $100\mu g/mL$），其他革兰阳性菌和革兰阴性菌对 HBD3 高度敏感或中度敏感（其最小杀菌浓度小于

$50\mu g/mL$，大部分都小于 $6.25\mu g/mL$）。Joly 对 HBD2 和 HBD3 的抑菌活性做了比较，结果表明 HBD3 比 HBD2 有更强的抑菌效果、抗菌谱也更宽，并且 HBD2 和 HBD3 可能具有相同的抑菌机理，但抑菌途径可能不同。

HBD4 对大肠杆菌、酿酒酵母、金黄色葡萄球菌、*S. pneumoniae*、*Burkholderia cepacia* 的最低抑菌浓度高于 $100\mu g/mL$。对 *S. carnosus* 和铜绿假单胞菌有较高的抑菌活性，抑菌浓度分别为 $4.5\mu g/mL$ 和 $4.1\mu g/mL$。但在 NaCl 存在时其抑菌活性大大地降低，如当 NaCl 浓度由 0 上升到 25mmol/L 时，HBD4 对 *S. carnosus* 的抑菌活性降低为原来的 1/4，当升至 50mmol/L 时，抑菌活性降低为原来的 1/8，当达到生理浓度时，抑菌活性降低为原来的 1/16 [即 MIC（最低抑菌浓度）$>72\mu g/mL$]。

总之，体外实验表明，人防御素对多种微生物均有较强杀灭作用，并且其细胞毒性较小，如 HBD3 达到 $500\mu g/mL$ 仍无溶血作用，在体内防御素的浓度单位体积（mL）内可达几毫克，而在体外单位体积（mL）几微克就可杀灭病原微生物，故有很强的应用价值。人防御素不仅作为抵御微生物入侵的首道屏障发挥重要作用，而且也对特异性免疫反应起重要调节作用。如 HNP1、HNP2 和 HNP3 有多种免疫活性，可以诱导肥大（mast）细胞释放组胺，并且是单核细胞（monocytes）、树突状细胞（dendritic cell）、多形核中性粒细胞和 T 淋巴细胞的化学诱导剂，并且可以增加 TNF 和 IL-1 合成。HBD1 可以促进角质化细胞分化。HBD2 可以通过 CCR6 受体刺激不成熟的树突状细胞（dendritic cell），最终导致 IL-8 成熟、激活和调控，并且也是不成熟树突状细胞和记忆 T 淋巴细胞的化学诱导剂。

6.2 补体系统

1894 年 Bordet 发现，新鲜抗血清在生理温度下与细菌混合后细菌发生裂解，但这种新鲜抗血清经 56℃处理 30min 后即失去了裂解细菌的能力，而抗体仍保持凝集细菌的活性，此时若加入其他动物正常血清则细菌又被裂解。这种存在于新鲜血清中的不耐热的非特异性地协助抗体的成分被 Ehrlich 命名为补体。Bordet 因在补体研究中的突出贡献而于 1920 年获得诺贝尔奖。

至今已了解到补体系统是由 20 多种成分组成的级联酶系及其辅助因子，概括如表 6-1 所示。

表 6-1 补体系统各成分及其理化性质

补体成分		别名	血清浓度/$\mu g \cdot mL^{-1}$	相对分子质量	电泳位置
经典激活途径成分	C1q		70	400000	$\gamma 2$
	C1r		35	190000	β
	C1s	C1 酯酶	35	85000	$\alpha 2$
	C4	$\beta 1E$	400	205000	$\beta 1$
	C2		25	120000	$\beta 1$
旁路激活途径成分	B因子	C3PA	250	95000	$\beta 1$
	D因子	C3PA 转化酶	2	25000	α
激活途径共同成分	C3		1500	190000	$\beta 1$
	C5		85	19000	$\beta 1$
	C6		75	125000	$\beta 2$
	C7		55	120000	$\beta 2$
	C8		55	150000	γ
	C9		200	75000	α

补 体 成 分		别 名	血清浓度/$\mu g \cdot mL^{-1}$	相对分子质量	电泳位置
血浆可溶性调节蛋白	P 因子	备解素	25	220000	γ
	$C\bar{1}$抑制物		200	105000	$\alpha 2$
	I 因子		35	85000	β
	C4bp		250	550000	β-γ
	H 因子	$\beta 1H$	480	150000	β
	S 蛋白		500	80000	β
	Sp40/40		50		α
膜结合调节蛋白	DAF	促衰变因子			
	MCP(CD 46)	膜辅助因子			
	同种限制因子				
	膜反应性溶解抑制因子				
	MIRL(CD 59)				

存在于血清中的补体成分必须经级联活化反应后方能发挥其免疫效应。补体活化途径有两条。抗原-抗体复合物引发的活化途径称为经典途径，备解素（properdin，P）参与的活化途径称为备解素途径或替代途径。两条活化途径汇合于 C3 活化步骤后进入共同的后续活化步骤。为区分活化前后的补体成分及活化时释放出的不同片段，在补体各成分的数字上加横者表示该成分被激活，如 $C\bar{1}$；裂解产物的小肽段加 a 表示，大肽段加 b 表示，如 C3a、C3b；C1 有 3 个亚成分，分别以 C1q、C1r、C1s 表示；灭活的补体成分则加 i 表示，如 C2ai。

6.2.1 补体经典激活途径

补体经典激活途径从 C1 开始，由 IgM 或 IgG 的抗原-抗体复合物结合 C1 的亚成分 C1q 而触发，参与的成分有 C1、C4、C2、$C\bar{1}$抑制物、C4 结合蛋白、C4b/C3b 灭活因子以及 C5、C6、C7、C8、C9 等。除抗原-抗体复合物外，核酸、黏多糖、肝素、鱼精蛋白以及一些 RNA 肿瘤病毒的胞膜蛋白也可激活 C1q，纤溶酶及组织蛋白酶则可通过激活 C1r 和 C1s 而触发补体经典激活途径。

6.2.1.1 识别阶段（C1 的活化） C1q 有 6 个部位可与抗体结合，当抗体与抗原形成复合物后发生构象改变，暴露出与 C1q 结合的位点而结合 C1q 并进而激活 $C\bar{1}r$ 和 C1s，使 C1 转化为活化的 $C\bar{1}$。C1q 的 6 个抗体结合部位需要有 2 个结合上抗体才能被活化，故对于 IgM 而言，仅需 1 个分子即能使 C1 活化，而对于 IgG 而言，则需 2 个分子才能使 C1 活化。

6.2.1.2 激活阶段（C5 转化酶的形成） 活化的 C1s 依次裂解 C4 和 C2，产生的 C4b 和 C2b 结合为 $\overline{C4b2b}$，此分子被称为 C3 转化酶，它可裂解 C3 并与裂解产生的大片段 C3b 结合成 $\overline{C4b2b3b}$，此分子被称为 C5 转化酶，它可裂解 C5。

6.2.1.3 攻膜阶段（攻膜成分 $\overline{C56789}_n$ 的形成） C5 转化酶裂解 C5 是补体级联酶促反应的最后一步。C5 是由 α、β 两条多肽链经二硫键连接而成的异二聚体。C5 转化酶裂解 $C5\alpha$ 链中 74～75 位精氨酸-亮氨酸之间的肽键，产生的小片段 C5a 被释放到液相中，大片段 C5b 与 C3b 一起结合到靶细胞膜上。C5b 很不稳定，但 C6 加入结合后形成结合在靶细胞膜上非常稳定的 $\overline{C563b}$ 复合物，当 C7 加入时 C3b 脱离而形成 $\overline{C567}$ 复合物，并插入靶细胞膜磷脂双分子层中。C567 复合物虽无穿膜活性，但其排列方式非常有利于 C8 加入形成新复合物

$\overline{C5678}$，此复合物中的 C8 有穿膜能力，可使靶细胞膜出现小孔，靶细胞内的水分和离子开始缓慢流出。C9 是 C8 的促进因子，随着 C9 结合数目增加（最后可达 12～15 个），$C56789_n$ 复合物是最终形成的攻膜复合体（membrane attack complex），使靶细胞膜形成一个外径 100nm、内径 10～12nm 的穿膜通道，靶细胞因胞内成分大量泄漏而死亡解体。C9 在结构上与穿孔素（perforin）有一定类似性，攻膜复合体和前面形成的 $\overline{C5678}$ 的穿膜机制很可能与前述的抗菌肽桶式穿膜机制（barrel stave mechanism）类似。

6.2.2 补体替代激活途径

不经过对 C1、C4、C2 的激活而直接激活 C3，并通过 B 因子、D 因子和备解素（P）的作用形成 C3 转化酶——$\overline{C3bBb}$ 和 $\overline{C3(H_2O)Bb}$（其作用类似于经典激活途径的 C3 转化酶 $\overline{C4b2b}$）的补体激活途径称为补体替代激活途径。该途径的特点如下。

细菌、细菌内毒素、真菌、酵母多糖、葡聚糖、肽聚糖、磷壁酸、哺乳动物细胞以及凝聚的 IgA 和 IgG4 等可在 Mg^{2+} 存在时与 C3 结合，使 C3 降解为 C3b，即不需要抗原-抗体复合物激活。C3b 可与 B 因子结合形成 C3bB，再在 D 因子作用下裂解释放 Ba 而形成 $\overline{C3bBb}$，此即为 C3 转化酶，它可继续加速 C3 裂解成 C3b 而形成一个正反馈回路，大量生成的 C3b 再与 C3 转化酶结合而生成 C5 转化酶（$\overline{C3b_nBb}$），其作用与经典途径的 C5 转化酶 $\overline{C4b2b3b}$ 一样。补体替代激活途径此后的步骤与经典途径一样，最终生成攻膜复合体 $\overline{C56789_n}$。

补体的经典和替代激活途径总结如图 6-2 所示。

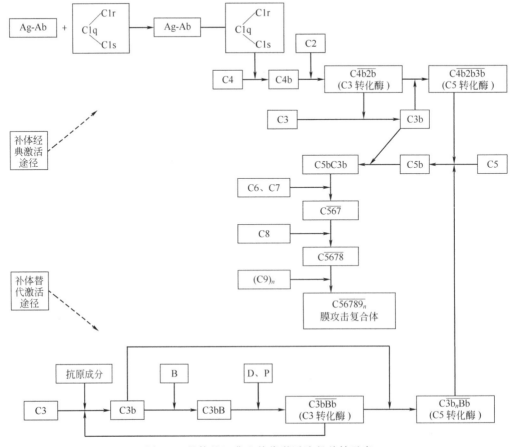

图 6-2　补体的经典和替代激活途径总结示意

6.3 补体系统级联反应的调节

补体系统的激活有序而严密，激活过程中的级联酶促放大和 C3b 的正反馈调节使活化过程犹如雪崩，使活化补体分子如爆炸般产生，保证了快速有效杀灭入侵病原微生物。但若补体过度激活则不仅会消耗大量补体成分，使机体抗感染能力下降，而且在激活过程中产生的大量生物活性物质会导致机体发生过度炎症反应，引起自身细胞和组织损伤。正常情况下补体过度激活不会发生，这主要是由于以下几点原因。

① 补体系统不会被轻易激活。经典激活途径完全有赖抗原-抗体复合物的生成尤其是在膜表面生成，替代途径中的 C3 转化酶只有在膜上才稳定。

② 激活以级联反应方式进行，而级联反应一环扣一环，制约因素很多，对任何一环的调控都可能终止级联反应进行，从而提供了多位点的控制效应。

③ 补体系统激活过程中生成的产物极不稳定，如 C4b 只有结合在膜上才稳定，大量未能结合在膜上的 C4b 因此失活。C2 只有结合 C4b 才会被 C1s 裂解，裂解产生的 C2b 只有结合在 C4b 上才具有 C3 转化酶活性。C4b2b 和 C3bBb 自身极易衰变的特点限制了 C3 裂解和 C5 转化酶形成，也影响了级联反应的继发效应。

④ 体内还存在多种可溶性的和膜结合的补体调节因子，在它们的控制下，补体系统的激活或抑制处于精细平衡状态。

目前已知对补体系统激活或抑制的调节蛋白有十多种，其作用主要是限制补体在液相中自发激活和保护机体细胞免遭补体破坏。

6.3.1 经典途径的调节

6.3.1.1 C1抑制物 C1抑制物（C1 inhibitor，C1 INH）相对分子质量为 104000，为高度糖基化的血清糖蛋白，属于丝氨酸蛋白酶抑制剂超基因家族。C1 INH 的抑制作用是先递呈一段模拟底物给 C1r 或 C1s，在 C1r 或 C1s 作用下 C1 INH 被水解下一个小片段，暴露出其活性部位并和 C1r 或 C1s 形成共价酯键。C1 INH 还可以抑制 C1 自发激活，这通常在缺乏抗体情况下发生，但激活程度极低。C1 INH 在血清中的浓度比 C1 高数倍，C1 常和 C1 INH 结合在一起而不能自发激活，当 C1 和抗原-抗体复合物结合后就将 C1 INH 释放出来。C1 INH 是目前所知惟一的 C1r 或 C1s 抑制剂。

6.3.1.2 C4 结合蛋白 C4 结合蛋白（C4 binding protein，C4bp）可结合 C4b 以抑制 C2b 与 C4b 结合，阻止 C4b2b 形成，并使已形成的 C4b2b 迅速降解。此外它们还是 I 因子配基，促进 I 因子对 C4b 水解。

6.3.1.3 I 因子 I 因子是由二硫键连接的异二聚体，存在于血清中，相对分子质量约 90000。它具有丝氨酸酯酶活性，裂解 C4b 产生 C4c 和 C4d，C4c 释放于液相中，C4d 虽仍结合于膜上，但 C4d2b 无 C3 转化酶活性，它在 MCP 或 CR1 辅助下可裂解 C3b，产生无活性的 C3bi，从而阻断了 C5 转化酶（C4b2b3b）生成。

6.3.1.4 膜辅助蛋白 膜辅助蛋白（membrane cofactor protein，MCP）的相对分子质量在 45000～70000 之间，存在于白细胞、上皮细胞和成纤维细胞膜上的整合蛋白上，是 I 因子配基，辅助裂解 C4b 和 C3b，但不能使 C4b2b 解离。

6.3.1.5 衰变加速因子 衰变加速因子（decay accelerating factor，DAF）是通过磷脂酰肌醇连接的跨膜糖蛋白，相对分子质量约为 70000，存在于外周血细胞、内皮细胞和各种黏膜上皮细胞上。它的抑制作用表现在能与 C2 竞争结合 C4b，这就阻止了 C4b2b 形成，已生成的 C4b2b 也被它加速降解。它不同于 C4bp，不是以 I 因子配基形式发挥作用。

B 因子是 C2 类似物，它和 C3b 的结合与 C2 和 C4b 的结合很类似。DAF 与 C2 竞争 C4b，也与 B 因子竞争与 C3b 的结合，并可使 $\overline{C3bBb}$ 中的 Bb 解离出来，导致 $\overline{C3bBb}$ 失活。DAF 与 C3b 的结合可阻断 C3b 与 B 因子结合。

6.3.2 旁路途径的调节

旁路激活途径调节主要表现在抑制 C3 转化酶（$\overline{C3bBb}$）和 C5 转化酶（$\overline{C3bBb3b}$）生成。

H 因子是 C3b 灭活因子的促进因子（C3b inactivator accelerator），相对分子质量约 150000，其抑制作用是与 B 因子和 Bb 竞争结合 C3b，阻断旁路途径 C3 转化酶生成。另外，CR1 与 DAF 也竞争结合 C3b 产生 C3bi，从而不仅阻断经典途径，也阻断旁路途径的 C5 转化酶（$\overline{C3bBb3b}$）形成。

补体激活还有正向调节，如经典途径产生的 C3b 可激活旁路途径，生成 $\overline{C3bBb}$ 和 $\overline{C3bBb3b}$。备解素与 $\overline{C3bBb}$ 的结合可延缓其衰变。

6.3.3 自身细胞的保护作用

① 阻断补体的进一步激活。机体大多数正常细胞都高水平表达 MCP 或 CR1 于膜上，促进 I 因子补体的灭活。膜上的 DAF 竞争结合 C4b 和 C3b，阻断补体级联反应进一步激活。这些都有效保护自身细胞免受补体介导损伤。

② 抑制膜攻击复合体（MAC）的形成。有两种膜结合蛋白可抑制 MAC 形成，它们是同源限制因子（homologous restriction factor，HRF）和 CD59。这两种蛋白既可以磷脂酰肌醇偶联形式也可以跨膜形式表达在不同类型细胞表面。HRF 又称 C8 结合蛋白（C8 binding protein，C8bp），已在红细胞、淋巴细胞、单核细胞、血小板、中性粒细胞等的细胞膜上发现，相对分子质量约 65000，它可阻碍 C9 与 C8 结合。CD59 也称为膜上裂解活性抑制因子（membrance inhibitor of reactive lysis，MIRL），是一个相对分子质量约 20000 的糖蛋白，通过阻遏 C7、C8 与 C5b6 结合来终止 MAC 形成。HRF 和 CD59 都表现出同源限制的 MAC 的形成。当补体系统被免疫复合物或细菌激活后，它们是保护感染部位邻近正常细胞不受裂解的重要因子。

③ S 蛋白（vitronictin）相对分子质量约 83000，它与 C567 复合体结合，阻止其插入脂膜。通过这种作用 S 蛋白能够减少因活化细胞所释放的可溶性 C567 复合体的非特异性插入所引发的邻近细胞裂解。

④ MAC 裂解细胞的能力为一个周边蛋白 Sp40/40 所调节。Sp40/40 是一个从 C56789 复合体中分离出来的异源二聚体，是 MAC 的一个正常组成部分，其主要作用是控制 MAC 裂解细胞的能力，其作用机理尚不清楚。

6.4 补体的生物学效应

6.4.1 补体在非特异性免疫中的作用

早年研究主要集中在补体系统的溶细胞作用，近年来已经认识到补体系统在产生炎症反应中的重要性，特别在排除入侵寄生虫上起着重要协同作用。

补体系统生物学效应都是通过补体裂解组分和细胞上的相应受体间相互作用而引起炎症与免疫应答来实现。

C3a、C4a 与 C5a 的作用大致相似，尤以 C5a 较为突出。它可能是最重要的中性粒细胞趋化因子，并且具有很强的过敏毒素活性。即在很低浓度下亦能激发肥大细胞释放组胺而引起平滑肌收缩及增高血管通透性。血清羧肽酶（carboxy peptidase）是一个针对性的调控蛋白，其作用是将 C3a 和 C5a 分子上的 C 端精氨酸残基去掉，使 C5a 失去使靶细胞分泌组胺能力，仍可保留受体结合能力，而且是补体系统活化后产生趋化性的主要因素。C5a 在高浓度时尚能使中性粒细胞和单核细胞释放溶酶体。

人外周血红细胞、粒细胞、单核细胞以及 B 淋巴细胞上的 C3b 受体是一种含有单条多肽链的糖蛋白，相对分子质量约 205000。在肾小球豆状突细胞和 10% 的外周血 T 淋巴细胞上的 C3b 受体与其他细胞上 C3b 受体一样有相似抗原性。红细胞与肾小球豆状突细胞的 C3b 受体数目很少，每个细胞上仅有 300～700 个，而在粒细胞、单核细胞及 B 淋巴细胞上却可多至 10000～30000 个，但血循环中红细胞数目远远超过白细胞，故在全血中 85% 的 C3b 受体都在红细胞上，很有可能红细胞在运送固有 C3b 的免疫复合物和一些颗粒物质至网状内皮系统中起着重要作用。

6.4.2 促进炎症形成的作用

① 增高血管的通透性。C2b、C4a 有 C-激肽样作用，能增加血管通透性，这种作用不为抗组胺药物所抑制。C1 可活化 C4 及 C2 而产生 C-激肽。抗 C2 及抗 C4 血清可抑制 C-激肽产生。

C3a 及 C5a 能使肥大细胞和血循环中嗜碱性粒细胞释放组胺，从而引起血管扩张、毛细血管通透性增高、平滑肌收缩、局部水肿、支气管和肠道平滑肌痉挛等过敏反应症候群，故亦可称为过敏毒素。C5a 的作用远较 C3a 强。C5a 尚能提高吞噬细胞内 cGMP 水平，有利于溶酶体与胞膜融合，促进释放溶酶体中的酶。

② 白细胞趋化作用。凡能活化补体或直接作用于 C3 或 C5 而产生 C3a、C5a 片段者，都可能发生吞噬细胞的趋化性。如抗原-抗体复合物、细菌多糖或 LPS 以及细菌感染过程中所释放的非特异性蛋白酶等，均可直接作用于 C3 或 C5 而产生 C3a 或 C5a，发挥吞噬细胞的趋化作用。

6.4.3 促进黏附吞噬作用

补体的促进吞噬作用主要通过 C3b 和 C4b 实现。许多细胞特别是单核细胞及巨噬细胞表面都有 C3b 及 C4b 片段受体，这样附在固相（免疫复合物或靶细胞等）上的 C3b 及 C4b 都可以作为一个桥架，将固相物质与具有受体的吞噬细胞连接起来，并进行吞噬而清除该物质。因此固定的 C3b 对黏连和吞噬效率有很大影响。在体液中当 C3b 片段形成及附着在固相起即被 C3b 灭活因子不断作用，C3b 的溶血活性及调理吞噬活性不断被破坏。例如兔红细胞在覆盖了 C3b 后其免疫黏连活性的半衰期只有 30min。C3b 最后被裂解为两个片段 C3d 及 C3c，分子量较小、稳定但无活性的 C3d 则留在细胞膜。至于细胞膜上 C3b 受体的活性并不受液相中 C3 分子的竞争和封闭的影响，因此细胞膜上的 C3b 受体在血液中具有完全活性，这对清除被 C3b 覆盖的分子当然有利，但另一方面也意味着很容易被液相中由其他一些因素诱生的游离 C3b 所结合与封闭。因此，任何能使体液中存在相当量游离 C3b 片段的因素都可能使吞噬功能明显下降。

6.4.4 中和病毒作用

补体结合至抗体覆盖的病毒颗粒后，能显著增强抗体对病毒的灭活作用，其机理可能是阻止病毒进入易感细胞，或干扰病毒复制。近年来已发现不依赖特异抗体参与的、由补体介导而引起 RNA 肿瘤病毒溶解（C-dependent virolysis）的现象。所有 C 型 RNA 病毒均能被灵长类动物新鲜血清所溶解。而触发补体传统途径的活化是引起依赖补体的病毒溶解之必需条件。正常人、白血病人以及多种灵长类动物的新鲜血清都能使 C 型 RNA 病毒溶解，使逆转录酶自病毒颗粒中释出。病毒能激活补体，与病毒包膜含 C1 特异受体有关，白血病病毒的包膜 C1 受体对 C1q 有明显亲和力。

6.4.5 在免疫应答形成上的作用

人类淋巴细胞上有 C3b 受体，C3b 与受体结合后能引起 B 淋巴细胞增殖。Dukor 提出 B 淋巴细胞产生免疫应答的双信号理论，认为不论是胸腺依赖抗原或者是非胸腺依赖抗原激发 B 淋巴细胞形成抗体时，均需有两种信号存在，一种来自抗原刺激，另一种则是 C3 与 C3 受体相互作用所产生的非特异性信号。抗原与 B 淋巴细胞表面的特异性免疫球蛋白作用后即可激活补体系统，被激活的 C3b 结合到 B 淋巴细胞膜上 C3b 受体，从而产生非特异性信号，促使 B 淋巴细胞活化。巨噬细胞与 B 淋巴细胞表面免疫球蛋白受体作用时，也能非特异激活补体 C3，产生 C3b 非特异性信号，促使 B 淋巴细胞分化、增殖，产生抗体。

6.5 补体基因

补体成分可归为几个超基因家族。与 C3b 和 C4b 结合的蛋白质如 C4bp、H 因子、CR1、CR2、DAF、MCP、C2、B 因子等可归为一组，它们都有短重复保守序列（short consensus repeat，SCR），存在于与 C3b 或 C4b 结合的结构域中。

I 因子、B 因子、C1r、C1s 和 C2 是补体系统的 5 个丝氨酸酯酶，它们不仅互相之间具有较高的同源性，而且与非补体系统的丝氨酸酯酶如胰蛋白酶和胰凝乳蛋白酶也有共同同源序列。

C3 和 C4 与 α2 巨球蛋白属于同一基因家族，它们的特点是均存在内部二硫键。CR3 和 CR4 与整合素分子属于同一基因家族。C9 与细胞毒性 T 淋巴细胞（CTL）及 NK 细胞中发现的成孔蛋白（poreforming protein）同源。

目前发现，至少有 3 组补体蛋白其成员在染色体上紧密连锁，每一组都由一个祖先基因经扩增突变而形成。

① 编码 CR1、CR2、C4bp 和 DAF 的基因紧密连锁在人类 1 号染色体长臂上，这一基因簇被命名为补体激活调节基因簇（regulation cluster of complement activation，RCA）。

② 编码 MAC 组成成分的 C6、C7、C8、C9 的基因也紧密连锁在人类 1 号染色体上。

③ 编码 C2、B 因子和 C4 的紧密连锁基因在人类 6 号染色体上，在 MHC Ⅱ 类分子（HLA-DR）和 MHC Ⅰ 类分子（HLA-B）之间，故又称为 MHC Ⅲ 类分子，它与 MHC Ⅰ 类分子和 MHC Ⅱ 类分子一样也有多态性。

目前补体基因表达的调控机理尚不清楚，但可以肯定补体合成受细胞因子调控，例如 IL-1、IL-6、TNF 等都能诱导补体合成。在各补体成分中，C1 和 C8 是寡聚蛋白，每个亚基都是独立合成后再组装成成熟蛋白。

思　考　题

1. 什么是天然免疫分子？迄今为止，该系统主要包含哪些组分？其主要功能有哪些？

2. 补体的活化有哪些途径？分析经典补体途径在宿主防御中的作用。

3. 以图解和文字表达相结合，分析替代途径有什么生物学作用。

4. 分析人防御素的特点和生物学活性。

5. 思考和回答下列名词和术语：

补体活化途径，攻膜复合物，调理作用，趋化作用，抗菌肽

第 7 章 细 胞 因 子

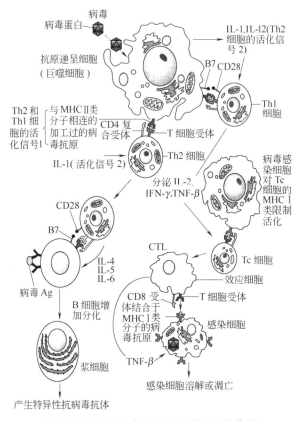

Th 在细胞介导免疫过程中细胞因子的作用

7.1 细胞因子概述

7.1.1 细胞因子概述

Stanley Cohen 于 1974 年首次提出了"细胞因子"的概念。此概念是指一种由细胞分泌并作用于细胞，且产生多种生物学效应的因子，这些效应包括诱导细胞生长、分化、溶破、凋亡以及趋化等。这个概念实际上是比较广泛的。

细胞因子（cytokine，CK）是由多种免疫细胞（如单核-巨噬细胞、T 淋巴细胞、B 淋巴细胞、NK 细胞等）和某些非免疫细胞（如血管内皮细胞、表皮细胞、成纤维细胞等）分泌的多肽、小分子蛋白质或糖蛋白，分子质量 8～80kDa，多数分子质量在 15～30kDa 之间。细胞因子主要通过自分泌和旁分泌的方式作用于自身或邻近的细胞，也有些细胞因子通过血液循环作用于远距离细胞。细胞因子通过与细胞表面特异性受体结合进而引起一系列细胞内信号转导，最终发挥其生物学活性——介导和调节免疫功能、调节细胞生长分化、参与炎症发生和创伤愈合等。

人类和小鼠的细胞因子的研究和认识相对比较全面和系统，目前已发现的人类细胞因子已达 200 余种，各种细胞因子的来源、分子结构、基因序列、相应受体、信号转导、生物功能以及与临床的相互关系等方面都得到了广泛、深入的研究。目前几乎所有细胞因子基因在染色体的位置已被定位，人们还克隆了已发现的细胞因子的 cDNA，并且随着人类基因组计划的完成，有望发现新的细胞因子家族及其成员。

由于生物化学提取技术的进步和重组细胞因子的问世，已经开始应用细胞因子调节免疫应答以及治疗某些疾病，细胞因子在抗感染免疫、抗排异反应、自身免疫病治疗、恢复造血功能、皮肤再生、创伤治疗以及疾病诊断等方面的基础和临床应用中可发挥独特的作用，这使其成为生物应答调节剂（biological response modifier，BRM）中的一类重要的治疗制剂。

在动物细胞因子领域，与人和小鼠的相比，特别是在研究和应用的系统性方面还有相当大的距离和空白。因此目前尚无畜禽及其他动物细胞因子系统详尽的资料。但对畜禽的个别细胞因子的研究较为深入，有的细胞因子在兽医免疫学基础研究和临床中得到了开发和应用（如干扰素）。人和高等动物（尤其人和哺乳类）的细胞因子具有较高的同源性和功能相似性，因此畜禽细胞因子的鉴定和命名是借鉴人和小鼠的分类系统来确定的。但人和动物细胞因子的种属特异性是存在的。细胞因子的种属特异性以及这些细胞因子和它们的受体是如何共同进化的，目前没有发现普遍的原则。例如人 IL-2 可以刺激人和鼠的细胞，而鼠 IL-2 对于人体细胞几乎没有作用。相反，人 IL-12 对小鼠的细胞没有影响，但鼠 IL-12 却对人和鼠细胞均具有生物学活性。IL-4 在人和鼠之间具有严格的种属特异性，人 IL-4 只能对人体细胞发挥效应，而鼠的也只能对鼠的相应细胞发挥作用。

细胞因子广泛存在于血清、淋巴液、组织液、黏膜分泌物等体液中，但细胞因子多是微量存在，且只有在机体生理需要或病理需要时才快速产生，发挥效应又被快速消除。因此从上述常规体液材料和利用常规制备、纯化技术都难以获得足够的剂量和纯度，因此缺乏开发利用的价值。目前研究和临床领域应用的细胞因子制剂多是利用细胞工程技术和基因工程技术在体外生产的。

在人和哺乳动物初乳中发现含有较高浓度和活性的细胞因子，它们对婴儿和动物幼仔新生儿时期的快速发育以及被动免疫保护和免疫系统的成熟有重要意义，而且可以被分离提纯和开发利用（详见第 12 章）。

7.1.2 细胞因子命名和分类

目前细胞因子命名和分类方法有以下几种。

7.1.2.1 根据产生细胞因子的细胞种类不同分类

（1）淋巴因子（lymphokine） 细胞因子中研究最早的是致敏淋巴细胞分泌的介质，因此过去称之为淋巴因子，于 20 世纪 60 年代开始命名。主要由淋巴细胞产生，包括 T 淋巴细胞、B 淋巴细胞和 NK 细胞等。重要的淋巴因子有 IL-2、IL-3、IL-4、IL-5、IL-6、IL-9、IL-10、IL-12、IL-13、IL-14、IL-16、IL-17、IFN-γ、TNF-β、GM-CSF 和神经白细胞素等。

（2）单核因子（monokine） 主要由单核细胞或巨噬细胞产生，如 IL-1、IL-6、IL-8、IL-10、TNF-α、G-CSF 和 M-CSF 等。

（3）其他细胞因子 主要由骨髓和胸腺中的基质细胞、血管内皮细胞、成纤维细胞、上皮细胞等非白细胞产生，如 EPO、IL-7、IL-8、IL-11、SCF 和 IFN-β 等。

7.1.2.2 根据细胞因子的主要功能不同分类

（1）白细胞介素（interleukin，IL） 在 1979 年第二届国际淋巴因子专题讨论会上，将单核-巨噬细胞、T 淋巴细胞等白细胞所分泌的某些非特异性发挥免疫调节和在炎症反应中起作用的因子称为白细胞介素（interleukin，IL）。目前已知许多非白细胞也产生 IL，但仍沿用此名。IL 在细胞间转导生物效应信息、调节免疫，在造血以及炎症过程中也起重要调节作用，凡命名的白细胞介素的 cDNA 基因克隆和表达均已成功，目前已命名的 IL 有 30 种（IL-1～IL-30）。

(2) 干扰素（interferon，IFN）　1957 年发现的细胞因子是由于最初发现某一种病毒感染的细胞能产生一种物质可干扰另一种病毒的感染和复制，因此而得名。根据干扰素产生的来源和结构不同，可分为 I 型和 II 型干扰素。I 型 IFN 包括 IFN-α（主要由单核-巨噬细胞产生，此外 B 淋巴细胞和成纤维细胞也能合成）、IFN-β（主要由成纤维细胞产生）以及 IFN-κ（表皮角质细胞表达）、IFN-ω 和 IFN-τ（这二者由子宫基蜕膜表达）。II 型 IFN 即 IFN-γ，由活化的 T 淋巴细胞（包括 Th0 细胞、Th1 细胞和几乎所有 CD8$^+$ T 淋巴细胞）和 NK 细胞产生。各种不同的 IFN 生物学活性基本相同，有抑制病毒复制、抗寄生虫、抑制多种细胞增殖、抗肿瘤以及参与免疫调节等作用。

(3) 集落刺激因子（colony stimulating factor，CSF）　这是一组在体内外都能选择性刺激造血干细胞增殖、分化并形成某一谱系细胞集落的细胞因子。根据 CSF 刺激、分化不同阶段的造血细胞在半固体培养基中形成不同的细胞集落，可将它们划分为粒细胞集落刺激因子（G-CSF）、巨噬细胞集落刺激因子（M-CSF）、粒细胞-巨噬细胞集落刺激因子（GM-CSF）、多重集落刺激因子（Multi-CSF，即 IL-3）、干细胞因子（stem cell factor，SCF）、红细胞生成素（erythropoietin，EPO）等。不同 CSF 不仅可刺激不同发育阶段的造血干细胞和祖细胞增殖和分化，还可促进成熟细胞的功能。

(4) 肿瘤坏死因子（tumor necrosis factor，TNF）　因最初发现这种物质能造成肿瘤组织坏死而得名，在体内外都能使肿瘤组织坏死。其家族成员约有 30 个，主要成员有 TNF-α 和 TNF-β。TNF-α 主要由单核-巨噬细胞产生，大剂量 TNF-α 可引起恶液质，因而 TNF-α 又称恶液质素（cachectin）。TNF-β 由 B 淋巴细胞、NK 细胞等产生，又名淋巴毒素（lymphotoxin，LT）。两类 TNF 基本的生物学活性相似，具有广泛的生物学活性，除具有杀伤肿瘤细胞的作用外，还有免疫调节、参与发热和炎症发生、参与内毒素休克的作用。

(5) 生长因子（growth factor，GF）　这是一大类介导不同类型细胞生长和分化的细胞因子，由多种细胞产生，根据其功能和所作用的靶细胞不同区分为：①转化生长因子 β（transforming growth factor，TGF-β），主要包括 TGF-β1、TGF-β2、TGF-β3、TGF-β1β2 以及骨形成蛋白（BMP）等；②神经生长因子（nerve growth factor，NGF）；③表皮生长因子（epithelial growth factor，EGF）；④成纤维细胞生长因子（fibroblast growth factor，FGF）；⑤血管内皮细胞生长因子（vascular endothelial cell growth factor，VEGF）；⑥胰岛素样生长因子（IGF）；⑦肝细胞生长因子（HGF）；⑧其他生长因子。目前人们认识的 GF 还有血小板衍生的内皮细胞生长因子（PDECGF）、肝素结合生长因子（HBGF）和神经鞘瘤生长因子（schwannoma-derived growth factor）等。

另外，应当强调的是，多种未以生长因子命名的细胞因子也具有刺激细胞生长的作用，在此意义上它们也是生长因子，如 IL-2、IL-4、IL-7、IL-9、IL-15 等共同组成 T 淋巴细胞生长因子，TNF 是成纤维细胞的生长因子。有些生长因子在一定的条件下也可抑制免疫应答细胞的活性，如 TGF-β 可抑制细胞毒性 T 淋巴细胞的成熟及巨噬细胞的激活。

(6) 趋化因子（chemokine）　这是一类对不同靶细胞（白细胞）具有趋化效应的细胞因子家族，能吸引相关免疫细胞到免疫应答发生的部位，已发现 50 余个成员。其分子中都含有保守的 4 个半胱氨酸（cystine，C）残基，形成分子内两个二硫键。依据其分子多肽链 N 端第一、二个半胱氨酸的残基的排列或间隔顺序，可划分为 4 个亚族：①CXC（CXCL1～CXCL16）亚族，也称 α 亚族，主要趋化中性粒细胞，主要代表是 IL-8（CXCL8），其他如

GRO/MGSA（CXCL1～3）、血小板因子-4（PF-4，即 CXCL4）、炎症蛋白 10（IP-10，即 CXCL10）、ENA-78（CXCL5）；②CC（CCL1～CCL28）亚族，也称 β 亚族，主要趋化单核细胞，这个亚族的代表性成员有单核细胞趋化蛋白-1（MCP-1/MCAF，即 CCL2）、MCP-2（CCL8）、MCP-3（CCL7），其他如 I-309（CCL1）、巨噬细胞炎症蛋白-1α（MIP-1α，即 CCL3）、MIP-1β（CCL4）、RANTES（CCL5）等；③CXXXC（或 C3XC）亚族，即两个半胱氨酸残基被三个氨基酸残基隔开，目前只有一个成员 C3XCL1，在人类为 Fractalkine，鼠类的称为 Neurotactin/ABCD-3；④XC 亚族，氨基端只有一个半胱氨酸残基，这个亚族目前只有两个成员，Lymphotactin/SCM-1α/ATAC（XCL1）和 SCM-1β（XCL2）。

CXC、CC、XC 型趋化因子为分泌型因子，CXXXC 为膜型因子。

（7）其他细胞因子　目前在相关著述中被提出的或作为细胞因子来描述的还有白血病抑制因子（LIF）、抑瘤素 M（OSM）、转化生长因子-α（TGF-α）、生长激素、催乳素、血栓生成素、leptin（肥胖因子/瘦素）、心营养素-1 等。

7.1.2.3　根据细胞因子分子和受体的三维结构分类　根据细胞因子分子和受体的共性，可以将细胞因子划分为 I 型细胞因子、II 型细胞因子、III 型细胞因子、IV 型细胞因子（IgSF）和趋化性因子受体家族等 5 个受体家族。

7.2　细胞因子的特性

细胞因子种类很多，生物学活性广泛，但许多因子在合成、分泌、理化特性、受体、生物学活性以及参与免疫和炎症反应的特性上有许多共性。

7.2.1　理化特性

细胞因子是一群分子质量为 8～80kDa 的活性多肽、蛋白质或糖蛋白。多数细胞因子为低分子质量（15～30kDa 之间），白细胞介素-8 的分子质量仅 8kDa。成熟分泌型细胞因子多由 100 个左右的氨基酸组成，一般在 200 个以内；多数细胞因子以单体形式存在，有些细胞因子如 IL-5、IL-10、IL-12、IL-15、M-CSF、TGF-β 等以二聚体形式存在，TNF 可形成三聚体形式。大多数编码细胞因子的基因为单拷贝基因（IFN-α 除外），并由 4～5 个外显子和 3～4 个内含子组成。

一些不同的细胞因子存在有限的保守氨基酸序列，或者说某些细胞因子分子中存在有限的氨基酸序列相似性、分子部分空间结构存在共同性，如 I 型细胞因子（受体）家族都具有相似的 4 个 α 螺旋。相应地这些细胞因子的受体也具有特征性结构、相似的信号转导机制，即一类细胞因子和一类受体结合（参阅细胞因子受体），因而也可以归为同一类结构或受体家族。

绝大多数细胞因子是糖蛋白，但糖基多与细胞因子的生物活性无关，可能起延长细胞因子体内半衰期的作用。

一般细胞因子属于分泌蛋白，但某些还存在跨膜型（存在于细胞膜上）。跨膜型通常是分泌型的前体，经相应水解酶的作用或 mRNA 不同剪接就成为分泌型细胞因子。TNF-α、M-CSF、SCF 及某些生长因子如 EGF、肝素结合生长因子（HBGF）等均属此类细胞因子。跨膜型细胞因子主要在局部通过细胞间直接接触而发挥作用，介导细胞间的黏附、邻近细胞的刺激、细胞毒作用、杀瘤作用等。

7.2.2　分泌特性

7.2.2.1　细胞因子的多源性　一方面，一种细胞因子可来源于多种细胞，如 IL-1，单核-巨噬细胞、内皮细胞、淋巴细胞、成纤维细胞等均可合成分泌。另一方面，一种细胞也可产生多种细胞因子，如单核-巨噬细胞可分泌 IL-1、IL-6、TNF-α 和 IL-18 等。

7.2.2.2 分泌的短暂性和自限性 细胞因子的分泌是短暂的，有自限性。一般情况下，细胞因子以没有前体状态储存。当产生细胞因子的细胞受刺激后，激活细胞因子的基因，从而启动该细胞因子的合成，并迅速分泌到细胞外后发挥相应的作用。由于细胞因子转录的激活过程是十分短暂的，编码细胞因子的 mRNA 也不稳定，即刻降解。因此，细胞因子的合成也是十分短暂的，并表现为自限性。

7.2.2.3 自分泌和旁分泌的效应方式 通常以旁分泌（paracrine）或自分泌（autocrine）形式作用于附近细胞或细胞因子产生的细胞本身。在生理状态下，绝大多数细胞因子只在产生的局部起作用。如某种细胞因子只作用于分泌细胞本身，称为自分泌效应；若某种细胞因子作用于相邻的细胞，称为旁分泌效应。一些细胞因子类似激素，也可通过循环系统作用于远距离的细胞，介导全身反应，称为内分泌效应（endocrine），如 IL-1、IL-6、TNF-α。

此外，某些细胞因子还可以通过细胞内分泌（intracrine）直接与细胞内受体结合，或以内化的细胞因子与受体复合物形式在细胞内发挥效应。

膜型细胞因子具有不同的作用方式：细胞分泌膜型细胞因子作用于高度近邻细胞的膜型受体，在有限的空间发挥作用，被称为近邻分泌（juxtacrine）；mIL-α、mbFGF、mTNF-α 等膜型细胞因子的信号肽含有核转移序列，可能可转移至细胞核内发挥效应。

7.2.3 生物学作用特点

7.2.3.1 通过与受体结合发挥作用 细胞因子通过结合靶细胞上的特异性受体发挥作用。细胞因子受体与相应的细胞因子具有较高的亲和力，其解离常数为：$10^{-12} \sim 10^{-10}$ mol/L，为抗原-抗体亲和力的 100~1000 倍。

7.2.3.2 高效能作用 细胞因子在极低的浓度下，一般在 pmol/L，即 10^{-12} mol/L 就会产生显著的生物学作用，即具有高效性。若靶细胞本身细胞因子受体的表达水平改变或受体被某些分子封闭，均会影响细胞因子发挥作用。

7.2.3.3 生物学效应的复杂性 细胞因子生物效应的复杂性可表现为如下几方面。

（1）多效性（pleiotropy） 一种细胞因子可以对不同的靶细胞发挥作用。如 IL-4 不仅可以促进 B 淋巴细胞的增殖和分化，也能促进胸腺细胞、肥大细胞的增殖；IFN-γ 上调有核细胞表达 MHC 分子，并能活化巨噬细胞，也抑制 Th2 细胞。

（2）重叠性（redundancy） 指两种以上的细胞因子作用于同一个或同一类靶细胞产生相同的或类似的生物学效应。如 IL-2、IL-4、IL-5、IL-6 等均可促进 B 淋巴细胞的增殖和分化。

（3）协同性（synergy） 指两种细胞因子同时作用于一个靶细胞的效应大于它们单独作用的效应之和，即一种细胞因子可以强化另一种细胞因子的功能。例如，低浓度的 IFN-γ 和 TNF 都不能激活巨噬细胞，但联合使用则有显著激活作用；IL-4 和 IL-5 在激活 B 淋巴细胞分化为浆细胞的效应上有显著协同作用。

（4）拮抗性（antagonism） 指一种细胞因子可抑制另外一种细胞因子的某种生物学效应。例如 IFN-γ 可拮抗 IL-4 对 B 淋巴细胞激活和分化为浆细胞；相反 IFN-γ 可活化巨噬细胞，而 IL-4 则抑制巨噬细胞的功能。

（5）双向性 适量的细胞因子具有生理调节作用，过量的细胞因子则扰乱甚至损伤机体。

7.2.4 细胞因子的网络性

细胞因子的分泌和发挥效应不是孤立的，存在十分复杂的、多重的网络属性，细胞因子的多源性、多效性、协同性、拮抗性、受体关联性等特征是构成其网络性的基础。

7.2.4.1 细胞因子之间的网络性 一种细胞因子诱导或抑制另一种细胞因子的产生，从而形成细胞因子之间正性或负性调节网络。如 IL-1 和 TGF-β 分别促进或抑制 T 淋巴细胞 IL-2 的产生；IL-1 能诱生 IL-1、IL-2、IL-4、IL-5、IL-6、IL-8 及 IFN-α 和 IFN-β。IL-4、IL-10、IL-13 可抑制 Th1 型细胞因子的产生，IFN-γ 则抑制 Th2 型细胞因子的产生。

7.2.4.2 细胞因子和细胞因子受体（cytokine receptor，CKR）**相互作用** 细胞因子可以调节细胞因子受体的表达，例如 IL-1、IL-5、IL-6、IL-7、TNF 等均能促进 IL-2 受体的表达；IL-1 能降低 TNF 受体密度；多数细胞因子对自身受体表达呈负调节、对其他细胞因子受体表达呈正调节。相反，受体也可调节细胞因子活性，例如，当细胞因子浓度低时可溶性受体可以保护细胞因子，延长其作用时间，起正调节作用；当细胞因子浓度高时，可溶性细胞因子可缓冲多余的细胞因子，起到负调节的作用。

7.2.4.3 免疫调节网络 在免疫应答过程中，参与免疫应答的细胞通过细胞因子的相互刺激、彼此约束，参与并调节免疫应答，维持免疫系统的稳定平衡。一种靶细胞也可能通过受体接受多种细胞因子的作用，对不同来源的细胞因子信息进行整合后作出反应；同样这个细胞所产生的细胞因子也将影响到其他细胞。例如巨噬细胞可以通过其所合成和分泌的细胞因子对多种细胞进行调节，同时该细胞本身也接受多种来源的细胞因子的影响（图 7-1）。

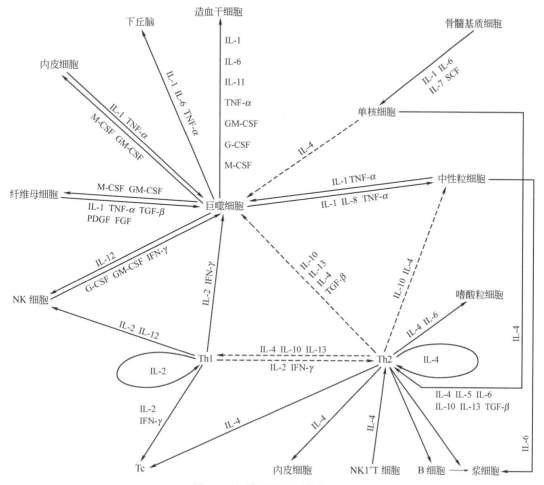

图 7-1 细胞因子的网络性示意

115

7.2.4.4 神经-内分泌-细胞因子调节网络 细胞因子与激素、神经肽、神经递质共同组成细胞间信号分子系统。

7.3 细胞因子受体

细胞因子功能的发挥必须依赖于靶细胞上特异性受体,细胞因子结合其受体并将信号传递到细胞内部,导致细胞内某些基因转录的启动,引起细胞内的一系列复杂变化,使细胞因子的功能得以实现。目前已经发现的细胞因子受体均为跨膜受体,由膜外区、跨膜区和胞浆区三部分组成。大部分细胞因子受体均与细胞膜结合,但也可以游离的形式存在于体液中,称为可溶性细胞因子受体(soluble cytokine receptor,sCKR)。

7.3.1 细胞因子受体家族

根据细胞因子受体 3 个区域结构特征、氨基酸序列及 cDNA 序列的同源性,人们将细胞因子受体分为 Ⅰ、Ⅱ、Ⅲ、Ⅳ(IgSF)和趋化性因子受体家族等 5 个受体超家族 [图 7-2 (a)]。有些免疫学书籍中也将 Ⅰ 型、Ⅱ 型受体超家族归为一个 CKR 最大的家族,称为造血细胞因子受体家族(hematopoietic cytokine receptor family)[图 7-2 (b)]。

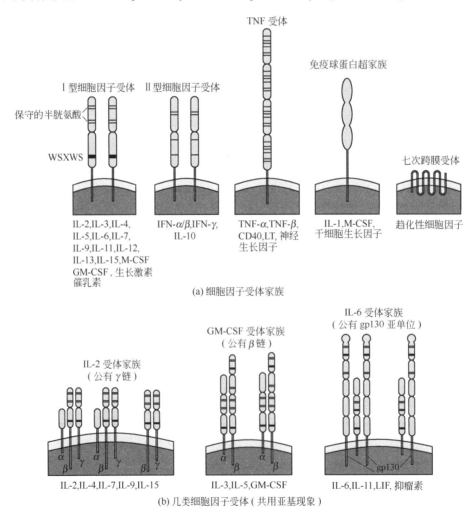

图 7-2　细胞因子受体特征示意

7.3.1.1 Ⅰ型 CKR 超家族 在功能上，本家族均与造血细胞的增殖和分化相关，因此也称红细胞生成素受体家族或造血因子受体家族（hematopoietic cytokine receptor family）。该受体家族包括绝大多数细胞因子的受体（receptor，R），如 IL-2R 的 β 链和 γ 链、IL-3R、IL-4R、IL-5R、IL-6R、IL-7R、IL-9R、IL-11R、IL-12R、EPOR、TPOR（血小板生成素受体）、G-CSFR、GM-CSFR、LIFR、CNTFR、OSMR、gp130、CSFR、KH97 等以及生长激素（GH）受体和催乳素（prolactin）受体。

生长激素受体是第一个结构被阐明的Ⅰ型 CKR。该受体家族的典型结构是胞外结构域含有两个Ⅲ型纤连蛋白（Fn3）结构域。都含有 N 端四个保守半胱氨酸（Cys）和 C 端 Try-Ser-X-Try-Ser 组成的模件，常被描述为有四个保守的 Cys 和近膜区的 WSXWS（W：色氨酸，S：丝氨酸，X：任一种氨基酸）。IL-6R 含有 Ig 样结构域，因此也可归类于免疫球蛋白超家族。

7.3.1.2 Ⅱ型 CKR 家族 该家族主要成员是干扰素受体，因此也称为干扰素（IFN）受体家族。其成员包括Ⅰ型 IFN 受体（IFN-αR、IFN-βR）和Ⅱ型 IFN 受体（IFN-γR），以及 IL-10R、IL-22R、TFR（组织因子受体）。

该受体家族结构与Ⅰ型 CKR 家族相近似，胞膜外区结构特征为 Fn3 样结构域，约有 200 个氨基酸残基组成，N 端只有两个保守的半胱氨酸，近膜端也有两个保守的半胱氨酸。

7.3.1.3 Ⅲ型 CKR 家族 该家族也称肿瘤坏死因子受体家族（tumor necrosis factor receptor family）或神经生长因子受体家族。该家族除包括Ⅰ型和Ⅱ型 TNF 受体外，还包括 Fas、神经生长因子、CD27、CD30、CD40 等膜分子。

结构上，胞外区均带有 3～5 个由 40 个氨基酸残基组成的重复单位，这些重复单位中含有 4～6 个保守半胱氨酸（C）残基，即富 C 序列。

7.3.1.4 Ⅳ型 CKR 超家族 该家族也称免疫球蛋白超家族（Ig superfamily，IgSF），其成员有 IL-1R、IL-6R、某些生长因子（如 PDGF、FGF）和集落刺激因子（如 M-CSF 及 C-kit 配体）受体。该类受体的结构特点是其胞外区含 Ig 样功能区，富含半胱氨酸。IgSF 含有两种不同组成类型：①胞膜外区有一个或多个 IgSF 结构域，胞浆区有与独特的信号转导有关的结构，如 IL-1R 和 IL-6R；②胞膜外区有多个 IgSF 结构域，胞浆区具有酪氨酸激酶结构，如 M-CSFR、CSFR 等。此外，IL-6R 胞外既含 Ig 样功能区，也含 WSXWS 构型；M-CSFR 既属 IgSF（Ⅳ型 CKR），又属Ⅱ型 CKR 家族。

7.3.1.5 趋化性因子受体家族 此类属于 G 蛋白偶联受体超家族，该类受体含有 7 个疏水性跨膜 α 螺旋结构（因此也称 7 次跨膜受体），能与 GTP 结合蛋白偶联，并借此发挥作用。主要包括 IL-8R 及其他趋化因子受体（CCR1～CCR11、CXCR1～CXCR6、XCR1 和 CXXXCR1 等）。

7.3.2 细胞因子受体的组成和共用链

根据 CKR 组成肽链或亚基数目来看，CKR 有仅由一条肽链（一个亚基、一个亚单位）组成的单链模式，如 EPOR、G-CSFR 等；有两条异源双链（两个亚基）组成的双链模式，如 IL-3R、IL-5R、GM-CSFR 等；有些则是多链模式，受体由多条肽链组成，如高亲和力的 IL-2R 由 α、β 和 γ 三条链组成。

7.3.2.1 公有链或共亚基现象 多数 CKR 由两个或两个以上异源多肽链（亚基、亚单位）组成。某些 CKR 的亚基可参与若干其他 CKR 的组成，称为"共用链"、"公有链"、"共（用）亚基"、"共用亚单位"等，主要与信号的转导有关。而与之组合的另一条肽链（亚基、亚单位）则是"私有链"、"特有亚基"，可与相应细胞因子特异性结合。目前已发现的共用链有以下几种。

① IL-3R、IL-5R、GM-CSFR 具有不同的可与配体（细胞因子）特异结合的 α 链，另外具有一条相同的公有链（共用亚基），即 β 链（KH97）。

② IL-6R、IL-11R、LIFR、OSMR（肿瘤抑制素）及睫状神经营养素因子受体（CNTFR）公有 gp130 亚基。

③ IL-2R 由 α 链、β 链、γ 链组成，α 链是细胞因子特异结合链；β 链与 γ 链都含 WSXWS 序列，并共同参与信号转导。IL-2R 的 γ 链是 c 信号转导的公有链。

④ IL-10R 的 β 链为 IL-12R、IL-22R、IL-28R 的公有链。

⑤ IL-12Rβ2 链为 IL-12R 和 IL-23R 的公有链。

7.3.2.2 共受体现象 多数细胞因子有相应的特异性受体，但许多趋化性细胞因子常共用受体。此外，TNF-α 和 LT 共用 TNFR；IL-19、IL-20 和 IL-24 共用 I 型 IL-20R；IL-28A、IL-28B 与 IL-29 共用 IL-28R 等。

7.3.3 可溶性细胞因子受体

大部分细胞因子的受体除细胞膜结合的形式（跨膜型细胞因子受体，mCKR）外，还存在着分泌游离的形式，即可溶性细胞因子受体（soluble CKR，sCKR）。如 sIL-1R、sIL-2R、sIL-4R、sIL-5R、sIL-6R、sIL-7R、sIL-8R、sG-CSFR、sGM-CSFR、sIFN-γR 和 sTNFR 等。sCKR 是细胞因子受体的一种特殊形式，其氨基酸序列与 mCKR 膜外区同源，缺少跨膜区和胞浆区，但仍可与相应配体特异性结合，亲和力比膜型 CKR 低。

sCKR 的产生有以下两种机制：①由膜型受体通过酶解作用脱落而产生，这是主动过程并受各种因素调节，这也是 sCKR 形成的主要途径；研究证实丝氨酸蛋白酶抑制剂可促进膜型 IL-1R 的表达，但抑制可溶性 IL-1R 的产生；②通过受体 mRNA 的不同剪接或阅读框架后移，使受体 mRNA 翻译产生无跨膜模块的分泌型受体。

可溶性细胞因子受体的功能表现如下。

① sCKR 可作为相应细胞因子的转运载体，将细胞因子转运至机体有关部位，以充分发挥细胞因子的生物学效应。此外，sCKR 还可稳定细胞因子，减缓细胞因子衰变，从而发挥细胞因子"慢性释放库"的作用，以维持并延长低水平细胞因子的生物学活性。

② 调节细胞因子的生物效应，sCKR 可通过多种途径调节细胞因子效应，如：ⓐ作为膜受体的清除形式之一，使细胞对细胞因子反应性下降；ⓑsCKR 可与膜型 CKR 竞争性结合细胞因子，对过量产生的细胞因子起缓冲作用；ⓒ某些 sCKR 可上调细胞因子的效应，如 sIL-6R 与 IL-6 特异性结合后可被靶细胞表面 gp130 蛋白识别并传递刺激信号，从而促进 IL-6 效应的发挥；ⓓsCKR 可与膜型细胞因子结合，通过逆向分泌（retrocrine）而介导反向信号的生物学效应。

sCKR 对 CK 活性起抑制或增强作用，这可能取决于 CK 与 sCKR 间浓度比。一般而言，高浓度 sCKR 可抑制相应 CK 活性，而低浓度 sCKR 则可起增强作用。

③ sCKR 与疾病诊断与治疗。ⓐ检测 sCKR 水平可用于某些疾病的早期辅助诊断，有助于判断病程发展与转归，评估患者免疫功能状态及预后。例如，类风湿关节炎患者滑膜液 sIL-2R 水平升高，可用于与其他关节炎的鉴别诊断；毛细胞白血病对 IFN-α 治疗有效者，其 sIL-2R 水平下降，复发时上升。ⓑ多数 sCKR 与细胞因子结合后可阻断细胞因子与膜受体结合，从而阻断细胞因子生物学活性，故可用于防治细胞因子过量导致的病理过程。例如，应用 sTNFR 可减轻 TNF 在类风湿关节炎及 Crohn 病中介导的病理损害，并可缓解内毒素性休克病情；给动物局部注射 sIL-1R 可抑制 IL-1 介导的炎症反应等。

7.4 细胞因子的生物学作用

细胞因子种类繁多，其生物学作用亦十分广泛，它们不仅参与和调剂天然免疫和获得性免疫，而且参与细胞的凋亡、血液细胞的发生、血液细胞的成熟等正常生理过程，细胞因子网络也是机体内环境中神经-激素-细胞因子调节体系的重要环节。在某些疾病的发生过程中，常伴有细胞因子及其受体的异常表达。

7.4.1 细胞因子的主要生物学效应

7.4.1.1 介导非特异性免疫应答和炎症　参与和介导机体天然免疫应答的细胞因子主要是由单核-巨噬细胞分泌的，如 IL-1、IL-6 等，它们可表现为抗病毒和抗细菌感染的作用。细胞因子直接或间接参与炎症反应，它们本身也是炎症反应的产物。

Ⅰ型 IFN（IFN-α 和 IFN-β）、IL-15 和 IL-12 是 3 种重要的抗病毒细胞因子，它们可抑制细胞合成 DNA 和 RNA 病毒复制所需的酶类，从而干扰病毒的复制；促进 NK 细胞和 CD8$^+$ T 淋巴细胞裂解病毒感染细胞的功能，增强其对病毒感染细胞的杀伤能力；刺激被感染的细胞表达 MHC Ⅰ 类分子，增强 CTL 细胞的活性。

TNF、IL-1、IL-6 和趋化因子是启动抗细菌炎症反应的关键因子，因此也有人称之为前炎症细胞因子（pro-inflammatory cytokine）。它们促进血管内皮细胞表达黏附分子，促进炎症细胞在感染部位浸润和释放炎症介质，从而抑制细菌增殖并清除它们。TNF 刺激血管内皮细胞表达黏附分子，使之易黏附白细胞，刺激单核-巨噬细胞和其他细胞分泌趋化性细胞因子，引起白细胞在炎症部位的聚集，TNF-α 激活中性粒细胞去杀灭微生物。应用抗 TNF 抗体（即中和 TNF 的抗体）的动物或 TNF 基因敲除的小鼠，对微生物引起的局部感染的控制能力大大降低。IL-1 刺激单核-吞噬细胞和其他细胞分泌趋化因子，刺激血管内皮细胞表达白细胞黏附分子。IL-6 刺激肝细胞分泌急性期蛋白。前炎症细胞因子的这些活性有利于抑制和排除入侵的细菌。

IL-10 是 CTL 和 B 淋巴细胞的激活因子、分化因子，在机体天然免疫中是重要的负调节细胞因子，是巨噬细胞和中性粒细胞的抑制因子，从而抑制炎症反应。它抑制巨噬细胞分泌 TNF、IL-1、IL-6 和趋化因子，抑制巨噬细胞对 T 淋巴细胞的辅助作用。IL-10 基因敲除的小鼠易发生炎症性损伤，其原因可能在于巨噬细胞的激活失去了控制。

细胞因子可引起发热，参与炎症病理损害。IL-1、TNF-α 和 IL-6 均为内源性致热原，可作用于体温调节中枢引起发热；TNF-α、IL-1 等可刺激内皮细胞和白细胞释放一系列炎性介质（如一氧化氮、氧自由基等），改变凝血功能，导致组织损伤和弥散性血管内凝血，从而在感染性休克中起重要作用。此外，上述细胞因子可促进成纤维细胞的增殖，与慢性炎症的纤维性病变有关。

7.4.1.2 介导和调节特异性免疫应答　介导和调节特异性免疫应答的细胞因子主要由活化的 T 淋巴细胞分泌。这些细胞因子调节淋巴细胞的活化、增殖和分化，并发挥免疫效应。

（1）在免疫应答的识别阶段　受抗原的刺激后淋巴细胞的活化受到细胞因子的正负调节。IFN-γ 刺激抗原递呈细胞表达 MHC Ⅱ 类分子，促进抗原递呈作用，进而促进 CD4$^+$ T 淋巴细胞的活化。相反 IL-10 则可减少 MHC Ⅱ 类分子和 B7 分子的表达，抑制抗原递呈和 CD4$^+$ T 淋巴细胞的活化。

（2）在免疫应答的反应阶段　在免疫应答的过程中有多种细胞因子可刺激免疫活性细胞的增殖。如 IL-2、IL-4、IL-5、IL-6 等可促进 T 淋巴细胞、B 淋巴细胞的活化增殖和分化，其中 IL-2 和 IL-4 是 T 淋巴细胞的自分泌生长因子，也是 B 淋巴细胞的旁分泌生长因子。

IL-2、IL-4、IL-5、IL-6、IFN-α 和 TGF-β 决定 B 淋巴细胞的转化和 Ig 的类别转换。IL-4 刺激 B 淋巴细胞产生 IgE；IFN-γ 刺激 B 淋巴细胞产生 IgG2a；TGF-β 刺激 B 淋巴细胞产生 IgA。从这个意义上讲，细胞因子决定了 B 淋巴细胞产生的免疫球蛋白的类别，使其介导不同的效应功能。

IL-4 和 IL-3 协同刺激肥大细胞的增殖；IL-5 刺激嗜酸性粒细胞的生长。

（3）在免疫应答的效应阶段　多种细胞因子刺激免疫细胞对抗原性物质进行清除。趋化因子可引起炎性细胞的浸润；TNF-α、IL-1、IFN-γ（一种重要的巨噬细胞激活因子，MAFs）可促进巨噬细胞的活化，增强其吞噬、消化细菌的能力。IFN-γ 和 IL-2 可增强 NK 细胞、CTL 细胞的细胞毒活性。IFN-γ、IL-12 等还有直接抗病毒作用。

（4）调节免疫应答　正常情况下，机体对某一抗原发生适当类型和强度的免疫应答，维持机体的自身平衡，这是因为机体有周密的免疫应答调控机制。在这一机制中，细胞因子起着非常重要的作用。免疫细胞可通过分泌细胞因子相互刺激、彼此约束，从而对免疫应答的类型和强度进行调节。例如 IL-4、IL-10 对 Th1 细胞起抑制作用，而 IFN-γ、IL-2 对 Th2 细胞有抑制作用。二者的相互制约，调节细胞免疫和体液免疫的相对平衡。再如 TGF-β 在一定条件下可表现为免疫抑制活性，它可抑制巨噬细胞活性和 CD8$^+$Tc 的分化成熟。另外，细胞因子作为免疫细胞的递质，与激素、神经肽、神经递质共同构成细胞间信号分子系统，沟通神经系统-内分泌系统-免疫系统之间的联系。

7.4.1.3　诱导细胞凋亡
细胞凋亡（apoptosis）不仅参与免疫细胞对靶细胞的杀伤，并在免疫强度和免疫终止的调节中起着重要作用。细胞因子可直接或间接参与上述两类细胞凋亡过程。

诱导的激活的免疫细胞凋亡是一种重要的免疫应答负调节机制。IL-2 可诱导抗原活化的 T 淋巴细胞发生凋亡，进而限制免疫应答的强度，避免免疫损伤的发生。这种 IL-2 依赖性诱导活化细胞凋亡的机制如果受损则易发生自身免疫性疾病。IL-2、TNF、IFN-γ 可通过调节 Fas 和 FasL 结合、促进 Fas 的表达等方式间接诱导细胞凋亡。

7.4.1.4　刺激造血功能
骨髓基质细胞和 T 淋巴细胞等产生刺激造血的细胞因子，在血细胞的生成方面起重要作用。SCF 作用于造血多能干细胞后，使其对多种集落刺激因子具有应答性，在多能干细胞发育为各种成熟的血液细胞过程中，几乎每一个阶段都有细胞因子诱导，如图 7-3。

7.4.2　细胞因子与疾病

有些病理过程常伴有细胞因子的异常表达，并直接影响疾病的发生、发展及预后。这里介绍细胞因子与某些疾病的关系。

7.4.2.1　细胞因子与肿瘤
细胞因子对肿瘤的作用具有双重性，某些细胞因子可杀伤肿瘤，某些可促进肿瘤生长，某些在不同条件下可发挥抑瘤或促瘤的不同效应。

（1）抗肿瘤作用　多种 CK 可直接或间接抗瘤，例如，TNF-α 和 LT 可直接杀伤肿瘤细胞；IFN、IL-4、OSM（抑瘤素 M）可抑制多种肿瘤细胞生长；LIF（白血病抑制因子）可抑制造血系统肿瘤细胞增殖；IL-2、IL-1、IFN 等可诱导 CTL 细胞、NK 细胞和 LAK 细胞杀伤活性；IFN 可诱导肿瘤细胞表达 MHC 抗原，增强机体对瘤细胞的识别和免疫反应。

（2）促肿瘤生长　某些肿瘤可高表达 IL-6、M-CSF、EGF。这些细胞因子可促使细胞增殖失控，对肿瘤发生和发展起重要作用。例如，IL-6 高表达与多发性骨髓瘤发生有关，在体外可促进浆细胞瘤和骨髓瘤细胞生长；IL-6 还与 Hodgkin 淋巴瘤、慢性淋巴细胞白血病和急性髓样白血病发病有关。

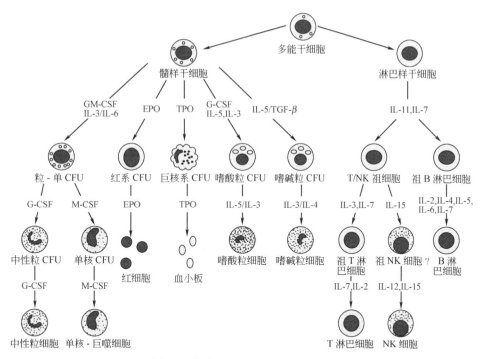

图 7-3 细胞因子和血液细胞的成熟

细胞因子参与肿瘤发生的机制可能在于：某些肿瘤细胞可高分泌 EGF 或 IL-6，从而出现自分泌性生长，并成为维持这些肿瘤细胞在体内长期生存的关键因素；肿瘤细胞高表达 IL-6R 或 EGFR，使其对相应细胞因子呈高反应性；EGF 与某些癌基因（如 SFC 家族）产物的氨基酸排列和组成具有高度同源性，后者可直接与 EGFR 结合，使受体持续激活并导致细胞不断生长和恶变。

7.4.2.2 细胞因子与移植排斥反应 当发生急性排斥反应时，血清中 IL-2、IL-1、TNF-α、IFN-γ、IL-6 等因子水平升高，但需与感染、创伤等因素引起的细胞因子变化相鉴别。移植排斥反应主要针对移植物，故移植物局部细胞因子水平变化更有意义。已发现，移植物局部以 IL-1、TNF 和 M-CSF 水平升高最为明显；骨髓移植后 IFN-γ 水平升高预示发生感染或移植物抗宿主病（GVHD）。

7.4.2.3 细胞因子与免疫性疾病 细胞因子异常可导致免疫性疾病，反之，免疫性疾病也会导致细胞因子表达或功能异常。

（1）免疫缺陷病 IL-2Rγ 公有链基因突变可使 IL-2R、IL-4R、IL-7R、IL-9R、IL-15R 及 IL-21R 等 T 淋巴细胞生长因子丧失功能，见于 X-性连锁重症联合免疫缺陷病。TNF-α 使 HIV 感染的 CD4$^+$ T 淋巴细胞中 NF-κB（nuclear factor κB，T 淋巴细胞核因子）活化，后者与 HIV 的长末端重复序列增强子位点结合，活化 HIV 基因，从而参与 AIDS（艾滋病）发病；AIDS 病患者血清中 TNF-α、IL-1 水平升高，可引起病人长期发热，且 TNF-α 还可导致恶液质。

（2）超敏反应性疾病 IgE 是参与 I 型超敏反应的主要抗体，IL-4、IL-5 和 IL-6 可正向调节 IgE 生成与活性，而 IFN-γ 则可抑制 IL-4 对 IgE 的诱生作用。IL-4 分泌过度和（或）IFN-γ 产生不足可能是诱导变态反应发生的重要因素。变态反应时，黏膜和皮肤肥大细胞增生依赖于 IL-3。此外，PAF（血小板激活因子）也参与过敏性休克、过敏性鼻炎、支气管哮喘等的发生。

（3）自身免疫病　IFN-γ 等可诱导某些自身组织细胞异常表达 MHC Ⅱ 类抗原，使这些细胞将自身抗原递呈给自身反应性 T 淋巴细胞，导致自身组织损害（如 Grave 病、IDDM 等）；全身性红斑狼疮（SLE）、硬皮病、类风湿关节炎等自身免疫病患者血清中 IL-2 水平升高；应用 IL-2 者有 10%～20% 可发生自身免疫性甲状腺功能减退；心脏黏液瘤、类风湿关节炎、全身性红斑狼疮、Castleman 病、硬皮病患者血清中 IL-6 明显增加，这些疾病往往伴随多克隆 B 淋巴细胞激活。

7.5　各种细胞因子

许多细胞因子的 cDNA 克隆获得成功，并获得了高活性基因表达产物，许多已有生化商品制剂。

7.5.1　白细胞介素

现知已有 30 种白细胞介素（interleukin，IL）（IL-1～IL-30），由淋巴细胞、单核-巨噬细胞及广泛的其他细胞所产生。IL 是一个很大的家族（超级家族）。仅就 IL-1 而言，其很可能是整个细胞因子的网络枢纽。应用 IL 进行的临床治疗尝试很多。

7.5.2　干扰素

根据细胞来源、理化性质及生物学活性的差异，习惯上把目前熟悉的干扰素（interferon，IFN）分为 IFN-α、IFN-β 和 IFN-γ 三种类型。另外又主要根据受体和来源上的差异，人们又把 IFN 划分为 Ⅰ 型、Ⅱ 型两种类型。Ⅰ 型 IFN 包括 IFN-α 和 IFN-β，Ⅱ 型 IFN 为 IFN-γ。

近来又发现了一些其他类型的 IFN，如表皮角质细胞表达的 IFN-κ、子宫基蜕膜表达的 IFN-ω 和 IFN-τ，它们都通过 IFN-α 和 IFN-β 的受体发挥作用，因此也属于 Ⅰ 型 IFN。另外，IFN-α 也存在异质性，据资料 IFN-α 可能还有近 20 个亚型，而 IFN-ω 和 IFN-τ 等也包括在内。

7.5.2.1　Ⅰ 型 IFN（IFN-α/β）　IFN-α 为一组蛋白，分子质量约 18.5kDa，含有 166 个氨基酸残基，主要由单核-巨噬细胞产生，B 淋巴细胞和成纤维细胞也合成 IFN-α；IFN-β 主要由成纤维细胞产生，分子质量 23kDa，由 166 个氨基酸残基组成。IFN-α 和 IFN-β 有许多相似之处，如两种 IFN 基因来自同一个祖先基因（common ancestor gene），可由相同的细胞在相同的刺激物诱导下产生并结合相同的受体，而且发挥相似的生物学效应。

IFN-α/β 受体基因定位于 21 号染色体，受体的亲和力 K_D 在 10^{-10}～10^{-9} mol/L 之间，受体胞膜外结构属细胞因子受体中干扰素受体家族。IFN-α/β 受体分布相当广泛，包括单核细胞、巨噬细胞、多形核白细胞、B 淋巴细胞、T 淋巴细胞、血小板、上皮细胞、内皮细胞和肿瘤细胞等。

IFN-α 和 IFN-β 的生物学作用为抑制病毒复制、抗寄生虫、抑制多种细胞增殖、抗肿瘤及参与免疫调节。具体效应有：提高 MHC Ⅰ 类分子的表达水平，有利于受感染细胞递呈病毒抗原，而且也能激活多种基因，诱导细胞合成多种酶，可选择性干扰 DNA 和 RNA 病毒的复制。此外，Ⅰ 型干扰素还能激活 T 淋巴细胞并诱导其增殖，对 CD8$^+$ Tc 细胞的作用尤为明显。子宫基蜕膜表达的 IFN-ω 和 IFN-τ 也可抑制病毒复制和抗肿瘤，在保护胎儿免受母体排斥中发挥重要作用。

7.5.2.2　Ⅱ 型 IFN　Ⅱ 型 IFN 即 IFN-γ，主要由活化的 T 淋巴细胞（包括 Th0 细胞、Th1 细胞和几乎所有 CD8$^+$ T 淋巴细胞）和 NK 细胞产生。IFN-γ 可以与细胞外基质相连的形式存在，故通过旁路方式控制细胞生长。IFN-γR 分布在除成熟红细胞之外的几乎所有细胞表面。

IFN-γ 的生物学活性有高度种属特异性，人 IFN-γ 只作用于人或灵长类动物的细胞。IFN-γ 的生物学作用为：对巨噬细胞、中性粒细胞、NK 细胞、树突状细胞、皮肤成纤维细胞、血管内皮细胞、星状细胞等具有高效的激活作用，增强它们杀伤病原微生物的能力；促进多种细胞表达 MHC I 类和 MHC II 类分子，使其参与抗原递呈和特异性免疫的识别过程；诱导分泌各种细胞因子，如 IL-1、IL-6、IL-8、IL-12 和 TNF-α 等；IFN-γ 参与免疫应答的调节，促进 Th0 细胞分化为 Th1 细胞，并抑制 Th2 细胞增殖；促进 CTL 形成及活性；促进 B 淋巴细胞分化、产生抗体及 Ig 类型转换，诱导 IgG2a 和 IgG3 的类别转换，抑制 B 淋巴细胞合成 IgE 分子；诱导急性期蛋白合成，诱导髓样细胞分化。

7.5.3 肿瘤坏死因子家族

肿瘤坏死因子（tumor necrosis factor，TNF）超家族包括 TNF-α、TNF-β（LT）、LT-β、CD27L、CD30L、CD40L、CD95L（FasL）、41BB、OX40L、TRILL 等 20 个成员。TNF 根据其来源和结构不同，可分为 TNF-α 和 TNF-β。

7.5.3.1 TNF-α　TNF-α 细胞来源极为广泛，包括各种免疫细胞、内皮细胞、成纤维细胞、表皮细胞、角质细胞、平滑肌细胞、星形胶质细胞、成骨细胞等。人 TNF-α 基因编码前体蛋白，其信号肽将前体蛋白固定于细胞膜表面，成为具有活性的跨膜 TNF（26kDa）。跨膜 TNF 经酶切去除信号肽，形成 17kDa 的分泌型 TNF-α。NK 细胞可组成性表达跨膜型 TNF-α，参与其杀伤活性。

TNFR 表达于除红细胞外的所有体细胞和多种肿瘤细胞表面，分为 55kDa（CD120a）和 75kDa（CD120b）两型，分别由不同基因编码。二型 TNFR 胞外结构区十分相似，但胞内结构区差别很大，提示在信号转导上存在差异。TNF-α 与 TNF-β 均能与两型受体结合，但亲和力不同。此外，在肝脏还发现第三类 TNFR，其仅能与 TNF-α 结合，而不能与 TNF-β 结合。

TNF-α 具有广泛生物学活性，例如：参与炎性反应和免疫应答；抗肿瘤；参与内毒素性休克、动脉硬化、静脉血栓形成和脉管炎等病理过程；引起恶液质。

7.5.3.2 TNF-β　TNF-β 又称淋巴毒素（lymphotoxin，LT）。LT 也有分泌型（即 LT-α）和膜结合型（即 LT-α 与 LT-β 形成的复合体）。LT-α 主要由活化的 CD4+ 和 CD8+ T 淋巴细胞、NK 细胞、B 淋巴母细胞样细胞、骨髓瘤细胞等产生。LT-α/β 存在于活化的 T 淋巴细胞、B 淋巴细胞和 LAK 细胞表面。

LT-α 与 TNF-α 的受体相同，产生相似的生物学作用，故称 LT 为 TNF-β。LT-β 主要以二聚体形式存在，分泌型 LT-α 与膜分子 LT-β 结合，成为膜结合型 LT。此外，LT-β 有特异性受体 LT-βR。

LT 与 TNF-α 的生物学性质和作用极其相似，二者不同之处在于：细胞来源不尽相同；LT 通常在局部以旁分泌形式起作用，而 TNF-α 可在全身发挥作用。如同 TNF-α，TNF-β 也可趋化和激活中性粒细胞、促进黏附分子表达，但它不参与内毒素性休克等病理过程。TNF-β 基因敲除小鼠外周淋巴结消失，提示 TNF-β 在外周淋巴器官发育中具有重要作用。

7.5.4 集落刺激因子

造血干细胞成熟涉及不同谱系细胞的分化和增生，分化为某一特定谱系细胞后即不能再分化为其他谱系细胞。选择性刺激造血干细胞增生分化成某一谱系的细胞因子，称为集落刺激因子（CSF），它们可刺激不同造血细胞系或不同分化阶段的细胞在半固体培养基中形成细胞集落。CSF 主要包括 G-CSF、GM-CSF、M-CSF、multi-CSF（IL-3）、SCF、EPO、Eo-CSF（IL-5）等。此外，IL-1、IL-6 和 IL-11 在骨髓多能干细胞早期分化过程中也具有重要作用。

7.5.4.1　IL-3　IL-3 能刺激骨髓中多种谱系细胞集落形成，故称为多克隆集落刺激因子。IL-3 的产生细胞包括活化的 CD4$^+$ Th1 和 Th2 细胞、活化的 NK 细胞及活化的肥大细胞（鼠源性）。

IL-3 高亲和力受体由 α、β 两条链组成。β 链为信号转导链，还可分别与 IL-5R 和 GM-CSFR 的 α 链组成相应受体。IL-3R 分布于骨髓多能干细胞和多种定向祖细胞、肥大细胞、单核细胞及 T 淋巴细胞表面。

IL-3 主要生物学作用为：促进多谱系造血干细胞增殖、分化、成熟，并形成集落；增强不同靶细胞的功能。

7.5.4.2　粒细胞-巨噬细胞集落刺激因子（GM-CSF）　GM-CSF 主要由活化的 T 淋巴细胞、活化的巨噬细胞、成纤维细胞及内皮细胞产生。

GM-CSFR 由含 WSXWS 的 α 链及参与信号转导的 β 链组成。其 β 链为 IL-3、IL-5 受体所共用。GM-CSFR 主要分布于中性粒细胞、单核细胞、嗜酸性粒细胞及嗜碱性粒细胞。

GM-CSF 的主要生物学作用为：刺激造血祖细胞和急、慢性髓样白血病细胞增殖；促进粒细胞、单核细胞和嗜酸性粒细胞增殖和分化，增强它们杀菌、抗寄生虫及抗肿瘤作用；增强粒细胞吞噬活性并上调其黏附分子表达；促进单核细胞释放 CK；趋化粒细胞及单核细胞。

7.5.4.3　单核-吞噬细胞集落刺激因子（M-CSF）　M-CSF 主要来源于成纤维细胞、内皮细胞、活化的单核细胞、骨髓基质细胞、成骨细胞、活化的 T 淋巴细胞、活化的 B 淋巴细胞及多种肿瘤细胞。M-CSF 分子具有两型：分泌型 M-CSF，分子质量约 40kDa；膜结合型 M-CSF，表达于成纤维细胞表面，可刺激表达 M-CSFR 的巨噬细胞黏附和增殖。

M-CSFR 由 c-los 原癌基因编码，是高亲和力受体，分布于单核-吞噬细胞及相应细胞系表面。

人 M-CSF 可作用于小鼠，而小鼠 M-CSF 则不能作用于人。M-CSF 仅在局部发挥效应，其主要生物学作用是：促使骨髓前体细胞发育为单核-巨噬细胞；激活成熟单核-巨噬细胞；通过促进单核-吞噬细胞增殖活化而参与炎症反应。

7.5.4.4　粒细胞集落刺激因子（G-CSF）　G-CSF 主要由活化的单核-巨噬细胞、成纤维细胞、内皮细胞、骨髓基质细胞等产生。G-CSF 受体含 WSXWS 结构，为高亲和力受体，分布于造血祖细胞、中性粒细胞、内皮细胞、髓样白血病细胞株（如 HL-60）等中。G-CSF 可进入循环，发挥全身性作用，例如，刺激骨髓内中性粒细胞前体细胞（如成髓细胞、早幼粒细胞）增殖及分化；在外周促进成熟中性粒细胞的功能。

7.5.4.5　干细胞因子（SCF）　SCF 又称 C-kit 配体或肥大细胞生长因子（mast cell growth factor，MGF），主要由骨髓基质细胞（包括脂肪细胞、成纤维细胞和内皮细胞）产生。SCF 以分泌型（约 24kDa）和跨膜型（27kDa）两种形式存在。SCFR 即 C-kit，表达于多种干细胞和肥大细胞表面。SCF 主要生物学作用为：刺激干细胞分化成不同谱系血细胞；刺激肥大细胞增殖。

7.5.4.6　红细胞生成素（EPO）　EPO 在成人体内 90% 由肾小球基膜外侧肾小管周围毛细血管的内皮细胞产生。此外，肝脏及某些肝、肾肿瘤细胞也可产生 EPO。EPOR 有高亲和力和低亲和力两种，均为 EPO 特异性，与其他生长因子不发生交叉反应。

EPO 主要生物学作用为：刺激骨髓内红细胞样前体细胞产生红细胞样集落形成单位

（CFU-E）和红细胞样爆发形成单位（BFU-E），使红细胞样前体细胞增殖分化为成熟红细胞。

7.5.5　趋化性细胞因子家族

近年发现了一系列结构相似、分子质量约为 8～10kDa、具有趋化功能的细胞因子，称为趋化性细胞因子（chemokine）。目前已知的趋化性细胞因子达 50 种，它们均含 4 个半胱氨酸，并形成两个内部二硫键。趋化性细胞因子分为 CC、CXC、C、C3XC 共 4 个亚族。

本节重点介绍 Cys-X-Cys（CXC）和 Cys-Cys（CC）趋化性细胞因子亚族。

7.5.5.1　CXC 亚族

CXC 亚族也称 α 亚族，该亚族主要由激活的单核细胞、组织细胞（内皮细胞、成纤维细胞）及巨核细胞产生，主要作用于中性粒细胞。

（1）IL-8　IL-8 主要由单核-巨噬细胞产生，分子质量仅 8～10kDa。IL-8R 分为两型：IL-8RA 特异性结合 IL-8，为高亲和力受体，主要分布于中性粒细胞、单核细胞、T 淋巴细胞和黑色素瘤细胞；IL-8RB 除与 IL-8 结合外，还可与其他一些趋化性细胞因子（如 MGSA/GRO、NAP-2 等）结合，主要分布于中性粒细胞和髓样前体细胞系（如 HL60 细胞系）。

IL-8 对中性粒细胞有很强的趋化作用，并使之激活，还可趋化 T 淋巴细胞和嗜碱性粒细胞。

（2）生长相关致癌基因蛋白（growth related oncogene protein，GRO）　GRO 可分为 α、β、γ 三种。GRO-α 的产生细胞为激活的单核细胞、内皮细胞、成纤维细胞及某些肿瘤细胞。GRO-β 和 GRO-γ 主要由激活的单核细胞和中性粒细胞产生。三种 GRO 均可介导中性粒细胞的趋化、脱颗粒及呼吸爆发；也可介导嗜碱性粒细胞趋化和激活。

7.5.5.2　CC 亚族

CC 亚族也称 β 亚族，该亚族成员主要由活化 T 淋巴细胞产生，主要作用于单核-巨噬细胞。

（1）单核细胞趋化蛋白（monocyte chemoattractant protein，MCP）　MCP 包括 MCP-1、MCP-2 和 MCP-3。MCP-1 可由炎症介质刺激的单核-巨噬细胞、成纤维细胞、B 淋巴细胞、内皮细胞及平滑肌细胞等分泌。

MCP-1 对单核-巨噬细胞有趋化和激活作用；可趋化和激活嗜碱性粒细胞。另外，MCP-2 和 MCP-3 对单核细胞也有趋化作用。

（2）RANTES　RANTES（reduced upon activation normal T expression and secretion）是一种由正常 T 淋巴细胞表达和分泌、细胞活化后生成反而减少的趋化性细胞因子，由 T 淋巴细胞、血小板、肾小管上皮细胞、肾小球系膜细胞、肝脏细胞及脾脏细胞产生。

RANTES 对除中性粒细胞外的多种白细胞有趋化和刺激作用。趋化性细胞因子受体具有 7 个富含疏水氨基酸的 α 螺旋穿膜区结构，经异源三聚体 G 蛋白传递信号，属视紫红质样 G 蛋白偶联受体超家族成员。某些趋化性细胞因子有特异性受体，如人 Hs294 黑素瘤细胞表达 GRO-α 特异性受体，人中性粒细胞表达特异性 GRO-β 受体；某些趋化性细胞因子共用一个受体，如 CC 亚族的 MCP-1α 和 RANTES 共用一个受体。

此外，红细胞趋化性细胞因子受体是红细胞表面的 Duffy 抗原，也是微小间日疟原虫受体。该受体分子穿膜 9 次，似乎不受 G 蛋白调节，可结合 CXC 亚族中的 IL-8、NAP-2、GRO-α 和 CC 亚族中的 MCP-1 及 RANTES。该受体主要作为一种清除受体，参与清除血液中的趋化性细胞因子，以维持后者合适的浓度。

现已发现，α 亚族趋化性细胞因子的受体包括 CXCR1～CXCR4；β 亚族趋化性细胞因子的受体包括 CCR1～CCR8。其中 CXCR4 和 CCR5 为 HIV 感染宿主细胞所需的辅助受体，与 AIDS 发病相关。

7.5.6 生长因子

生长因子（growth factor，GF）是一群功能上类似的细胞因子，它们都具有刺激细胞生长的作用，包括转化生长因子-β（TGF-β）、表皮生长因子（EGF）、血管内皮生长因子（VEGF）、成纤维细胞生长因子（FGF）、神经生长因子（NGF）、血小板衍生的生长因子（PDGF）等。此外，某些其他细胞因子（如 IL-2）也能刺激细胞增长，也可称为生长因子。

7.5.6.1 转化生长因子-β 转化生长因子-β（TGF-β）属一组调节细胞生长和分化的超家族分子。该家族还包括活化素（activin）、抑制素（inhibin）、Mullerian 缪勒氏管抑制物（Mullerian inhibitor substance）和骨形成蛋白（bone morphogenetic proteins，BMPs）。TGF-β 可在表皮生长因子（EGF）存在下刺激正常肾成纤维细胞在琼脂中生长，此乃转化细胞的特征，故将其称为转化生长因子。TGF-β1 主要由淋巴细胞和单核细胞产生，活化后 T 淋巴细胞或 B 淋巴细胞产生 TGF-β 水平比静止细胞明显要高。有多种细胞也可分泌非活性状态的 TGF-β。在体外非活性状态的 TGF-β 又称为 latency associated peptide（LAP），通过酸处理可被活化。在体内，酸性环境可存在于骨折附近和正在愈合的伤口中。蛋白酶的裂解作用可使 TGF-β 复合体变为活化 TGF-β。一般在细胞分化活跃的组织常含有较高水平的 TGF-β，如成骨细胞、肾脏、骨髓和胎肝的造血细胞。TGF-β1 在人血小板和哺乳动物骨中含量最高；TGF-β2 在猪血小板和哺乳动物骨中含量最高；TGF-β3 以间充质起源的细胞产生为主。几乎所有肿瘤细胞内均可检测到 TGF-β mRNA。神经胶质细胞瘤在体内可分泌较高水平的 TGF-β。

TGF-β R 分布于几乎所有正常细胞和肿瘤细胞表面，可分为 Ⅰ、Ⅱ、Ⅲ 三型。Ⅲ型受体为 TGF-β 的主要结合受体。TGF-β1、TGF-β2 和 TGF-β3 功能相似，其生物学活性极为广泛，可抑制所有淋巴细胞增殖及其功能，并抑制巨噬细胞激活。因此，TGF-β 可能是免疫系统关闭的信号。此外，TGF-β 还可促进基质蛋白的合成与分泌；可促进伤口愈合；参与胚胎发育；影响原癌基因表达，如诱导 c-sis 基因表达、抑制 c-myc 表达等。

7.5.6.2 表皮生长因子家族 表皮生长因子（EGF）、转化生长因子-α（TGF-α）、肝素结合 EGF 样生长因子（HB-EGF）、双向调节素（amphiregulin，AMR）均为 EGF 家族成员。4 个因子均有跨膜型和分泌型，并有共同的 EGF 受体。

（1）EGF 其作用为促进上皮细胞、成纤维细胞、间质和内皮细胞增殖；促进血管形成，加速伤口愈合；促肿瘤生长。

（2）TGF-α 其作用与 EGF 相似。

（3）HB-EGF 其主要生物学功能是作为强丝裂原刺激成纤维细胞和血管平滑肌细胞、角质细胞和肝细胞增殖。

（4）AMR 其主要生物学功能是双向调节细胞生长。

7.5.6.3 成纤维细胞生长因子（FGF）**家族** 此家族包括两类结构相关、pI 值不同的成员，即酸性 FGF（acid FGF，aFGF）和碱性 FGF（basic FGF，bFGF）。FGF 广泛存在于中胚层和神经胚层来源的器官和肿瘤。bFGF 主要来源于神经组织、垂体、肾上腺皮质、黄体和胎盘；aFGF 主要来源于脑、视网膜、骨基质和骨肉瘤。bFGF 和 aFGF 均可与 FGFR 结合发挥效应。

FGF 的主要生物学功能为：刺激中胚层、神经外胚层来源的多种细胞增殖和分化；（在血管生成过程中）趋化内皮细胞；促进肉芽组织形成和角膜伤口愈合；影响神经细胞功能。

7.5.6.4 血小板源生长因子（PDGF）**家族** PDGF 和血管内皮细胞生长因子（VEGF）属 PDGF 家族。

（1）PDGF　多种细胞经刺激可产生 PDGF，其生物学效应为：促进成纤维细胞、神经胶质细胞、平滑肌细胞、上皮细胞及内皮细胞增殖；刺激成纤维细胞、血管平滑肌细胞、中性粒细胞和单核细胞的趋化运动；加速创伤愈合；引起血管收缩。

（2）VEGF　多种细胞可产生 VEGF。VEGFR 仅表达于血管内皮细胞表面。VEGF 主要生物学功能为：增加血管通透性；促进血管形成。目前认为 VEGF 表达与肿瘤发生和发展密切相关，而调控 VEGF 表达可能是有潜力的抗瘤生物治疗方案。

7.5.6.5　神经生长因子（NGF）　NGF 由其效应神经元支配的靶组织细胞合成和分泌，其功能为：维持感觉神经元、交感神经元存活；促进受损神经纤维修复；促进单核细胞及中性粒细胞增殖、分化；促进淋巴细胞增殖和分化；促进肥大细胞和嗜碱性粒细胞增殖；促进伤口愈合。

7.5.7　其他细胞因子

7.5.7.1　白血病抑制因子（leukemia inhibitory factor，LIF）　LIF 由活化的 T 淋巴细胞、单核细胞、神经胶质细胞、骨髓基质细胞等多种细胞产生。LIFR α 链为低亲和力受体，gp130 与 LIF α 链共同组成高亲和力受体。LIF 可调节细胞的增殖、分化和表型，可增加血小板数量，诱导肝急性期蛋白的产生等。另外，LIF 可抑制干细胞分化，并促进干细胞存活和增殖，故被用于干细胞的基础研究和应用研究。

7.5.7.2　肿瘤抑制素-M（oncostatin M，OSM）　OSM 或称抑瘤素 M，乃由激活的巨噬细胞和 T 淋巴细胞产生。OSMR 广泛分布于多种肿瘤细胞、内皮细胞和上皮细胞表面。OSM 的主要生物学功能是抑制肿瘤细胞生长、诱导某些肿瘤细胞分化。

思　考　题

1. 什么是细胞因子？它们是如何命名和划分的？

2. 细胞因子有哪些共同特性？

3. 细胞因子受体有哪些？何谓受体的"公有链"或"共亚基"现象？

4. 细胞因子有哪些生物学效应？细胞因子一贯对机体有益吗？细胞因子对肿瘤有哪两种截然不同的作用？

5. 你了解各种细胞因子吗？

第8章 白细胞分化抗原和黏附因子

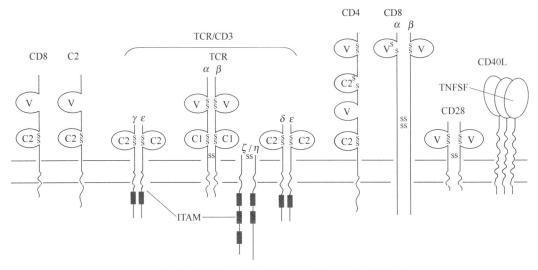

与 T 淋巴细胞识别、黏附和活化有关的 CD 分子的结构

免疫细胞对抗原的识别、免疫细胞互相之间的识别以及免疫应答的调控所必需的物质基础是细胞膜分子，这些细胞膜分子是免疫细胞在分化成熟或活化前后的不同阶段出现的细胞表面标记，这些细胞表面标记经单克隆抗体技术鉴定后被称为白细胞分化抗原（cluster of differenciation，CD）。不同谱系的免疫细胞具有不同的 CD 组合。事实上，CD 不仅是免疫细胞表面标记，它也出现在许多非免疫细胞表面。

每一种 CD 都有一种特定序号，例如 CD3、CD4、CD8 等。一些功能特定且明确的 CD 往往被归为一组，例如 T 淋巴细胞抗原受体、B 淋巴细胞抗原受体、MHC 分子、黏附分子、免疫球蛋白 Fc 受体、补体受体、细胞因子受体等。本章主要介绍与 T 淋巴细胞、B 淋巴细胞识别与活化有关的 CD 及黏附分子的结构和功能。

8.1 白细胞分化抗原和黏附分子的结构

绝大部分白细胞分化抗原和黏附分子都是跨膜蛋白（transmembrane protein），即穿越细胞膜磷脂双分子层并在膜两侧都有结构域，在结构上主要有以下 6 种类型。

Ⅰ型：一次跨膜，多肽链 N 端在胞外而 C 端在胞内。如免疫球蛋白超家族（immuno-globin superfamily，IgSF）成员。

Ⅱ型：一次跨膜，多肽链 C 端在胞外而 N 端在胞内。如肿瘤坏死因子超家族成员。

Ⅲ型：一条多肽链多次跨膜，跨膜次数有 2 次、3 次、4 次、5 次、6 次或 7 次不等。其中 4 次跨膜超家族（TM4-SF）和 7 次跨膜受体超家族（STM-SF）较常见。

Ⅳ型：由多个跨膜亚单位组成。

Ⅴ型：多肽链以糖基磷脂肌醇连接于细胞膜磷脂双分子层中，如 CD16、CD55、CD58 等。

Ⅵ型：多肽链一端以糖基磷脂肌醇形式连接于质膜，另一端则一次或多次跨膜，如膜桥蛋白（ponticulin）。

8.1.1　胞外区结构

白细胞分化抗原和黏附分子胞外区往往由多种结构域组成，结构域相同者可构成超家族（superfamily，SF）。

（1）免疫球蛋白结构域和免疫球蛋白超家族　在白细胞分化抗原中具有免疫球蛋白超家族（IgSF）结构域的分子占 1/3。IgSF 结构域由 90～110 个氨基酸残基组成，可分为 V 样、C1 结构域和 C2 结构域。

（2）整合素家族　整合素（integrin）家族成员是由 α、β 两条链组成的异二聚体，某些 α 链中有一个称为 I 结构域的插入序列。

（3）细胞因子受体结构域　细胞因子受体结构域由 100 个左右的氨基酸残基组成，常与 Fn3 结构域相连，其 β 片层的折叠同 Fn3T 和 IgSF C2 结构域的折叠相似。

（4）Ⅲ型纤连蛋白结构域　Ⅲ型纤连蛋白（fibronectin type Ⅲ，Fn3）结构域约由 100 个氨基酸残基组成，其 β 片层的折叠与 IgSF 和细胞因子受体结构域相似，但在序列上无明显同源性。Fn3 通常有一个 WSXWS 基序。

（5）表皮生长因子结构域　表皮生长因子（EGF）结构域约由 40～50 个氨基酸残基组成，常与其他结构域相连。如在选择素分子中，EGF 结构域常处于 C 型凝集素结构域和 CCP 结构域之间。

（6）C 型凝集素结构域　C 型凝集素结构域常以二聚体形式（如 CD69、CD72、CD94/NKG2、CD161）或三聚体形式（CD23）存在；在选择素分子中，C 型凝集素结构域往往与 EGF 和 CCP 结构域相连。

（7）肿瘤坏死因子超家族　肿瘤坏死因子超家族（tumor necrosis factor superfamily，TNFSF）为 Ⅱ 型膜分子，约由 40 个氨基酸残基组成，经蛋白酶水解后可脱落形成可溶性、具有生物活性的分子，如 TNF、LT 和 FasL。这个家族大多数成员可形成三聚体，同 3 个相应膜受体结合。

（8）肿瘤坏死因子受体超家族　肿瘤坏死因子受体超家族（tumor necrosis factor receptor superfamily，TNFRSF）结构域由 40 个左右氨基酸残基组成，富含半胱氨酸。TNFRSF 大多成员胞外区含有 3 个或 4 个 TNFRSF 结构域。

（9）补体调节蛋白结构域　补体调节蛋白（complement control protein，CCP）结构域又称短共有重复序列（short consensus repeat，SCR），约由 60 个氨基酸残基组成。在不同分子中 CCP 结构域数目相差悬殊，如在 L-选择素分子的胞外区中只有 2 个，而在 CD35（CR1）分子的胞外区中有 30 个。

其他胞外区结构还包括富含半胱氨酸的清除剂受体结构域、富含亮氨酸重复序列结构域和 Link 结构域等。

8.1.2　跨膜区结构

白细胞分化抗原和黏附分子的结构以 Ⅰ 型居多，Ⅱ 型也较为常见，Ⅴ 型约占 8%。Ⅰ型、Ⅱ 型和 Ⅳ 型的跨膜区结构较简单，一般仅由 20～25 个氨基酸残基组成，其中较多疏水氨基酸残基。下面主要介绍 Ⅲ 型分子和 Ⅴ 型、Ⅵ 型分子中的糖基磷脂肌醇连接分子。

（1）二次跨膜Ⅲ型分子　如 CD36 分子，其 N 端和 C 端都位于胞内区，均较短，胞膜外区形成一个环且高度糖基化。

（2）三次跨膜Ⅲ型分子　如 CD39 分子，有 3 个疏水区域，推测是 3 个跨膜区，但其确切结构尚不明了。

（3）四次跨膜Ⅲ型分子　四次跨膜Ⅲ型分子组成四次跨膜超家族（TM4-SF），又称 tetraspan 超家族，TM4 分子的 N 端和 C 端都位于胞内区，胞膜外形成两个环，其中第二个环在 TM4 不同分子中长短不一，并有糖基化部位。TM4 分子在不同种属间有较高同源性。TM4 分子（如 CD81）常与其他膜分子形成复合物以介导多种生物学功能。CD20、FcεRⅠβ 和 HTm4 亦为 TM4 分子，但与 TM4 其他成员在序列上无同源性，它们单独组成了 FcεRⅠβ/CD20 超家族。

（4）五次跨膜Ⅲ型分子　如 CD47 分子，又称整合素相关蛋白，胞外区 N 端有一个 IgSF V 样结构域。

（5）七次跨膜Ⅲ型分子　七次跨膜Ⅲ型分子组成七次跨膜超家族（seventransmembrane superfamily，STM-SF），又称 G 蛋白偶联受体（G protein-coupled receptor）超家族。STM-SF 分子的跨膜区序列有很高保守性，但 N 端、C 端和胞内第三环差别较大，大部分 STM-SF 分子同 G 蛋白偶联，胞内第三环是与 G 蛋白结合的位置，不同分子可结合不同的 G 蛋白。趋化性细胞因子受体 IL-8R、C5aR 以及 CD97 分子属 STM-SF。

（6）糖基磷脂酰肌醇连接分子　糖基磷脂酰肌醇骨架上的乙醇胺通过酰胺键可连接多肽羧基端，使蛋白质分子定位于细胞膜。此连接可被磷脂酰肌醇磷脂酶 C 切断，使蛋白质分子从细胞表面释放出来。一般认为，糖基磷脂酰肌醇连接分子比一般跨膜分子有更大活动度，可能有利于同配体更快结合，并增强黏附强度。有的糖基磷脂酰肌醇连接分子可同时有跨膜分子，如 CD16、CD58 等，这些分子是 mRNA 不同剪接后的翻译产物。糖基磷脂酰肌醇连接分子的胞膜外区结构大多为 IgSF。

8.1.3　胞内区结构

多数白细胞分化抗原和黏附分子胞内区存在特殊结构域或基序，以参与信号转导或同某些胞质蛋白和细胞骨架蛋白相连。

（1）酪氨酸激酶结构域　酪氨酸激酶有非受体型和受体型两类，后者是某些跨膜分子胞内区固有结构，当配体结合后，受体发生二聚化或多聚化，胞内区酪氨酸激酶随即活化。含有受体型酪氨酸激酶结构域的膜分子多为生长因子受体。

（2）酪氨酸磷酸酶结构域　酪氨酸磷酸酶结构域约由 250 个氨基酸残基组成，CD45 是最早发现的有酪氨酸磷酸酶的膜分子，其胞内区有两个酪氨酸磷酸酶结构域。

（3）ITAM/ITIM 基序　它们各自具有特定氨基酸序列，是免疫受体传递活化信号或抑制性信号的分子基础。

（4）死亡结构域　死亡结构域（death domain）约由 80 个氨基酸残基组成，介导凋亡信号传递。TNFRⅠ和 Fas 等分子的胞内区均有死亡结构域，组成死亡受体家族。

8.2　T 淋巴细胞表面的主要 CD 分子

8.2.1　CD1

骨髓干细胞进入胸腺发育至不成熟 T 淋巴细胞阶段时膜表面表达 CD1，它是胸腺内所有不成熟 T 淋巴细胞的膜表面标记。

8.2.2　CD2

CD2 分子是一个相对分子质量为 45000～50000 的糖蛋白，又称淋巴细胞功能相关抗原-2（leucocyte function associated antigen-2，LFA-2），90% 以上的成熟 T 淋巴细胞和 70% 左右的胸腺淋巴细胞表面都表达 CD2 分子。CD2 分子属于免疫球蛋白超基因家族成员，执行多种功能。

① CD2 分子含有白细胞功能相关抗原-3（leucocyte function associated antigen-3，LFA-3，又称为 CD58）受体成分，它与 LFA-3 的结合对于辅助性 T 淋巴细胞（Th）与抗原递呈细胞（antigen presenting cell，APC）、细胞毒性 T 淋巴细胞（cytotoxic T lymphocyte，CTL）、靶细胞等的黏附结合是关键性的一步。另有研究表明 CD48 和 CD59 也是 CD2 的配体，也参与 T 淋巴细胞黏附和细胞间相互作用。

② CD2 分子含有绵羊红细胞受体，使人类 T 淋巴细胞可与绵羊红细胞形成玫瑰花环。

③ CD2 分子含有 T112 和 T113 表位，抗 T112 和 T113 表位的单克隆抗体可活化 T 淋巴细胞，促进 MHC Ⅱ 类分子和 IL-2 受体表达，并在 IL-2 存在时活化 T 淋巴细胞继续增殖，从而开辟了一条 TCR-CD3 活化途径以外的 T 淋巴细胞旁路激活途径。这条旁路激活途径的意义可能是使不成熟胸腺细胞在 TCR 和 CD3 尚未表达时也能活化增殖。

8.2.3　CD3 复合物

CD3 复合物至少由 γ、δ、ε、ζ 和 η 5 种跨膜蛋白组成。γ、δ 和 ε 具有高度同源性，其胞外区域都具有一个类免疫球蛋白结构域，所以这三种分子也属于免疫球蛋白超基因家族。γ、δ 和 ε 的跨膜区都有一个带负电的天冬氨酸残基，而 TCR 的跨膜区则有一个带正电的赖氨酸残基，这种结构特征很可能同 CD3 复合物与 TCR 的结合与相互作用有关。ζ 和 η 的结构相似，特别是胞外区和跨膜区完全相同，胞内区虽然不同，但都含有多个酪氨酸磷酸化位点。在 CD3 复合物中，γ、δ、ε、ζ 和 η 仅少数以 γδεζη 形式存在，而大多数以 γδζ2 形式存在。在 TCR-CD3 复合物中 γ、δ、ε、ζ 和 η 彼此之间及与 TCR 之间均以非共价键形式结合。

CD3 复合物在 T 淋巴细胞活化增殖过程中起着非常关键的将胞外活化信号转导到胞内的作用。当 TCR 识别抗原递呈细胞（APC）递呈的 MHC-抗原复合物后，TCR-CD3 复合物发生构象变化，使 CD3 复合物 γ 链和 δ 链的丝氨酸残基与 ζ 链和 η 链的酪氨酸残基磷酸化，从而将活化信号转导到 T 淋巴细胞内部，使 T 淋巴细胞活化增殖。

TCR-CD3 复合物结构模式如图 8-1 所示。

8.2.4　CD4 与 CD8

胸腺皮质细胞膜表面一般同时表达 CD4 与

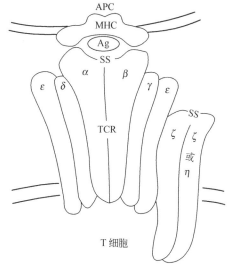

图 8-1　TCR-CD3 复合物结构模式

CD8（CD4$^+$CD8$^+$），而成熟 T 淋巴细胞则只表达 CD4 或 CD8 一种。CD4 存在于辅助性 T 淋巴细胞（Th）和介导迟发性超敏反应（delayed type hypersensitivity，DTH）T 淋巴细胞（TDTH）的表面，即这些细胞的表型是 CD4$^+$CD8$^-$。CD8 存在于细胞毒性 T 淋巴细胞（CTL）和抑制性 T 淋巴细胞（Ts）表面，即这些细胞的表型是 CD4$^-$CD8$^+$。CTL 与 Ts 的表面标记差别在于 CTL 为 CD8$^+$CD28$^+$ 而 Ts 为 CD8$^+$CD28$^-$。

CD4 分子是单链糖蛋白，人 CD4 分子由 435 个氨基酸组成，属于免疫球蛋白超家族，其中胞外区有 374 个氨基酸残基，包括 4 个 IgV 样功能区，穿膜区有 21 个氨基酸残基，胞内区有 40 个氨基酸残基。CD4 能增强 TCR-CD3 复合物对 MHCⅡ-抗原复合物的结合，是 MHCⅡ类分子限制性 T 淋巴细胞识别抗原的辅助受体，它通过胞外结构域与 MHCⅡ类分子的非多态区结合，通过胞内区 CXCP 基序与酪氨酸激酶结合，参与 T 淋巴细胞活化信号转导。CD4 分子还是人类免疫缺陷型病毒（human immunodeficiency virus，HIV）的受体。

CD8 分子是由 α 链、β 链通过二硫键连接的异二聚体，α 链相对分子质量为 34000，β 链相对分子质量为 30000，α 链、β 链也都属于免疫球蛋白超家族，均由胞外区、穿膜区和胞内区组成，胞外区各有 1 个 IgV 样功能区，在 IgV 样功能区与穿膜区之间是富含脯氨酸、丝氨酸和苏氨酸的铰链区。CD8 能增强 TCR-CD3 复合物对 MHCⅠ-抗原复合物的结合，是 MHCⅠ类分子限制性 T 淋巴细胞识别抗原的辅助受体，它通过 α 链胞外 IgV 样功能区与 MHCⅠ类分子的非多态区结合，通过胞内区 CXCP 基序与 PTKp56^{lck}结合，参与 T 淋巴细胞活化信号转导。

CD4 与 CD8 增强 TCR-CD3 复合物对 MHCⅠ-抗原复合物亲和力的作用在初次免疫免疫应答中至关重要。在再次免疫应答时由于 TCR-CD3 复合物对 MHC-抗原复合物的亲和力大为提高，T 淋巴细胞即便丢失 CD4 或 CD8，也能发生免疫应答。

CD4 分子与 CD8 分子的结构模式如图 8-2、图 8-3 所示。

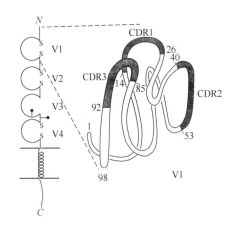

图 8-2　CD4 分子的结构模式

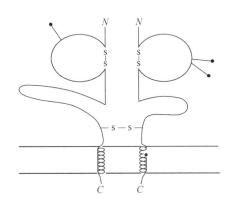

图 8-3　CD8 分子的结构模式

8.2.5　CD5

CD5 分子是一条相对分子质量为 67000 的单链跨膜糖蛋白，在所有成熟 T 淋巴细胞和胸腺淋巴细胞表面表达，其中在 Th 表面的表达水平高于 CTL 和 Ts，在 B 淋巴细胞中仅少数表达。小鼠 CD5 分子由含 357 个氨基酸残基的胞外区、含 30 个氨基酸残基的跨膜区和含 94 个氨基酸残基的胞内区组成，人类 CD5 分子由 471 个氨基酸残基组成，与小鼠 CD5 分子之间有 63％的同源性。抗 CD5 分子的单克隆抗体与 CD5 分子结合后，可增强 TCR 或 CD3 与配基结合后引起的 T 淋巴细胞应答。

8.2.6　CD28

CD28 是相对分子质量为 80000～90000 的由二硫键共价连接的同二聚体，属于免疫球蛋白超基因家族，在人类所有 CD4 T 淋巴细胞和 50％ CD8 T 淋巴细胞表面表达。CD28 的配体是存在于 B 淋巴细胞、巨噬细胞膜表面的 B7 蛋白。CD28 与其配体的结合赋予了 T 淋巴细胞活化的第二信号，而 TCR-CD3 复合物与 MHC-抗原的结合赋予了 T 淋巴细胞活化的第一信号，只有在这两个信号同时作用下 T 淋巴细胞才能增殖活化。

8.2.7　CD44

CD44 是一个酸化硫酸盐跨膜糖蛋白，由含 248 个氨基酸残基的胞外区、含 21 个氨基酸残基的跨膜区和含 72 个氨基酸残基的胞内区组成，相对分子质量随糖基化程度和所附加硫酸软骨素的多少而不同，在 80000～200000 之间。CD44 普遍存在于成熟 T 淋巴细胞、胸腺淋巴细胞和 B 淋巴细胞，T 淋巴细胞转化为记忆细胞后膜表面 CD44 表达量上升。在某些淋巴细胞中 CD44 与细胞骨架相连，可结合胞外介质中的透明质酸、硫酸软骨素、胶原等，发挥类似于整合素（integrin）黏附作用，参与 T 淋巴细胞的活化。CD44 还是 T 淋巴细胞、B 淋巴细胞的归巢受体（homing receptor），与小静脉内皮上的配基结合后可导引淋巴细胞返回外周淋巴组织。

8.2.8　CD45

CD45 是一个与细胞表面结构相关的跨膜大分子糖蛋白，又称为白细胞表面共同抗原（leukocyte common antigen，LCA），由含 391～552 个氨基酸残基的胞外区、含 22 个氨基酸残基的跨膜区和含 705 个氨基酸残基的胞内区组成。胞质区为两个具有 33% 同源性的重复结构 I 和 II，起信号转导作用，其中 I 具有蛋白酪氨酸磷酸酶（protein tyrosine phosphatase，PTPase）活性，II 无 PTPase 活性，但很可能对 I 起调节作用。

CD45 由于其胞内区具 PTPase 活性而备受重视。PTPase 是蛋白质酪氨酸激酶（protein tyrosine kinase，PTK）的平衡酶，PTK 在细胞生长、增殖、分化、转化等过程中起重要调节作用，这种调节作用最终通过 PTPase 实现，故 PTPase 在淋巴细胞活化增殖过程中必定发挥重要调节作用，但具体机制尚不甚明了。

CD45 分子的结构模式如图 8-4 所示。

8.2.9　CD152

CD152 又称为细胞毒性 T 淋巴细胞相关分子-4（CTLA-4），结构上为同二聚体，胞外区有一个 IgV 样区。CD152 分子在进化上高度保守，人与小鼠的胞内区完全相同，与 CD28 有

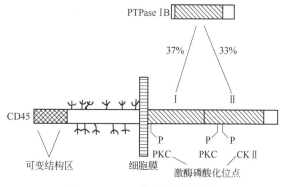

图 8-4　CD45 分子的结构模式

30% 左右同源性，故属于 CD28 家族。CD152 不表达于静止 T 淋巴细胞表面，T 淋巴细胞活化 24h 后 CD152 表达达到高峰，但表达水平明显低于 CD28。CD152 胞外区的 IgV 样区中高度保守的 MYPPPY 可与 B7-1/B7-2 结合，为 T 淋巴细胞活化提供协同刺激信号。

8.2.10　CD154

CD154 分子不表达于静止淋巴细胞，而主要表达于活化 CD4+ T 淋巴细胞和部分 CD8+ T 淋巴细胞表面。CD154 分子以三聚体形式与三聚体形式的 CD40 结合，传递 B 淋巴细胞活化的第二信号。缺少此第二信号则 B 淋巴细胞不能充分活化，不发生 Ig 类别转化，故

CD154 基因突变可引起高 IgM 综合征。

图 8-5 和图 8-6 是 CD4⁺T 淋巴细胞膜和 CD8⁺T 淋巴细胞膜表面重要分子与其配体结合的模式图，显示 MHC 分子的限制作用、TCR 对抗原的识别和共刺激分子的协同作用对于 T 淋巴细胞的活化不可缺少。

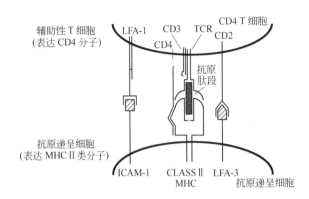

图 8-5　CD4⁺T 淋巴细胞膜表面重要
分子与其配体结合的模式图

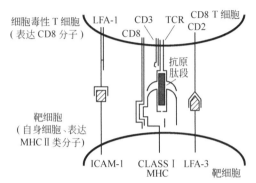

图 8-6　CD8⁺T 淋巴细胞膜表面重要
分子与其配体结合的模式图

8.3　B 淋巴细胞表面的主要 CD 分子

8.3.1　Igα/Igβ

Igα/Igβ 又称 CD79a/CD79b，胞外区结构属 IgSF，分别有 1 个 C2 样区和 1 个 V 样结构域。两个 CD79a/CD79b 异二聚体与一个膜表面免疫球蛋白即 BCR 构成 B 淋巴细胞抗原识别结构。CD79a 和 CD79b 跨膜区带负电的谷氨酸或谷氨酰胺与 mIgM 重链跨膜区带正电的氨基酸可形成盐桥，稳定 BCR 复合物。两种 CD79 分子的胞内区均有一个 ITAM 基序，介导 BCR 途径的信号转导。该类 CD 分子表达于除浆细胞外 B 淋巴细胞发育各个阶段，是 B 淋巴细胞特征性标记。

8.3.2　CD19

CD19 分子胞外区结构属 IgSF，包括 2 个 C2 样区，胞内区较长，不同种属间有很高同源性，含有可发生磷酸化的丝/苏氨酸和酪氨酸残基。CD19 分子也分布于除浆细胞外的 B 淋巴细胞发育各个阶段，也是 B 淋巴细胞重要标记。CD19 是 CD19/CD21/CD81 信号复合物（signaling complex）中一个重要成分，共同促进 B 淋巴细胞激活。

8.3.3　CD21

CD21 又称补体受体 2 或 Ⅱ 型补体受体。胞外区有 16 个 CCVP 结构域和 15 个 CCP 结构域，每个 CCP 含 4 个半胱氨酸，形成两个二硫键，构成 SCR 球状结构。胞内具有多个蛋白激酶 C（PKC）和 PTK 磷酸化部位。CD21 分子表达于成熟 B 淋巴细胞、滤泡树突细胞，以及咽部和宫颈上皮细胞，也是 B 淋巴细胞重要标记。

CD21 是补体 C3d 受体，结合部位在胞外区第 1、2 个 CCP 结构域。CD21 与抗原-抗体复合结构上的 C3d 结合，而复合结构上的抗原分子则与 BCR 结合，这种交联作用使 BCR、信号复合体 CD19/CD21/CD81 以及与受体相关的 PTK 分子发生聚合，引起 PTK 活化。激活的 PTK 再使 CD19 分子胞内区上的酪氨酸磷酸化，后者进一步激活 Src 和 PI3-K 等多种激酶，启动 B 淋巴细胞活化信号转导中鸟苷酸置换因子参与的 MAP 激酶途径。CD21 还与膜型 CD23（FcεRⅡ）和可溶性 CD23（sCD23）结合，前者对于 IgE 产生具有调节作用，而后者具有 B 淋巴细胞生长因子样作用，刺激 B 淋巴细胞增殖。另外，当病原微生物或蛋白质原上覆盖有 C3dg 时，可与滤泡树突细胞表面 CD21 结合，可持续地提供抗原刺激，在诱导免疫记忆中发挥重要作用。

CD21 也是 EB 病毒受体，因此 B 淋巴细胞是 EB 病毒易感的靶细胞。EB 病毒与 CD21 结合后可激活 CD21 和 CD23 基因，导致 B 淋巴细胞持续表达 CD21 和 CD23。CD23 从膜上脱落后形成 sCD23 并作为自分泌的 BCGF 与 CD21 结合，使与 CD21 相连的 CD19 分子胞内区酪氨酸发生磷酸化，导致 B 淋巴细胞转化和增殖，这可能是 EB 病毒引起传染性单个核细胞增多症（infectious mononucleosis）的机制。

8.3.4 CD81

CD81 分子又称抗增殖抗体靶抗原 1，属于 4 次跨膜超家族，胞内区 N 端和 C 端均较短，分布十分广泛，包括造血细胞中的 B 淋巴细胞、T 淋巴细胞、巨噬细胞、树突细胞、NK 细胞和嗜酸性粒细胞。但中性粒细胞、血小板和红细胞不表达 CD81。CD81 也是 CD19/CD21/CD81 信号复合物的一个重要成分，但其胞外区的相应配体还不清楚。新近发现 CD81 可能还是丙肝病毒受体。

8.3.5 B7-1/B7-2

B7-1/B7-2 又称 CD80/CD86，其胞外区结构属 IgSF 成员，各有 1 个 V 样区的 C2 区，两者在氨基酸水平上有 25% 同源性。CD80 胞内区较短，富含精氨酸，有 1 个 RRES 序列，为钙调蛋白依赖的磷酸化部位。CD86 胞内区含 3 个 PKC 磷酸化部位。IL-4 和 IFN-γ 分别上调 B 淋巴细胞和单核细胞 CD86 表达，IL-10 则下调 PBMC 中树突细胞 CD86 表达。CD80/CD86 均通过其胞外区 V 样结构域结合受体 CD28 和 CD152，但与 CD152 的亲和力略高于同 CD28 的亲和力。

8.3.6 CD40

CD40 分子属于 TNFRSF，其胞外区有 4 个富含半胱氨酸重复序列，表达于 APC 细胞以及某些上皮细胞、内皮细胞、成纤维细胞、淋巴样并指细胞、滤泡树突细胞以及活化的单核细胞。浆细胞不表达 CD40。CD40 胞内区的 Thr^{234} 是 CD40 介导信号转导的关键残基。CD40-CD40L 相互作用是 B 淋巴细胞活化中第二信号的主要来源，并对 T 淋巴细胞应答和 APC 功能的发挥也十分重要。

8.3.7 CD22

CD22 又称 BL-CAM，属于 IgSF 中唾液酸黏附素家族（sialoadhesion family），该家族各成员均可结合唾液酸，有 CD22α 和 CD22β 两种异型。CD22 可结合 N-连接糖基上的唾液酸糖缀合物，例如 CD45RO、CD75 等。CD22 胞外区由 N 末端 1 个 V 样区和 6 个 C2 样区组成。膜型 CD22 表达于大部分成熟的 mIgM$^+$、mIgD$^+$ 静止 B 淋巴细胞，B 淋巴细胞活化可上调 CD22 表达，但浆细胞不表达 CD22。CD22 胞内区有 6 个酪氨酸残基，其中 3 个组成 ITIM（IXYXXL 基序），可结合带有 SH2 结构域的蛋白酪氨酸磷酸酶如 SHP-1，因此 CD22 是 B 淋巴细胞活化中的抑制性受体。

8.4 细胞黏附分子的种类、结构和功能

按黏附分子结构特点主要可分为 4 类：免疫球蛋白超家族、整合素家族、选择素家族、钙黏蛋白家族〔又称钙黏着素（cadherin）超家族〕。

8.4.1 免疫球蛋白超家族

许多黏附分子具有与免疫球蛋白超家族（IgSF）V 样、C1 样或 C2 样相似的折叠结构，其氨基酸组成也有一定同源性。该组黏附分子中最重要的是同整合素家族结合的 ICAM、VCAM-1、MadCAM-1 以及同型黏附的 PECAM-1、NCAM-1 和 NCAMLl 家族。

（1）细胞间黏附分子 细胞间黏附分子（intercellular adhesion molecule，ICAM）是 $\beta2$ 组整合素的配体。

a. ICAM-1(CD54) 胞外区有 5 个 IgSF 样结构域，在细胞表面以二聚体形式存在。ICAM-1 在造血和非造血细胞均广泛分布，在活化 T 淋巴细胞、B 淋巴细胞、胸腺细胞和树突细胞等表面 ICAM-1 的表达明显上调。炎症介质也能明显上调内皮细胞和其他非造血细胞 ICAM-1 的表达。ICAM-1 和整合素 $\beta2$ 组的 3 个成员 LFA-1、Mac-1 和 p150-95 结合。内皮细胞上 ICAM-1 参与白细胞穿越毛细血管壁到达炎症部位的过程。ICAM-1 可通过增强 APC 与 T 淋巴细胞的相互作用，并作为协同刺激分子而参与 T 淋巴细胞的活化。此外，ICAM-1 是鼻病毒受体，内皮细胞上的 ICAM-1 是恶性疟原虫感染红细胞的受体。

b. ICAM-2(CD102) 胞外区有 2 个 IgSF C2 样结构域，广泛分布于除中性粒细胞外的所有白细胞，血管内皮细胞组成性表达高水平 ICAM-2。ICAM-2 是 LFA-1 和 Mac-1 的配体，可能在淋巴细胞再循环中发挥作用。

c. ICAM-3(CD50) 胞外区有 5 个 IgSF 样结构域。ICAM-3 组成性地高水平表达于白细胞和郎格罕细胞。血液中可检测到从活化淋巴细胞和中性粒细胞脱落下来的可溶性 ICAM-3。ICAM-3 是 LFA-1（CD11a/CD18）的配体。ICAM-3 主要介导白细胞之间以及 T 淋巴细胞与 APC 细胞之间的黏附，参与树突细胞与 T 淋巴细胞相互作用，诱导 T 淋巴细胞早期活化、黏附和增殖。

（2）$\alpha4\beta1$ 和 $\alpha4\beta7$ 识别的 IgSF 分子

a. MadCAM-1 胞外区靠近 N 端有 2 个 IgSF C2 样结构域，在 Peyer 小结和肠系膜淋巴结中的高内皮静脉（HEV）以及肠黏膜固有层扁壁静脉有高水平表达。MadCAM-1 通过胞膜外区 IgSF C2 样结构域结合 $\alpha4\beta7$ 和 $\alpha4\beta1$，某些 MadCAM-1 分子通过黏蛋白样区上的唾液酸糖缀合物可与 L-selectin（CD62L）结合。MadCAM-1 还可同 CD44 分子结合。MadCAM-1 分子引导未致敏淋巴细胞到达 Peyer 小结和肠系膜淋巴结，并参与某些活化和记忆淋巴细胞的归巢。MadCAM-1 通过与 L-selectin 和 $\alpha4\beta7$ 结合不仅参与淋巴细胞与内皮细胞最初的滚动，而且还参与这些被活化淋巴细胞穿出血管壁前的滞留过程。

b. VCAM-1(CD106) 胞外区有 7 个 IgSF 样结构域，主要表达于血管内皮细胞，还表达在滤泡树突细胞、某些巨噬细胞、骨髓基质细胞以及多种器官中的非血管内皮细胞。炎症因子和细胞因子如 IL-1β、IL-4、TNF-α 和 DN-7 等可上调血管内皮细胞和其他细胞 VCAM-1 表达。VCAM-1 结合整合素 $\alpha4\beta7$，参与淋巴细胞、单核细胞、嗜碱性粒细胞和嗜酸性粒细胞穿出血管壁到达炎症部位的过程，包括淋巴细胞在内皮细胞上最初的滞留和滚动，以及随后的紧密黏附。非血管内皮细胞表达的 VCAM-1 参与了骨髓基质细胞与造血祖细胞、B 淋巴细胞与树突细胞的相互作用，T 淋巴细胞的协同刺激以及胚胎发育。

（3）同型黏附 IgSF 分子 指 IgSF 中具有同型黏附（homotypic adhesion）或嗜同性相

互作用（homophilic interaction）特性的分子。

a. PECAM-1(CD31)　胞外区有 6 个 IgSF C2 样结构域，分布于单核细胞、血小板和粒细胞。PECAM-1 表达于约 50％的外周血淋巴细胞，并高水平表达于内皮细胞，尤在内皮细胞连接处。PECAM-1 是一种同型黏附分子，可与整合素 αvβ3 结合，参与单核细胞、中性粒细胞、NK 细胞和活化 T 淋巴细胞穿出毛细血管壁的过程。

b. NCAML1　NCAML1 作为一种同型黏附分子也可同整合素 αvβ3 结合。其胞外区靠近 N 端远膜侧有 6 个 IgSF C2 样结构域。NCAML1 分布于神经元、骨髓中淋巴样细胞和粒细胞前体细胞、胸腺中成熟 T 淋巴细胞、脾脏 B 淋巴细胞，以及外周血单核细胞、B 淋巴细胞和 CD4$^+$T 淋巴细胞。

c. NCAM-1(CD56)　NCAM-1 是神经细胞黏附分子（neural CAM-1）的缩写，分子胞膜外区有 5 个 IgSF 样结构域，近膜区有 2 个 Ⅲ 型纤连蛋白（Fn3）结构域。NCAM-1 表达于人 NK 细胞和某些 T 淋巴细胞，以及神经、肌肉和多种胚胎组织，甚至多种肿瘤细胞。NCAM-1 是同型黏附分子，可与硫酸软骨素蛋白聚糖结合而抑制轴突生长。尽管 NCAM-1 是 NK 细胞标记，但 NCAM-1 的功能尚不明了，也未发现参与 NK 细胞的杀伤作用。

8.4.2　整合素家族

整合素家族（integrin family）均是由 α 链、β 链通过非共价键连接组成的异二聚体，α 链、β 链均为Ⅰ型膜蛋白。α 链相对分子质量为 150000～210000，β 链相对分子质量为 90000～110000。整合素的功能是和细胞黏附分子及细胞基质结合，增强细胞间黏附。已知整合素家族中至少有 14 种 α 链和 8 种 β 链。按 β 链可将整合素家族分为 8 组，下面选择主要者介绍。

（1）迟现抗原组（β1 组）　β1 又称为 CD29，该亚单位可分别与 α1～α6、CD51、α7～α9 组成 VLA1～VLA6、αvβ1、α7β1、α8β1、α9β1 等整合素。CD29 在白细胞膜表面表达十分广泛，特别是在记忆 T 淋巴细胞膜表面表达水平较高。CD29 胞内区与细胞骨架相互结合导致 T 淋巴细胞活化，并可调节 CD29 的黏附功能。

（2）白细胞黏附受体组（β2 组）　β2 又称为 CD18，可分别与 CD11a～CD11c（αL、αM 和 αX）亚单位和 αD 亚单位组成整合素二聚体 LFA-1（αLβ2，CD11a/CD18）、Mac-1（αMβ2，CD11b/CD18）、p150-95（αXβ2，CD11c/CD18）和 αDβ2。CD18 表达于所有白细胞，其胞质区可与多种细胞骨架蛋白相互作用，如 α 辅肌动蛋白和细丝蛋白以及胞质调节分子 cytohesin-1。

CD18 参与构建的淋巴细胞功能相关抗原 1（LFA-1）即 αLβ2（CD11a/CD18）是重要的细胞间黏附分子。在炎症过程中 LFA-1 主要通过与 ICAM-1 结合，对白细胞和内皮细胞的黏附起关键作用。LFA-1 还在 T 淋巴细胞增殖以及 T-B 淋巴细胞相互作用中发挥重要作用。LFA-1 还参与 T 淋巴细胞依赖的抗体应答。另一重要的 β2 成员是 Mac-1，即 αMβ2（CD11b/CD18），它作为补体受体通过与 iC3b 结合可调理吞噬，在单核细胞和中性粒细胞层迁移到炎症部位时起重要作用。Mac-1 参与 PMA 诱导的中性粒细胞相互黏附以及趋化作用。另一 β2 成员是 CD11c 与 CD18 组成的 p150-95 二聚体（αXβ2），它在 CTL 发挥细胞毒性以及中性粒细胞和单核细胞黏附至内皮细胞的过程中起重要作用，并参与粒细胞呼吸爆发和 B 淋巴细胞活化。炎症刺激剂可诱导储存于胞内颗粒中的 p150-95 迅速转移到细胞表面。

（3）血小板糖蛋白组（β3 组）　β3 亚单位为 CD61，表达于血小板、巨核细胞、单核细胞、巨噬细胞和内皮细胞等的膜表面。CD61 可与 CD41 和 CD51 分别组成复合物，其中 CD51/CD61 是玻连蛋白受体（VNR），介导血小板黏附于固相化的玻连蛋白。CD41/CD61 可与整合素相关蛋白（integrin-associated protein，IAP）CD47 分子相连，发挥整合素功能。

（4）β7 组　β7 亚单位相对分子质量为 110000（110kDa）。β7 与 α4 组成的 α4β7 表达于黏膜淋巴细胞、NK 细胞和嗜酸性粒细胞，其配体为 VCAM-1（CD106）和纤连蛋白（FN）。α4β7 结合高内皮静脉（HEV）黏膜地址素 MadCAM-1，使淋巴细胞归巢。

整合素分子在体内分布很广泛，而且一种整合素分子往往可表达于多种组织细胞。多数细胞也可同时表达多种不同的整合素。某些整合素分子的表达具有明显的细胞类型特异性，如 gpⅡb/Ⅲa 主要表达在巨核细胞和血小板，LAF-1、Mac-1、p150-95 表达在白细胞。而且整合素分子的表达可随宿主细胞分化与生长状态的改变而变化。

8.4.3　选择素家族

选择素（selectin）最初称为外源凝集素细胞黏附分子（lectin cell adhesion molecule，LEC-CAM），为Ⅰ型膜分子，胞外区由 3 种结构域构成：氨基端约 120 个氨基酸残基为钙离子依赖的 C 型外源凝集素样结构域，是结合配体的部位；表皮生长因子样结构域（EGF-like domain），约含 35 个氨基酸残基，此结构域的功能是维持 selectin 分子的构象；近膜部分是数个约 60 个氨基酸残基构成的 CCP 结构域，其作用尚不明了。选择素家族有 3 个成员：L-selectin、P-selectin 和 E-selectin，L、P 和 E 分别表示 leukocyte、platelet 和 endothelium，是最初发现相应 selectin 分子的 3 种细胞。

（1）L-selectin（CD62L）　L-selectin 又称白细胞内皮细胞黏附分子-1（LECAM-1）、淋巴结归巢受体和 MEL-14。L-selectin 胞外区 N 端有 1 个 C 型凝集素样结构域、1 个 EGF 样结构域、2 个 CCi 结构域以及 1 个由 15 个氨基酸组成的连接间隔区。CD62L 表达于造血细胞某些分化阶段，包括大多数 B 淋巴细胞和未致敏 T 淋巴细胞以及大多数单核细胞、中性粒细胞和嗜酸性粒细胞。PMA、细胞因子或趋化剂刺激淋巴细胞和中性粒细胞后，由于蛋白酶的酶解作用，CD62L 迅速脱落，使血浆中可溶性 CD62L 水平很高。CD62L 通过 N 端 C 型凝集素样结构与唾液酸化路易糖 X（sLe^x）相关的阴离子寡糖序列结合，也可结合硫酸肝素和硫苷脂。CD62L 可与 CD34、Gly-CAM-1 和 MadCAM-1 分子上发生岩藻糖化、唾液酸化和硫酸盐化的糖类结合。CD62L 介导白细胞与内皮细胞最初的滞留和滚动，特别对未致敏淋巴细胞经高内皮静脉归巢到外周淋巴结和 Peyer 小结起重要作用。CD62L 还介导白细胞迁移到炎症部位，介导中性粒细胞相互之间的作用。相应配体与 CD62L 的结合刺激蛋白酶裂解 CD62L，这可能对维持较高速度的滚动起重要作用。Gly-CAM-1 是糖基化依赖的细胞黏附分子-1（glycosylation dependent，CAM-1），又称 Sgp50，是高度糖基化的分泌形式的黏蛋白，主要由外周淋巴结和肠系膜淋巴结高内皮静脉（HEV）以及慢性炎症部位 HEV 样血管内皮细胞所分泌，在血液或乳汁中可测得 Gly-CAM-1。

（2）E-selectin（CD62E）　E-selectin 又称内皮细胞白细胞黏附分子-1（ELAM-1），胞外区由 1 个 C 型凝集素样结构域、1 个 EGF 样结构域和 6 个 CCP 组成，表达于炎症部位的内皮细胞。E-selectin 通过其 C 型凝集素结构域同白细胞糖脂和糖蛋白上的唾液酸化路易糖（sialyl Lewis^x，sLe^x）以及唾液酸化的 Lewis^8 和相关的岩藻糖基化的 N-乙酰乳糖胺结合。E-selectin 还结合表达于髓样细胞的 ESL-1 蛋白（E-selectin ligand-1 protein）和 CD62P 配体 CD162（PSGL-1），后者表达于淋巴细胞、中性粒细胞和单核细胞。在慢性炎症皮肤部位，皮肤淋巴细胞相关抗原归巢受体是 E-selectin 的受体。CD62E 的功能主要是介导白细胞（中性粒细胞、单核细胞和 CD4$^+$ 记忆性 T 淋巴细胞）在内皮细胞表面最初的滞留和滚动，以及随后迁移到炎症组织。

（3）P-selectin（CD62P）　P-selectin 又称 PADGEM、LECAM-3 或颗粒膜蛋白 140（GMP-140）。胞外区 N 端有 1 个 C 型凝集素结构域，接着有 1 个 EGF 样结构域和 9 个 CCP

结构域。P-selectin 表达于巨核细胞、活化血小板和活化的内皮细胞，储存于血小板 α 颗粒和内皮细胞 Weibel-Palade 小体中，当凝血酶、组胺、PMA 或过氧化物活化细胞后，P-selectin 从颗粒中迅速与胞膜融合而表达于细胞膜上，但很快被内化并在溶酶体中降解。可溶性P-selectin 在血浆中水平约 $0.1\sim1\mu g/mL$。P-selectin 分子通过 N 端 C 型凝集素结构域与唾液酸化的路易糖（sLe^x）相关的阴离子寡糖序列有低亲和力的结合，还可与肝素硫酸盐和硫苷脂结合。中性粒细胞上 P-selectin 的配体是黏蛋白样细胞表面糖蛋白 CD162（PSGL-1）。P-selectin 介导中性粒细胞在活化内皮细胞上的滚动，尤其在炎症中甚为重要，在炎症晚期同其他 selectin 协同发挥作用。P-selectin 还参与血小板和某些 T 淋巴细胞亚群的沿血管壁的滚动。活化血小板可贴附在淋巴细胞上，通过血小板表面 P-selectin 同内皮细胞外周淋巴结地址素相互作用，而间接介导淋巴细胞沿管壁的滚动。

8.4.4 钙黏着素超家族

钙黏着素（cadherin）指 Ca^{2+} 依赖的细胞黏附分子（Ca^{2+} dependent cell adhesion molecule），由两个亚家族组成。①经典 cadherin：其特点是具有 Ca^{2+} 依赖的同型黏附，介导细胞与细胞之间的黏附作用，胞内区同 α、β 和 γ 连环蛋白（catenin）相连形成复合体，是 cadherin 发挥细胞间黏附作用的分子基础。经典 cadherin 不仅为维持实体组织之必需，也是胚胎时期细胞发生重排的重要分子条件。②非经典 cadherin：分子胞质区不与连环蛋白相连，主要包括原钙黏着素（protocadherin）、钙黏着素相关神经受体（CNR）以及桥粒钙黏着素（desmosomal cadherin）。

cadherin 为 I 型膜蛋白，由 $723\sim748$ 个氨基酸残基构成，胞外区包含 5 个约由 110 个氨基酸残基组成的重复结构域（EC1～EC5），含有两个 LDREXXYXL 基序，近膜区 EC5 有 4 个保守的半胱氨酸。EC1～EC3 中 DXNDN 或 DXD 基序是钙离子结合部位。N 端 113 个氨基酸残基构成 cadherin 分子的配体结合部位，其中 His-Ala-Val（HAV）基序介导同型黏附作用。胞内区较短且高度保守，并与细胞骨架蛋白包括连环蛋白、皮质肌动蛋白束相连，在发挥 cadherin 细胞黏附中起重要作用。在细胞表面，cadherin 分子倾向于集中分布在细胞连接处。此处主要介绍经典 cadherin 亚家族中的 E-cadherin、N-cadherin 和 P-cadherin，E、N 和 P 分别表示上皮、神经和胎盘。

（1）上皮钙黏着素（E-cadherin） 上皮钙黏着素主要分布在非神经上皮组织，通过和 α、β 和 γ 连环蛋白与细胞骨架肌动蛋白相连而聚集成复合体，对 E-cadherin 调节细胞黏附作用以及把 E-cadherin 连接到其他内在膜蛋白起关键作用。E-cadherin 主要参与胚胎发育以及正常组织中上皮细胞层的形成和维持。

（2）神经钙黏着素（N-cadherin） 主要分布于神经组织、晶状体、心肌和骨骼肌，也属同型黏附分子，胞内区与 α、β 和 γ 连环蛋白相连。N-cadherin 主要介导 Ca^{2+} 依赖的神经细胞黏附。

（3）胎盘钙黏着素（P-cadherin） 主要分布于人胚胎的某些上皮组织和胎盘。同其他经典 cadherin 分子相似，胞膜外区 N 端 HAV 序列介导同型黏附作用。P-cadherin 的功能是可能参与胚胎与子宫的结合。

8.4.5 其他黏附分子

除了上述四类黏附分子，还有许多尚未归类的黏附分子，包括某些血小板糖蛋白、属于连接（link）组件结构的 CD44 等，此处主要介绍 CD44。

CD44 又称吞噬细胞糖蛋白 1（phagocytic glycoprotein 1，Pgp-1），其胞外区靠近 N 端

约 100 个氨基酸范围内有 6 个半胱氨酸组成 3 个二硫键，为连接域（link module）。胞外区的近膜侧是黏蛋白样区。CD44 编码基因在转录时可取用不同外显子，使 mRNA 水平上出现不同拼接方式，导致成熟 CD44 有几十种变构体，如 CD44E、CD44M、CD44R、CD44H 等，相对分子质量从 80000～250000 不等。

CD44 是一种高度糖基化蛋白，其外显子氨基酸序列含糖基化部位和硫酸软骨素侧链的连接部位。CD44 的功能主要是介导白细胞与内皮细胞、基质细胞和 ECM 的黏附，其机制可能主要是通过与细胞表面和 ECM 上的透明质酸相结合，使活化的记忆/效应淋巴细胞穿出血管壁到达炎症部位。CD44 作为淋巴细胞上的淋巴细胞归巢受体，能同肠道淋巴组织与黏附血管内皮细胞上的 MadCAM-1 结合，参与多种淋巴细胞的归巢。CD44 分子还参与 NK 细胞活化以及造血细胞分化。

8.4.6 黏附分子表达的调节

细胞因子、炎症介质以及其他因素可以改变细胞黏附分子的表达水平和构象，导致细胞黏附能力变化。对黏附分子表达的调节主要有构象调节和表达数量调节两种方式。

8.4.6.1 黏附分子构象改变及其调节
改变黏附分子构象可影响其与配体结合的亲和力，从而改变细胞黏附能力。例如，静止淋巴细胞表达一定水平的 LFA-1 和 ICAM-1，而 NK 细胞和某些 CTL 细胞系列较高，但它们并不发生凝集作用。淋巴细胞活化引起黏附分子构象变化并在细胞表面重新分布，提高了 LFA-1/ICAM 相互作用的亲和力，从而使活化淋巴细胞的黏附能力增强。分子间亲和力提高的原因不仅是由于构象变化，而且是由于 LFA-1 二聚体化及其在膜表面成簇排列。

Mg^{2+} 和 Ca^{2+} 分别参与了黏附分子构象和排列变化而导致其亲和力提高。在 Mg^{2+} 参与下整合素 αL（CD11a）亚单位上 Mg^{2+} 依赖的 24 表位表达增加提高了 LFA-1 的亲和力，同时在 Ca^{2+} 参与下 LFA-1 可发生二聚体化，造成分子在细胞表面成簇分布而提高了 LFA-1 同配体结合的亲和力。

8.4.6.2 黏附分子表达数量的改变及其调节
（1）细胞表面黏附分子表达量调节的两种方式

① 诱导储存在细胞内的黏附分子转移到细胞表面，其过程发生迅速，但维持时间短暂。如凝血酶和组胺作用于内皮细胞可以诱导内皮细胞内储存的 CD62P 分子迅速转移到细胞表面，但很快因内吞而消失。又如 CD11b/CD18、CD11c/CD18 储存在中性粒细胞的胞质颗粒内，在经 PMA、TNT、IL-1 刺激后可迅速转移到细胞表面。

② 从头合成。这种形式发生过程较为迟缓，但维持时间较长。IL-1、TNF-α 作用于血管内皮细胞诱导 E-selectin、VCAM-1 分子的合成与表达即属于这种方式，诱导后 4h 达到高峰，并可维持 24h 以上。

（2）细胞因子、炎症介质的作用　细胞因子 IL-1、IL-3、IL-4、IL-8、PAF、GM-CSF、TNF-α、LT-α 和 IFN-γ，以及炎症介质白三烯、组胺和凝血酶等可调节白细胞和血管内皮细胞黏附分子表达量。

（3）细胞的生长分化状态对黏附分子表达的影响　在胚胎发育过程中，组织细胞黏附分子表达按一定规律发生改变，这使得不同细胞得以按一定规律组合在一起，形成不同组织或器官。正常组织细胞与由其起源的肿瘤细胞相比，表达的黏附分子可有很大差异，造成某些肿瘤细胞易于发生浸润、转移。此外，处于不同分化和发育状态的淋巴细胞所表达的黏附分子也有明显改变。如与未致敏 T 淋巴细胞相比，记忆性 T 淋巴细胞表达更多的 CD2、LFA-1、CD44、VLA-4 等黏附分子，而 L-selectin 在未致敏 T 淋巴细胞的表达水平要明显高于记忆 T 淋巴细胞。单核细胞和髓样单核细胞系在成熟过程中 Mac-1 分子表达增加。当血液中单核细胞穿出毛细血管壁进入组织成为巨噬细胞时，p150-95 表达上调，而 Mac-1 表达下降。

8.4.7 黏附分子的功能

8.4.7.1 炎症过程中白细胞与血管内皮细胞的黏附 炎症过程的一个重要特征是白细胞通过黏附和穿越血管内皮细胞向炎症部位渗出，其分子基础是白细胞与血管内皮细胞黏附分子的相互作用。不同白细胞的渗出过程或渗出过程的不同阶段所涉及的黏附分子不尽相同。

（1）不同黏附分子在黏附过程不同阶段所起作用 在体内，白细胞与血管内皮细胞的黏附作用在血液流动产生的切力作用下发生，因此白细胞与血管内皮细胞的黏附作用有其特殊性。其中包括白细胞沿血管壁滚动的最初黏附、随后的紧密黏附和穿越内皮细胞。L-selectin 分子与其配体 E-selectin 的结合对于中性粒细胞与血管内皮细胞的最初黏附发挥着重要作用。在随后发生的加强黏附和穿越血管内皮细胞的过程中，CD11/CD18 与其配体的相互作用非常关键。此时，已经黏附于血管内皮的中性粒细胞 L-selectin 分子表达水平显著下降，在趋化性细胞因子（如膜结合 IL-8）诱导下，CD11/CD18 表达水平明显上调。事实上，L-selectin 分子表达下降可减少对已黏附中性粒细胞的牵拉作用，有利于 CD11/CD18 介导中性粒细胞穿越血管内皮细胞。

（2）膜结合细胞因子在白细胞与血管内皮细胞黏附过程中所起作用 调节白细胞黏附分子表达的细胞因子有血管内皮细胞膜表面结合的 IL-8、GM-CSF、血小板活化因子（PAF）等对中性粒细胞具有趋化作用的细胞因子。中性粒细胞与血管内皮细胞的黏附是在血管内皮细胞膜结合的细胞因子调节下多种黏附分子按顺序协调作用的复杂过程。

黏附分子在白细胞渗出过程中的重要作用在先天性白细胞黏附缺陷症（LAD）发病机制中得到了证实。该病的临床特征是反复发生难以治愈的感染。LAD 可分为 LAD-1 和 LAD-2 两型。LAD-1 型患者由于 CD11/CD18 分子表达缺陷，因此不能与 FN 和 iC3b 结合，丧失非特异调理作用。此外，虽然白细胞可以沿血管壁滚动，但由于不能与血管内皮细胞表面黏附分子 ICAM-1 结合，白细胞不能渗出到炎症部位。LAD-2 型患者由岩藻糖化缺陷导致白细胞 CD15s 和 CD15 表达缺陷，不能有效地与血管内皮细胞表面 E-selectin 分子结合，白细胞沿血管壁的滚动能力显著低于正常，同样也不能向炎症部位渗出。

（3）细胞因子在白细胞选择性渗出过程中的作用 不同炎症反应具有不同类型的炎症细胞浸润，如急性炎症以中性粒细胞渗出和浸润为主、慢性炎症往往以淋巴细胞浸润为主、Ⅰ型超敏反应的变态反应性炎症以嗜碱性粒细胞的渗出为主、迟发型超敏反应性炎症则以单核细胞和 T 淋巴细胞浸润为特征。虽然目前对白细胞选择性渗出的机制尚不完全明了，但可以肯定的是其中涉及黏附分子在不同类型白细胞表达的差异、细胞因子对黏附分子表达的不同调节，以及局部组织产生不同的趋化性细胞因子等因素。如 IL-4 和 IFN-γ 作用于血管内皮细胞可以选择性地诱导黏附分子 VCAM-1 表达，而 VCAM-1 的配体 VLA-4 只在淋巴细胞、嗜酸性粒细胞、嗜碱性粒细胞表达，在中性粒细胞不表达，因此 IL-4 和 IFN-γ 可以选择性地促进除中性粒细胞以外的白细胞的黏附作用。IL-4 和 IFN-γ 是由活化 T 淋巴细胞产生的细胞因子，因此 IL-4 和 IFN-γ 可能在免疫介导的炎症性疾病中发挥重要作用。此外，IL-8、GM-CSF 和 PAF 等膜结合因子也可能是导致白细胞选择性渗出的重要因素。

8.4.7.2 黏附分子与淋巴细胞的归巢 淋巴细胞在中枢淋巴器官发育成熟后，经血流迁移到外周淋巴器官，并在全身各器官、组织以及炎症部位发挥多种生物学功能。淋巴细胞归巢是淋巴细胞迁移的一种特殊形式，包括：①淋巴干细胞向中枢淋巴器官的归巢；②淋巴细胞向外周淋巴器官的归巢；③淋巴细胞再循环，即外周淋巴器官的淋巴细胞通过毛细血管后静脉进入淋巴循环以接触外来抗原，然后再回到血循环；④淋巴细胞向炎症部位渗出。淋巴细胞是不均一群体，其归巢过程的显著特点是不同亚群淋巴细胞迁移过程中各具选择性，即某一特定的淋巴细胞群定向归巢到相应的组织或器官。淋巴细胞归巢的分子基础是淋巴细胞与各组织、器官血管内皮细胞黏附分子的相互作用。一般将淋巴细胞所表达与归巢有关的黏附分子称为淋巴细胞归巢受体（lymphocyte homing receptor，LHR），而将其对应的血管内皮细胞的黏附分子称为地址素（addressin）。参与不同淋巴细胞群归巢过程的黏附分子及其表达动态有所不同，决定淋巴细胞归巢的选择性。

一般来说，未致敏的淋巴细胞再循环主要流经淋巴结、Peyer 小结、扁桃体和脾脏等，因为大部分进入机体的抗原存在上述淋巴器官中，淋巴细胞通过再循环可最大限度地接触和识别这些抗原。同一淋巴细胞群的再循环过程大致相同。而记忆淋巴细胞和效应淋巴细胞除了参与同未致敏淋巴细胞相同的再循环外，还可选择性地到达一些淋巴器官以外的某些发生免疫效应的场所，如肠黏膜固有层、肺间质、发生炎症的皮肤以及关节等部位。

8.4.7.3　黏附分子与免疫细胞的识别作用　免疫细胞相互作用及杀伤细胞识别靶细胞除了需要识别特异性抗原外，还需要黏附分子参与。某些黏附分子的抗体可以阻断免疫细胞相互作用及杀伤细胞对靶细胞的细胞毒活性。

8.4.7.4　黏附分子与细胞发育、分化、附着及移动　在胚胎发育过程中，不同类型细胞按着既定规律形成细胞与细胞之间及细胞与细胞外基质的附着，再有序组合成不同的组织和器官，在这一过程中黏附分子发挥重要作用。

（1）黏附分子参与细胞间附着　参与细胞间附着的黏附分子主要是钙黏着素家族的成员，以及属于 IgSF 的黏附分子 NCAM(CD56) 和 PECAM(CD31)。

（2）黏附分子参与细胞与基质的附着　细胞与基质的附着主要由整合素家族黏附分子介导。除了 $\beta 2$ 组外，整合素分子识别的配体大多是细胞外基质的成分，包括纤连蛋白（FN）、层黏连蛋白（LN）、玻连蛋白（VN）和胶原（CO）等。细胞与基质的附着主要有两种情况：①间质细胞（以成纤维细胞为代表）周围均与细胞外基质附着；②上皮细胞周围仅部分与细胞外基质附着，而细胞侧面则与细胞发生附着，在这种情况下细胞黏附分子的分布存在着极性。细胞癌变过程往往伴随着这种极性的丧失。

（3）黏附分子参与细胞移动　在细胞发育、分化以及创伤修复过程中都需要细胞移动，E-cadherin、N-cadherin、NCAM、CD31 及 FN 和 FN 受体是这一过程的重要参与者，而且在细胞移动过程中不同黏附分子的表达得到精细调控。

8.4.7.5　黏附分子与肿瘤

（1）黏附分子与肿瘤的浸润　恶性肿瘤的一个重要生物学特征是其对邻近正常组织的浸润及远处转移，目前已知肿瘤浸润与转移与其黏附分子表达改变有关。一方面肿瘤细胞某些黏附分子表达的减少可以使细胞间附着减弱，肿瘤细胞脱离与邻近细胞的附着，这是肿瘤浸润转移的第一步。另一方面，肿瘤细胞表达的某些黏附分子使已进入血流的肿瘤细胞得以和血管内皮细胞黏附，造成血行转移。

① E-cadherin 与肿瘤浸润。包括大肠癌、乳腺癌等在内的多种肿瘤细胞，其 E-cadherin 分子表达明显减少或缺失，该分子表达水平降低与肿瘤细胞的恶性程度显著相关。

② 整合素家族与肿瘤浸润和转移。该类黏附分子在肿瘤细胞的表达水平也明显改变，分布的极性也不同于正常细胞。同一种整合素分子可以在转移和附着两个不同的过程中发挥作用，因此整合素分子表达的增加或减少都可能参与肿瘤细胞浸润及转移。

③ CD44 和其他黏附分子对肿瘤转移的影响。肿瘤细胞表达的某些黏附分子可使已进入

血流的肿瘤细胞黏附于血管内皮细胞或基质，促进肿瘤细胞形成转移灶。而体内慢性炎症部位往往是肿瘤转移灶的好发部位，可能与炎症产物、细胞因子作用于局部血管内皮细胞促进其黏附分子表达有关。某些 CD44V 异型与肿瘤转移有一定关系，如在大鼠动物实验中，CD44（V6）表达变化与肿瘤细胞获得转移能力有关。人 CD44（V3）表达上升增加 B 淋巴瘤细胞的转移能力，而 CD44（V8～V10）可能赋予消化道癌症转移的活性。

（2）黏附分子对杀伤细胞杀伤肿瘤细胞的影响　杀伤细胞与肿瘤细胞的接触主要由 LFA-1/ICAM-1 的相互作用来介导。肿瘤细胞 ICAM-1 分子的表达可能与肿瘤组织内淋巴细胞的浸润有关。肿瘤患者血清中可溶性 ICAM-1 水平往往高于正常人，可能抑制了 NK 细胞对肿瘤细胞的杀伤作用。

（3）黏附分子与肿瘤的诊断　正常肝细胞表达整合素 $\alpha 1\beta 1$，而胆管上皮细胞表达整合素 $\alpha 2$、$\alpha 3$、$\alpha 6$ 和 $\beta 4$。由于肝细胞癌不表达 $\beta 4$，而胆管癌细胞不表达 $\alpha 1$，因此上述两种整合素分子可以作为区分两型肝癌的标志。结肠癌和胰腺癌发展时 CD44（V6）表达增加。

思　考　题

1. 什么是白细胞分化抗原？什么是黏附分子？它们主要是哪些细胞的表达产物？

2. 到目前为止，白细胞分化抗原已发现多少种？它们在获得性免疫中的主要功能是什么？

3. 分析 CD3、CD4、CD8、CD28、CD40、CD80、CD95 等分化抗原在分子水平上如何单独或/和细胞因子共刺激活化 T 淋巴细胞、B 淋巴细胞。

4. 黏附分子的主要功能是什么？

第9章　细胞免疫和体液免疫

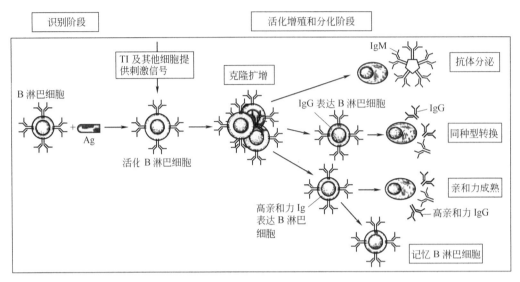

体液免疫应答的不同阶段

免疫是机体的抵抗力，也是机体抗感染的能力。感染原也称抗原。除感染原作为抗原外，凡抗体以外的非自身组织细胞、体液或其他物质都是异物，都可能成为抗原。当机体受到抗原刺激，而由于抗原的性质不同，可以产生不同类型的免疫应答。以 B 淋巴细胞为主产生抗体的应答是体液免疫。以 T 淋巴细胞为主产生活化的 T 效应细胞和细胞因子、免疫炎症的应答是细胞免疫，然后抗体或细胞因子、效应 T 淋巴细胞与抗原相互作用，以消除抗原尤其是感染原。免疫细胞之间通过相互配合、相互协调、相互促进体现其免疫功能。体液免疫需要 T 淋巴细胞参与，细胞免疫则更依赖 B 淋巴细胞的"帮忙"。

9.1　抗原的加工递呈和抗原递呈的生理意义

B 淋巴细胞抗原受体（B cell receptors，BCR）通过识别位于抗原分子表面的表位，产生体液免疫应答。产生的抗体在补体和吞噬细胞的协助下，消灭病原体，发挥抵抗细胞外感染病原体的防御作用。但是 B 淋巴细胞不能识别位于细胞内的抗原，所产生的抗体也不能进入细胞，所以 B 淋巴细胞不能消灭细胞内感染的病原体。T 淋巴细胞介导的特异性细胞免疫应答就是应消灭细胞内感染的病原体的需要而产生的。

在免疫学研究历史上一段相当长的时间里，人们认为 T 淋巴细胞受体（T cell receptors，TCR）与 B 淋巴细胞受体一样，是直接识别抗原分子表面的表位的。后来发现，T 淋巴细胞对抗原的应答必须有所谓辅佐细胞（accessory cells），例如巨噬细胞的参与；TCR 识别的是变性的蛋白质和蛋白质降解产物。这些事实提示 T 淋巴细胞可能不是直接识别抗原分子表面的表位，而是识别位于抗原分子内部的表位。

CTL 对靶细胞的杀伤反应除了表现为病毒特异性以外，还受靶细胞所表达的 MHC Ⅰ类分子的限制：CTL 不能杀伤未感染病毒的细胞；CTL 能杀伤感染了该病毒的自身靶细胞，或感染了相同病毒的、与自身具有相同 MHC Ⅰ类分子的同种异型靶细胞，而不能杀伤虽然感染了相同病毒的、但是与自身没有相同MHC I类分子的同种异型靶细胞。这些事实提示，病毒抗原不是单独被TCR识别的，而是与MHC分子一起被T淋巴细胞识别的。这就是所谓的MHC限制现象（MHC restriction）。后来的研究证明，T淋巴细胞识别的不是靶细胞上完整的病毒抗原分子，而是与MHC分子结合在一起的病毒抗原中的一段肽，即T淋巴细胞识别的抗原已在细胞内降解。T淋巴细胞这一识别抗原的特点决定了它所识别的蛋白质抗原首先必须被降解成肽，并与MHC分子结合后一起在细胞表面表达，然后才能被T淋巴细胞识别。蛋白质抗原被降解、肽与MHC分子结合这两个过程分别称为抗原的加工与递呈。

9.1.1 抗原加工与递呈

抗原加工与递呈包含两个过程。抗原加工（antigen processing）是指蛋白质抗原在细胞内被降解成能与MHC分子结合的肽的过程。而抗原递呈（antigen presentation）则是指MHC分子与抗原肽结合，将其展示于细胞表面供T淋巴细胞识别的过程。抗原的加工与递呈是在细胞内特定的区室内进行的。

9.1.1.1 内源性抗原 内源性抗原通常指细胞内产生的蛋白质抗原。内源性抗原（endogenous antigens）既指细胞产生的自身所固有的蛋白质，也包括胞内寄生的病毒或其他病原体依赖宿主细胞合成蛋白质的机制所产生的蛋白质，以及细胞恶性转化后产生的突变蛋白，即肿瘤抗原。所以内源性抗原既包括自身抗原，也可包括非己抗原，而非自身抗原的同义词。

内源性抗原在所有有核细胞内加工，由MHC I类分子递呈。

9.1.1.2 外源性抗原 外源性抗原（exogenous antigens）泛指由细胞外进入细胞的蛋白质抗原。可以是细胞摄入的各种病原体和疫苗，以及在吞噬体或内体中生长的病原体。自身蛋白质被摄入后也成为外源性抗原。所以外源性抗原不是非己抗原的同义词。

外源性抗原在抗原递呈细胞中加工，由MHC II类分子递呈。

9.1.2 抗原加工和递呈途径

蛋白质抗原在酶的作用下降解成适合于MHC分子结合的肽的过程称为抗原加工，MHC分子与抗原肽结合并将抗原肽展示于细胞表面以供T淋巴细胞识别的过程称为抗原递呈。事实上，抗原加工过程是MHC分子生物合成和装配的一个组成部分，通过抗原加工产生适合与MHC分子结合的肽，而荷肽（MHC分子与肽结合）对于MHC分子在细胞表面的稳定表达是必需的。在酸性空泡（内体）中产生的肽与MHC II类分子结合，而在胞质内产生的肽与MHC I类分子结合。

根据抗原进入细胞的方式以及参与抗原加工和递呈的部位和机制的不同，抗原加工与递呈可分为外源性抗原加工与递呈和内源性抗原加工与递呈两条基本途径。此外还有其他非经典途径。

9.1.2.1 外源性抗原加工递呈途径 因为外源性抗原经MHC II类分子递呈，所以外源性抗原加工递呈途径（processing and presentation pathway of exogenous antigens）又称MHC II类途径（MHC class II pathway）。外源性抗原的加工与递呈可分为抗原的摄取、抗原加工、MHC II类分子的合成与转运、MHC II类分子荷肽和递呈等几个阶段。

（1）外源性抗原的加工区室 无论是内源性抗原还是外源性抗原的加工都是在细胞内特定的亚细胞结构中进行的，这些亚细胞器称为抗原的加工区室（compartments）。

抗原从细胞外进入细胞内的过程统称为胞吞（endocytosis）。胞吞的抗原被质膜包围，形成的空泡称为内体（endosomes）。内体即为外源性抗原的加工区室。内体形成后逐渐向

145

细胞深部移动，在移动的过程中，内体经过早期内体、中期内体和晚期内体几个阶段逐渐成熟，最终与溶酶体融合。不同成熟期的内体其细微结构和所含的酶类、pH、MHCⅡ类分子和 HLA-DM 的数量等是不相同的。就 pH 来说，随着内体的不断成熟，pH 逐渐降低，至溶酶体时达最低点。各种内体中含有多种蛋白水解酶、肽酶、核酸酶和酯酶。内体/溶酶体的酸性环境为酶提供了适宜的作用条件，也有利于 HLA-DM 和 HLAⅡ类分子的相互作用。

（2）外源性抗原的降解　内体和溶酶体包含各种蛋白水解酶，其中含量较高的是各种组织蛋白酶（cathepsins）。组织蛋白酶具有广泛的基质特异性。基因敲除（gene knockout）小鼠实验证明组织蛋白酶中最重要的是组织蛋白酶 S（cathepsin S）。

在酸性环境中，外源性抗原被蛋白水解酶降解成肽。

（3）MHCⅡ类分子的生物合成和转运　与其他蛋白质一样，MHCⅡ类分子在糙面内质网（ER）中合成。在分子伴侣的协助下，α 链和 β 链折叠，形成二聚体。α/β 二聚体形成后，即与另一种多肽结合。这条肽称为Ⅰa 分子相关的不变链（Ⅰa-associated invariant chain，Ii 链）。Ii 链首先是在小鼠的Ⅱ类分子——Ⅰa 分子（与人类 HLAⅡ类的 DQ 相对应）中发现的，之所以称为不变链是因为在所有的Ⅰa 分子中所含的这一条链都是一样的。

Ii 链是一种分子质量为 30kDa 的Ⅱ型跨膜糖蛋白。Ii 链中从第 81 位至第 104 位氨基酸残基的肽段结构特殊，它能与所有的 MHCⅡ类分子的抗原结合槽以不同的亲和力结合，这一个肽段被命名为Ⅱ类分子结合的不变链肽（classⅡ-associated invariant peptide，CLIP）。Ii 链在内质网中以三聚体的形式存在，一个 Ii 链三聚体通过三个 CLIP 与三个Ⅱ类分子 α/β 二聚体结合，形成由 9 条肽链组成的复合物（Ii3α3β3）。

Ii 链与 MHCⅡ类分子结合具有 3 个重要作用：①Ii 链也能帮助Ⅱ类分子折叠和装配；②Ii 链与Ⅱ类分子结合，阻止 rⅡ类分子与 ER 中新合成的肽或内源性抗原肽结合；③Ii 链胞质尾段含有信号基序，能向内体移动，引导Ⅱ类分子进入内体。后两种作用保证了Ⅱ类分子在内体中与外源性抗原肽结合。

（4）MHCⅡ类分子荷肽

a. Ⅱ类分子荷肽的区室　在 Ii 链的引导下，Ⅱ类分子进入内体，与内体中产生的外源性抗原肽结合。MHC 分子与抗原肽结合的过程称为荷肽（peptide loading）。Ⅱ类分子荷肽可在各种内体中进行，但主要是在一种富含外源性抗原肽和 HLA-DM 分子的内体中进行。在 Mφ 中，这种内体称为 MHCⅡ类区室（MHC classⅡ cornpartment，MⅡC）。MⅡC 是含有多层膜的空泡，在电镜下，电子密度高，横切面如洋葱状。在 B 淋巴细胞中存在另一种电子密度较低的区室称为含 MHCⅡ类分子的空泡（MHC classⅡ-containing vesicles，CⅡV），也是Ⅱ类分子荷肽的主要场所。

b. Ii 链的降解　因为 Ii 链与Ⅱ类分子结合，封闭了Ⅱ类分子的抗原结合槽，阻碍Ⅱ类分子荷肽，所以在Ⅱ类分子荷肽之前首先必须去除 Ii 链。在内体中蛋白水解酶的作用下，Ii 链逐级降解，最后只剩下 CLIP 与Ⅱ类分子相连。CLIP 与Ⅱ类分子的解离需依赖 HLA-DM 分子的参与。

c. Ii 链的解离和 HLA-DM 的催化作用　HLA-DM 是一种非经典 MHCⅡ类分子，主要表达在内体中，特别是在 MⅡC 和 CⅡV 中含量最高。HLA-DM 分子是由一条 α 链和一条 β 链组成的异二聚体分子，也是跨膜糖蛋白。其编码基因位于 HLAⅡ类区中 HLA-DP 座位和 HLA-DQ 座位之间。HLA-DM 分子的 α 链和 β 链分别由 DMA 和 DMB 基因编码。

HLA-DM 分子与 HLAⅡ类-CLIP 复合物结合，催化Ⅱ类分子构象发生改变。这时Ⅱ类分子的抗原结合槽采取一种开放的构象，两条 α 螺旋之间的距离增大，破坏了 CLIP 与抗原结合槽之间形成的氢键，于是 CLIP 脱离抗原结合槽，使抗原结合槽暴露，处于接纳肽的状态。这时 HLA-DM 分子仍继续与Ⅱ类分子结合在一起，使Ⅱ类分子的抗原结合槽维持在开放状态，直到有合适的锚定基的外源性抗原肽进入抗原结合槽为止。与Ⅱ类分子结合的肽的长度为 10～30 氨基酸残基。

d. HLA-DM 分子对外源性抗原肽的编选作用　如果Ⅱ类分子接纳了一种与Ⅱ类分子抗原结合槽亲和力低的肽，HLA-DM 分子可以将它驱逐，直到有高亲和力的肽与Ⅱ类分子结合，HLA-DM 分子才与Ⅱ类分子解离。这时 HLAⅡ类分子的抗原结合槽又恢复闭合状态。所以 HLA-DM 分子保证了Ⅱ类分子递呈高亲和力的外源性抗原肽。HLA-DM 分子这种对肽的选择作用称为 HLA-DM 的编选作用（editing）。

至此，Ⅱ类分子荷肽过程结束。

（5）外源性抗原的递呈　通过胞吐作用，空泡膜与细胞膜融合，抗原肽-MHCⅡ类分子表达于 APC 的表面，供 CD4$^+$T 淋巴细胞识别。图 9-1 总结了外源性抗原的加工与递呈过程。

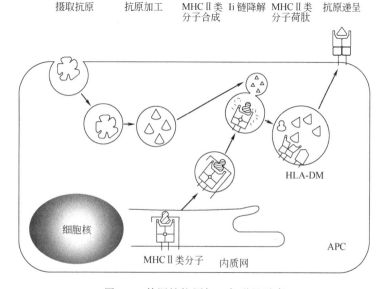

图 9-1　外源性抗原加工与递呈示意

在内质网中，部分折叠的 MHCⅡ分子与 Ii 链结合。CLIP 占据Ⅱ类分子的抗原结合槽，阻止Ⅱ类分子与内源
性抗原肽结合。在 Ii 链引导下，Ⅱ类分子进入内体。在内体中，Ii 链逐级降解，CLIP 仍留在抗原结合槽内。
CLIP 阻止Ⅱ类分子荷肽。HLA-DM 分子与Ⅱ类分子结合，驱逐 CLIP，Ⅱ类分子荷肽后，转运到细胞表面

9.1.2.2　内源性抗原加工递呈途径　内源性抗原加工后由 MHCⅠ类分子递呈，所以内源性抗原加工递呈途径（processing and presentation pathway of endogenous antigens）又称为 MHC Ⅰ类途径（MHC class Ⅰ pathway）。

内源性抗原的加工和递呈的过程包括胞质内蛋白质的降解、内源性抗原肽从胞质内转运入内质网、MHCⅠ类分子荷肽以及肽-MHCⅠ类复合物在细胞表面表达。内源性抗原的加工和递呈机制涉及蛋白酶体、抗原加工相关转运体（transporter associated with antigen processing，TAP）、低分子质量蛋白（LMP）、热休克蛋白（HSP）、TAP1 相关蛋白（TAP1 associated protein，tapasin）等。

（1）内源性抗原肽的产生　蛋白酶体（proteasome）是一种存在于大多数细胞内的多重蛋白酶复合体的大分子，内源性抗原的降解主要依靠蛋白酶体。根据组成成分以及分子质量的不同，蛋白酶体可以分成 20S、26S 和免疫蛋白酶体等三种。20S 蛋白酶体是基本的蛋白酶体。

20S 蛋白酶体是由 4 个圆圈上下串接形成的一个中空的圆桶状结构。每个圆圈含 7 个亚

单位。上下两端的 2 个圆圈都是由 α 亚单位组成，位于中间的 2 个圆圈则均由 8 个亚单位组成。每一圈的 7 个亚单位中有 3 个是蛋白水解的催化部位。

在 IFN-γ 的作用下，20S 蛋白酶体转化为免疫蛋白酶体。在免疫蛋白酶体中的位于中间的 2 个圆圈中，各有 3 个亚单位分别取代了 20S 蛋白酶体中的 3 个亚单位，它们分别是 LMP2、LMP7 和 LMP10/MECL-1。

蛋白酶体的作用是降解各种胞质内蛋白质。细胞内蛋白质首先必须同泛素（ubiquitin）共价结合，在泛素的引导下进入蛋白酶体。蛋白酶体可以将蛋白质降解成各种长度的肽。LMP2 和 LMP7 能够改变蛋白酶体产生的肽的特性，产生长度为 8～11 氨基酸残基的、羧基末端为碱性或疏水氨基酸的肽。这些肽特别容易被 TAP 转运入内质网，并且与 MHC Ⅰ类分子结合。

细胞内还存在不依赖蛋白酶体的蛋白质水解途径。

（2）内源性抗原肽转运入内质网　MHC Ⅰ类分子是在内质网中合成并荷肽的，所以在胞浆中产生的抗原肽必须被转运入内质网才能与 MHC Ⅰ类分子结合。负责内源性抗原肽转运的是 TAP 分子。

TAP 分子主要位于内质网膜上，是由 TAP1 和 TAP2 两个亚单位组成的异二聚体分子，

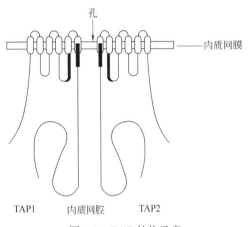

TAP1　　内质网腔　　TAP2

图 9-2　TAP 结构示意

TAP1 和 TAP2 是 7 折跨膜蛋白，它们的跨膜段在内质网膜上环绕形成一个跨膜孔道，内源性抗原肽即通过此孔道进入内质网（图 9-2）。TAP1 和 TAP2 在胞质内的 C 端各有一个 ATP 结合部位，它们能催化 ATP 水解，为 TAP 转运抗原肽提供能量，使 TAP 孔道的内侧口开放，内源性抗原肽进入内质网。

TAP 能对进入内质网的内源性肽加以选择，TAP 选择性地转运长度为 8～15 个氨基酸、C 端为碱性、极性或疏水性氨基酸的肽。这一类肽正是适合 MHC Ⅰ类分子结合的肽。所以，LMP 分子和 TAP 分子都是为内源性抗原的加工和递呈服务的。

（3）MHC Ⅰ类分子荷肽　组成 MHC Ⅱ类分子的 α 链和 β2m 在内质网中装配成二聚体，但是Ⅰ类分子只有在其抗原结合槽与抗原肽结合后才能稳定地在细胞表面表达。MHC Ⅰ类分子的装配与荷肽过程中有许多伴随蛋白（chaperons）参与，其中包括钙联蛋白（calnexin）、钙网蛋白（calciretictllin）、TAP1 相关蛋白（TAP-1 associated protein, tapasin）和热休克蛋白等。这些蛋白分别帮助 MHC Ⅰ类分子的多肽链折叠、保护 α 链不被降解，帮助Ⅰ类分子与 TAP 结合。新合成的 α 链在钙联蛋白和钙网蛋白的协助下适当地折叠，与 β2m 结合形成二聚体。新形成的未与肽结合的Ⅰ类分子通过 tapasin 的作用与 TAP 分子形成的孔道的内侧口结合。当内源性抗原肽通过 TAP 进入内质网时，肽就与 MHC Ⅰ类分子结合。

（4）内源性抗原肽的递呈　结合了肽的Ⅰ类分子在高尔基体中与 tapasin 解离，肽-MHC Ⅰ类复合物通过外吐空泡（exocytic vesicles）运送到达细胞表面。结合了肽的Ⅰ类分子在结构上是稳定的，能在细胞表面表达，供特异性 CD8+ T 淋巴细胞识别（图 9-3）。

9.1.2.3　非经典抗原加工与递呈途径　通常情况下，外源性抗原在内体中加工，通过 MHC Ⅱ类分子递呈给 CD4+ T 淋巴细胞识别，而内源性抗原在细胞质内加工，所产生的抗原肽在内质网中与 MHC Ⅰ类分子结合，最后递呈给 CD8+ T 淋巴细胞识别。

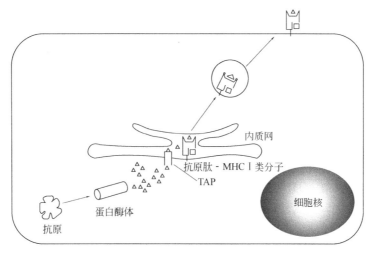

图 9-3　内源性抗原加工递呈示意

后来发现，除了上述的两种抗原加工递呈途径外，还存在其他的抗原加工和递呈途径。在某些途径中，内源性抗原肽由 MHC Ⅱ 类分子递呈，在另一些途径中，外源性抗原肽由 MHC Ⅰ 类分子递呈。这些途径的发现比较晚，我们把它们称为非经典抗原加工递呈途径（non-classical antigen processing and presentation pathways）。这些非经典途径与经典途径并存，可能为抗原的加工和递呈提供了更多的选择，使一种抗原可以通过几种不同的途径加工与递呈，扩大了免疫应答的范围。现在知道，外源性抗原在 DC 内经 MHC Ⅰ 类途径递呈在抗肿瘤和抗病毒免疫以及免疫耐受的诱导中具有十分重要的意义。

9.1.3　抗原加工递呈的生理意义

抗原加工与递呈是 T 淋巴细胞识别抗原、启动适应性免疫应答的前提。其生理意义主要有如下两点。

① 抗原加工递呈与 T 淋巴细胞对非己抗原的监视。非己抗原进入机体，经加工后，通过 MHC 分子被递呈到细胞表面，就有可能被特异性 T 淋巴细胞识别，激发免疫应答。所以抗原加工与递呈把非己抗原入侵的信息传递到细胞表面，实现免疫系统对非己抗原的监视作用。

② 免疫调节作用。MHC 是高度多态性的，不同个体表达不同的等位基因产物。因为每种 MHC 分子只能选择性地结合一组具有相似锚定残基的肽，造成不同个体对蛋白质抗原免疫应答的差别。所以，MHC 基因产物通过抗原递呈参与免疫调节。这一调节发生在群体水平。

9.2　T 淋巴细胞对抗原的识别和细胞免疫

9.2.1　T 淋巴细胞对抗原的识别

9.2.1.1　T 淋巴细胞识别的抗原　T 淋巴细胞识别的抗原包括各种细胞内感染的微生物，例如病毒、某些细菌（结核杆菌、麻风杆菌等）和原虫、肿瘤抗原，以及同种异体移植物等。

T 淋巴细胞通常在离抗原入侵部位最近的淋巴结中识别由 APC 递呈的抗原肽。

9.2.1.2　APC 激活 T 淋巴细胞　未致敏 T 淋巴细胞通常由 DC 激活，因为 DC 组成性表达

MHCⅡ类分子和 B7 分子。如前所述，DC 在外周摄取抗原后，向引流淋巴结移动，最后定位在淋巴结内 T 淋巴细胞、B 淋巴细胞交界处。由于 DC 有大量的突起，一个 DC 可以同时向许多 T 淋巴细胞递呈抗原。

在再次应答中，记忆 Th2 细胞可直接被记忆 B 淋巴细胞和未致敏 B 淋巴细胞激活，不需要 DC 参与。

9.2.1.3　T 淋巴细胞识别抗原的 MHC 限制现象　T 淋巴细胞识别抗原受 MHC 限制，也就是说，T 淋巴细胞同时识别 MHC 分子及其递呈的肽，即肽-MHC 复合物。CD4⁺ T 淋巴细胞识别肽-MHCⅡ类复合物；CD8⁺ T 淋巴细胞识别肽-MHC Ⅰ类复合物。

对小鼠抗原肽-MHC Ⅰ类分子（H-2Kᵇ）-TCR 三分子复合物晶体的 X 线衍射的分析揭示，TCR 的轴线大致与 MHC 分子平行，两者之间成 20°～30°交角。TCRα 链和 β 链中的 CDR3 位于抗原肽之上，识别抗原肽中央的几个暴露的氨基酸残基，CDR1 和 CDR2 则位于 MHC 分子抗原结合槽两侧的 α 螺旋之上，识别 MHC 分子中的多态性氨基酸残基。最近研究发现，CDR1 和 CDR2 也识别抗原肽 N 端和 C 端的氨基酸残基。

9.2.1.4　黏附分子在 T 淋巴细胞识别抗原中的作用　TCR 识别肽-MHC 过程中必须有黏附分子参与。协同受体 CD4 分子和 CD8 分子以及其他细胞间黏附分子在 T 淋巴细胞识别抗原阶段和其后的活化增殖阶段中都发挥重要作用，它们保证 T 淋巴细胞与 APC 之间的相互作用达到最大限度，促进 TCR 对肽-MHC 的识别，而且为 T 淋巴细胞提供活化的第二信号（图 9-4）。事实上 T 淋巴细胞与 APC 之间最初的相互作用是两种细胞上的细胞间黏附分子的非特异性结合，这种结合使得两种细胞之间维持一定的距离，便于 TCR 在 APC 表面搜索特异性肽-MHC。如果 APC 表面不存在 TCR 能够识别的肽-MHC，两个细胞就分离。TCR 一旦识别并与肽-MHC 复合物特异性结合后，可以引起某些黏附分子（例如 CD2 和 LFA-1）表达增高，黏附分子之间亲和力增高，同时使得 T 淋巴细胞与 APC 相互接触部位的细胞膜上的细胞间黏附分子重新分布，形成有组织的免疫突触（immunological synapses），也称为筏（rafts）。在免疫突触中，黏附分子聚集，形成一个圆柱状结构。在圆柱中，各种分子以有序的同心圆方式排列，TCR 和肽-MHC 位于中心，CD58-CD2、B7-CD28 位于圆柱的内层，LFA-1-ICAM-1 位于外围，而 CD45 位于最外层。

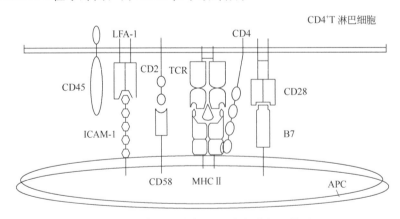

图 9-4　T 淋巴细胞与 APC 之间的相互作用

9.2.2　T 淋巴细胞识别与共刺激分子

T 淋巴细胞通过 TCR 和 CD3 复合物对抗原进行识别。T 淋巴细胞所识别的是 MHC Ⅰ 或 MHC Ⅱ类分子和被递呈抗原肽的复合物。单纯的抗原肽是不能直接被 T 淋巴细胞识别的。由 MHC Ⅰ 递呈抗原肽时,其 α3 功能区与 T 淋巴细胞表面的 CD8 分子相互作用,CD8 分子同时还与部分 α2 功能区结合。由 MHC Ⅱ 递呈抗原肽时,其 α2 和 β2 功能区还与 T 淋巴细胞表面的 CD4 分子相互作用。

T 淋巴细胞识别机制另一个重要的进展是共刺激分子的研究。T 淋巴细胞的活化除了需具备上述的识别条件外,还必须有共刺激分子(costimulator)参与。在 T 淋巴细胞激活诱导阶段缺乏共刺激信号,不仅不能活化 T 淋巴细胞,还会引起 T 淋巴细胞克隆特异性无反应性,导致免疫耐受。不同的细胞系统传递共刺激信号的分子有所不同。其中包括 B 淋巴细胞激活抗原(B7)、细胞间黏附分子(ICAM)、淋巴细胞功能相关抗原(LFA-3)、血管内皮黏附分子(VCAM-1)、热稳定抗原(HSA),以及近期发现的 4-1BB 等。它们与其相应的配体结合,发挥共刺激作用。20 世纪 80 年代末至 90 年代初期共刺激分子 B7 在肿瘤免疫研究中应用较为深入和广泛。

共刺激分子 B7 为分子质量是 44～54kDa 的糖蛋白,属于免疫球蛋白超家族成员,最初发现于活化的 B 淋巴细胞上,它也表达于树突状细胞、活化的巨噬细胞上。除 B 淋巴细胞来源的肿瘤外,其他肿瘤很少表达 B7。共刺激分子的缺乏也是肿瘤的弱免疫原性的重要因素。B7 又分为 B7-1(又名为 CD80)和 B7-2(又名为 CD86),两者仅有 25% 氨基酸同源。APC 活化时,B7-2 表达早于 B7-1。B7 有两种受体存在于 T 淋巴细胞表面,即 CD28 低亲和力受体和 CTLA-4 高亲和力受体。CD28 亦是免疫球蛋白超家族成员,是分子质量为 44kDa 的同源二聚体,在 95% 的 CD4$^+$ T 淋巴细胞、50% CD8$^+$ T 淋巴细胞及 CD4$^+$CD8$^+$ 双阳性的胸腺细胞表面皆有组成性表达。CTLA-4 为 CD28 的同源分子,它们共表达于活化的 T 淋巴细胞表面。CTLA-4 虽然表达量比 CD28 少,但它与 B7 的亲和力是 CD28 的 20 倍。B7：CD28 通路为 IL-2 的产生提供了关键信号。B7 转导阳性信号或阴性信号决定于与其结合的配基,与 T 淋巴细胞上的 CD28 结合产生阳性信号,增强免疫应答;B7 与 CTLA-4 结合则产生阴性信号,封闭了 CD28 依赖的 T 淋巴细胞激活,下调免疫反应。在肿瘤免疫中共刺激信号的传递有不同方式。①反式共刺激(*trans*-costimulation)。由肿瘤细胞的 MHC Ⅰ 类分子递呈抗原小肽直接刺激 T 淋巴细胞上的 TCR,同时由与 T 淋巴细胞紧密接触的 B7$^+$ 专职 APC 提供旁共刺激信号。②顺式共刺激(*cis*-costimulation)。将 B7 基因导入肿瘤细胞,弥补了所缺乏的共刺激信号,提高了肿瘤的免疫原性,从而可诱导宿主特异性抗肿瘤免疫。③间接顺式共刺激(transfer *cis*-costimulation)。肿瘤细胞脱落的抗原可被专职的抗原递呈细胞(巨噬细胞、树突状细胞)捕捉,这些外源性多肽亦可经 MHC Ⅰ 类分子递呈给 T 淋巴细胞。但其效率远低于对内源性抗原的递呈。此时需要大量抗原才可诱导 MHC Ⅰ 类分子限制性 CTL。已被活化的 CTL 在杀伤肿瘤的效应阶段不再需要共刺激分子的协同。4-1BB/4-1BBL 共刺激途径是近几年发现的,4-1BB(CDw137)是肿瘤坏死因子受体超家族成员,主要表达于 T 淋巴细胞上,其高亲和力配体 4-1BBL 表达于 APC 细胞,如巨噬细胞和活化的 B 淋巴细胞。4-1BBL 或抗 4-1BB 抗体与 T 淋巴细胞的 4-1BB 结合后可诱导 T 淋巴细胞的活化与增殖。4-1BB 和 CD28 共刺激途径在活化 T 淋巴细胞抗肿瘤效应方面具有协同作用。小鼠实验表明:体内应用抗 4-1BB 单克隆抗体可根除免疫原性差的 Ag104A 肉瘤和高成瘤性的 P815 肥大细胞瘤已建立的大肿瘤。

9.2.3 T 淋巴细胞的激活

9.2.3.1 T 淋巴细胞的活化

(1) CD4$^+$ T 淋巴细胞的活化　T 淋巴细胞的活化需要两个信号。

a. 第一信号的产生　抗原肽-MHC 与 TCR 特异性结合后使 TCR 交联,同时使 CD3 和

CD4 分子聚集。这一过程导致第一信号（first signal）的产生。因为第一信号是 T 淋巴细胞特异性识别抗原后产生的，所以又称抗原特异性信号（antigen-specific signal）。第一信号通过 CD3 和 ζ 链转入细胞内。协同受体 CD4 在 TCR 识别肽-MHC 的过程中起重要作用，因为它们使 TCR 识别肽-MHC 的阈值降低 100 倍。接受第一信号后的 T 淋巴细胞表达高亲和力 IL-2 受体（IL-2 receptor，IL-2R）。

b. 第二信号的产生　第一信号是 T 淋巴细胞活化的必要条件，但不是充分条件。T 淋巴细胞的活化还需要第二信号（second signal），或称协同刺激信号（co-stimulatory signal）。仅接受第一信号的 T 淋巴细胞不但不能活化，相反进入一种称为无能（anergy）的状态。这种 T 淋巴细胞在再次接受相同抗原刺激时，即使存在第二信号，也不能再激活。第二信号主要由 APC 上的协同刺激分子 B7 与 T 淋巴细胞上的 CD28 受体相互作用产生，并通过 CD28 传入 T 淋巴细胞。需要指出的是，为 T 淋巴细胞活化提供第二信号的不单是 B7 与 CD28 的相互作用，T 淋巴细胞与 APC 上其他黏附分子间的相互作用，例如 CD2 与 LFA-3（CD58）、LFA-1 与 ICAM-1（CD54）或 ICAM-3（CD50）之间的相互作用，除了加强细胞间结合和促进 TCR 识别抗原外，也为 T 淋巴细胞活化提供第二信号。接受第二信号后的 T 淋巴细胞表达 IL-2。

在 T 淋巴细胞活化过程中，T 淋巴细胞与 APC 相互作用，分别促进对方的功能。一方面，APC 通过递呈抗原和提供协同刺激信号激活 T 淋巴细胞；另一方面，活化的 T 淋巴细胞通过直接接触和通过分泌细胞因子诱导 APC 表达或上调 MHC 分子、CD40 和协同刺激信号分子，进一步增强 APC 激活 T 淋巴细胞的能力。

（2）CD8$^+$ T 淋巴细胞的活化　CD8$^+$ T 淋巴细胞的活化过程与 CD4$^+$ T 淋巴细胞相似，同样依赖 APC 为它提供两种活化信号。在 DC 中，交叉致敏途径，也就是经 MHC Ⅰ 类分子递呈外源性抗原的途径，使得 CD8$^+$ T 淋巴细胞能够识别外源性抗原，这在诱导抗病毒免疫和抗肿瘤免疫中有着重要的意义。

CD8$^+$ T 淋巴细胞识别 APC 上肽-MHC Ⅰ 类复合物，产生第一活化信号。与 CD4$^+$ T 淋巴细胞不同的是，CD8$^+$ T 淋巴细胞需要接受较强的协同刺激信号才能活化，所以 CD8$^+$ T 淋巴细胞的激活一般需要 CD4$^+$ T 淋巴细胞（Th1 细胞）辅助。因为 DC 能够表达较强的协同刺激分子，所以当 DC 作为 APC 时，CD8$^+$ T 淋巴细胞有可能不需要 CD4$^+$ T 淋巴细胞的辅助。

CD4$^+$ T 淋巴细胞辅助 CD8$^+$ T 淋巴细胞活化的方式有两种。在第一种方式中，CD4$^+$ T 淋巴细胞诱导 APC 表达或上调协同刺激分子，为 CD8$^+$ T 淋巴细胞提供足够的第二信号。微生物，特别是细菌，是诱导 APC 表达协同刺激分子的最重要的因素。病毒和其他非细菌性蛋白质一般不能诱导 Mφ 但能诱导 DC 表达协同刺激分子，所以 DC 激活未致敏 T 淋巴细胞的能力最强。一般情况下，CD4$^+$ T 淋巴细胞首先被摄取了微生物或其产物（例如 LPS）的 Mφ 或 DC 激活。活化的 CD4$^+$ T 淋巴细胞分泌细胞因子，诱导 Mφ 或 DC 表达更多的协同刺激分子，为 CD8$^+$ T 淋巴细胞提供第二信号 [图 9-5（a）]。在第二种方式中，APC 不能提供足够的协同刺激信号，这时，已活化的 CD4$^+$ T 淋巴细胞通过分泌 IL-2 辅助 CD8$^+$ T 淋巴细胞激活。因为已接受了第一信号的 CD8$^+$ T 淋巴细胞表达高亲和力 IL-2R，通过与活化的 CD4$^+$ T 淋巴细胞分泌的 IL-2 结合，CD8$^+$ T 淋巴细胞活化、增殖。所以在这种情况下，CD4$^+$ T 淋巴细胞分泌的 IL-2 起到协同刺激信号的作用 [图 9-5（b）]。

CD4$^+$ T 淋巴细胞辅助 CD8$^+$ T 淋巴细胞激活的条件是两种细胞必须识别同一个 APC 上的抗原（图 9-5）。

9.2.3.2　T 淋巴细胞增殖　T 淋巴细胞接受了双活化信号后，合成和分泌其生长所需的各种细胞因子，并表达细胞因子受体，其中最重要的是 IL-2 与高亲和力 IL-2 受体（IL-2R）。

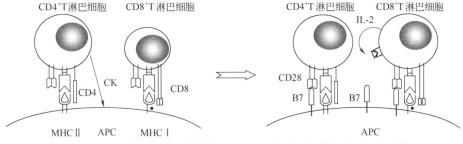

(a) 活化的 CD4⁺T 淋巴细胞诱导 APC 上 B7分子上调，激活 CD8⁺ 淋巴细胞

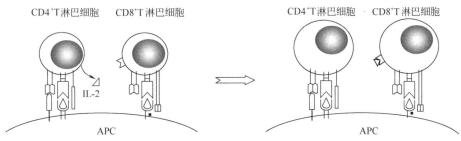

(b) 活化的 CD4⁺T 淋巴细胞分泌 IL-2，为 CD8⁺T 淋巴细胞提供第二信号

图 9-5　CD4⁺T 淋巴细胞辅助 CD8⁺T 淋巴细胞激活

在 IL-2 的刺激下，T 淋巴细胞发生克隆性扩增，产生足够数量的特异性 T 淋巴细胞。增殖是分化的基础。T 淋巴细胞每天分裂 2～3 次，约持续 4～5d，增殖的结果是产生具有大量子代细胞的克隆。

9.2.3.3　T 淋巴细胞分化　T 淋巴细胞分化是未致敏细胞转化成为执行不同功能的效应细胞（effector cells）和记忆细胞的过程。T 淋巴细胞可分化成为功能各异的细胞亚群，如 Th 细胞（helper T cells）（包括 Th1 和 Th2）和 CTL（cytotoxic T lymphocytes）细胞。分化过程涉及效应分子以及细胞表面分子表达，例如效应细胞因子 IFN-γ、IL-4、IL-5、IL-6、CTL 的颗粒蛋白以及细胞表面 CD45RO 等。

（1）CD4⁺T 淋巴细胞的分化　CD4⁺T 淋巴细胞可以分为 Th1 细胞和 Th2 细胞。Th1 细胞和 Th2 细胞来源于同一种细胞 ThP（Th precursor）。ThP 细胞受抗原刺激后分化成 Th0 细胞。Th0 细胞活化后的分化方向取决于局部微环境中的细胞因子。在 IL-12 存在的条件下，Th0 细胞分化成 Th1 细胞，IFN-7 促进 Th1 细胞的发育。在 IL-4 存在的条件下，Th0 细胞发育成 Th2 细胞。Th1 细胞主要合成和分泌 IL-4、IFN-γ 和 TNF-β；Th2 细胞主要合成和分泌 IL-4、IL-5、IL-6、IL-10 和 IL-13（图 9-6）。

（2）CD8⁺T 淋巴细胞的分化　CD8⁺T 淋巴细胞在 Th1 细胞的辅助下分化成为 CTL，表达与其杀伤作用有关的分子，其中包括颗粒酶（granzymes）、穿孔素（perforin）、FasL，以及细胞因子 IFN-α、TNF-β 和 TNF-γ。

（3）记忆细胞的产生　一部分分化中的 T 淋巴细胞直接分化成为记忆细胞，T 效应细胞也可能分化成记忆细胞。记忆细胞在体内长期存在。因为 T

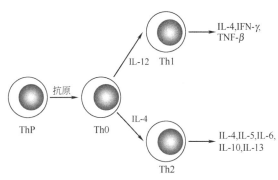

图 9-6　Th 细胞的分化及分泌细胞因子示意

记忆细胞高水平表达黏附分子，所以容易激活；又因为记忆细胞的数量大大高于未致敏细胞，因此，在再次遇到相同抗原刺激时，产生比初次应答更迅速、更强烈的免疫应答。这种免疫应答称为再次免疫应答（secondary immune response）或记忆性免疫应答（memory immune response）。记忆细胞为机体提供长期的抗微生物及其产物的保护，是疫苗接种提供保护性免疫的基础。

9.2.4　T淋巴细胞介导的免疫应答效应

效应阶段即效应 T 淋巴细胞清除抗原的过程。T 淋巴细胞识别的抗原位于靶细胞内，效应 T 淋巴细胞必须从淋巴结移动到靶抗原所在部位，直接与靶细胞接触，通过杀伤靶细胞而消灭抗原。

效应 T 淋巴细胞不再表达 L-选择素（L-selectin），所以不再进入外周淋巴组织中再循环。但是效应 T 淋巴细胞诱导性表达 VLA-4，并且加强表达 LFA-1。VLA-4 和 LFA-1 与血管内皮细胞上相应的受体 VCAM-1 和 ICAM-1 相互作用，加上趋化性细胞因子的作用，使得效应 T 淋巴细胞能够穿过炎症部位的血管壁进入靶细胞所在的炎症部位（图 9-7），特异性识别靶细胞，发挥效应。效应 T 淋巴细胞发挥作用时可以不需要第二信号。

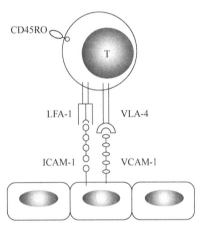

图 9-7　效应 T 淋巴细胞表达的黏附分子与炎症部位血管的相互作用

$CD4^+$ Th1 细胞主要消灭感染了胞内菌的 Mφ 和表达同种异型 MHC 分子的细胞，$CD4^+$ Th2 细胞主要协助 B 淋巴细胞产生抗体。$CD8^+$ T 淋巴细胞主要消灭病毒感染细胞和肿瘤细胞。下面分别叙述 $CD4^+$ T 效应细胞和 $CD8^+$ T 效应细胞的功能。

9.2.4.1　$CD4^+$ T 淋巴细胞的效应

（1）Th1 细胞的效应　通常 Th1 细胞不是直接作用于靶细胞，而是通过招募和激活 Mφ 间接杀伤细胞内感染病原体和同种异型靶细胞，所以 Mφ 是 Th1 细胞的效应细胞。

Th1 细胞在病灶局部识别感染了胞内菌的 Mφ 表面 MHC Ⅱ类分子递呈的抗原后，通过细胞-细胞接触和分泌细胞因子两种方式激活 Mφ。Th1 细胞释放的 IFN-γ 和 TNF-β 能够激活 Mφ，此外，Th1 细胞上的 CD40L（CD154）与 Mφ 上 CD40 的相互作用也促进 Mφ 激活。Th1 细胞分泌的 IL-3 和 GM-CSF 能够促进骨髓产生和释放单核细胞和中性粒细胞，TNF 和 IFN-γ 能改变血管内皮细胞的表面特性，有利于血管内的单核细胞和中性粒细胞外渗（exotravasate），进入炎症局部，而 IL-8 和其他趋化性细胞因子吸引单核细胞和中性粒细胞进入炎症部位。所以，Th1 细胞主要通过产生炎症性细胞因子动员单核细胞进入感染部位，使之在局部积聚，并活化单核 Mφ。活化的 Mφ 吞噬和杀伤活性增强，在炎症局部有效地吞噬和消灭胞内病原菌，抗原递呈能力提高，放大 T 淋巴细胞免疫应答，并产生其他效应。Mφ 产生的效应主要包括以下几方面。

① 吞噬和消灭病原体。活化的 Mφ 吞噬能力增强，各种杀伤病原体的因子（例如溶酶体酶、反应性氧中间产物、过氧化物、NO 等）产生增加，所以消灭病原体的能力增强。

② 作为 APC 放大 Th1 应答。活化的 Mφ 表面的 MHC Ⅱ类分子和黏附分子表达上调，抗原递呈能力增强，并产生 IL-12，促进 Th1 细胞活化。

③ Mφ 释放的酶、NO 等也能造成组织损伤，产生迟发型超敏反应，其中包括接触性皮

炎、慢性结核和麻风病中的慢性肉芽肿和对移植物的排斥反应等。

（2）Th2 细胞的效应　　Th2 细胞通过与 B 淋巴细胞直接接触和分泌细胞因子促进 B 淋巴细胞对蛋白质抗原的应答。

9.2.4.2　CD8⁺T 淋巴细胞的效应　主要是 CTL 细胞的效应。CTL 细胞到达抗原所在部位后，TCR 特异性识别靶细胞表面 MHC Ⅰ类分子递呈的抗原肽。通过黏附分子之间的相互作用，CTL 细胞与靶细胞膜紧密接触，然后通过下列几种方式杀伤肿瘤细胞和病毒感染的靶细胞。

（1）裂解（lysis）　即通过胞吐作用释放胞质内颗粒中预先合成的穿孔素（perforin）。穿孔素的作用与补体 C9 成分类似，从 CTL 细胞释放后在靶细胞膜上聚合，形成贯通细胞膜的孔道。其后果是一方面破坏靶细胞膜，导致靶细胞溶胀性死亡，另一方面为颗粒酶进入靶细胞提供通道。

（2）凋亡（apoptosis）

① 颗粒酶。颗粒酶（granzymes）从颗粒中释放后活化，在靶细胞内触发引起 DNA 断裂的机制，靶细胞 DNA 和病毒 DNA 同时被降解。所以 CTL 细胞在杀伤病毒感染细胞的同时也杀伤细胞内的病毒。由于颗粒中的物质是预先合成的，所以这一途径引起的杀伤是非常迅速的。CTL 细胞将靶细胞杀伤后，与之脱离，继续杀伤其他靶细胞。一个致敏 CTL 细胞颗粒中储存的穿孔素和颗粒酶的数量使它足以连续杀伤许多靶细胞。

② FasL。活化的 CTL 细胞膜上表达的 FasL 与靶细胞膜上的 Fas 结合，也可导致靶细胞凋亡。在引起靶细胞凋亡过程中，穿孔素和颗粒酶的作用是主要的，FasL 所起的作用不大。

③ CTL 细胞分泌的 TNF 和 IFN-γ 与靶细胞上的相应受体结合也可导致靶细胞死亡。此外，CTL 细胞通过分泌 IFN-γ 招募并活化 Mφ，在抵抗弓形虫等原虫感染中起关键作用。

CTL 细胞对抗原的特异性识别保证了杀伤的特异性。而 CTL 细胞膜与靶细胞膜紧密接触，使得颗粒内细胞毒性物质直接释放入靶细胞内，保证了 CTL 细胞既不杀伤无辜的"旁观者"细胞，也不杀伤邻近的 CTL 细胞。

9.3　B 淋巴细胞介导的体液免疫

机体的特异性体液免疫应答主要由 B 淋巴细胞介导。BCR 对抗原的特异性识别与结合是 B 淋巴细胞激活的始动信号，导致 B 淋巴细胞的活化、增殖和分化为抗体分泌细胞，有些停止分化形成记忆性 B 淋巴细胞（Bm），在某些情况下，也可诱导细胞对该抗原的免疫耐受或细胞凋亡。B 淋巴细胞识别的抗原主要有胸腺非依赖性抗原（TI-Ag）和胸腺依赖性抗原（TD-Ag），对 TD-Ag 的应答需要 Th 细胞的辅助。

9.3.1　B 淋巴细胞对 TI-Ag 的应答

TI-Ag 结构比较简单，大都是多糖、脂多糖等抗原成分，在刺激 B 淋巴细胞产生抗体时不依赖 Th 细胞的辅助，所以这些抗原被称为 TI 抗原。对 TI 抗原的识别，由 B1 细胞亚群执行，主要产生低亲和力的 IgM 抗体。根据激活 B 淋巴细胞的方式的不同，TI 抗原分为 TI-1 和 TI-2 两种，它们通过不同的机制激活 B1 细胞。

9.3.1.1　B1 细胞对 TI-1 抗原的应答　TI-1 抗原主要是细菌细胞壁的成分，例如革兰阴性菌的脂多糖。TI-1 抗原具有丝裂原成分，在高浓度时，TI-1 抗原中的丝裂原能够与大多数 B1 细胞表面的丝裂原受体结合，非特异性地激活 B 淋巴细胞（多克隆激活）。这种激活作用不依赖 BCR 对抗原决定簇的识别，纯粹是丝裂原的作用。相反，低浓度 TI-1 抗原只能激活具有特异性抗原受体的 B1 细胞，而此时丝裂原参与第二信号的发送。

9.3.1.2 B1 细胞对 TI-2 抗原的应答 TI-2 抗原主要是大分子的多糖抗原和细菌鞭毛蛋白，属于这类抗原的有细菌细胞壁和荚膜多糖、多聚鞭毛蛋白和脊髓灰质炎病毒等。TI-2 抗原具有许多重复性抗原决定簇，但是不含丝裂原成分。这类抗原不容易被蛋白酶降解，可以长时间地存在于淋巴结包膜下和脾脏边缘窦内 Mφ 的表面。TI-2 抗原通过其重复性抗原决定簇将 B 淋巴细胞受体交联而刺激 B1 细胞。现在认为 TI-2 抗原刺激 B1 细胞需要某种 T 淋巴细胞的辅助，T 淋巴细胞产生的细胞因子能极大地增强 B1 细胞的应答，而且产生抗体转类。辅助 B1 细胞的 Th1 细胞不同于辅助 B2 细胞的 Th2 细胞，它们识别非蛋白质抗原。

9.3.1.3 B1 细胞对 TI 抗原应答的意义 B1 细胞对 TI-1 的应答在抗某些胞外病原体的感染中发挥重要作用。因为这种特异性应答不需要 B1 细胞致敏和 Th 细胞的克隆性扩增，所以能迅速发生，在特异性免疫应答产生之前发挥作用。

B1 细胞对 TI-2 的应答在抗具有荚膜多糖的细菌感染中具有重要意义。具有荚膜多糖的细菌能够抵抗吞噬细胞的吞噬作用，这不但使得它们能够逃避吞噬细胞的直接破坏，而且通过阻止 Mφ 对抗原的加工而躲避 T 淋巴细胞免疫应答。B1 细胞对 TI-2 抗原的应答使得机体能够对这一类病原体产生迅速的特异性应答，所产生的抗体发挥调理作用，促进 Mφ 对细菌的吞噬和消化，并且诱导特异性细胞免疫。

9.3.2 B 淋巴细胞对 TD-Ag 的应答

TD-Ag 多是蛋白质类，结构比较复杂，抗原决定簇的种类多，同类抗原决定簇较少重复，刺激 B 淋巴细胞产生抗体需要 Th 细胞的辅助，分泌高亲和力的抗体。

B 淋巴细胞对 TD-Ag 应答需要抗原特异性 T 淋巴细胞、B 淋巴细胞间的协同作用。在此过程中，Th 细胞辅助 B 淋巴细胞产生特异性抗体。Th 细胞与 B 淋巴细胞间相互作用的大致过程如下：B 淋巴细胞以 BCR 特异性摄取抗原，加工处理为抗原肽，递呈给 Th 细胞；Th 细胞活化，表达膜分子（CD40）、分泌细胞因子并与 B 淋巴细胞结合，使 B 淋巴细胞活化、克隆扩增，产生免疫球蛋白类别转换、抗体亲和力成熟及分化为记忆 B 淋巴细胞。整个过程发生于外周淋巴器官的不同解剖区域：B 淋巴细胞应答的早期，发生在 T 淋巴细胞富集区和原始淋巴滤泡的交界处，主要是 B 淋巴细胞接受刺激信号后的活化、增殖、抗体分泌、类别转换；应答反应的后期，发生在淋巴滤泡生发中心特有的微环境中，导致亲和力成熟和记忆 B 淋巴细胞的产生。

机体接触抗原 $1\sim2d$ 后，在外周淋巴器官的 T 淋巴细胞富集区，专职抗原递呈细胞（如 DC）递呈抗原给初始的 $CD4^+$ Th 细胞，Th 细胞活化。B 淋巴细胞在淋巴滤泡内识别抗原后被激活，从淋巴滤泡移行至 T 淋巴细胞区。因此，在淋巴滤泡与 T 淋巴细胞区的交界处，活化的 Th 细胞、B 淋巴细胞首次相遇。活化的 Th 细胞表达的膜表面分子和分泌的细胞因子与 B 淋巴细胞相互作用，对 B 淋巴细胞增殖、分化为抗体分泌细胞发挥关键性作用。T 淋巴细胞、B 淋巴细胞间相互作用最基本的特征是抗原激活的细胞间能相互作用，这是免疫应答特异性的基础。整个过程又可分为 3 个阶段。

9.3.2.1 B 淋巴细胞对抗原的识别阶段 B 淋巴细胞识别的抗原存在于体液中或细胞表面，例如细菌表面蛋白质和细菌外毒素以及以它们为基础的疫苗、同种异体移植物细胞表面的 MHC 分子等。B 淋巴细胞受体（BCR）直接识别天然蛋白质分子表面的抗原决定簇，所以 B 淋巴细胞识别的抗原无需事先加工和递呈。

膜型的免疫球蛋白分子（BCR）是抗原的高亲和力受体，能有效地介导抗原的胞吞和内化，并向细胞表面表达抗原肽-MHC Ⅱ类分子复合物，被 $CD4^+$ Th 细胞特异性识别。由于 BCR 识别并结合抗原的构象决定簇，因此 B 淋巴细胞所分泌产生的抗体是构象决定簇特异

性的，即某一 B 淋巴细胞能够识别、内吞某种特异的抗原，并可将多种不同的抗原肽-MHC
Ⅱ类分子复合物递呈给多种不同的 Th 细胞，但最终分泌产生的抗体一定是针对于该抗原的
（图 9-8）。

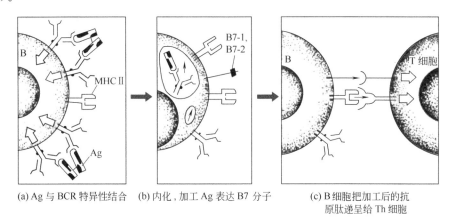

(a) Ag 与 BCR 特异性结合　　(b) 内化，加工 Ag 表达 B7 分子　　(c) B 细胞把加工后的抗
　　　　　　　　　　　　　　　　　　　　　　　　　　　　　　　　原肽递呈给 Th 细胞

图 9-8　B 淋巴细胞递呈抗原给辅助 T 淋巴细胞

9.3.2.2　B 淋巴细胞的活化、增殖和分化阶段

（1）B 淋巴细胞的活化

a. 第一信号的产生　　BCR 与抗原决定簇的结合，引起 BCR 交联，通过 Igα-Igβ 向细胞
内发出活化的第一信号，即抗原特异性信号。

BCR 与抗原的结合引起受体介导的 BCR-抗原复合物的内吞。BCR-抗原复合物被质膜
包裹，在胞浆中形成内体。抗原作为外源性抗原被加工和递呈，最后以 MHC Ⅱ类分子-肽
复合物的形式表达在 B 淋巴细胞表面。在 B 淋巴细胞加工、递呈抗原的同时，第一信号诱
导 B 淋巴细胞的 MHC Ⅰ、MHC Ⅱ类分子和协同刺激分子 B7 表达的上调，增强 B 淋巴细
胞激活 Th 细胞的能力。

b. 第二信号的产生　　B 淋巴细胞活化的第二信号的产生以及进一步的增殖和分化是 B
淋巴细胞与 Th2 细胞相互作用的结果。在这一过程中，B 淋巴细胞与 Th2 细胞的相互作用
是双向的：一方面，B 淋巴细胞作为 APC 通过 MHC Ⅱ类分子向特异性 Th2 细胞递呈外源
性抗原肽，为 T 淋巴细胞活化提供第一信号，并通过 B7 与 CD28 的相互作用为 Th2 细胞提
供第二活化信号；另一方面，B 淋巴细胞又从活化的 Th2 细胞获得活化、增殖和分化所必
需的信号。T 淋巴细胞活化后诱导性表达 CD40L，CD40L 与 B 淋巴细胞上的 CD40 的结合
为 B 淋巴细胞活化提供最强的第二信号。B 淋巴细胞在获得第二信号后充分活化。B 淋巴细
胞和 Th2 细胞表面的黏附分子的相互作用加强两种细胞间的结合，又促进相互作用
（图 9-9）。

（2）B 淋巴细胞增殖和分化　　B 淋巴细胞在双信号及其他辅助因子的作用下，完全活化
并增殖为抗体分泌细胞。

a. B 淋巴细胞分化为抗体分泌细胞　　一些 B 淋巴细胞群受抗原刺激，在 Th 细胞的辅助
下，增殖并分化为活跃分泌抗体的效应细胞。分泌型抗体是体液免疫应答的效应分子，B 淋
巴细胞从识别抗原到分化为效应细胞的过程，也是 Ig 分子从膜型到分泌型表达模式的改变，
这是由重链 mRNA 的加工机制的改变决定的。IgM 产生 B 淋巴细胞的初级 RNA 转录本均
含有重排 VDJ（可变区-多样区-链接区）序列、编码 μ 链恒定区的四个外显子及编码跨膜区
和胞浆区的两个外显子。该转录本通过 RNA 剪切而决定成熟 mRNA 中是否包含跨膜区、
胞浆区外显子区域。如果包含这两个区域，则产生膜型的 IgM。如果跨膜区被切除，则被分

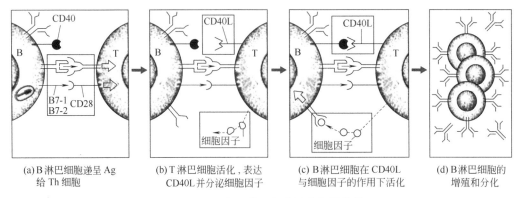

| (a) B 淋巴细胞递呈 Ag 给 Th 细胞 | (b) T 淋巴细胞活化，表达 CD40L 并分泌细胞因子 | (c) B 淋巴细胞在 CD40L 与细胞因子的作用下活化 | (d) B 淋巴细胞的增殖和分化 |

图 9-9　Th2 为 B 淋巴细胞活化提供信号

泌至细胞外。因此，每个 B 淋巴细胞均能同时合成膜型 Ig、分泌型 Ig。随着 B 淋巴细胞分化、成熟，产生越来越多的分泌型 Ig mRNA。所有的重链恒定区均含有类似的跨膜外显子区，因此所有的重链均能以膜结合型和分泌型两种形式表达。但是分泌型 σ 链很少产生，因此 IgD 通常只以膜结合型形式存在。

抗体的合成和分泌需要 CD40 介导的信号转导和细胞因子的参与。双刺激信号激活转录因子，转录因子作用于 Ig 基因，促进基因的转录及 Ig 蛋白的合成。多种细胞因子，如 IL-2、IL-4、IL-6 等，可促进活化 B 淋巴细胞合成、分泌抗体，这些细胞因子能够通过影响 RNA 的加工、剪切，增加分泌型 Ig 的转录。

免疫应答的早期，抗体分泌细胞主要存在于滤泡外区，如脾脏的红髓区及淋巴结的髓质。随着免疫应答的进行，抗体分泌细胞逐渐迁移至骨髓，抗原免疫后 2～3 周，骨髓便成为抗体产生的主要场所。分泌型抗体可进入血液循环，它们能在血液和间质中结合外源性抗原，发挥体液免疫应答的效应。

B 淋巴细胞活化后的增殖和分化均是在外周淋巴器官内进行的，可使外周淋巴组织出现一定的分子和解剖学特征。

b. 生发中心的形成（图 9-10）　B 淋巴细胞在淋巴滤泡与 T 淋巴细胞富集区的交接处接触抗原刺激的 4～7d 内，活化的 B 淋巴细胞向内迁入淋巴滤泡，迅速增殖，形成生发中心。由于 B 淋巴细胞的大量扩增，初级生发中心（primary germinal center）体积增大，成为次级生发中心（secondary germinal center）。每一个成熟的生发中心由一个或几个抗原特异性 B 淋巴细胞克隆增殖而来。生发中心内的子代 B 淋巴细胞较小，又称中央细胞，亦需经历分化、选择过程。

生发中心的形成与滤泡树突状细胞是分不开的。滤泡树突状细胞仅存在于淋巴滤泡内，细胞表面表达补体受体（CR1、CR2 和 CR3）、Fc 段受体和 CD40L，这些分子与生发中心 B 淋巴细胞活化有关。通过与滤泡树突状细胞的相互作用，增殖 B 淋巴细胞聚集于生发中心基底部深染区，而失去分裂能力的 B 淋巴细胞迁移至邻近的浅染区。

生发中心形成有赖于 B 淋巴细胞与 Th 细胞的相互作用。Th 细胞受 B 淋巴细胞递呈的抗原刺激后活化，表达 CD40L，与 B 淋巴细胞膜表面的 CD40 相互作用，这不仅促进生发中心形成，而且还有助于维持生发中心内 B 淋巴细胞的增殖和进一步分化的能力。另外，活化的 Th2 细胞分泌各种细胞因子，其中 IL-2、IL-4 和 IL-5 促进 B 淋巴细胞增殖，IL-2、IL-4、IL-5、IFN-γ 和 TGF-β 促进 B 淋巴细胞分化成为分泌各种同种型抗体的浆细胞。浆细胞分布在外周淋巴器官和骨髓内。

c. 亲和力成熟、免疫球蛋白基因体细胞超突变及高亲和力 B 淋巴细胞的选择　亲和力

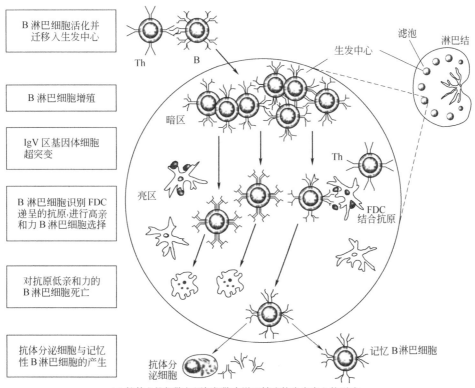

(a) 抗体分泌细胞与记忆细胞在淋巴结内的生发中心的形成

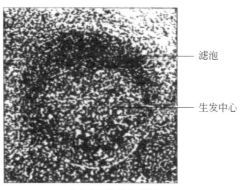

(b) 生发中心的形态学特征

图 9-10　对 TD-Ag 应答过程中生发中心形成

成熟（affinity maturation）是指针对某一特定抗原的抗体亲和力的提高，是分泌高亲和力抗体的 B 淋巴细胞选择性生存和 Ig 基因体细胞超突变的结果。亲和力成熟过程可产生具有更高抗原结合能力的抗体，因而能抵御持续存在或再次出现的外来微生物抗原。亲和力成熟需要 Th 细胞的参与及 CD40-CD40L 的相互作用，因此，该过程仅出现在机体对 TD-Ag 的免疫应答中。

　　Ig 基因体细胞超突变（somatic hypermutation）发生于分裂中的生发中心母细胞。生发中心的增殖 B 淋巴细胞重排 Ig 重链基因、轻链基因，呈现高频率点突变，导致高亲和力抗体的产生。研究免疫应答不同时段的 B 淋巴细胞克隆，分析其 Ig 基因，结果显示，体细胞点突变有下列几个特征：①突变主要集中在 V 区，尤其是抗原决定簇互补区；②IgG 较 IgM 更易发生点突变；③点突变的出现与抗原特异性抗体的亲和力增加有关。

在生发中心的 B 淋巴细胞每发生一次细胞分裂，IgV 区基因中大约每 1000 个 bp 中就有一对发生突变，是其他哺乳动物基因自发突变率的 $10^3 \sim 10^4$ 倍，因此被称为高频突变。据估计，来自一个 B 淋巴细胞克隆的 IgG 抗体会有 5% 核苷酸序列发生突变，10 个氨基酸发生替代。每个 B 淋巴细胞 Ig 重链、轻链 V 区基因各有 360bp（共约 700 个碱基）组成，这就意味着每次细胞分裂 V 区基因将约有一个核苷酸发生突变，即每次细胞分裂产生的每个子代细胞的抗原受体会有一个突变的氨基酸。这种发生在 Ig 重链和轻链 V 区基因的点突变，会导致 B 淋巴细胞分泌突变的 Ig 分子。

Ig 基因体细胞高频突变的机制可能与 Ig 基因重排、Th 细胞的辅助和抗原的持续刺激有关。免疫球蛋白 VDJ 基因的重排，导致该区对诱导突变的 DNA 结合因子的敏感性增加，使 IgV 区基因更易发生突变。研究认为在生发中心内存在的 CD4+ T 淋巴细胞（Th），是在滤泡外区被激活后迁入生发中心的，这些 T 淋巴细胞可能通过直接与 B 淋巴细胞接触提供刺激信号或分泌细胞因子，促进 B 淋巴细胞的高频突变。它的持续存在，将反复刺激有着相应抗原受体的 B 淋巴细胞的活化、增殖，使生发中心 B 淋巴细胞 Ig 基因突变的数目增加。其中有些突变可产生高亲和力抗体，因而是有益的。但是，太多的突变则会导致抗原结合能力的降低，甚至完全缺失。因此，在抗体亲和力成熟的过程中，更为关键的是在抗原刺激下选择对机体有益的、高亲和力 B 淋巴细胞克隆。

在生发中心滤泡树突状细胞（FDC）与抗原的作用下，有着高亲和力结合抗原能力的 B 淋巴细胞克隆被选择而生存下来。FDC 表达抗体 Fc 段受体及补体活化产物（C3b、C3d）受体，通过这些受体结合抗原-抗体复合物及补体产物与抗原的复合物，并递呈给 B 淋巴细胞。历经过 Ig 基因点突变后的 B 淋巴细胞，只有在其表面的抗原受体（Ig）接受了 FDC 递呈的抗原信号后，才能向细胞内传递抗凋亡信号，诱导 bcl 家族抗凋亡蛋白的产生，阻断细胞死亡通路而得以存活下来。那些表面具有与抗原低亲和力结合 Ig 的 B 淋巴细胞克隆，不能够有效接受抗原刺激信号，则被诱导凋亡。随着免疫应答的进行，抗原被逐步清除，只有那些对抗原有更高亲和力的细胞才能特异性结合抗原而不被清除。通过选择，使生发中心成为一个巨大的凋亡场所，许多 B 淋巴细胞克隆因不能表达高亲和力受体而消失，只有那些产生显著高亲和力抗体的 B 淋巴细胞克隆才得以生存，分泌抗体（图 9-11）。

d. 免疫球蛋白类别转换　B 淋巴细胞在 IgV 区基因重排完成后，其子代细胞均表达同一个 IgV 基因，但 IgC 基因（重链的恒定区）的表达在子代细胞受抗原刺激而成熟并增殖的过程中是可变的。每个 B 淋巴细胞在开始时均表达 IgM，在免疫应答中首先分泌 IgM。但随后也可以表达 IgG、IgA 或 IgE，但所有这些 Ig 的 V 区不变。这种变化称之为 Ig 类别转换（class switch）。即发生 Ig 类别转换后，只是 Ig 的类或亚类发生改变，但结合抗原的特异性不变。

产生 Ig 类别转换的 B 淋巴细胞是历经抗原驱动选择过程的高亲和力的 B 淋巴细胞，自生发中心基底浅染区迁移至顶端，然后在抗原及 CD40 和细胞因子的参与下进行 Ig 类别转换。

CD40-CD40L 信号转导分子在 Ig 类别转换中发挥重要作用。尽管 CD40 信号转导途径诱导抗体类别转换的机制尚不明确，但动物实验证实，CD40 或 CD40L 缺陷的小鼠或人，TD-Ag 仅能诱导以 IgM 型为主的体液免疫应答，很少发生类别转换以产生其他类型的抗体。

细胞因子在调控抗体类别转换中发挥重要作用。T 淋巴细胞接受抗原刺激后活化，可分泌多种细胞因子，不同的细胞因子可诱导生成不同类别的抗体（图 9-12），因此细胞因子又被称为类别转换因子。例如在所有生物物种中，IL-4 是诱导产生 IgE 的主要类别转换因子，

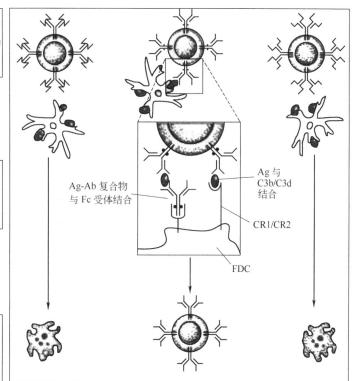

発生 IgV 区基因超突变，
产生对 Ag 具有不同亲和力
的 B 淋巴细胞

Ag-Ab 复合物
与 Fc 受体结合

Ag 与
C3b/C3d
结合

具有高亲和力膜表面
Ig 的 B 淋巴细胞与 FDC
递呈的 Ag 结合

CR1/CR2

FDC

历经高亲和力选择
的 B 淋巴细胞存活,其他
B 淋巴细胞死亡

图 9-11　B 淋巴细胞在生发中心的选择

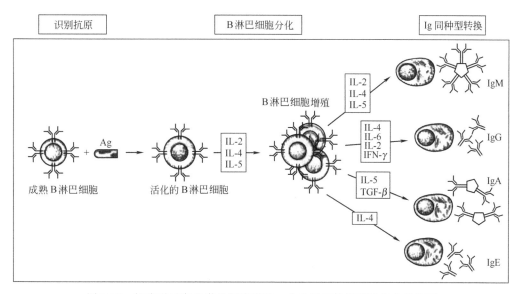

识别抗原

B 淋巴细胞分化

Ig 同种型转换

成熟 B 淋巴细胞

Ag

活的 B 淋巴细胞

IL-2
IL-4
IL-5

B 淋巴细胞增殖

IL-2
IL-4
IL-5

IgM

IL-4
IL-6
IL-2
IFN-γ

IgG

IL-5
TGF-β

IgA

IL-4

IgE

图 9-12　细胞因子在 B 淋巴细胞增殖、分化及抗体类型转换中的作用

TGF-β 与 IL-5 是诱导产生 IgG2b 和 IgA 的类别转换因子，在黏膜免疫应答中发挥作用；而由 T 淋巴细胞、NK 细胞分泌的 IFN-γ 则可诱导 IgG2a 的产生。不同类型微生物刺激不同的 Th 细胞亚群活化，分泌不同类型的细胞因子调节抗体生成，产生行使不同功能的抗体，抵御不同微生物所致的感染。细胞因子之间又可以相互作用，影响 Ig 的类别转换，如 IFN-γ 能抑制 IL-4 所诱导的 IgE 类别转换，而 IL-4 亦可降低 IgG2a 的产生。

细胞因子相应的中和抗体则可以阻断相应的类别转换。这对于临床上某些疾病的治疗非常有用。例如，Ⅰ型超敏反应与某些个体具有较高水平的 IgE 有关，IgE 与嗜碱性粒细胞和肥大细胞膜上相应的受体结合，引起 Ⅰ型超敏反应的发生。

类别转换最主要的机制是转换重组过程（图 9-13），包括 VDJ 基因重排、VDJ 与下游 C 基因之间的重组及其间插入 DNA 片段的环出。一种 Ig 产生之后，将使其 5′端重链恒定区的基因全部删除。例如 μ、δ 恒定区基因被剪切后，重排的 VDJ 基因片段连接在 γ3 重链基因，形成 IgG3；若 γ 链恒定区编码基因亦被全部剪切，则导致 ε 重链的产生，形成 IgE。转换区（switch region）是位于每一重链恒定区基因内含子 5′端的基因区，对 VDJ 与下游 C 基因之间的重组发挥重要作用。转换区大约占据 1～10kb，包含大量保守的串联重复序列。CD40 和细胞因子通过下列途径调节类别转换：首先诱导某一特定转换区及相应重链恒定区基因的转录，产生不完全转录本，该转录本可能改变特定恒定区基因对介导转换重组酶蛋白的敏感性，最终导致重排 VDJ 复合体与转录活跃的下游恒定区相组合。例如 IL-4 诱导 Sε-Cε 区的转录，而 IFN-γ 诱导 Sγ2a-Cγ2a 区的转录，分别促进 B 淋巴细胞向 IgE、IgG2a 的类别转换，但均具有与原始 IgM 相同的可变区。

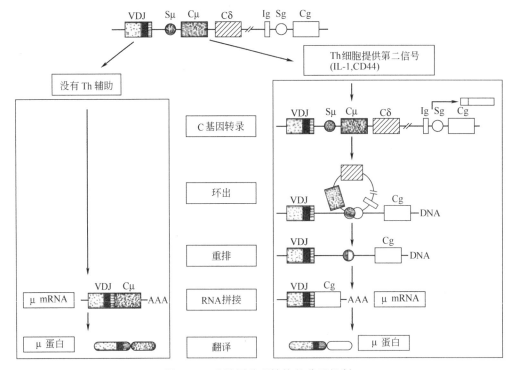

图 9-13　重链同种型转换的分子机制

e. 记忆 B 淋巴细胞的产生　生发中心存活下来的 B 淋巴细胞，或发育为浆细胞，或成为记忆细胞离开生发中心。记忆性 B 淋巴细胞不产生 Ig，但可以在无抗原刺激下长期生存，当再次接触同一抗原时能迅速活化，产生大量抗原特异性的高亲和力 Ig。目前尚不清楚是什么机制使一些 B 淋巴细胞亚群受抗原刺激后分化为寿命短暂的抗体分泌细胞，而另外一些亚群则分化为记忆细胞，长期存在。记忆 B 淋巴细胞较未受抗原刺激的 B 淋巴细胞表达较高水平的 CD44。滤泡树突状细胞持续（数月或数年）低水平递呈抗原，在维持记忆细胞的长期存活中发挥重要作用。

在生发中心内，一部分 Th2 细胞也同时分化成记忆细胞。两类记忆细胞在体内长期存在，当再次遇到相同抗原时，它们相互协作，产生再次免疫应答。

9.3.2.3 体液免疫的效应阶段 外周淋巴器官和骨髓中的浆细胞分泌的抗体通过血液循环到达全身。抗体与抗原的特异性结合可直接中和病毒和细菌外毒素。分泌型抗体与病原体的结合阻止它们在黏膜表面定居繁殖。抗体的其他生物学效应则是通过 Fc 段与非特异性免疫成分补体、吞噬细胞和 NK 细胞等的相互作用实现的。抗原-抗体复合物激活补体，发挥溶菌溶细胞作用。抗体和补体成分调理抗原，促进吞噬细胞吞噬和消灭抗原。抗体还可以通过 ADCC 作用杀菌或杀伤细胞，妊娠期母体的 IgG 通过胎盘进入胎儿，为胎儿提供出生后的早期保护。

整个体液免疫应答的不同阶段如图 9-14 所示。

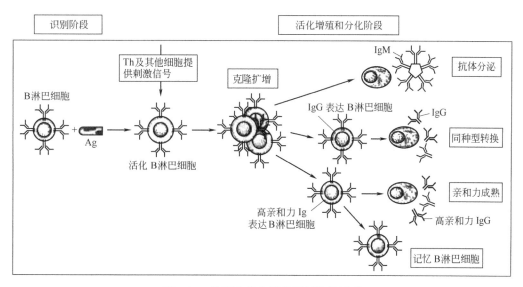

图 9-14 体液免疫应答的不同阶段示意

9.3.3 体液免疫的效应机制

9.3.3.1 体液免疫应答的特点 体液免疫应答的特点概括如下。

① 最初研究特异免疫性集中于分析针对微生物、毒素、典型抗原的血清抗体，这与免疫学最初是从抗感染免疫发展分不开的。

② 抗体对蛋白抗原（TD-Ag）的反应需要 B 淋巴细胞和 T 淋巴细胞共同参与。蛋白类抗原刺激 B 淋巴细胞产生抗体，T 淋巴细胞辅助 B 淋巴细胞增殖和分化，提供高亲和力抗体产生所必需的 B 淋巴细胞信号，产生高亲和力的抗体，并有记忆性 B 淋巴细胞的产生。

③ 抗体对 TI-Ag 的反应不需要抗原特异性的 Th 辅助。TI-Ag 如为多聚糖和脂质类的抗原，刺激机体主要产生低亲和力的抗体，一般情况下，无记忆性 B 淋巴细胞生成。

④ 对 TD-Ag 的体液免疫应答具有高度特异性，产生多种不同类别的同种型抗体（IgM、IgG 及其亚型、IgE 和 IgA），调节不同的效应器发挥功能。而对 TI-Ag 的应答是相对简单的，主要是有 IgM 和一些 IgG 抗体生成。因此机体对细菌的体液免疫应答，由于细菌富含多糖、脂类外壳，通常是以生成 IgM 为主，可通过激活补体系统，发挥调理作用和吞噬细菌作用；而由于病毒外壳多由蛋白质组成，对病毒的应答以 IgG 抗体为主，可封闭病毒的外壳蛋白，阻止其进入宿主细胞，也能发挥调理吞噬作用清除病毒；对蠕虫类寄生虫

163

的应答以 IgE 为主，参与嗜酸性粒细胞介导的杀伤蠕虫作用。在不同的外周免疫器官，由于其解剖部位的不同，体液免疫应答产生的抗体类型可以不同。例如针对同一抗原成分，在黏膜淋巴组织产生独特的高水平 IgA，而在非黏膜淋巴组织则刺激其他同种型抗体的产生。

⑤ 对蛋白质类抗原的初次和再次应答具有显著的不同的特点。初次应答是由早期非刺激性初始 B 淋巴细胞的激活介导的，而再次应答是记忆性 B 淋巴细胞克隆再次受抗原刺激后扩大的免疫应答。因此，再次应答比初次应答发生的更快，产生的抗体更多。

⑥ 体液免疫应答发生的场所是在外周淋巴器官，如脾脏针对血源性的抗原、引流淋巴结针对经皮肤或其他上皮进入的抗原和黏膜淋巴组织针对吸入和消化的抗原产生应答。抗体产生后进入血循环或分泌入黏膜器官的腔道发挥作用，而抗体形成细胞定居在次级淋巴器官或迁移入骨髓。

⑦ B 淋巴细胞激活和抗体形成细胞的产生的过程由不同连续的时期组成。识别期开始于抗原与少量表达 IgM 和 IgD 成熟的特异性 B 淋巴细胞的相互作用。前 B 淋巴细胞进入外周淋巴组织与外源性抗原相互作用，抗原结合特异性 B 淋巴细胞的膜 IgM 和 IgD，并开始了激活期。B 淋巴细胞激活由一系列反应组成，包括增殖、细胞的克隆扩增和分化、分泌抗体的效应细胞和记忆细胞的产生。

抗体是体液免疫的效应分子，发挥对微生物及其毒素的中和和清除作用。抗体介导的对微生物的清除作用需要其他效应系统参与，包括吞噬细胞和补体蛋白。

抗体的效应发挥具有以下几个显著的特点。

① 抗体产生的场所是外周淋巴器官和骨髓，而发挥作用的场所远离产生器官。产生这一现象的原因是抗体进入血液循环或被分泌入腔道，从而到达抗原所在的部位。因此抗体虽然在脾脏、淋巴结、黏膜淋巴组织等局部器官内产生，而发挥效应却是全身性的：循环抗体在血流中遇到抗原，或穿越血管壁到达被感染的组织间隙。有些抗体（IgG）可以穿过胎盘传递给胎儿，对胎儿或新生儿的免疫防御发挥重要作用。

② 介导免疫保护作用的抗体，初次应答由浆细胞产生，再次应答由记忆性 B 淋巴细胞（Bm）产生。初始 B 淋巴细胞（naive B）接受抗原刺激，活化、增殖、分化为浆细胞，分泌抗体。有些 B 淋巴细胞克隆停止分化，成为记忆性 B 淋巴细胞（Bm），此为初次免疫应答；Bm 再次遇到抗原时，快速活化，产生更多的保护作用更强的高亲和力抗体，此为再次应答。

③ 体液免疫的效应大多数是由 Ig 重链的恒定区（Fc 段）介导的。同种型 Ig 的不同类别，其重链发挥的作用不同。

④ 只有在抗原与相应的 Ig 的可变区结合后，才能够刺激恒定区发挥效应。抗原与 Ig 的可变区结合，导致恒定区构象改变，与靶细胞膜上相应的 Fc 段受体或补体结合，发挥效应。

9.3.3.2　体液免疫应答的效应机制　体液免疫应答的效应分子是抗体，其生理功能是中和并除去相应的抗原。对抗原或微生物的有效清除，需要几种不同的效应机制共同发挥作用（图 9-15）。

（1）对微生物及其毒素的中和作用（neutralization）　中和作用是抗体发挥的惟一一个直接由可变区与相应抗原结合，不需要 Ig 恒定区参与的功能。

许多微生物及其毒素与宿主细胞表面的特异性膜分子（即受体）结合，而进入宿主细胞，导致宿主细胞的溶解、死亡。抗体与相应的微生物表面抗原或毒素结合，阻断了其与宿主细胞受体的特异性结合，从而发挥抗微生物及其毒素作用。通过这种方式，抗体抑制或中和了微生物感染或其毒素的毒性作用，消除感染可能引起的炎症损伤。在有些情况下，极少数的抗体与微生物结合后，诱导微生物表面分子的构型改变，从而阻止微生物与受体的相互作用，这就是所谓的抗体的"allosteric"效应。

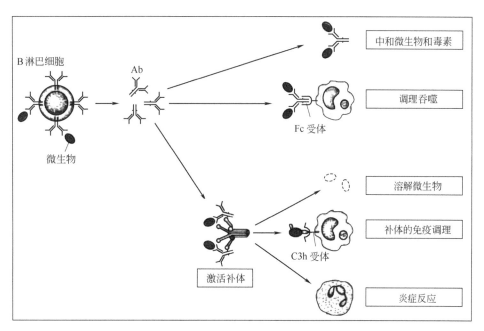

图 9-15　抗体的效应机制

任何类别的同种型抗体及 Fab、F(ab')₂ 段均可发挥中和作用。但一般情况下，中和作用由高亲和力抗体介导，在血液及黏膜器官中，分别由 IgG、IgA 介导。微生物可以通过变异其表面抗原而逃逸机体的免疫效应。

（2）调理作用　调理作用（opsonization）是指抗体、补体促进吞噬细胞吞噬细菌等颗粒性抗原的作用。抗体的调理作用是指 IgG 抗体（特别是 IgG1 和 IgG3）的 Fc 段与中性粒细胞、巨噬细胞上的 IgG Fc 段受体结合，Fc 受体向胞内传递活化信号，从而增强吞噬细胞的吞噬作用（图 9-16）。

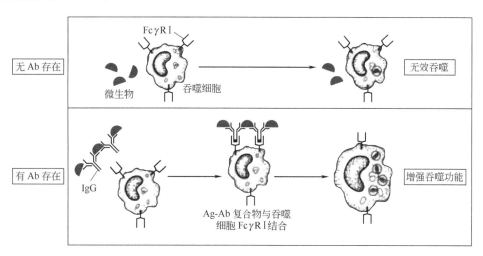

图 9-16　抗体的调理作用

某些细胞因子可调节抗体的调理作用。如 IFN-γ 可增加 FcγR Ⅰ 的表达，从而使调理吞噬作用增强。

（3）抗体依赖的细胞介导的细胞毒效应　抗体依赖的细胞介导的细胞毒效应（antibody-dependent cell-mediated cytotoxicity，ADCC）是指表达 Fc 受体的细胞通过识别抗体的 Fc 段直接杀伤被抗体包被的靶细胞（图 9-17）。例如，IgG 抗体与带有相应抗原的靶细胞结合后，其（IgG 抗体）Fc 段与表达 FcγR 的 NK 细胞、巨噬细胞和中性粒细胞（效应细胞）的 FcγR 结合，激活效应细胞，合成、分泌细胞因子，释放细胞毒性颗粒，导致靶细胞的溶解死亡。抗体与靶细胞上的抗原结合是特异性的，而效应细胞的杀伤作用是非特异性的。

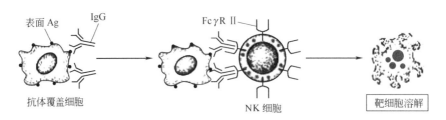

图 9-17　ADCC 的效应机制

由于寄生虫形体较大，不能有效地被巨噬细胞和中性粒细胞吞噬，因此，嗜酸性粒细胞通过 ADCC 效应杀伤寄生虫，是机体抗寄生虫感染的主要机制。

（4）黏膜免疫应答　黏膜免疫是免疫系统中一个特殊的组成部分，主要由分泌型 IgA 来完成。在成年人，它保护着大约 400m² 的黏膜面。

产生黏膜免疫 IgA 的 B 淋巴细胞主要来自黏膜伴随淋巴组织（macosal-associated lymphoid tissue，MALT），包括扁桃体、派氏集合淋巴结。派氏集合淋巴结是 MALT 的主要组分，包括阑尾中及散布于肠壁的众多淋巴滤泡。

黏膜部位的 B 淋巴细胞的表型主要为 mIgD⁺、HLA-DR⁺、B7⁺，主要为记忆性 B 淋巴细胞，受抗原刺激后，在 T 淋巴细胞的辅助下，活化、增殖、分化为浆细胞，产生分泌型 IgA 抗体。浆细胞在产生 IgA 抗体的同时，合成 J 链，将 IgA 分子连接成二聚体。黏膜下的 IgA 二聚体与黏膜上皮细胞基部的多聚免疫球蛋白受体（polymeric Ig receptor，PIgR）结合，在后者的引导下，穿越上皮细胞到达黏膜表面。PIgR 中与二聚体 IgA 相结合的肽段在 IgA 离开上皮细胞时仍保留在 IgA 二聚体上，成为分泌型 IgA 的一个组成部分，即为分泌片或分泌成分。它保护 IgA 不被黏膜中的蛋白酶破坏（图 9-18）。

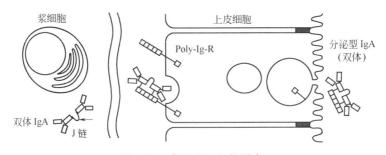

图 9-18　分泌型 IgA 的形成

9.4　免疫调节

生活在自然界中的人，随时都会接触外来物质，甚至是病原物质，机体是否对其产生应答、以何种方式应答、强度如何，这将是复杂的免疫学过程，并且应答的发生、发展及强度等还受到机体的遗传因素、发育状况及健康状况等多种因素的影响。所有这一切都要求免疫系统必须具备强而有效的调节能力，即免疫调节能力，来维持机体内环境稳定。

所谓免疫调节，是指在免疫应答过程中，各种免疫细胞和免疫分子相互促进和相互制约，构成网络结构，并在遗传基因的控制下实现免疫系统对抗原的识别和应答。若调节机制不正常，则可导致免疫疾病的发生。

免疫调节根据参与的组分不同，可分为内调节和外调节。内调节是指免疫系统内部各因素之间的相互作用；外调节指免疫系统以外诸因素对免疫应答的调节，包括神经系统、内分泌系统及环境因素对免疫系统的调节。

机体免疫调节机制非常复杂，它是多层次、多环节的，且各层次、各环节之间的调节存在着交叉。所以对免疫调节的理解，应始终将其放在整个机体，甚至是整个生存环境中去理解。

9.4.1 分子水平的免疫调节

9.4.1.1 抗原的免疫调节作用

（1）抗原性质对免疫应答的调节作用　抗原的存在是诱生特异性免疫应答的前提。抗原质和量的改变均会影响和调节免疫应答的类型和强度。不同化学性质的抗原所诱导的免疫应答类型不同，通常蛋白质抗原既可诱导体液免疫又可诱导细胞免疫，可影响抗体类别转换及亲和力成熟，并产生记忆反应；多糖及脂类抗原一般不能诱导 MHC 限制性的 T 淋巴细胞应答，其诱导体液免疫也不依赖 T 淋巴细胞，产生的抗体多为 IgM。不同抗原剂量和接种途径可改变免疫应答的性质和强度：小剂量或大剂量抗原易诱导特异性 T 淋巴细胞耐受，而适宜剂量的抗原才能有效诱导免疫应答；皮内或皮下接种往往能激发免疫应答，而静脉或口服接种则易诱导免疫耐受。

（2）不同抗原间的免疫竞争调节作用　结构相似的抗原可彼此干扰特异性免疫应答。相隔 1～2d 先后给予两种不同抗原刺激，机体对后一抗原的应答下调。改变抗原分子结构可下调其与特异性 TCR 结合的亲和力，从而抑制相应 T 淋巴细胞克隆增殖（图 9-19）。此时即

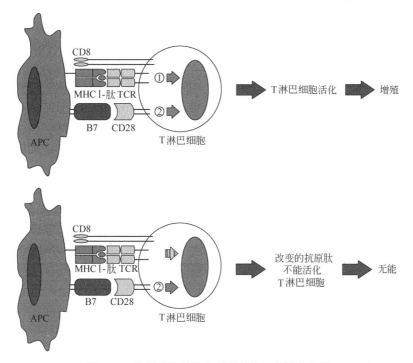

图 9-19　抗原多肽结构改变引起的免疫调节作用

使存在第二信号刺激，也不能启动 TCR 介导的信号转导，使针对该多肽的 T 淋巴细胞成为无能细胞。

9.4.1.2 抗体的免疫调节作用 若在抗原免疫动物前或免疫初期输入特异性抗体，人为提高体内该抗体数量，可使该动物产生相同特异性抗体的能力下降，表明抗体本身具有对特异性免疫应答的负反馈调节作用。这种负反馈调节可能是由于封闭抗原或介导受体交联所致（图 9-20）。抗体可中和相应抗原，从而降低抗原对免疫细胞的激活作用（抗原封闭作用）；大量抗体分子能诱生抗独特型抗体，后者的 Fab 段可识别和结合 BCR V 区，而 Fc 段则与 B 淋巴细胞表面 Fc 受体（FcγRⅡ-B）结合，从而产生抑制性信号，抑制 B 淋巴细胞进一步分化和分泌抗体，导致免疫抑制（受体交联作用）。

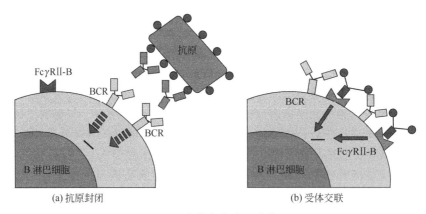

图 9-20　抗体的免疫调节作用

抗体除有负反馈调节作用外，还具有正调节作用，主要表现如下。

① B 淋巴细胞产生的抗体通过 FcR 结合于 APC 表面，使抗体可富集抗原以利于淋巴细胞的激活；同时还可使无抗原加工处理能力的 APC 将抗原以免疫复合物的形式递呈给 T 淋巴细胞和 B 淋巴细胞，对免疫应答有促进作用。

② 抗独特型抗体（内影像组）可模拟抗原对 B 淋巴细胞的刺激作用，促进 B 淋巴细胞的增生作用。

③ 抗 μ 链抗体与 SmIgM 结合可导致 B 淋巴细胞的增生，促进免疫应答的发生。

9.4.1.3 免疫复合物的免疫调节作用 免疫复合物具有免疫增强和免疫抑制两种调节作用（图 9-21）。免疫复合物中的抗体通过其 Fab 段结合抗原，通过其 Fc 段与 APC 表面 Fc 受体

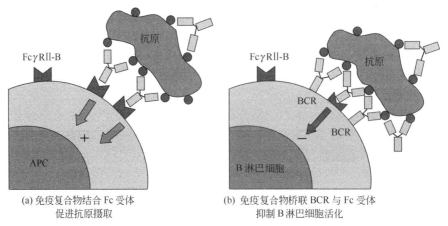

图 9-21　免疫复合物的免疫调节作用

结合，从而促进 APC 摄取和递呈抗原，增强免疫应答；免疫复合物中的抗原可在 B 淋巴细胞表面形成抗体桥联，该桥联一方面通过抗体 Fab 段与已结合于 BCR 的抗原结合，另一方面通过抗体 Fc 段与 B 淋巴细胞表面 FcγRⅡ-B 结合，从而转导抑制性信号，抑制 B 淋巴细胞分化和 B 淋巴细胞应答。

9.4.1.4　补体的免疫调节作用　不同补体组分通过与细胞表面相应补体受体结合而实现其免疫调节作用。例如：滤泡树突状细胞（FDC）大量表达 C3b 受体，可通过捕获 C3b-Ag-Ab 复合物而持续性活化 B 淋巴细胞；B 淋巴细胞表面 CD21 分子可与 C3d 或 C3dg 结合，而 C3d 又可与抗原分子共价结合，形成 Ag-C3d-CD21-BCR 交联，活化 B 淋巴细胞。

9.4.1.5　激活性受体和抑制性受体的免疫调节作用　免疫细胞表面表达两类功能不同的受体：激活性受体和抑制性受体。激活性受体胞内段含免疫受体酪氨酸活化基序（immunoreceptor tyrosine-based activation motif，ITAM），其基本序列是 YXXL/VX(7~11)YXXL/V（Y 为酪氨酸，L 为亮氨酸，V 为缬氨酸，X 为任意氨基酸）；抑制性受体胞内段含免疫受体酪氨酸抑制基序（immunoreceptor tyrosine-based inhibitory motif，ITIM），其基本序列是 I/VXYXXL（I 为异亮氨酸）。ITAM 和 ITIM 磷酸化后，可分别招募含 SH2 结构域的酪氨酸激酶 ZAP-70/Syk 和酪氨酸磷酸酶（PTP），继而启动免疫细胞的活化或抑制过程（图 9-22）。CTLA-4 和 FcγR 分别为 T 淋巴细胞和 B 淋巴细胞表面主要的抑制性受体。

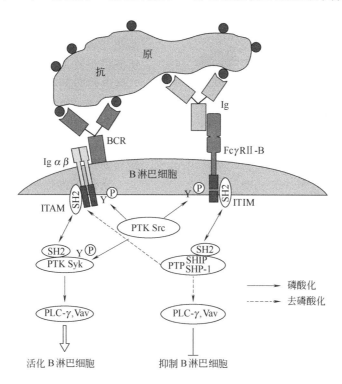

图 9-22　激活性受体和抑制性受体的免疫调节作用

9.4.1.6　细胞因子的免疫调节作用　细胞因子种类繁多，生物学作用多样，在体内形成非常复杂的调节网络。其中很多方面还有待于进一步研究。

很多细胞因子对免疫应答有促进作用，如 IL-1、IL-2 可激活多种免疫细胞，也可诱生多种细胞因子和黏附分子，并诱导 IL-2R 和 MHCⅡ类分子的表达。有些细胞因子对免疫调节起抑制作用，如 IL-10 可抑制巨噬细胞的活化及协同刺激分子的表达。

9.4.1.7　免疫细胞膜分子的调节作用

（1）黏附分子的调节作用　各类细胞表达黏附分子的种类与表达量随细胞类型、功能状态、分化阶段等不同而各异。如淋巴细胞被激活后，磷脂酶C（PLC）、蛋白激酶C（PKC）等信号分子活化，LFA-1分子磷酸化使构象改变，与ICAM-1黏附力增加；反之，LFA-1去磷酸化，丧失与ICAM-1的黏附能力，从而影响细胞发挥生物学功能。

另外，各种免疫细胞通过黏附作用相互作用是发生免疫应答的必要条件。尤其是T淋巴细胞、B淋巴细胞特异识别抗原的过程，依赖于T/B表面和APC表面某些黏附分子对相互作用所提供的协同刺激信号。如果黏附分子表达障碍或缺失，将导致T/B淋巴细胞"无能"。其中CTLA-4和CD28是对T淋巴细胞有重要调节功能的黏附分子，CD28与B7-2结合后提供T淋巴细胞活化的第二信号，是T淋巴细胞活化所必需的。CTLA-4分子于静止的T淋巴细胞表面低表达，T淋巴细胞活化后高表达，其与B7-1/B7-2结合后产生抑制性信号，阻止T淋巴细胞合成IL-2和抑制活化的T淋巴细胞增生，此效应有利于产生记忆细胞。

（2）MHC分子　MHC分子是参与抗原递呈的关键分子。免疫细胞表达MHC的情况是调节免疫应答的重要因素。

（3）Fas/FasL　Fas又称死亡受体，是一种膜蛋白，其与配体结合后，可诱导Fas阳性细胞发生凋亡。T淋巴细胞（尤其是活化的T淋巴细胞）可高表达Fas蛋白，由Fas诱导的激活的T淋巴细胞的凋亡可有效控制活化T淋巴细胞的总量，此机制可有效地调控免疫应答的强度。这种清除激活T淋巴细胞的作用，称为活化诱导的T淋巴细胞死亡（activation induced cell death，AICD）。诸多细胞因子参与AICD，其中以Fas/FasL诱导的AICD最重要。

活化T淋巴细胞可同时表达Fas和FasL（Fas配体）。FasL既可是膜蛋白，又可游离存在为可溶性配体。其诱导T淋巴细胞活化的机制可能为：①Fas和FasL在不同的活化的T淋巴细胞中表达，FasL以反式方式诱导表达Fas的活化的T淋巴细胞凋亡；②活化的T淋巴细胞同时表达Fas和FasL，通过Fas和

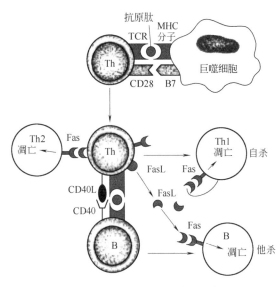

图9-23　FasL-Fas诱导的淋巴细胞凋亡

FasL作用导致自身凋亡，这又称顺式自杀；③可溶性的FasL从T淋巴细胞上脱落，以顺式作用或反式作用于活化的T淋巴细胞，导致细胞凋亡（图9-23）。

另外，抗原活化的B淋巴细胞也表达Fas蛋白。多种免疫细胞表面表达抑制性受体，通过与各自相应的配体结合发挥负调节作用。如T淋巴细胞、B淋巴细胞和NK细胞均表达抑制性受体，发挥抑制作用。

9.4.2　细胞水平的免疫调节

9.4.2.1　APC的免疫调节作用　抗原递呈细胞（APC）对抗原的摄取、处理、递呈是诱导特异性免疫应答的前提。APC表达的MHC分子和协同刺激分子是参与抗原递呈的关键分

子。成熟树突状细胞（DC）、激活的巨噬细胞和 B 淋巴细胞均高表达 MHC 分子及协同刺激分子，可有效递呈抗原，启动免疫应答；而未成熟 DC、未激活的巨噬细胞和未受抗原刺激的 B 淋巴细胞则不能有效表达协同刺激分子，故不能激活 T 淋巴细胞，反可致 T 淋巴细胞耐受。

9.4.2.2 T 淋巴细胞的免疫调节作用 T 淋巴细胞是参与免疫调节的一类重要细胞组分，可发挥正、负两种调节作用。正常 $CD4^+$ T 淋巴细胞可辅助 B 淋巴细胞分化和产生抗体；$CD8^+$ T 淋巴细胞则具有杀伤和抑制作用。但已有研究显示某些 $CD4^+$ T 淋巴细胞亚类亦具有杀伤效应；而 $CD8^+$ T 淋巴细胞的杀伤作用并非必然下调免疫应答，由于其杀伤靶细胞致抗原释放，反可促进免疫应答。

$CD4^+$ Th0 细胞在 IL-12 或 IL-4 的作用下，可进一步分化为 Th1 细胞或 Th2 细胞，Th1 细胞主要介导细胞免疫，Th2 细胞则主要介导体液免疫。Th1 细胞和 Th2 细胞可分泌多种不同细胞因子，发挥广泛的生物学功能。Th1 分泌的 IFN-γ 可抑制 Th0 向 Th2 分化；而 Th2 分泌的 IL-10 可增强 Th2 细胞而抑制 Th1 细胞的生成（图 9-24）。因此，Th1 细胞大量扩增并释放细胞因子，可抑制 Th2 细胞及其介导的体液免疫应答；反之，Th2 细胞大量扩增并释放细胞因子，可抑制 Th1 细胞及其介导的细胞免疫应答。这种因 Th1 或 Th2 细胞优先活化而导致不同类型免疫应

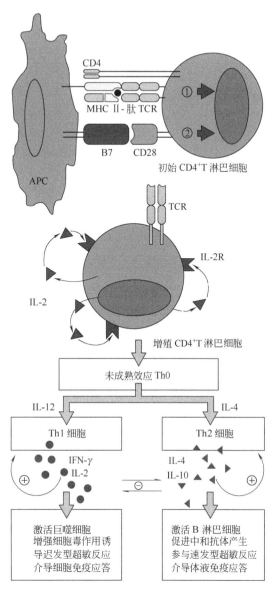

图 9-24 Th1/Th2 细胞的免疫调节作用

答及其效应优势的现象，被称为免疫偏离（immune deviation）。从这一意义上说，Th1 细胞和 Th2 细胞互为抑制细胞，从而调节机体的细胞免疫和体液免疫应答。

9.4.2.3 NK 细胞的免疫调节作用 NK 细胞广泛分布于外周血及脾脏，它们无需抗原预先刺激即可直接杀伤肿瘤和病毒感染细胞，是体内参与免疫监视和早期抗感染免疫的重要效应细胞。同时，NK 细胞也是一类重要的免疫调节细胞，对 T 淋巴细胞、B 淋巴细胞、骨髓干细胞等均有调节作用。NK 细胞可显著抑制 B 淋巴细胞分化及抗体产生；某些 NK 细胞株可溶解 LPS 激活的 B 淋巴细胞；NK 细胞也可通过释放 IL-2、IFN-γ、TNF-α 和 GM-CSF 等细胞因子，增强 T 淋巴细胞功能，从而调节机体免疫应答。

9.4.3 独特型网络的免疫调节

9.4.3.1 独特型网络的概念及其形成 抗体乃特异性抗原刺激机体免疫系统所产生。数量

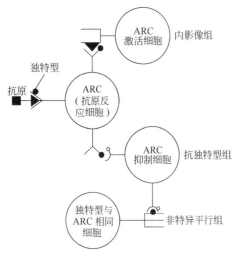

图 9-25　独特型网络及免疫调节

较大且结构均一的抗体分子又可作为抗原，在自身体内诱生抗抗体。T 淋巴细胞、B 淋巴细胞表达具有高度特异性的 TCR、BCR（均属免疫球蛋白超家族），这些抗原受体也可刺激机体产生相应抗抗体。抗抗体所针对的抗原表位乃抗体可变区的独特型（idiotype, Id）。所谓独特型指存在于抗体或抗原受体分子中，与同一个体中其他抗体或抗原受体不同的决定簇即独特位（idiotope）的集合。针对独特型的抗体（Ab2）称为抗独特型抗体（anti-idiotype antibody, AId）。独特型主要分布于 Fab 段 CDR 区和 FR 区。针对 FR 区独特型的 AId 称为 α 型（Ab2α），而针对 CDR 区独特型的 AId 称为 β 型（Ab2β）。Ab2β 的结构与抗原表位相似，能与抗原竞争性结合 Ab1，故 Ab2β 又被称为体内的抗原内影像（internal image）。据此，Jenne 于 1974 年提出了独特型网络学说（图 9-25），认为体内 T 淋巴细胞、B 淋巴细胞通过独特型和抗独特型相互识别，形成潜在的网络。在抗原进入机体前，尽管存在 Ab2、Ab3，但其数量未能达到引起连锁反应的阈值，因此独特型网络保持相对平衡。

9.4.3.2　独特型网络的免疫调节作用　抗原进入机体后，针对该抗原的淋巴细胞克隆增殖，产生大量抗体（Ab1），含特定独特型抗原受体的淋巴细胞克隆，二者又可作为抗原，诱导 AId（Ab2α 和 Ab2β）产生。作为负反馈因素，AId 中的 Ab2α 可抑制 Ab1 的分泌，并调节抗原特异性淋巴细胞克隆的应答；而 Ab2β 作为抗原内影像，可模拟抗原，增强、放大抗原的免疫效应。利用独特型网络的上述调节功能，人们已尝试以抗独特型抗体代替相应抗原，制备抗独特型疫苗用于疾病防治。尤其对某些不易获得其抗原成分的病原体，以及难以精确分离纯化的肿瘤抗原，制备相应独特型疫苗具有重要应用价值。在自身免疫病防治中，将灭活的自身反应性 T 淋巴细胞克隆进行体内注射，可诱生出一组相当于 Ab2 的调节性 T 淋巴细胞克隆，从而清除体内自身反应性 T 淋巴细胞。

9.4.4　整体水平的免疫调节

在体内，免疫系统的功能和效应必然受其他系统影响，其中最重要的是神经-内分泌系统对免疫系统的调节作用。例如：精神紧张和心理压力可加速和加重疾病进程；内分泌失调可影响和制约疾病发生发展。因此，神经-内分泌-免疫网络的调节乃机体整体水平的调节（图 9-26）。

9.4.4.1　神经-内分泌系统对免疫系统的调节　神经-内分泌系统对免疫系统的调节作用主要通过神经纤维、神经递质和激素介导。胸腺、骨髓等中枢免疫器官和脾脏、淋巴结等外周免疫器官均受交感神经或副交感神经支配，两类神经分别抑制和增强免疫细胞的发育、成熟及效应。免疫细胞表面及胞内均表达多种神经递质和激素受体，神经-内分泌系统产生、释放和分泌的神经递质（如肾上腺素、多巴胺、胆碱、5-羟色胺等）以及激素（如胰岛素、生长激素、性激素等）均可作用于相应受体，从而发挥正相或负相免疫调节作用。

9.4.4.2　免疫系统对神经-内分泌系统的调节　抗原刺激机体免疫系统产生免疫应答的同时，可产生多种生物活性分子（如 IL-1、IL-2、IL-6、TNF-α、IFN-γ 等），它们可作用于神经-内分泌系统，转导相关信息，影响和调节神经-内分泌系统功能。例如：IL-2 可抑制乙

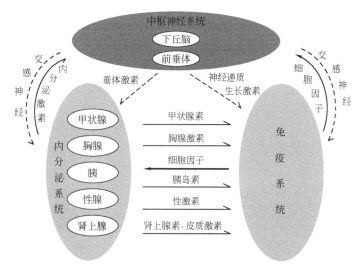

图 9-26 神经-内分泌-免疫网络系统的调节

酰胆碱（Ach）释放；TNF-α 可促进星形胶质细胞表达脑啡肽；IL-1 受体广泛分布于中枢神经系统；许多细胞因子可通过与相应受体结合而上调或下调激素合成。免疫系统对神经-内分泌系统的这些作用，可调节神经递质、激素释放和分泌，神经递质和激素又反过来作用于免疫系统，调节免疫系统的功能。

9.4.5 群体水平的免疫调节

9.4.5.1 抗原受体库多样性 免疫应答的产生取决于 T 淋巴细胞、B 淋巴细胞克隆特异性识别 MHC 分子所递呈的抗原。自然界存在数量巨大的抗原种类，而体内 T 淋巴细胞、B 淋巴细胞则可对几乎所有抗原产生特异性应答。因此，机体内必定存在一个数量巨大的 T 淋巴细胞、B 淋巴细胞克隆库，其主要表现为 T 淋巴细胞、B 淋巴细胞表面表达其有不同抗原结合特异性的 BCR 基因或 TCR 基因，即 BCR 基因或 TCR 基因呈多样性。由此导致不同种群和不同群体对不同抗原的反应性及其强度不尽一致，这不仅是免疫应答特异性的分子基础，也是在群体水平实现免疫调节的遗传机制。

9.4.5.2 MHC 多态性 不同生物种群对不同抗原的免疫应答各异，其不仅取决于群体水平 BCR 或 TCR 受体库的多样性，同时也取决于 MHC 等位基因（或单元型）的高度多态性。例如，HLA-B53 抗原与个体对疟疾的易感性有关，高表达 B53 的非洲尼日利亚和冈比亚人对疟疾抵抗力显著高于低表达 B53 的白人和黄种人，表明在长期进化过程中，由于疟疾的自然选择压力，导致该群体 MHC 多态性发生改变（B53 基因频率上升）。换言之，通过对群体中新的抗疟疾 HLA-B53 等位基因的高频选择，上调了群体抵抗疟疾感染的免疫应答能力。

思 考 题

1. 什么是体液免疫？什么是细胞免疫？它们的主要特点是什么？
2. 抗原进入机体后，是如何被加工和递呈的？
3. 分析抗原递呈过程中免疫细胞间相互作用的调控机理。
4. T 淋巴细胞介导的免疫杀伤和抗体介导的免疫杀伤有哪些途径？

5. 举例说明刺激 T 淋巴细胞、B 淋巴细胞分裂增殖的白细胞介素。它们是如何参与免疫应答的调节的?

6. 抗原和抗体是如何参与调节免疫应答的?

7. 分析神经系统、内分泌系统在免疫调节中的意义。

第10章 抗原-抗体反应及其在食品中的应用

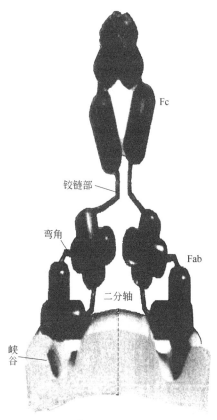

铰链部

弯角

Fc

Fab

二分轴

峡谷

抗原-抗体特异性结合示意图

10.1 抗原-抗体反应

抗原-抗体反应（antigen-antibody reaction）是指抗原与相应抗体之间所发生的特异性结合反应，是免疫球蛋白分子上的抗原结合互补位与抗原分子上的抗原决定簇相互吸引以及多种分子间的引力参与下发生的反应。

反应可发生于体内，也可发生于体外。体内反应可介导吞噬、溶菌、杀菌、中和毒素等作用；体外反应则根据抗原的物理性状、抗体的类型及参与反应的介质不同，可出现各种不同的反应类型。因抗体主要存在于血清中，在抗原或抗体的检测中多采用血清作试验，所以体外抗原-抗体反应亦称为血清反应（serologicreaction）。

10.1.1 抗原-抗体反应的基本原理

抗原与抗体能够特异性结合是基于两个分子间的结构互补性与亲和性，这两种特性是由抗原与抗体分子的一级结构决定的。

抗体是球蛋白，大多数抗原亦为蛋白质，它们溶解在水中皆为胶体溶液，由于静电作用，在蛋白质分子周围出现了带相反电荷的电子云，其周围出现极化的水分子和阳离子，这样就形成了水化层，再加上电荷的相斥，就保证了蛋白质不会自行聚合而产生沉淀。

抗原-抗体的结合使电荷减少或消失，电子云也消失，蛋白质由亲水胶体转化为疏水胶体。此时，再加入电解质，则进一步使疏水胶体物相互靠拢，形成可见的抗原-抗体复合物。

与此同时，抗原-抗体的电荷引力、范德华力、氢键结合力、疏水作用力参与并促进抗原-抗体间的特异性结合。

10.1.2 抗原-抗体反应的特点

10.1.2.1 特异性和交叉性 抗原-抗体的结合实质上是抗原表位与抗体超变区中抗原结合点之间的结合。由于两者在化学结构和空间构型上呈互补关系，所以抗原与抗体的结合具有高度的特异性。但如果两种抗原之间含有部分的共同抗原时，则发生交叉反应。如用磺胺甲基异噁唑-丁二酸酐-牛血清白蛋白免疫动物，所得抗体与磺胺甲基异噁唑反应为100%时，与磺胺异噁唑的交叉反应为7.8%。一般抗原结构组成越相似，交叉反应的程度也越高。

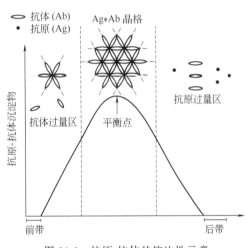

图 10-1 抗原-抗体的按比性示意

10.1.2.2 按比性 在抗原-抗体特异性反应时，生成结合物的量与反应物的浓度有关。无论在一定量的抗体中加入不同量的抗原或在一定量的抗原中加入不同量的抗体，均可发现只有在两者分子比例合适时才出现最强的反应（图10-1）。

10.1.2.3 可逆性 抗原-抗体复合物解离取决于两方面的因素：一是抗体对相应抗原的亲和力；二是环境因素对复合物的影响。高亲和性抗体的抗原结合点与抗原表位的空间构型上非常适合，两者结合牢固，不容易解离。反之，低亲和性抗体与抗原形成的复合物较易解离。在环境因素中，凡是减弱或消除抗原-抗体亲和力的因素都会使逆向反应加快，复合物解离增加。

10.1.2.4 阶段性 第一阶段为抗原与抗体发生特异性结合的阶段，此阶段反应快，仅需几秒至几分钟，但不出现可见反应。第二阶段为可见反应阶段，抗原-抗体复合物在环境因素（如电解质、pH、温度、补体）的影响下，进一步交联和聚集，表现为凝集、沉淀、溶解、补体结合介导的生物现象等肉眼可见的反应。此阶段反应慢，往往需要数分钟至数小时。实际上这两个阶段已严格区分，而且两阶段的反应所需时间亦受多种因素和反应条件的影响，若反应开始时抗原-抗体浓度较大且两者比较适合，则很快能形成可见反应。

10.1.3 影响抗原-抗体反应的因素

10.1.3.1 电解质 若溶液中无电解质参加，仍不出现可见反应。为了促使沉淀物或凝集物的形成，常用0.85%氯化钠或各种缓冲液作为抗原及抗体的稀释液。由于氯化钠在水溶液中解离成 Na^+ 和 Cl^-，可分别中和胶体粒子上的电荷，使胶体粒子的电势下降，从而促使抗原-抗体复合物从溶液中析出，形成可见的沉淀物或凝集物。

10.1.3.2 酸碱度 抗原-抗体反应必须在合适的pH环境中进行。抗原-抗体反应一般在pH值为6~8时进行。pH过高或过低都将影响抗原与抗体的理化性质，例如，pH达到或接近抗原的等电点时，即使无相应抗体存在，也会引起颗粒性抗原非特异性的凝集，造成假阳性反应。

10.1.3.3 温度 在一定范围内，温度升高可加速分子运动，抗原与抗体碰撞机会增多，使反应加速。但若温度高于 56℃时，可导致已结合的抗原-抗体再解离，甚至变性或破坏；在 40℃时，结合速度慢，但结合牢固，更易于观察。常用的抗原-抗体反应温度为 37℃。每种试验都有其独特的最适反应温度，例如冷凝集素在 4℃左右与红细胞结合最好，20℃以上反而解离。

此外，适当振荡也可促进抗原-抗体分子的接触，加速反应。

10.2 抗原的制备

能否制得合格的抗体由许多因素决定，而能否制备合格的抗原则是其前提条件。自然，众多的物质皆可成为抗原，但大部分不是单一成分（除非是合成的基因工程制备的），所以必须将某个抗原从复杂的组分中提取出来成为单一的成分。

10.2.1 细菌抗原制备

细菌抗原属于微生物抗原，其中，菌体抗原（somatic antigen）、鞭毛抗原（flagella antigen）、表面抗原（surface antigen）、细菌毒素抗原（toxin antigen）比较常见。

10.2.1.1 细菌菌体抗原的制备 用细菌体制成的生物制品称菌苗，可分为活菌苗及死菌苗两类。

（1）活菌苗 制备活菌苗的关键在于获得减毒或无毒菌株，但该菌株应保持免疫原性。例如卡介苗系将结核杆菌在人工培养基上传 230 代（经 13 年）后获得，痢疾杆菌的依赖链霉素菌株则是通过选择后获得的突变株。但是活菌苗需维持活力，保存时需一定的冷藏条件，且有效期短。

（2）死菌苗 用化学或物理方法将病原菌杀死后仍保持免疫原性可制备死菌苗。常用的死菌苗有霍乱菌苗、伤寒菌苗、副伤寒甲乙混合菌苗、百日咳菌苗等。为减少死菌苗的接种次数，现常将不同种类的死菌苗作合理混合，制成联合菌苗，如伤寒菌、甲型副伤寒菌、乙型副伤寒菌混合的三联菌苗。

10.2.1.2 细菌脂多糖抗原的制备 脂多糖（lipopolysaccharide，LPS）是革兰阴性菌细胞壁的重要成分，有多种生物学效应。常用苯酚法从革兰阴性菌中提取 LPS，即先将菌体在水中混匀加热，然后加入相同温度等体积苯酚（90%），剧烈搅拌振荡后再加热，终止加热后立即入冰水冷却，冷却后离心即分为三层，上层为水层，中间层为苯酚层，底层为菌体残渣。收集苯酚层并反复用水萃取。收集、合并水层液体，经透析以除掉酚。再将透析过的液体浓缩，浓缩液体经超速离心，即分为两层的沉淀物，脂多糖存在上层物中，将其提出后进行离心即可得到 LPS 纯品。

10.2.2 类毒素抗原制备

类毒素（toxoid）又称脱毒毒素，是一些细菌在生长繁殖过程中产生的外毒素经甲醛溶液处理后，成为无毒又保留免疫原性的一类生物制剂。

在毒素中加入适量氢氧化铝等吸附剂（佐剂）即成为精制吸附类毒素。吸附剂可延缓类毒素在体内的吸收，使之能较长时间作用于机体，以增强免疫效果。常用的类毒素有破伤风类毒素、白喉类毒素等。类毒素可与死菌苗合制成联合疫苗。

10.2.3 蛋白质抗原制备

蛋白质抗原来源于组织细胞，成分比较复杂，通常需要将组织和细胞破碎，经一定的方法纯化才能获得所需要的抗原。

10.2.3.1 超速离心法 超速离心法用来分离亚细胞部分及大分子蛋白质，又分为差速离心和梯度离心两种。

(1) 差速离心法 该离心法建立在低速与高速交替进行的基础上，用于分离大小差别较大的颗粒。

(2) 梯度离心法 此法是一种区带分离法，通过离心，沉淀的颗粒比液体的密度大，漂浮的颗粒比液体的密度小。通常待分离的悬液中的颗粒比液体重，假如要使之上浮，必须加入第三种成分，使其密度连续或不连续地升高，形成所谓梯度。第三种成分多用甘油、蔗糖、氯化铯或氯化铷等。假如梯度柱的范围所表现的密度同待分离颗粒的密度大致相等时，则经过较长时间离心可得到分离。

用差速离心或梯度离心分离和纯化抗原只是一种根据抗原的密度特点分离的方法，除个别成分外，极难将某一抗原成分分离出来。目前仅用于少部分大分子抗原，如 IgM、甲状腺球蛋白以及一些密度较轻的抗原物质如载脂蛋白 a、载脂蛋白 b 等。对于大量的中、小分子量蛋白质，多不适宜用差速离心及梯度密度离心作为纯化手段。

10.2.3.2 选择性沉淀法 用沉淀剂或改变某些条件可以促使抗原成分沉淀。例如用 DNA 或 RNA 酶与提取液作用 30～60min（4℃），即可除去核酸；PEG 浓度不同可沉淀不同蛋白质，3%～4%沉淀免疫复合物，6%～7%沉淀 IgM，8%～12%沉淀 IgG，12%～15%沉淀其他球蛋白，25%沉淀白蛋白。

10.2.3.3 凝胶过滤和离子交换层析

(1) 凝胶过滤 凝胶过滤又名分子筛层析，根据分子量不同将抗原分成大、中、小三种，大分子较快出来，小分子因被阻留，出来较慢。

(2) 离子交换层析 离子交换层析法是以具有离子交换性能的物质作固定相，利用它与流动相中的离子能进行可逆的交换性质来分离离子型化合物的一种方法。操作时用带离子基团的纤维素作为固定相，逐步增加流动相的离子强度，蛋白质则按电荷或量的不同分组。常根据蛋白质带电荷的不同用 DEAE-纤维素分离 IgM。

10.2.3.4 亲和层析 这是一种利用生物大分子间的专一性亲和力而设计的层析技术。将可溶性抗原（或抗体）用化学方法偶联到不溶性载体上，当将相应的抗血清（或抗原）按层析方法加入柱中，抗血清中的相应的抗体与抗原特异性结合，其他蛋白成分随洗脱液流出，再改变缓冲液的 pH 值和离子强度，则可以使抗体和偶联在载体上的 Ag 解离（加入解脱剂），经洗脱即得到纯化的 Ab。

10.2.4 半抗原与蛋白质的交联及完全抗原制备

仅具有免疫反应性，而无抗原性的物质，称为半抗原。食品中残留物有多种，其中如抗生素、激素、农药、兽药、微生物毒素、毒蕈毒素等残留物质多数属于小分子有机化合物。这些化合物能与之相对应的抗体反应，但是单独不能刺激机体产生相应的抗体，称为半抗原（hapten）。半抗原必须同蛋白质（作为载体）结合后进入机体，才能具有抗原性而成为完全抗原，产生抗体或造成细胞免疫状态。

10.2.4.1 载体种类和常见载体性质

(1) 蛋白质类载体 人血清白蛋白（HSA）、牛血清白蛋白（BSA）、兔血清白蛋白（RSA）、牛甲状腺球蛋白（TG）、血蓝蛋白（Hemocyanin）以及人、牛和鸡 γ-球蛋白等均可作为载体。这些载体免疫活性较强，容易获得，即使自选提取，操作也较方便，其中以血蓝蛋白最好。

(2) 多肽聚合物 人工合成的多聚赖氨酸、多聚谷氨酸、多聚混合氨基酸等，可与半抗原结合，所形成的抗原可获高滴度、高亲和力的抗血清。

（3）大分子有机化合物和某些粉末　如聚乙烯吡咯酮、羧甲基纤维素、聚甲基丙酸酯微粒、乳胶和炭末等，可吸附半抗原，也可用来作为载体，但用这类载体合成的抗原免疫动物，所获抗血清的质量不稳定。

10.2.4.2　常见人工免疫原的合成　在免疫原的合成过程中要考虑如下因素：①保证食品中残留物有机小分子的生理功能性基团不被破坏；②反应条件控制在生成物只有单一的同分异构体，不要含有多种异构体；③制备的免疫原在水溶液中稳定，半抗原分子不易从载体蛋白分子上掉下来；④载体分子上所偶联的半抗原分子数要适中。

（1）氨基与羧基偶联

a. 碳二亚胺（EDC）法　本方法是最常用来连接小分子半抗原与蛋白质（载体）的方法。EDC（$R^1N=C=NR^2$）是一种化学性质很活泼的试剂，能使氨基和羧基间脱水缩合而形成酰胺键。蛋白质或多肽分子上的羧基先与碳二亚胺反应，生成中间产物，然后再与另一蛋白质或氨基化合物的氨基反应，形成偶联物。经常使用的水溶性碳二亚胺的化学名称为1-乙基［3-（二甲氨基）丙基］碳二亚胺（ethyl-[3-dimrthyl aminol propyl] carbodimide hydrochloride，EDC)，它既可以和蛋白质或半抗原上的羧基结合，又可与其氨基结合，其结合反应的 pH 为 5～9，要根据交联对象选择最适 pH 值，如为生物蛋白样品，可选择 pH 7.0 左右。反应方程式为：

$$蛋白质—COOH+R^1N=C=NR^2 \longrightarrow 蛋白质—COO—C(NHR^1)=NR^2+NH_2\text{-}半抗原$$
$$\downarrow$$
$$蛋白质—CONH—半抗原+R^1NH—CO—NHR^2$$

EDC 法制备人工抗原操作步骤：①室温下溶解血管紧张素 125.0mg 于含有 25.0mg BSA 的蒸馏水 2.5mL；②加入 EDC 375mg，混匀后室温放置 24h，透析。

b. 混合酸酐（MA）法　含羧基化合物的羧基在三正丁胺（或三乙胺）存在时，与氯甲酸异丁酯反应，生成混合酸酐（mixed anhydride，MA），这一活泼的中间体很容易与另一含氨基化合物反应形成酰胺键。反应方程式为：

$$R—COOH+Cl—COOCH_2CH(CH_3)_2+(C_4H_9)_2N$$
$$\downarrow$$
$$R—COO—COO—CH_2CH(CH_3)_2+(C_4H_9)_2N \cdot HCl$$
$$\downarrow +NH_2\text{-}半抗原$$
$$RCONH\text{-}半抗原+(CH_3)_2CHCH_2OH+CO_2$$

混合酸酐法操作步骤：①大豆苷元-4-羧甲肟加吡啶 0.50mL、三正丁胺 0.1mL 和二氧六环（也称二噁烷）4.0mL，用冰水冷至 10℃ 以下；②加氯甲酸异丁酯 0.03mL，于 4℃、30min（A）；③将 BSA 12mg 溶于 2mL 二氧六环水溶液（1:1）中，10℃搅拌 40min（B）；④将 A 液滴入 B 液中，于 4℃反应 6h，反应过程用 1mol/L NaOH 维持 pH 7.5～8.5；⑤反应液透析 18h。

c. N-羟基琥珀酰亚胺（NHS）法　含有羧基的抗原或半抗原可与 N-羟基琥珀酰亚胺（N-hydroxysuccinimide，NHS）反应生成活化酯，再与氨基化合物偶联。

$$R^1—CO—NH—R^2$$

N-羟基琥珀酰亚胺法操作步骤：①0.8g 生物素（biotin，B）溶于 12mL 二甲基亚砜

（DMF）中，加 0.8g 双环己基碳二亚胺（DCCI）和 0.6g N-羟基琥珀酰亚胺，室温搅拌过夜；②过滤后上清液在减压下加热 100℃除去 DCCI 结晶；③用异丙醇重结晶，获得活化生物素（BNHS）；④将含 0.1mol/L BNHS 的 DMF 溶液 0.5mL 与 1.0mL 碳酸氢钠液（含 10mg 蛋白质）（0.1mol/L、pH 9.0）混合，在室温下反应 1~3h；⑤于 4℃用 0.01mol/L、pH 7.2 PBS 透析。

（2）氨基与氨基交联（戊二醛法）　戊二醛是一种同型双功能交联剂，它的两个醛基可分别与两个氨基化合物的氨基形成 Schiff 氏碱（—N＝C—），在两个化合物之间插入一个五碳桥。反应如下。

$$蛋白质—NH_2 + OHC—(CH_2)_3—CHO + NH_2—半抗原$$
$$\downarrow 戊二醛$$
$$蛋白质—N＝CH(CH_2)_3CH＝N—半抗原$$

戊二醛法操作步骤：①取对氨基苯甲酸 15mg 溶于 pH 6.8 磷酸盐乙醇液 1.0mL（A）；②取 BSA 30mg 溶于 2.0mL 磷酸盐缓冲液（B）；③将 A 液与 B 液混合，边搅拌边滴入 2.5%戊二醛液（5：1），室温反应 2h；④用 pH 6.8 磷酸盐透析。

（3）巯基（—SH）与巯基（—SH）或巯基（—SH）与氨基（—NH₂）的交联　通常是用苯二马来酰亚胺（N,N'-O-Phenylenedimaleimide，PDM）法。PDM 是一种同型双功能交联剂，主要用于"—SH"与"—SH"的交联。

苯二马来酰亚胺不仅可与巯基反应，而且可与氨基或羟基反应，当在相同的温和条件下进行反应时，PDM 与蛋白质分子中的—SH 反应最快，所形成的交联产物也很稳定，可以满足对交联结合物的要求。用 PDM 进行交联的方法主要分为两步，而对欲进行交联的蛋白质载体和半抗原必须都具有—SH。第一步反应是首先用过量的 PDM 活化处理蛋白质，此时，PDM 分子中的一个苯二马来酰亚胺基与蛋白质的—SH 反应，而同一个 PDM 分子中的另一个苯二马来酰亚胺基则保持原型不起反应，这是因为使用了过量的 PDM 之故；这时，一个苯二马来酰亚胺基首先引入到蛋白质分子上，形成"马来酰亚胺-蛋白质"中间产物。在第二步反应中，上述中间产物紧接着与半抗原的—SH 发生反应最后形成结合物。反应如下。

（4）羟基与氨基的交联

a. 高碘酸钠法　本法常用于蛋白质与氨基（或羟基）半抗原的交联，蛋白质的羟基被氧化成醛基，然后再与氨基化合物作用形成 Schiff 氏碱，最后，还原成稳定的结合物。反应如下。

$$蛋白质—OH + NaIO_4 \longrightarrow 蛋白质—CHO + NH_2—半抗原$$
$$\downarrow$$
$$蛋白质—CH＝N—半抗原$$
$$\downarrow + NaBH_4$$
$$蛋白质—CH_2—NH—半抗原$$

高碘酸钠法操作步骤：①取地高辛 436mg 溶解无水乙醇 20mL；②边搅拌边加入 0.10mol/L 高碘酸钠 20mL，搅拌 25min；③加入 1mol/L 乙二醇 0.6mL，约 5min 后移至 4℃水浴内，边搅拌边滴入 BSA 20mL（含 560mg），用 5％碳酸钾调节 pH 9.5；④45min pH 稳定后，加入 KBH₄ 0.3g，连续搅拌 3h；⑤加 1mol/L 甲酸使 pH 降到 6.5 保持 1h，再加 1mol/L NaOH 调节 pH 到 8.5，透析。

　　b. 琥珀酸酐法　含羟基的化合物首先与琥珀酸酐（丁二酸酐）（succinidide）反应，生成琥珀酸半酯，此带羧基的中间体再经碳二亚胺（EDC）或氯甲酸异丁酯作用，与氨基化合物反应形成酰胺键。在两个交联化合物之间插入一个琥珀二酰基。反应如下。

　　琥珀酸酐法操作步骤：①将皮质醇、琥珀酸酐各 0.5g 溶于 1mL 吡啶液中，室温反应 24h；②注入 45mL 冰水、6.0mL 浓盐酸混合液中，分离沉淀，用蒸馏水洗至 pH 为 5 后干燥（A）；③取 A 69mg 溶于 1.5mL 二氧六环，加 0.035mL 三正丁胺，降温至 10℃，加 0.019mL 氯甲酸异丁酯，4℃放置 40min（B）；④取 BSA 250mg 溶于水和二氧六环混合液（1∶1）13mL 中，加入 1mol/L NaOH 0.25mL，冷至 4℃（C）；⑤将 B 液倾入 C 液中，继续反应 2h，再加入 1mol/L NaOH 0.1mL 搅拌 3h，透析。

　　c. 一氯乙酸法　含羟基的化合物与氢化钠（NaH）作用生成钠盐，然后再与一氯乙酸反应形成醚基，最后在 EDC 的作用下，与蛋白质的氨基连接，生成结合物。反应如下。

$$半抗原—OH + NaH \longrightarrow 半抗原—O—Na + H_2\uparrow$$
$$半抗原—O—Na + ClCH_2COOH \longrightarrow 半抗原—O—CH_2—COOH + NaCl$$
$$半抗原—O—CH_2COOH + NH_2—蛋白质 \xrightarrow{(EDC)} 半抗原—O—CH_2—CO—NH—蛋白质$$

　　一氯乙酸法操作步骤：①将 500mg 芒柄花素溶于 10mL 干燥吡啶，加 1.0g KOH 粉末，搅拌 5min；②加入 500mg 一氯乙酸，搅拌反应 2h 后加 50mL 冰水；③乙酸乙酯洗三次，水相用 2mol/L HCl 酸化，收集白色沉淀干燥（A）；④取 A 样品 10.5mg 和 11.0mg EDC 溶于 1.0mL DMF 中，边搅拌边滴入 1mL 含 BSA 水溶液，加 20μL NaOH（6mol/L）液，搅拌反应 6h 后再加 10.7mg EDC，室温搅拌过夜，透析。

　　(5)芳香族半抗原的交联

　　a. 重氮化法　芳香胺能与 NaNO₂ 及 HCl 反应生成重氮盐，后者可直接与蛋白质分子中的酪氨酸残基酚羟基的邻位发生反应，形成偶氮化合物。反应如下。

　　重氮化法操作步骤：①取联苯胺 0.23g 溶于 45mL HCl（0.2mol/L）内，加 5.0mL 水溶液（含 NaNO₂ 0.175g），混合后于 4℃搅拌 60min，冷冻干燥（A）；②取 A 样 8.0mg、

BSA 50mg 及促甲状腺素释放激素 5.0mg 于 0.6mol/L、pH 9.0 硼酸液 10mL 中（含 0.13mol/L NaCl），在 5℃搅拌反应 2h，透析。

b. 甲醛法　带羟基芳香族半抗原，由于芳香环上带有羟基，它邻位上的氢很活泼，而被取代，在偏碱性条件下半抗原与载体在甲醛存在下，通过甲基桥把它们连接起来。反应如下。

$$半抗原\!-\!\!\bigotimes\!\!-\!OH + HCHO + NH_2\!-\!BSA \longrightarrow 半抗原\!-\!\!\bigotimes\!\!-\!OH$$
$$\underset{CH_2\!-\!NH\!-\!BSA}{}$$

甲醛法操作步骤：①取 BSA 150mg 溶于 8mL 水，加入 6mL 乙酸钠（3mol/L）；②加入 6mL 甲醛（3mol/L）；③加入抗脱氧肾上腺素溶液 8mL（含 50mg），充分混匀，于室温反应 7d，透析。

（6）酮与氨基的交联　通常是用羧甲基羟胺法。含酮基化合物与盐酸羧甲基羟胺（car-boxymrthoxyamine hydrochloride）反应，生成 O-羧甲肟衍生物，此中间体的羧基与另一化合物的氨基结合，形成结合物。反应如下。

$$半抗原\!-\!C\!\!=\!\!O + H_2NOCH_2\!-\!COOH \longrightarrow 半抗原\!-\!C\!\!=\!\!NOCH_2\!-\!COOH$$
$$\downarrow +蛋白质\!-\!NH_2$$
$$半抗原\!-\!C\!\!=\!\!NOCH_2\!-\!CO\!-\!NH\!-\!蛋白质$$

羧甲基羟胺法操作步骤：①在 20mL 吡啶（或二甲基亚砜、N,N'-二甲基甲酰胺）中溶解大豆苷元和盐酸羧甲基羟胺，然后加入 1.0mol/L 乙酸钠 4.0mL，回流 1.5h；②减压浓缩，加蒸馏水 20mL，用 2.0mol/L NaOH 调 pH 至 8.5；③用乙酸乙酯提取四次，水层用 1.0mol/L HCl 酸化至 pH2.5；④用乙酸乙酯提取四次。合并四次提取液，蒸干，得大豆苷元-O-羧甲肟；⑤取一定量大豆苷元-O-羧甲肟加三正丁胺 0.10mL 和二氧六环 4.0mL，溶解后用冰水冷至 10℃以下；⑥加氯甲酸异丁酯 0.30mL，置 4℃、30min；⑦将反应液倾入一定浓度 BSA 液中，4℃、6h，反应过程中用 NaOH 液维持 pH 在 7.5～8.5 之间；⑧反应完后经过透析，透析液用酸沉淀即得偶联蛋白质的大豆苷元抗原。

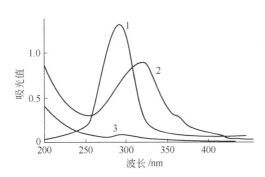

图 10-2　苯甲酸-BSA 合成紫外扫描图
1—对氨基苯甲酸/醇水；2—苯甲酸-BSA/水；3—BSA/水

10.2.4.3　常见人工合成免疫原的鉴定

半抗原结合在载体上的数目常常影响其免疫原性。为了得到高质量的抗体，对人工抗原的质量需要进行鉴定。

（1）紫外光谱法　在紫外光区域有特定吸收峰的半抗原可采用紫外光谱法进行合成抗原的鉴定。即将半抗原、蛋白质、半抗原合成中间产物、合成抗原配制成一定浓度，在一定范围紫外光区域进行扫描（图 10-2）。根据扫描图谱，确定是否合成成功。

（2）凝胶电泳法　无论半抗原是否有特定的紫外吸收峰，它与蛋白质偶联合成的人工抗原都可采用凝胶电泳法鉴定。即将蛋白质、合成抗原用缓冲液配制一定浓度，用 SDS-聚丙烯酰胺凝胶进行电泳。合成抗原分子量比蛋白质载体大，移动速率慢。

10.2.4.4　合成免疫原的偶联比计算

（1）紫外法　对在紫外区域有吸收峰，但没有很强的特征吸收峰的半抗原，其合成抗原可以采用紫外法进行测定后计算偶联比值。方法如下：①先测定半抗原-桥的摩尔吸光系数（ξ）；②求出偶合免疫原最大吸收波长（λ_{max}）；③在 λ_{max} 处测出 $X_合$（g/L）浓度合成抗原、载体蛋白（与合成抗原相同浓度）的吸光值（$A_偶$）和 $A_载$；④求出半抗原-桥的吸光值

（$A_{偶}-A_{载}$），得到偶合半抗原摩尔浓度（mol/L）为（$A_{偶}-A_{载}$）/ξ；⑤根据上述免疫原的鉴定，可算出半抗原-桥的分子量（$M_{半桥}$），于是算出合成抗原中半抗原-桥的浓度（g/L）为［（$A_{偶}-A_{载}$）/ξ］$M_{半桥}$；⑥求出合成抗原中载体浓度（g/L）为 $X_{合}-$［（$A_{偶}-A_{载}$）/ξ］$M_{半桥}$；⑦合成抗原中载体蛋白质的摩尔浓度（mol/L）为 ｛$X_{合}-$［（$A_{偶}-A_{载}$）/ξ］$M_{半桥}$｝/$M_{载}$。本测定方法要求测定 $A_{偶}$ 和 $A_{载}$ 时，两者浓度一定要相同。

$$半抗原与载体的摩尔比 = \frac{(A_{偶}-A_{载})M_{载}}{X_{合}\,\xi-(A_{偶}-A_{载})M_{半桥}}$$

（2）比色法　采用 Bio-Rad protein assay kit 法测定蛋白质中游离氨基。分别取 0.10mg/mL 的蛋白质（或合成抗原）溶液 0.10～0.40mL，用 PBS 缓冲液稀释至 1.60mL，加入考马斯亮蓝 G-250 试剂 0.40mL。在波长 595nm 处测定吸光值，作图后求出直线斜率 $K_{载}$（或 $K_{合}$）。

$$偶联比值 = \frac{(K_{载}-K_{合})N_{载}\,M_{载}}{K_{合}\,M_{半}+K_{载}\,M_{载}}$$

式中，$K_{载}$、$K_{合}$ 分别表示载体蛋白质和合成抗原的斜率；$N_{载}$ 表示每个载体蛋白质分子含有游离氨基数目（BSA 含有 61 个游离氨基）；$M_{载}$、$M_{半}$ 分别表示载体蛋白质和半抗原的分子量。

（3）SDS-聚丙烯酰胺法　根据电泳图谱，计算出合成抗原的分子量为 $M_{合}$ 和载体蛋白质分子量 $M_{载}$。结合比值为（$M_{合}-M_{载}$）/$M_{半}$。

10.3　抗体的制备

为了获取高质量的抗体，并应用抗体于食品检测、疾病的诊断、疾病的治疗及疾病的预防都需要人工制备抗体。目前，根据制备的原理和方法可分为多克隆抗体、单克隆抗体及基因工程抗体三类。

10.3.1　多克隆抗体的制备

10.3.1.1　免疫动物的选择　常用于制备多克隆抗体用的动物有兔、绵羊、豚鼠和鸡，有时根据需要也采用山羊、马和牛，偶尔也用猴、鼠、鸭等。不同的动物对抗原的免疫应答是有差异的，因此，选择动物时应考虑如下因素。

（1）抗原与动物种属关系　抗原与免疫动物种属差异越远越好，太近不易产生良好的抗体，甚至完全不产生，如兔与大鼠、鸡与鸭之间皆不适于作免疫动物。目前，常用兔作试验动物。另外，羊的抗血清在诊断试剂中应用似乎更好。

（2）动物个体的选择　选择用于制备免疫血清的动物必须是适龄、健壮（最好为雄性）、无感染的正常动物，体重合乎要求。如家兔选择年龄在 6 个月以上，体重最好在 2～3kg。

（3）免疫血清的需要量　血清需要量大时多用大动物，如羊、马；需要量小时，则选用兔、豚鼠等小动物。

（4）免疫血清的要求　根据免疫动物的种类不同，所获免疫血清可分为 R 型（rabbit）和 H 型（horse）。R 型是用家兔及其他动物免疫产生的抗体，在免疫扩散实验中能和很小量的抗原结合，形成可见的沉淀线，具有较宽的抗原、抗体合适比例范围，而 H 型则是用马以蛋白质类抗原免疫获取的抗体，其抗原-抗体适合反应比例范围较狭窄，在沉淀反应中难于掌握因而极少应用，人和许多大动物皆属此型。

（5）抗原性质　蛋白质抗原对大部分动物皆适合，常用的有家兔和山羊，但是在某些动物体内因有类似物质或其他原因，蛋白质抗原对这些动物的免疫原性极差，如 IgE 对绵羊、胰岛素对家兔、多种酶类对山羊等免疫时皆不易出现抗体。因此，甾体激素多用家兔，酶多用豚鼠。

（6）抗原的纯度　在制备高特异性的多克隆抗体时，最重要的因素是抗原的纯度。理想的抗原纯度标准是用 $10\sim20\mu g$ 抗原蛋白经聚丙烯酰胺凝胶电泳、考马斯亮蓝染色看不见其他蛋白质区带。

10.3.1.2　佐剂　能增强机体免疫应答的物质称为佐剂（adjuvant），一般应用时是与抗原同时或预先注射于机体。

最常用的佐剂是福氏佐剂（Freunds adjuvant），分为完全福氏佐剂和不完全福氏佐剂两种，不完全福氏佐剂由羊毛脂和石蜡油按一定的比例 [（1∶9）～（1∶2）] 混合后乳化而成。在不完全福氏佐剂中加入一定量（0.5mg/mL）干燥分散且加热灭活的结核分枝杆菌卡介苗，即为福氏完全佐剂。

除福氏佐剂外，还有多种其他佐剂，作用不完全一样，例如聚苯乙烯乳液颗粒能促进兔产生抗人 IgG 抗体；细菌内毒素（脂多糖，LPS）刺激 B 淋巴细胞加强抗体应答，合成的胞壁酰二肽（MDP）作为分枝杆菌细胞壁的有效组分刺激巨噬细胞和 T 淋巴细胞。此外，常用的佐剂还有氢氧化铝、明矾、T 淋巴细胞佐剂，细胞抗原通常不用佐剂，以免破坏细胞，影响抗原的免疫。

10.3.1.3　免疫方法

（1）途径　免疫途径通常有静脉、腹腔、肌内、皮下、皮内、淋巴结、脚掌等。视不同的免疫方案而异。静脉和腹腔常用于颗粒抗原或加强免疫。皮下或皮内因抗原滞留时间长，有利于抗体的产生，而且皮内易引起细胞免疫反应，有利于抗体的产生。而淋巴结内注射可节约抗原用量，免疫时常采用多点注射（一般要注射 40 点左右）。但皮内注射较困难，特别是天冷时更难以注入。

（2）间隔时间　首次免疫与第二次免疫间隔时间最为重要。第一次免疫后，因动物机体正处于识别抗原以及 B 淋巴细胞增殖阶段，如若很快接着第二次免疫，极易造成免疫抑制，一般要间隔 $10\sim20d$。第二次以后每次的间隔一般为 $7\sim10d$，不能太长，以防刺激变弱，抗体效价不高，免疫的总次数为 $3\sim5$ 次。

（3）剂量及体积　免疫剂量不宜过大，否则会导致免疫麻痹，一般推荐免疫用纯抗原 $100\sim200\mu g$，半抗原为 $20\sim200\mu g$。免疫体积因动物及途径而异，表 10-1 为不同动物及不同免疫途径时所采用的最大注射体积。

表 10-1　各种动物每次免疫时的最大注射体积　　　　　　　　　　　　　　mL

动　　物	皮　　下	肌　　内	腹　　腔	静脉内	皮　　内
小鼠	0.2	0.05	0.5	0.2	0.05
大鼠	0.5	0.30	1.0	0.5	0.05
仓鼠	0.4	0.10	0.5	0.3	0.05
家兔	0.8	0.50	通常不用	1.0	0.10

10.3.1.4　动物采血方法　实验动物经检查效价合格后即可放血，放血前动物应禁食 24h，以防血脂过高，目前常用采血方法包括三种，即颈动脉放血法（家兔、山羊、绵羊等动物采血时常用此法）、心脏采血法（此法多用于家兔、豚鼠、大白鼠、鸡等小动物）、静脉多次采血法。

10.3.1.5　免疫血清的分离和纯化　动物血采集后应立即分离出来。通常将收集到的免疫动物的血静置于室温下 1h，待其自然析出血清或置于 4℃过夜析出血清，然后 3000r/min 离心 10min，冷冻保存该血清。

多克隆抗体的纯化可采用硫酸铵或硫酸铵-辛酸法沉淀，以除去杂蛋白，该方法提纯的多抗可以满足诊断试剂的要求。为了进一步纯化可以再采用层析法，也有为了消除抗原的交叉反应，采用免疫吸附试验。

10.3.1.6 多克隆抗体的质量检测 多克隆抗体的质量检测主要是检测效价、特异性和亲和力。对产品而言，还要测定蛋白质浓度。

（1）效价的测定 不管是用于诊断还是用于治疗，制备的抗体都是要求有较高的效价。不同的抗原制备的抗体，要求的效价不一。鉴定效价的方法很多，包括有试管凝集反应、琼脂扩散试验、酶联免疫吸附试验等。常用的抗原所制备的抗体一般都有约定俗成的鉴定效价的方法。一般采用琼脂扩散试验来鉴定。

（2）抗体的特异性鉴定 抗体的特异性是指与相应抗原或近似抗原物质的识别能力。抗体的特异性高，它的识别能力就强。通常抗体的特异性是以交叉反应率来表示的。常以不同浓度的抗原和近似抗原的物质分别做竞争抑制曲线，计算各自的结合率。求出各自在 IC_{50}（concentration producing 50% inhibition）时的浓度，按下述公式计算：

$$S = \frac{Y}{I} \times 100\%$$

式中，S 为交叉反应率；Y 为 IC_{50} 时抗原浓度；I 为 IC_{50} 时近似抗原物质的浓度。

如果所用抗原浓度 IC_{50} 浓度为 pg/管，而一些近似抗原物质的 IC_{50} 浓度几乎是无穷大时，则表示这一抗血清与其他抗原物质的交叉反应率近似为 0，即该血清的特异性较好。

（3）抗体的亲和力 抗体的亲和力指抗体和抗原结合的牢固程度，亲和力越强，则结合越牢固，它是用以评价抗体性质最重要的指标之一。亲和力的高低是由抗原分子的大小、抗体分子的结合位点与抗原决定簇之间立体构型的合适度决定的。抗原-抗体复合物稳定的分子间作用力包括氢键、疏水键、侧链相反电荷基因的库仑力、范德华力和空间斥力。亲和力常以亲和常数 K 表示，K 的单位是 L/mol，通常 K 的范围在 $10^8 \sim 10^{10}$ L/mol。

10.3.1.7 抗体的保存 经纯化的特异性抗体或免疫血清的保存非常重要，保存不当，可导致抗体效价下降或消失，纯化合格的抗体或血清的保存主要有以下 3 种方法。

（1）液体保存 抗体经过滤器或滤菌膜除菌后，加入 $0.1 \sim 0.2$g/L 的 NaN_3 或硫柳汞防腐，存放于 4℃冰箱中，保存期为半年到一年。若加入等体积的甘油（每 100mL 甘油中加入 3g $Na_2HPO_4 \cdot 12H_2O$，沸水浴中共融后即可使用）可以延长保存期。

（2）低温保存 该法较为常用。将抗体分装成小包装置于 $-40℃ \sim -20℃$ 保存，五年内效价不会有明显下降，但应避免反复冻融以免引起抗体变性，使效价下降以至完全失效。

（3）冷冻干燥保存 该法较为先进，效果也较好，最终制品内水分含量不应高于 0.2%，冻干后的抗体放在普通冰箱中 $4 \sim 5$ 年内效价不会有明显下降。

10.3.2 单克隆抗体的制备

单克隆抗体（monoclonal antibody，McAb）是由一个杂交瘤细胞及其克隆分泌的、只结合一种抗原决定簇的均一抗体，也称第二代抗体。

单克隆抗体与常规抗体（多克隆抗体）相比较具有质地均一、特异性高等优点（表 10-2），这些优点使它一问世就受到高度重视，并广泛应用于生物学和医学研究领域。单克隆抗体的制备详见第 5 章抗体部分。

表 10-2　单克隆抗体和常规免疫血清抗体的特性比较

项　　目	常规免疫血清抗体	McAb
抗体产生细胞	多克隆性	单克隆性
抗体的结合力	特异性识别多种抗原决定簇	特异性识别单一抗原决定簇
免疫球蛋白类别及亚类	不均一性,质地混杂	同一类属,质地纯一
特异性与亲和力	批与批之间不同	特异性高,抗体均一
有效抗体含量	0.01~0.1mg/mL(小鼠腹水)	0.5~5.0mg/mL(小鼠腹水)
用于常规免疫学实验	可用	单抗组合应用
抗原-抗体形成格子结构(沉淀反应)	容易形成	一般难形成
抗原-抗体反应	抗体混杂,形成2分子反应困难,不可逆	可形成2分子反应,可逆

10.3.3　基因工程抗体的制备

基因工程抗体是指将 Ig 基因结构与功能的相关知识与 DNA 重组技术相结合,根据研究者的意图在基因水平对 Ig 分子进行切割、拼接或修饰,甚至是人工全合后导入受体细胞表达而产生的新型抗体,也称第三代抗体。具体见第 5 章。

10.4　凝集反应

颗粒性抗原(完整的病原微生物或红细胞等)与相应抗体结合,在有电解质存在的条件下,经过一定时间,出现肉眼可见的凝集小块的现象称为凝集反应(agglutination)。

在凝集反应中,刺激凝集素产生或与抗体反应的抗原称为凝集原(agglutinogen),这种抗原通常是颗粒性抗原。在凝集反应中与颗粒性抗原起反应的抗体称为凝集素(agglutinin),即凝集抗体。

凝集反应过程受 pH、离子强度和温度等外界因素的影响,这可能与细胞表面电荷有关。通常在 pH 6~8、37℃左右和生理盐水存在下进行凝集反应检测。

凝集反应的发生分两个阶段:①抗原-抗体的特异结合;②出现可见的颗粒凝集。通过对凝集团块的观察来判断凝集反应的结果,只要存在一定数量的颗粒性抗原便可进行观察并作出判断。凝集反应的种类很多,主要有直接凝集反应和间接凝集反应。

10.4.1　直接凝集反应

颗粒状抗原(如细菌、红细胞等)与相应抗体直接结合所出现的凝集现象称为直接凝集反应(图 10-3)。依据抗原性质不同可分为微生物凝集反应和同种红细胞凝集反应。依据载体不同,同种红细胞凝集反应又可称为血凝反应(hemagglutination)、胶乳凝集反应(latex agglutination)或协同凝集反应(coagglutination)。

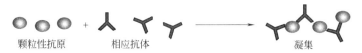

颗粒性抗原　　　　相应抗体　　　　　　　　　凝集

图 10-3　直接凝集反应

胶乳凝集反应是将抗原或抗体结合于胶乳颗粒上,致敏胶乳与相应的抗体或抗原反应,发生胶乳凝集的凝集反应。

将待测标本与相应的抗血清作用,然后加入抗原致敏的胶乳悬液,如果发生凝集反应,说明受检标本中无相应的抗原,结果为阴性;如果未发生凝集反应,则说明抗血清中的抗体被受检样本中的抗原所中和,结果为阳性,并称其为胶乳凝集抑制试验,该实验有试管法与玻片法两种。

（1）试管法　先将受检标本在试管中以缓冲液做倍比稀释，然后加入致敏的胶乳试剂，反应后观察胶乳凝集结果。

（2）玻片法　本法操作简便，一滴受检标本和一滴致敏的胶乳试剂在玻片上混匀后，连续摇动 2～3min 即可观察结果。出现凝集大颗粒的为阳性反应，保持均匀乳液状的为阴性反应。

胶乳为人工合成的载体，因此其性能比生物来源的红细胞稳定，均一性好。但胶乳与蛋白质的结合能力以及凝集性能不如红细胞，因此作为间接凝集试验，胶乳试验的敏感度不及血凝试验。

10.4.2　间接凝集反应

将可溶性抗原（或抗体）先吸附于一种与免疫无关的、一定大小的颗粒状载体的表面，然后与相应抗体（或抗原）作用，在有电解质存在的适宜条件下，即可发生凝集，称为间接凝集反应（图 10-4）。

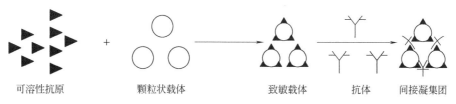

可溶性抗原　　　颗粒状载体　　　致敏载体　　　抗体　　　间接凝集团

图 10-4　间接凝集反应

用作载体的微球可用天然的微粒性物质，如人（O 型）和动物（绵羊、家兔等）的红细胞、活性炭颗粒或硅酸铝颗粒等，也可用人工合成的或天然高分子材料制成，如聚苯乙烯胶乳微球等。由于载体颗粒增大了可溶性抗原的反应面积，当颗粒上的抗原与微量抗体结合后，就足以出现肉眼可见的反应，敏感性比直接凝集反应高得多。

根据致敏载体用的是抗原或抗体以及凝集反应的方式，间接凝集反应可分为 4 类，即正向间接凝集反应、反向间接凝集反应、间接凝集抑制反应和协同凝集反应。

10.4.2.1　正向间接凝集反应　用抗原致敏载体以检测标本中的相应抗体（图 10-5）。

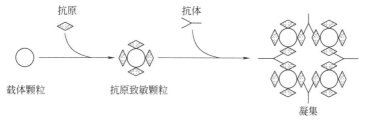

抗原　　　　　　　抗体

载体颗粒　　　　抗原致敏颗粒　　　　　　凝集

图 10-5　正向间接凝集反应原理示意

10.4.2.2　反向间接凝集反应　用特异性抗体致敏载体以检测标本中的相应抗原（图 10-6）。

10.4.2.3　间接凝集抑制反应　诊断试剂为抗原致敏的颗粒载体及相应的抗体，用于检测标本中是否存在与致敏抗原相同的抗原（图 10-7）。

10.4.2.4　协同凝集反应　协同凝集反应（coagglutination）与间接凝集反应的原理相类似，但所用载体既非天然的红细胞，也非人工合成的聚合物颗粒，而是一种金黄色葡萄球菌。它的菌体细胞壁中含有 A 蛋白（staphylococcus protein A，SPA）。SPA 具有与 IgG 的 Fc 段结合的特性，因此当这种葡萄球菌与 IgG 抗体连接时，就成为抗体致敏的颗粒载体。

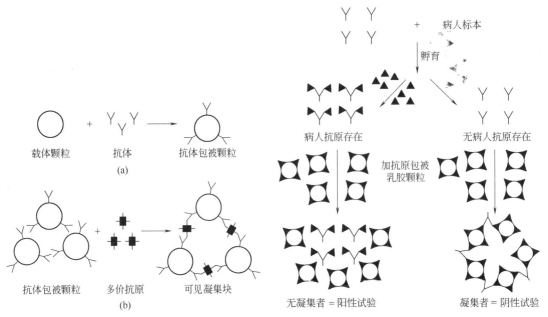

图 10-6　反向间接凝集反应原理示意

图 10-7　间接凝集抑制反应原理示意

如与相应抗原接触，即出现反向间接凝集反应（图 10-8）。协同凝集反应也适用于细菌的直接检测。

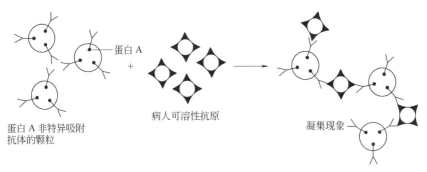

图 10-8　协同凝集反应原理示意

10.5　沉淀反应

免疫沉淀是指可溶性抗原（如细菌浸出液、含菌病料浸出液、血清以及其他来源的蛋白质、多糖质、类脂体等）与相应抗体在液相中特异结合后，形成的免疫复合物受电解质影响出现的沉淀现象。

反应中的抗原称为沉淀原（precipitinogen），可以是类脂、多糖或蛋白质等；抗体称为沉淀素（precipitin），也称为沉淀抗体。

沉淀反应的发生机制与凝集反应基本相同，不同之点是沉淀原分子小，单位体积内总面积大，故在定量试验时，通常稀释抗原。

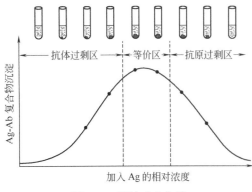

图 10-9　沉淀反应曲线

沉淀反应曲线中显示 3 个重要区带：抗体过剩区、等价区和抗原过剩区（图 10-9）。在等价区抗原与抗体的比例合适，呈现最大限度的沉淀反应，而在抗体或抗原过剩区，反应物的不适当比例不能导致有效的交联和沉淀物形成。

10.5.1 凝胶扩散反应

凝胶免疫扩散（agar-gel immunodiffusion）是沉淀反应的一种形式，是指抗原-抗体在凝胶内扩散，特异性的抗原-抗体相遇后，在凝胶内的电解质参与下，在最适比例处发生沉淀，形成可见的沉淀线（图 10-10）。抗原-抗体扩散使用的凝胶种类很多，常用的有琼脂、明胶、果胶、聚丙烯酰胺等，因此总的名称叫免疫扩散（immunodiffusion，简写为 ID）。

用以检测抗原或比较抗原差异时，将抗血清置中心孔，将待测抗原或需比较的抗原置于周围相邻孔。若出现沉淀带完全融合，证明为同种抗原；若二者有部分相连，表明二者有共同抗原决定簇；若二条沉淀线相互交叉，说明二者抗原完全不同（图 10-11）。

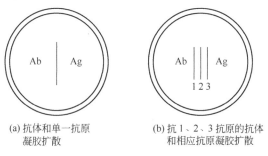

(a) 抗体和单一抗原 凝胶扩散

(b) 抗 1、2、3 抗原的抗体 和相应抗原凝胶扩散

图 10-10　抗原和抗体凝胶扩散试验示意

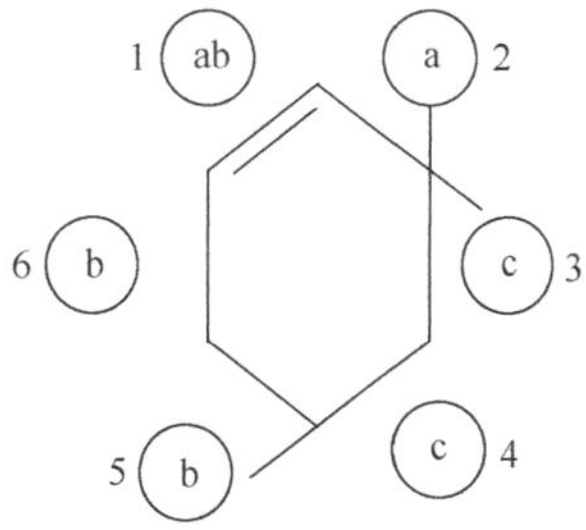

图 10-11　琼脂免疫扩散试验结果示意

中间孔含 A、B、C 三种抗血清，a、b 和 a、c 为不同型的抗原（呈双线或交叉），b、c 为同一血清型的不同亚型（部分融合，有交叉）。

10.5.2 免疫电泳

免疫电泳技术是将琼脂电泳与免疫扩散相结合的一种免疫电泳，是琼脂平板电泳和双相免疫扩散两种方法的结合。将抗原样品在琼脂平板上先进行电泳，使其中的各种成分因电泳迁移率的不同而彼此分开，然后加入抗体做双相免疫扩散，这样已分离的各抗原成分与抗体在琼脂中扩散而相遇，在二者比例适当的地方，形成肉眼可见的沉淀弧。

该方法可以用来研究：①抗原和抗体的相对应性；②测定样品的各成分以及它们的电泳迁移率；③根据蛋白质的电泳迁移率、免疫特性及其他特性，可以确定该复合物中含有某种蛋白质；④鉴定抗原或抗体的纯度。

10.6　标记抗体/抗原的抗原-抗体反应

免疫标记技术指用荧光素、放射性同位素、酶、铁蛋白、胶体金及化学（或生物）发光剂等作为标记剂，标记抗体或抗原进行的抗原-抗体反应。其中荧光素、放射性同位素、酶标记最为成熟，称为现代三大标记技术。该技术的主要优点是特异性强、敏感性高、速度快、能定性和定量甚至定位、易于观察。主要缺点是非特异性染色问题尚未完全解决，结果判定的客观性不足，技术程序也还比较复杂。

10.6.1 免疫荧光技术

免疫荧光技术（immunofluorescence technique）又称荧光抗体技术（fluorescent anti-

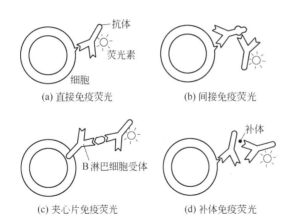

(a) 直接免疫荧光　　　　　(b) 间接免疫荧光

(c) 夹心片免疫荧光　　　　(d) 补体免疫荧光

图 10-12　免疫荧光测定的主要方式

body technique)，是将免疫学反应的特异性与荧光技术的敏感性结合起来的一种方法。免疫荧光技术包括荧光抗体技术和荧光抗原技术，但是在实际工作中荧光抗原技术很少应用，所以人们习惯称为荧光抗体技术，或称为免疫荧光技术（图 10-12）。此法有利于微量可溶性抗原的检查和鉴定。

10.6.2　放射免疫技术

放射免疫测定（radio immunoassay，RIA）是标记抗原和未标记抗原对有限量抗体的竞争性结合或竞争性抑制反应。当标记抗原、非标记抗原和特异性抗体三者同时存在于一个反应系统时，由于标记抗原和非标记抗原对特异性抗体具有相同的结合力，因此两者相互竞争结合特异性抗体。由于标记抗原与特异性抗体的量是固定的，故标记抗原-抗体复合物形成的量就随着非标记抗原的量而改变。非标记抗原量增加，相应地结合较多的抗体，从而抑制标记抗原对抗体的结合，使标记抗原-抗体复合物相应减少，游离的标记抗原相应增加，亦即抗原-抗体复合物中的放射性强度与受检标本中抗原的浓度呈反比（图 10-13）。

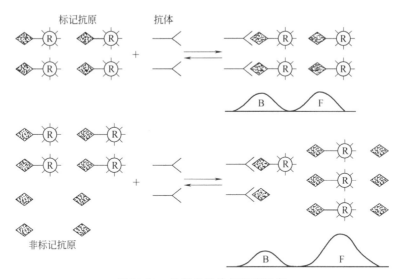

图 10-13　放射免疫分析原理示意

测定时将待测抗原与过量标记抗体非竞争综合反应，然后加入固相的抗原免疫吸附剂以结合游离的标记抗体，离心除去沉淀，测定上清液中放射性强度，从而推算出检品中抗原含量。免疫放射分析法（IRMA）属固相免疫标记测定，其原理与 ELISA 极为相似，不同点主要为标记物为核素及最后检测的为放射性量。

单位点 IRMA 的反应模式如图 10-14 所示。

双位点 IRMA 的反应模式与双抗体夹心 ELISA 的模式相同（图 10-15）。

不论是单位点还是双位点 IRMA，最后测得的放射性与受检抗原的量成正比。

放射受体分析（radioreceptor assay，RRA）或受体的放射配体结合分析，是应用放射

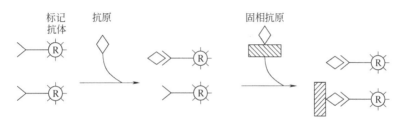

图 10-14 单位点 IRMA 原理示意

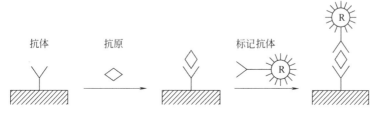

图 10-15 双位点 IRMA 原理示意

性同位素标记配体,在一定条件下与相应受体结合成配体-受体复合物的一种结合反应,可用于测定受体的亲和常数、解离常数、受体结合数以及定位分析等。

10.6.3 酶免疫技术

酶免疫技术(enzyme immunoassay,EIA)是以酶标记的抗体(抗原)作为主要试剂,将抗原-抗体反应的特异性和酶催化底物反应的高效性和专一性结合起来的一种免疫检测技术。酶与抗体或抗原结合后,既不改变抗体或抗原的免疫学反应的特异性,也不影响酶学活性,即在合适的作用底物参与下,使基质水解而呈色,或使供氢体由无色的还原型变为有色的氧化型。有色产物可用肉眼观察、显微镜观察,也可用分光光度计加以测定。

目前,常用的酶是辣根过氧化物酶,其次有碱性磷酸酶、酸性磷酸酶、葡萄糖氧化酶、A-D-半乳糖酶,每种酶通过与自己的特殊作用底物反应,而产生不同的颜色(表 10-3)。

表 10-3 酶免疫技术常用的酶

常 用 酶	底 物	加终止液前颜色	加终止液后颜色
辣根过氧化物酶(HRP)	邻苯二胺(OPD)	橙黄色	棕黄色
HRP	四甲基联苯胺(TMB)	蓝色	黄色
碱性磷酸酶(AP)	对硝基苯磷酸酯(p-NPP)	黄色	黄色

10.6.3.1 均相酶免疫测定

均相酶免疫测定是利用酶标记物结合成抗原-抗体复合物后,标记酶的活性就受到抑制,因而反应后不需分离结合的酶标记物和游离的酶标记物,直接测定系统中的总标记酶的活性的变化,即可确定结合的酶标记物的数量,从而得到待测物的含量的一种技术(图 10-16)。

(1)酶免疫增强测定技术(EMIT) 酶免疫增强测定技术中酶活性的抑制是由于标记抗原与抗体结合后空间位阻了酶与底物结合的部位而造成的。反应模式常用竞争法,即当未标记抗原多,竞争性地与抗体结合多,则标记抗原与抗体结合少,酶的活性受到抑制少,酶活性高。因此,最终测得的酶活性与未标记物的含量呈正相关。

(2)克隆酶供体免疫分析(CEDIA) 克隆酶供体免疫分析中酶是以供体和受体两个片段存在的,只有两个片段结合在一起形成全酶才能具有活性,当标记了供体酶的抗原与抗体结合后就空间位阻了酶供体(ED)与酶受体(EA)的结合,从而不能形成有活性的全酶,

191

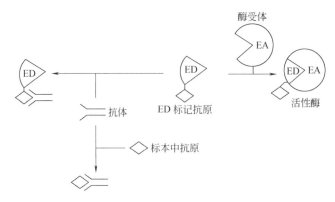

图 10-16 均相酶原理示意

酶活性受到抑制。在反应模式上同样为竞争性结合分析方法，最终测得的酶活性与未标记抗原的含量呈正相关。

10.6.3.2 酶联免疫吸附试验 酶联免疫吸附试验（enzyme-linked immunosorbent assay，ELISA）是指将过量抗体（抗原）包被于载体上，再通过抗原-抗体反应使酶标记抗体（抗原）结合在载体上，经洗涤去除游离的酶标记抗体（抗原）后加入底物显色，定性或定量分析有色产物确定待测物的存在与含量的检测技术，主要技术类型有双抗体夹心法、间接法、竞争法、捕获法等（表 10-4）。

表 10-4 ELISA 常用技术类型比较

类 型	固相载体上的包被物	待测物	酶标记物	显色程度与待测物含量间的关系
双抗体夹心法（一步法）	抗体 A	抗原	酶标抗体 B	正相关
间接法	抗原	抗体	酶标二抗	正相关
竞争法	抗原（抗体）	抗体（抗原）	酶标抗体（抗原）	负相关
捕获法	抗 IgM	IgM	酶标抗体	正相关

（1）双抗体夹心法 该法用于检测抗原，是利用待测抗原上的两个抗原决定簇 A 和 B 分别与固相载体上的抗体 A 和酶标记抗体 B 结合，形成抗体 A-待测抗原-酶标抗体 B 复合物，复合物的形成量与待测抗原含量成正比（图 10-17），属非竞争性反应类型。

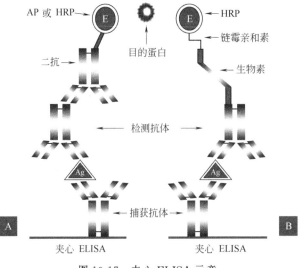

图 10-17 夹心 ELISA 示意

（2）间接法　该法用于测定抗体，原理是将已知抗原连接在固相载体上，待测抗体与抗原结合后再与酶标二抗结合，形成抗原-待测抗体-酶标二抗的复合物，复合物的形成量与待测抗体量成正比（图 10-18），属非竞争性反应类型。

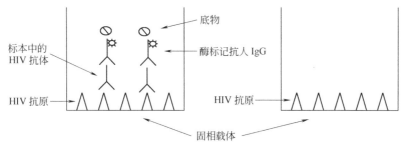

图 10-18　HIV 的 ELISA 间接法示意

（3）竞争法　该法既可用于检测抗原又可用于检测抗体。它是用酶标抗原（抗体）与待测的非标记抗原（抗体）竞争性地与固相载体上的限量抗体（抗原）结合，待测抗原（抗体）多，则形成非标记复合物多，酶标抗原与抗体结合就少，也就是酶标记复合物少，因此，显色程度与待测物含量成反比。

（4）捕获法　该法用于测定 IgM 类抗体。固相载体上连接的是 IgM 的二抗，先将标本中的 IgM 类抗体捕获，防止其中的 IgG 类抗体对 IgM 测定的干扰，此步骤也是其称为捕获法的原因所在，然后再加入特异抗原和酶标抗体，形成抗体 IgM-IgM-特异抗原-酶标抗体的复合物，复合物含量与待测 IgM 成正比，也属非竞争性反应类型。

10.6.4　生物素与亲和素标记技术

生物素-亲和素系统（biotin-avidin system，BAS）是一种新型生物反应放大系统。由于它具有生物素与亲和素之间高度亲和力及多级放大效应，并与荧光素、酶、同位素等免疫标记技术有机地结合（图 10-19），使各种示踪免疫分析的特异性和灵敏度进一步提高，既可用于微量抗原、抗体及受体的定量、定性检测及定位观察研究，亦可制成亲和介质用于上述各类反应体系中反应物的分离、纯化。

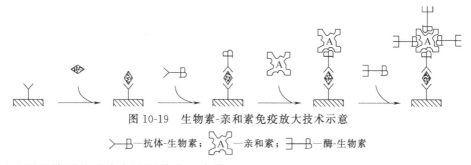

图 10-19　生物素-亲和素免疫放大技术示意

抗体-生物素；　亲和素；　酶-生物素

BAS 用于检测的基本方法可分为 3 大类。

第一类是标记亲和素连接生物素化大分子反应体系，称 BA 法，或标记亲和素-生物素法（LAB）。

第二类是以亲和素两端分别连接生物素化大分子反应体系和标记生物素，称为 BAB 法，或桥联亲和素-生物素法（BRAB）。

第三类是将亲和素与酶标生物素共温形成亲和素-生物素-过氧化物酶复合物，再与生物素化的抗抗体接触时，将抗原-抗体反应体系与 ABC 标记体系连成一体，称为 ABC 法，其中 A-Ab 为亲和素化抗体，B-Ab 为生物素化抗体。

尽管此类方法很多，但在目前国内主要还是 BAS-ELISA 法，特别是其中的 BA 法和 ABC 法用得较多。至于其他标记材料（如荧光素、铁蛋白和血蓝蛋白等）的 BAS 检测系统，只要制备或得到了相应标记物，再根据 BAS 的基本原理及基本方法即可自行探索建立实验程序。

以双抗体夹心法测抗原为例，各种类型的反应体系表示如下。

① BAB 法的反应体系可表示为：

固相抗体＋待测抗原＋抗体-生物素＋亲和素＋生物素-酶＋底物

② ABC 法的反应体系可表示为：

固相抗体＋待测抗原＋抗体-生物素＋亲和素＋生物素-酶-底物

③ BA 法的反应体系可表示为：

固相抗体＋待测抗原＋抗体-生物素＋亲和素-酶＋底物

这种通过 BAS 的放大作用可将更多的酶聚集在固相载体上，使酶免疫技术检测的灵敏度进一步得到提高。

10.6.5　发光免疫技术

发光免疫技术是将发光分析和免疫反应相结合而建立的一种新型超微量分析技术。这种方法兼具有发光分析的高灵敏性和抗原-抗体反应的高度特异性。

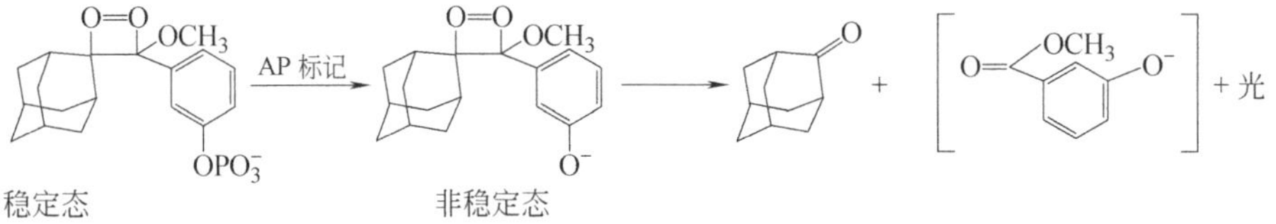

图 10-20　发光免疫技术示意

一种物质由电子激发态回复到基态时，释放出的能量表现为光的发射，称为发光（luminescence）（图 10-20）。发光可分为 3 种类型：光照发光、生物发光和化学发光。

化学发光标记免疫测定亦称化学发光免疫测定（chemiluminescent immunoassay，CLIA），是用化学发光剂直接标记抗原或抗体的一类免疫测定方法。鲁米诺类和吖啶酯类发光剂等均是常用的标记发光剂。

化学发光免疫分析最常用的方法为竞争结合化学发光免疫分析（competitive binding chemiluminescent immunoassay，CIA）和免疫化学发光分析（immunochemiluminometric assay，ICMA）。

化学发光免疫测定具有明显的优越性：①敏感度高，甚至超过 RIA；②精密度和准确性均可与 RIA 相比；③试剂稳定，无毒害；④测定耗时短；⑤测定项目多；⑥已发展成自动化测定系统。因此化学发光免疫测定在医学检验中不仅能取代 RIA，而且可得到更为广泛的应用。

生物发光免疫分析技术（bioluminescent immunoassay，BLIA）是指利用生物发光物质或参与生物发光反应的辅助因子标记抗原或抗体，免疫反应后，运用生物发光反应进行检测的一种免疫分析技术。

10.7　食品中兽药残留物的免疫检测

目前已经开发的兽药 ELISA 检测试剂盒有磺胺、磺胺嘧啶、磺胺二甲基嘧啶、磺胺二甲氧嘧啶、磺胺甲基嘧啶等。现以德国 r-Biopharm 公司的产品 RIDASCREEN 试剂盒测定肉中、牛奶中及蜂蜜中的磺胺二甲基嘧啶残留为例。

10.7.1 样品预处理

10.7.1.1 牛奶样品 用缓冲液以 1∶10 稀释（50μL 牛奶＋450μL 稀释了的缓冲液），取 50μL 进行测定。

10.7.1.2 脂肪奶 在 10℃、3000g 离心 10min，撇去脂肪后用缓冲液按 1∶10 稀释（50μL 牛奶＋450μL 稀释了的缓冲液），取 50μL 进行测定。

10.7.1.3 肉及肾脏样品（定量） 样品去除脂肪并粉碎，取 5g 与 20mL 乙腈-水溶液（86∶16）混合 10min。再按照如下步骤操作：①15℃、3000g 离心 10min；②3mL 上清液与 3mL 蒸馏水混合，加入 4.5mL 乙酸乙酯混合 10min；③15℃、3000g 离心 10min；④将乙酸乙酯层转移至另一瓶中完全干燥，用 1.5mL 缓冲液溶解干燥的残留物；⑤加入 1.5mL 正己烷混合 5min，以进一步去掉脂肪；⑥15℃、3000g 离心 10min，完全除去正己烷相（上层）；⑦取 50μL 水相进行分析。

10.7.1.4 肉及肾脏样品（定性） ①取新鲜或冷冻的肉样，在室温下解冻，用蒸馏水洗涤并用吸水纸吸干样品上的水；②称 1g 去掉脂肪的肉样放入小瓶中，加 10mL 稀释缓冲液；③用均质器在 13500r/min 均质 30s，或混合器混合 3～5min；④室温 4000g 离心 10min；⑤用移液器小心转移出上清液（注意：避免脂肪层）；⑥取 50μL 上清液进行分析。

10.7.1.5 蜂蜜 ①取 2g 蜂蜜，放入离心管中，加入 4mL 双蒸水溶解；②加 4mL 乙酸乙酯上下振荡 10min；③在室温、3000g 条件下离心 10min；④移取 1mL 上层的乙酸乙酯（相当于 0.5g 样品）至另一试管中，60℃氮气流下蒸干；⑤残留物用 0.5mL 缓冲液溶解；⑥取 50μL 进行分析。

10.7.2 测定步骤

①将一定数量的孔条插入微孔架（定量分析做两个平行实验，定性分析做单孔实验），记录标准位置和样品位置；②加入 50μL/孔酶标记物，再加 50μL/孔的标准液或待检样品；③加入 50μL 抗体/孔溶液，室温湿盒孵育 2h。倒出孔中的液体，并在吸水纸上拍打 3 次，用蒸馏水洗微板 2～3 次，拍干；④加入 50μL/孔基质和 50μL/孔发色试剂，充分混合并在室温暗处孵育 30min；⑤加入 100μL/孔反应停止液，混合好，在 450nm 处测量吸光度值（以空气为空白），必须在加入停止液后 60min 内读取吸光度值。

10.7.3 灵敏度

RIDASCREEN 磺胺二甲基嘧啶试剂盒的平均检测下限约为 1μg/kg。根据样品处理记录，在牛奶中磺胺二甲基嘧啶的检测下限为 10μg/kg，在肉类及肾脏中磺胺二甲基嘧啶的检测下限为 2μg/kg，在蜂蜜中磺胺二甲基嘧啶的检测下限为 1μg/kg。

10.8 食品中激素残留的免疫检测

目前，市场上已有多种检测激素的 ELISA 试剂盒。如盐酸克仑特罗、孕酮、睾酮、17β-雌二醇、甲基睾酮、己烯雌酚、丙酸睾酮、雌三醇、雌酮、18-脱氢皮质酮、脱氧皮质酮、皮质醇、皮质酮、醛固酮、前列腺素、5-羟色胺、儿茶酚胺、脱氧肾上腺素、肾上腺素、甲状旁腺激素等人工合成或天然的性激素和皮质激素 ELISA 测定试剂盒。

盐酸克仑特罗（clenbuterol），人们俗称"瘦肉精"，又称 β-兴奋剂，是一种高选择性的兴奋剂和激素。一些年来，人们已经知道在畜牧生产中，β-兴奋剂适合于用作改进剂，特别是改进脂肪型动物的肉与脂肪的比例或加速动物生长。然而直到现在，这些化合物并没有被批准作为合法的加速生长调节剂。当用作生长调节时，其剂量是治疗剂量的 5～10 倍，因此，盐酸克仑特罗非常有可能残留在动物体内，不合法的使用会给消费者带来危害。FDA/WHO 已制定畜产品中盐酸克仑特罗的最高残留限量（以 $\mu g/kg$ 为单位）：肉、肝脏、肾、脂肪和奶分别为 0.2、0.6、0.6、0.2、0.05。

由于近几年我国常出现"瘦肉精"事件，因此其检测方法显得非常重要。国家检测标准方法中已将盐酸克仑特罗的 ELISA 测定方法作为筛选方法（GB/T5009.192—2003），可以用于检测尿、肌肉、肝脏等的盐酸克仑特罗残留。

现以德国 r-Biopharm 公司的试剂盒测定瘦肉精为例。

10.8.1 样品预处理

10.8.1.1 带有低脂肪的肝、肉或组织 ①将 5g 粉碎的样品与 25mL HCl（50mmol/L）混合，振荡 1.5h，以达到均质的目的；②称 6g 均质物（相当于 1g 肝脏），用 4000g 离心 15min，在 10～15℃ 转移上清液到另一个离心瓶中，加 300μL NaOH（1mol/L）混合 15min；③加入 4mL 磷酸盐缓冲液（500mmol/L、pH 3.0），混合后在 4℃ 保存不少于 1.5h 或过夜（非常重要）；④用 4000g 离心 15min，在 10～15℃ 分离全部上清液，使其升至室温（20～24℃），然后用 RIDA C18 柱纯化。

10.8.1.2 肉和组织 ①将 5g 粉碎的样品与 25mL Tris 缓冲液（50mmol/L、pH 8.5）混合，振荡 30min，以达到均质的目的；②加入 15mL 庚烷（n-heptane）振荡 5min 以除去脂肪，在 10～15℃、4000g 条件下离心 5min；③用巴斯德吸管除去上面的庚烷层及中间薄薄的脂肪层，再用 15mL 庚烷（n-heptane）重复以上步骤；④向均质的肉液中加入 0.5mL HCl（50%），振荡 1h；⑤称 6g 均质物（相当于 1g 肝脏），用 4000g 离心 15min，在 10～15℃ 分离全部上清液（应该是清亮的），使其升至室温（20～24℃），然后用 RIDA C18 柱纯化。

经过离心，上清液应该清亮，否则应该提高离心转速。而且转移上清液时要求在 10～15℃ 条件下进行，这对后期的操作非常重要。

样品制备已完成，如果进行半定量分析，可以选择试剂盒中的一个标准作为临界标准值（建议选择浓度为 900ng/g 标准液），结合 RIDASCREEN Clenbuterol Fast 直接测定，目测颜色，较标准孔颜色浅为阳性，反之则为阴性。如果要进行定量分析，必须考虑到应将样品中可能含有盐酸克仑特罗的浓度用双蒸水稀释至试剂盒的可测定范围之内，再使用试剂盒进行分析。

如果希望提高测定的灵敏度可以减少稀释倍数。如果样品中盐酸克仑特罗浓度超出试剂盒的测定范围请在测定前酌情增加稀释倍数。

10.8.2 测定步骤

①将一定数量的孔条插入微孔架（标准和样品做两个平行实验），记录标准位置和样品位置；②加入 100μL/孔抗体溶液，在室温孵育 15min；③倒出孔中的液体，在吸水纸上拍打 3 次，洗板 2～3 次（下同），拍干；④加入 20μL/孔的标准或待检样品；⑤加入 100μL/孔酶标记物，室温孵育 30min；⑥倒出孔中的液体，洗板；⑦加入 50μL/孔基质和 50μL/孔发色试剂，室温暗处孵育 15min；⑧加入 100μL/孔反应停止液，混合好，在 450nm 处测量吸光

度值（以空气为空白），必须在加入停止液后 60min 内读取吸光度值。

10.8.3 灵敏度

RIDASCREEN Clenbuterol Fast 试剂盒的平均检测下限约为 100ng/kg。根据样品处理记录，组织中的检测下限为 40ng/kg。

10.9 食品中农药残留的免疫检测

由于农药混配生产和使用剧增，对抗体的制备和农药酶免疫分析提出新的要求。目前解决问题的最佳途径之一就是采用能产生部分交叉反应的结构类似物，制成合适人工抗原，对动物进行免疫，以获得可检测某一类农药的特异性抗体。如 1998 年 Banks 利用许多有机磷农药的共有结构硫代磷酸酯通过一个四碳链与蛋白质联结作免疫原，制备多克隆抗体。竞争性 ELISA 法检测同类有机磷农药对多克隆抗体的抑制率，结果显示杀螟硫磷、丁烯硫磷、巴胺磷和敌敌畏对上述多克隆抗体具有高抑制率，当抑制率为 50%（I_{50}）时，这四种农药的浓度分别是 4.8μg/mL、8.2μg/mL、36.2μg/mL 和 91.1μg/mL。2000 年 Alcocer 等人将 4-膦酰基-2-丁烯酸（*trans*-4-phosphono-2-butenic acid，TPB）作抗原制备抗体，应用间接 ELISA 检测抗体的交叉反应。产生交叉反应的 29 种农药中，毒虫畏、乙基对氧磷和杀线磷三种农药的 I_{50} 分别是 24ng/mL、37ng/mL 和 100ng/mL，低于 TPB 对抗体的 I_{50}（225ng/mL）。这三种农药的最低检测限也低于 TPB。

由于检测技术的要求，目前抗体的制备已由多克隆抗体、单克隆抗体发展到重组抗体，之所以形成这样一个发展趋势是因为杂交瘤细胞并不能对一个给定多抗的特性进行人工操纵，而这种对一个给定多抗进行人工操纵的特性正是重组抗体的功能。与单抗和多抗相比，重组抗体有许多优点，如产生新功能以及改变亲和性和特异性等。当然，重组抗体技术产生抗体的同时也会产生一些假基因。Marcos J. C. Alcocer（2000）等人将重组抗体技术用于农药分析，他们成功地从两种鼠类杂交瘤细胞系中获得两个有功能的针对有机磷农药毒死蜱的 scFv（single-chain Fv）抗体。

目前国外已研制出几十种农药的酶免疫检测试剂盒，包括有机磷类、氨基甲酸酯类、硫代氨基甲酸酯类、有机氯类、三嗪类、拟除虫菊酯类及酰胺类等。美国使用的 ELISA 试剂盒对有机磷农药普遍的最小检出浓度达 20μg/kg，对氨基甲酸酯类农药普遍的最小检出浓度达 300μg/kg。免疫检测试剂盒使用起来简便、快速，操作人员不需经过特殊培训，样品不需净化或只需简单的净化。

美国 Millipore 公司的 EnviroGard™DDT 试剂盒内含有包被抗体的塑料试管、酶标抗原、三种 DDT 标准溶液（0.2mg/L、1.0mg/L、10.0mg/L）、底物、终止液和其他所需试剂，并配备便携式分光光度计，可现场检测。克百威呋喃丹试剂盒内的农药标准液是 0.2μg/L 和 5.0μg/L 两种。结果分析时通过比较样品分析液和标准分析液的颜色深浅（目测）或 OD 值大小（分光光度计），便可判断样品液中的农药残留含量高于或低于标准溶液。这两种试剂盒可半定量测定土壤和水中的 DDT 或克百威、呋喃丹含量，一次测样只需 10min 左右，可信度达 95%。Millipore 公司另一种农药检测试剂盒采用 96 孔酶标板和酶标仪进行分析，这种试剂盒分析的样品量多且有重复实验。如果每一组测试样品都做一标准曲线，则可以定量测定，在 1h 内可同时完成 20 多个样品的测试。

与国外不同，我国的农药使用有自己的特点。虽然国家有关部门规定禁止在某些作物上使用高毒高残留的农药，但是，在农村这些农药的使用量仍然较大，特别是有机磷类农药。

因此，建议我国学者多开展针对这些高毒高残留农药的酶联免疫分析技术，以保障我国人民身心健康和促进农业的可持续发展。

现以对硫磷农药 ELISA 测定方法为例。

10.9.1 样品预处理

10.9.1.1 脱脂牛奶 用缓冲液按 1:10 稀释后直接用于测定。

10.9.1.2 半脱脂牛奶和全脂牛奶 必须在 3500r/min 的速度下离心 15min，移去上面的脂肪层后方可进行检测。

10.9.1.3 动物组织和内脏 取铰碎样品 5g，用适量无水 Na_2SO_4 研磨至干粉状，用 25mL 丙酮和二氯甲烷 10mL 振荡提取 40min。振荡后过滤，滤液加 2% Na_2SO_4 溶液 50mL，振荡后静置分层，弃水层。收集二氯甲烷液用无水 Na_2SO_4 脱水，补二氯甲烷液至 10mL。

10.9.1.4 蔬菜类、水果类 取捣碎样品 5g，用无水 Na_2SO_4 脱水，加二氯甲烷或甲醇 10mL，振荡 30min。振荡后过滤，滤液补至 10mL。

10.9.1.5 粮食 取粉样 10g，加二氯甲烷 20mL，振荡 30min，过滤。滤液挥发至 10mL。

10.9.2 测定步骤

①取 OA-对硫磷（100μL/孔）包被酶标板（标准和样品做两个平行实验），记录标准位置和样品位置；②加标准样品、待检样品 50μL/孔，加抗体 50μL/孔。洗板 2~3 次（下同）；③加酶标二抗（IgG-HRP）100μL/孔，于 37℃温育 30min，洗板；④加 100μL/孔显色液，湿盒温育 30min；⑤用 1mol/L H_2SO_4 终止液 50μL/孔。混合好，在 450nm 处测量吸光度值（以空气为空白），必须在加入停止液后 60min 内读取吸光度值。

10.9.3 灵敏度

最小检测限为 62.5ng/mL。1.0g 白菜样品 3 份，分别添加 250ng、500ng、1000ng 的对硫磷标准样，用 5mL 甲醇研磨样品后提取过夜，4000r/min 离心。取上清液，一半用于 GLC 测定，一半用氮气吹干，再用 0.5mL 样品缓冲液定容，ELISA 测定。当标准样中的对硫磷浓度分别为 250ng/mL、500ng/mL、1000ng/mL 时，ELISA 测定的回收率分别为 88.4%、90.2%、93.5%，GLC 测定的回收率分别为 94.0%、96.8%、95.8%，说明 ELISA 测定结果是可靠的。对硫磷抗体与甲基对硫磷、甲胺磷、马拉硫磷、久效磷和氧乐果五种常用有机磷农药的交差反应值都很小（小于 1%）。

10.10 食品中抗生素残留的免疫检测

由于抗生素类的广泛应用，导致抗生素类药物残留的食品种类越来越多，包括各种动物性食品、水产品、牛奶和蜂蜜等。目前，TDEXX Labratories 公司、Randox 公司和 Editek 公司等国外生物技术有限公司开发了 β-内酰胺类抗生素、头孢匹林、头孢噻林、氯霉素、西林类、邻氯青霉素、庆大霉素、新霉素、泰霉素、四环素、链霉素、氨苄青霉素等 ELISA 检测试剂盒。

现以 Randox 公司的 ELISA 试剂盒检测氯霉素残留为例。

10.10.1 样品预处理

10.10.1.1 肌肉组织预处理 ①取 3g 肌肉组织并加入 6mL 乙酸乙酯，匀化 1min；在 2000r/min 的速度下离心 15min；②取出 0.5mL 的上清液，将底物置于 70℃的高温中温浴；③将干燥后的物质溶于 2mL 异辛烷-三氯甲烷（2：3）液体中，旋转 1min；④加入 1mL 清洁缓冲剂，再旋转 2min；⑤如果此时是乳浊液，将其置于 80℃ 温浴 20min，直到出现分层。在 2000r/min 的速度下离心 10min，将其上清液加入酶标板。

10.10.1.2　肝脏和肾脏预处理　①取 3g 组织加入 3mL 乙酸钠缓冲液（0.1mol/L，pH 5）中；②加入 8000 单位的 β-葡萄糖苷酸酶（玛瑙螺：Sigma G-0876），并匀化约 30s；③在 37℃ 的温度下培养 2h；④加入 12mL 乙酸乙酯，并将其匀化 1min；⑤在 2000r/min 下离心 15min；⑥取出上清液 1mL，并置底物于 70℃ 温浴；⑦以后步骤同肌肉取样的后面步骤。

10.10.1.3　牛奶样品的处理　①脱脂牛奶可直接放入酶标板检测；②半脱脂牛奶和全脂牛奶必须在 2000r/min 的速度下离心 15min，移去上面的脂肪层后方可进行检测。

10.10.1.4　尿液样品预处理　①尿液样品应在 2500r/min 下离心 10min；②用清洁缓冲剂将尿液样品稀释 10 倍，如 50μL 的尿液加入 0.45mL 的缓冲液，均匀混合后即可进行检测。

10.10.2　牛奶样品测定

①将一定数量的孔条插入微孔架（标准和样品做两个平行实验），记录标准位置和样品位置；②加入标准液、质量控制液和待检样品液各 25μL/孔，然后各加缓冲液 25μL/孔；③加酶标抗体 75μL/孔，置湿盒中于 37℃ 温育 2h（或 2～8℃ 过夜）；④倒出孔中液体，在吸水纸上拍干，然后用缓冲液洗板 5～6 次，拍干；⑤加入 125μL/孔一次性酶作用底物液，避光室温温育 20min；⑥加入 100μL/孔终止液（1mol/L 硫酸），混合后在 450nm 处测量吸光度值。

10.10.3　灵敏度

Randox 公司检测氯霉素残留的 ELISA 试剂盒检测限值为：牛奶为 0.25ng/mL；血清为 0.5ng/mL；肉类为 1.5ng/g；蜂蜜（快检）为 1.5ng/g；尿液为 1.0ng/mL；蜂蜜（C18 柱）0.1ng/g。

10.11　食品中霉菌毒素残留的免疫检测

霉菌种类很多，产生的毒素也很多。目前，已知的霉菌毒素约 200 种左右。其中最常见的霉菌毒素有黄曲霉毒素、赭曲霉毒素、杂色曲霉毒素、岛青霉素、黄天精、环氯素、展青霉素、橘青霉素、皱褶青霉素、青霉酸、圆弧青霉偶氮酸、二氢雪腐镰刀菌烯酮（呕吐毒素）、F-2 毒素、T-2 毒素等。

目前 Editek 公司、Charm Sciences 公司、r-Biopharm 公司等已经开发黄曲霉毒素、黄曲霉毒素 B_1、黄曲霉毒素 M_1、腐马素、赭曲霉素、T-2 毒素、呕吐毒素、玉米赤霉烯酮等免疫检测试剂盒。

现以 ELISA 检测黄曲霉毒素 B_1 为例。

10.11.1　样品预处理

称取 10g 样品于锥形瓶中，加入 50mL 乙腈-水（1：1），用 2mol/L 碳酸盐缓冲液调节 pH 至 8.0 进行提取，振摇 30min 后，滤纸过滤，滤液用含 0.1% PBS 的洗液稀释后，待检测。

10.11.2　测定步骤

①包被抗原：用包被缓冲液稀释至 10μg/mL，包被酶标板，100μL/孔，4℃ 过夜；②用洗液洗板三次（后同），然后加入 50μL/孔系列标准黄曲霉毒素 B_1 应用液或 50μL/孔样品待

测液；③加入 $50\mu L/$ 孔稀释抗体，置于湿盒 37℃ 培养 1.5h；④洗板，加入 $100\mu L/$ 孔酶标二抗，置于湿盒 37℃ 培养 2h；⑤洗板，加入 $100\mu L/$ 孔底物溶液，置于湿盒 37℃ 培养 30min 后，加入 $40\mu L/$ 孔终止液。混合后在 450nm 处测量吸光度值。

10.11.3 灵敏度

ELISA 测定食品中黄曲霉毒素 B_1 的灵敏度为 0.1～1.0ng/mL。

10.12 食品中过敏性残留物的免疫检测

由于食品中过敏性成分主要是蛋白质，而蛋白质是免疫性良好抗原，所以可以建立相关免疫学测定方法，检测食品中过敏性残留物。

10.12.1 食品中花生蛋白过敏物的免疫检测

花生是富含营养的一种豆类作物，但也是主要过敏性食品之一。其总蛋白质中 7%～10% 是过敏性蛋白质。由于花生过敏性成分非常稳定，通常食品加工无法消除它的危害。为了检测食品、化妆品和饮料等中是否含有痕量花生成分，人们建立了多种以抗原-抗体特异反应为基础的免疫方法，主要有火箭电泳免疫法和夹心 ELISA。

火箭电泳免疫法测定步骤如下：①取 56℃ 预热的定量抗花生蛋白质抗体和定量琼脂在 56℃ 混合，立即倾注玻璃载片上，制成琼脂板；②冷却后在一端打直径 3mm 孔，孔距 5mm，用滤纸作电桥；③准确加入标准花生蛋白质抗原、待测样品液；④电泳：电压 10V/cm，电流 40mA，时间 3～5h；⑤关闭电源，取下琼脂板；⑥测定沉淀峰以定量被检测样品中花生蛋白质量。图 10-21 所示为火箭电泳免疫法测定花生蛋白过敏物的结果示意。

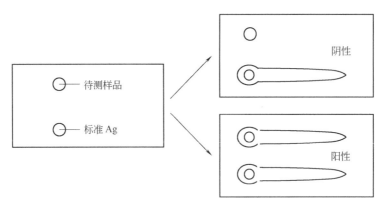

图 10-21　食品中花生蛋白过敏物的免疫检测结果

10.12.2 食品中 β-乳球蛋白过敏物的免疫检测

乳清蛋白（whey protein）浓缩产品广泛用于各种乳制品，作为乳清蛋白主要成分的 β-乳球蛋白是一种潜在过敏原，也是牛乳中主要过敏物质。目前已经建立多种经典快速免疫测定方法。测定步骤如下：①取 56℃ 预热琼脂倾注玻璃载片上，制成琼脂板；②冷却后用打孔器打直径 3mm 孔，孔距 10mm；③准确加入标准 β-乳球蛋白抗原、待测样品液及抗 β-乳球蛋白抗体；④玻片置于湿盒，于 37℃ 作用 12～24h。图 10-22 所示为测定结果。

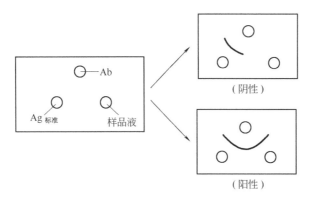

图 10-22 食品中 β-乳球蛋白过敏物的免疫检测结果

10.12.3 食品中榛实成分的免疫检测

榛实是一种在食品加工,特别是巧克力和奶油香杏仁糖加工中应用非常普遍的坚果。榛实过敏成分是一种分子质量为 18kDa 蛋白质。食品中测定榛实及其相关成分的常用方法是免疫电泳方法和 ELISA 法。免疫电泳测定方法如下:①取 56℃预热琼脂倾注玻璃载片上,制成琼脂板;②冷却后用打孔器打直径 3mm 孔,孔距 10mm;③准确加入标准抗原、待测样品液;④琼脂板两端各置滤纸后电泳,控制端电压 4~6V/cm,电泳 90min;⑤挖槽,加抗体充满槽,放 25℃温箱中扩散 24h,观察沉淀线。图 10-23 所示为测定结果。

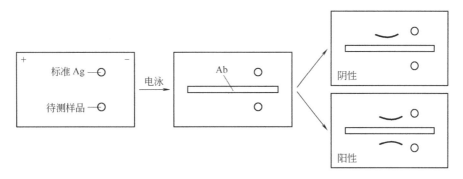

图 10-23 食品中榛实成分的免疫检测

10.12.4 食品中鸡蛋蛋白质的免疫检测

鸡蛋蛋白质中 80% 是过敏性蛋白质,主要包括四种过敏原:卵类黏蛋白、卵清蛋白、卵类铁蛋白和溶菌酶。鸡蛋过敏原非常稳定,通常加工方法不能消除它们的危害。目前,已经建立了多种经典免疫检测技术,德国 r-Biopharm 公司建立了夹心 ELISA。

10.12.5 食品中麸质过敏物的免疫检测

麸质(gluten)是谷蛋白、麸朊蛋白质混合物,通常谷蛋白和麸朊各占 50%。麸质是谷物中基本成分,但小麦、裸麦、大麦和燕麦中含量较多。麸质具有较好的黏着力和延展性,通常作为食品中的发泡剂,食用含麸质的食品可导致过敏性胃肠疾病。欧美国家的食品法规中明确规定,供应给消费者食品麸质总含量小于 200mg/kg。

德国 r-Biopharm 公司和美国 Neogen 公司已经开发快速测定食品中麸质含量的免疫检测方法。

10.13　食品中功能因子的免疫检测

目前，人们已经建立了发酵大豆食品中大豆异黄酮、纳豆激酶及蜂王浆中 10-羟基-α-癸烯酸等的免疫学检测方法。

10.13.1　大豆中异黄酮含量免疫检测

大豆中的异黄酮糖苷和大豆发酵产品丹贝（Tempe）中的丹贝异黄酮苷元都是生物活性物质。前者含有糖基（配基），后者不含糖基，都具有不同程度的抗菌、抗氧化、清除超氧阴离子与自由基和抗肿瘤细胞的增殖效能。但异黄酮苷元活性明显高于异黄酮糖苷。异黄酮是一组混合物，至今国内外报道已有 13 种组分。异黄酮中染料木素苷元（genistein）活性最强，而大豆苷元（daiziei，D）的含量最多。

（1）大豆苷元的免疫检测　大豆苷元是一种小分子半抗原（分子质量为 254Da），必须与蛋白质结合才有免疫原性。又由于该分子不具有与载体蛋白偶联的活性基团，所以必须先偶联带活性基团的"桥"。吴定、江汉湖等采用了羧甲基羟胺连接法，在大豆苷元 C4 位酮基上连接活性羧基，再分别连接 BSA 和 OA，形成 D-4-BSA 和 D-4-OA 人工复合抗原，并以前者为免疫原制备抗血清，后者为包被抗原，建立了竞争 ELISA 法测定大豆苷元含量。

大豆苷元测定的浓度范围为 $6.25 \sim 400 \mu g/L$，最小检测阈值 $3.125 \mu g/L$，特异性很强，与芒柄花素交叉反应率 1.6%，与槲皮素、乙酰甲醌、核黄素无交叉反应。

（2）染料木素苷元的免疫检测　与大豆苷元一样，染料木素苷元也是小分子半抗原。吴定等采用羧甲基羟胺连接法合成两种不同蛋白质载体的染料木素完全抗原，制备高效价抗血清，建立了发酵食品中染料木素的竞争 ELISA 法测定方法。

染料木素苷元测定的浓度范围为 $6.25 \sim 150 \mu g/L$，特异性强，与大豆苷元、芒柄花素交叉反应率分别为 9.8% 和 4.57%，与槲皮素、儿茶素、单宁及核黄素无交叉反应。

10.13.2　纳豆激酶的免疫检测

纳豆是日本传统发酵食品之一，而纳豆激酶是由纳豆菌或纳豆枯草杆菌在发酵大豆的过程中分泌到细胞外的、类似枯草杆菌蛋白酶的单链多肽丝氨酸蛋白酶（分子质量 27728Da）。临床实验证明，纳豆激酶在体内外都具有溶解血栓作用。

（1）纳豆激酶含量免疫检测　用小鼠制备抗纳豆激酶的单克隆抗体包被微孔板，作为捕捉抗体，BSA-PBS 冲洗并封堵未被吸附的部位，加入纳豆激酶，与单克隆抗体结合，温育 2h 后，加入酶标记兔抗纳豆激酶的多克隆抗体，加入酶作用底物温育后终止反应，建立纳豆激酶含量 ELISA 检测方法。该法灵敏度可高达 0.1ng/mL，特异性也极强，同枯草杆菌蛋白酶 BPN 和枯草杆菌蛋白酶 Carlsberg 的交叉反应系数分别为 0.0002% 和 0.00002%。

（2）纳豆激酶定位分析　段智变等利用链霉菌抗生物素蛋白-生物素-过氧化物复合物（streptavidin-biotin-peroxidase complex，SABC）免疫组织化学技术，建立了兔口服摄入的纳豆激酶肠道吸收定位分析方法。免疫组织化学检测结果表明，口服纳豆激酶粗制液实验组空肠纹状缘深棕色阳性吸收颗粒最多，且在上皮细胞胞浆中也有深棕色阳性吸收颗粒，十二指肠与回肠纹状缘也有棕色、弥漫性的阳性吸收颗粒。

10.13.3　10-羟基-α-癸烯酸等的免疫学检测

蜂王浆及其制品是传统的天然滋补、延年益寿佳品，深受国内外消费者欢迎。我国盛产蜂王浆，蜂王浆含有多种生物功能因子，而 10-羟基-α-癸烯酸（10-HDA）是其中有效成分之一。蜂王浆中 10-羟基-α-癸烯酸含量的高低决定了蜂王浆品质的优劣。潘荣生（2001）等将 10-HDA 结构中原有的羧基加以保护，再将另一端的羟基与琥珀酸酐反应，引进一个带羧基的桥，再与蛋白质偶联，同时让另一端抗原决定簇充分暴露，合成人工免疫原，制备抗血清，从而建立了蜂王浆及其制品中 10-羟基-α-癸烯酸含量的间接 ELISA 免疫测定方法。该法的检测范围为 $7.81\sim250\mu g/g$。

10.14　肉和肉制品的免疫分析和鉴定

鉴别肉的种类有很多方法，而肌肉免疫血清反应鉴别法操作简单，对鲜肉及低温处理的加工肉特异性较高。免疫学鉴定法适合市售的鲜肉、肉馅、稍经加热的火腿及腊肉，可以鉴别牛肉、马肉、猪肉、兔肉、绵羊肉、山羊肉及鸡肉等。但对于 70℃加热 5min 以上的肉制品，免疫反应效果较差。沉淀反应鉴别肉类方法如下。

将 80℃加热溶解 10min 后的琼脂胶倒入平皿中厚约 1.5cm，待琼脂凝固后，用金属打孔器在琼脂上打孔，再用针尖剔除琼脂，形成圆孔。

用注射器注入抗血清 1 滴于琼脂皿的中央孔，琼脂皿的四周孔中滴入抗原肉提取液。然后将琼脂皿置于潮湿的搪瓷盘内，加盖后放在 37℃室温 24～48h。

思　考　题

1. 名词解释：

酶免疫分析技术，半抗原，酶联免疫吸附分析，非均相酶免疫分析，均相酶免疫分析，活化生物素，链霉亲和素

2. 抗原-抗体反应的基本原理是什么？反应的特点是什么？影响抗原-抗体结合的因素有哪些？

3. 抗原制备有哪些方法？

4. 何谓半抗原？怎样将其制备成完全抗原？免疫原的合成过程中要考虑哪些因素？

5. 抗体制备的基本步骤有哪些？三代抗体各指什么？

6. 何谓凝集反应？有哪些常见类型？

7. 何谓沉淀反应？免疫电泳有哪些常见反应类型？

8. 常见的免疫标记方法有哪些？分析免疫荧光技术、放射免疫技术、酶免疫技术的原理及常见类型。

9. 简述抗原-抗体反应在食品中的应用。

第11章 营养与机体免疫

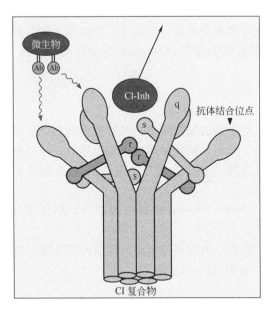

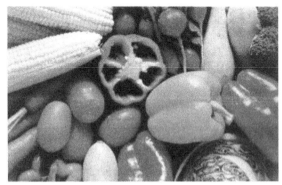

免疫功能是人体重要的生理功能之一，可保护机体免受外来有害因子的侵袭，是人类与各种疾病（传染性疾病、非传染性疾病、肿瘤等）和衰老过程相抗衡的重要因素。营养因素是机体赖以生存的最重要的环境因素之一，是维持人体正常免疫功能的物质基础。早在1810年，Menke就发现营养不良能导致免疫器官——胸腺的萎缩。人体营养状况对免疫功能的影响主要表现在：机体营养不良能导致免疫系统及其功能受损，使机体对病原和外来有害因素的抵抗力下降、易于感染的发生和发展，从而进一步加重免疫系统损伤，形成恶性循环。

目前，研究比较多且大多数研究报道较一致的是蛋白质和氨基酸、某些维生素及微量元素以及脂肪酸等与免疫功能的关系，以下着重加以介绍。

11.1 蛋白质、氨基酸与免疫

近30年来，在蛋白质领域发生的三次巨大革命（分子生物学、基因组学及蛋白质组学）使人们对蛋白质的功能有了更深刻的认识。蛋白质、氨基酸是构成机体免疫防御功能的物质基础，与免疫系统的组织发生、器官发育有着极为密切的关系。正常情况下当抗原进入机体后，可刺激机体产生不同水平的免疫反应——细胞免疫和体液免疫，各种免疫细胞的生成以及抗体的合成过程都需要以蛋白质和氨基酸为原料或其参与，如上皮、黏膜、胸腺、肝脏、脾脏、白细胞等组织器官以及血清中的抗体和补体等。因此，蛋白质在免疫功能的调节中起重要作用。当蛋白质营养不良时，这些组织器官的结构和功能均受到不同程度的影响，当蛋白质营养状况改善后，免疫功能可逐渐恢复。蛋白质营养不良往往与能量不足同时存在，并常伴有多种维生素、矿物质及微量元素缺乏。因此，关于蛋白质-能量营养不良（protein energy malnutrition，PEM）对免疫的影响研究较多。

氨基酸是蛋白质的组成成分，机体对蛋白质的需求实际上就是对氨基酸的需求。许多研究证明，氨基酸能促进淋巴细胞的增殖和成熟，提高自然杀伤细胞（NK细胞）的活性。但氨基酸对免疫功能的影响因其种类不同而异。体内氨基酸不足或某种必需氨基酸缺乏会影响抗体的合成速度或阻碍抗体的合成，抗体合成受到影响将进而影响到机体免疫功能的发挥。

11.1.1 蛋白质

11.1.1.1 免疫器官发育 蛋白质缺乏与蛋白质-能量营养不良明显影响胸腺及外周淋巴器官（脾、淋巴结）的正常结构。蛋白质-能量营养不良患者淋巴组织表现明显萎缩，胸腺的体积和质量都明显减小。组织学表现为生发中心缩小，T淋巴细胞生成减少，组织纤维化。皮质与髓质界限模糊，Hassall体扩大、退化与钙化；脾脏质量减轻，脾脏生发中心缩小，小血管周围淋巴细胞丢失，以髓区细胞减少最为显著。巨核细胞内色素减少；淋巴结亦呈现髓质细胞减少，生发中心活性低于正常，集合淋巴结几乎完全消失。动物实验表明，当营养不良状况改善后，除胸腺外，各免疫器官质量开始增长和恢复正常。人们蛋白质-能量营养不良对胸腺的损伤是不可逆的，一旦受损，其结构和功能恢复极为缓慢。

11.1.1.2 氨基酸与细胞免疫 细胞免疫即T淋巴细胞介入的免疫。T淋巴细胞在胸腺形成。蛋白质能促进淋巴细胞的增殖、分化和迟发型超敏反应。此外，蛋白质能抑制肿瘤生长和脾的增大。蛋白质不足可能使免疫器官（如胸腺）萎缩，T淋巴细胞尤其是辅助性淋巴细胞数量减少，吞噬细胞发生机能障碍，自然杀伤（NK）细胞对靶细胞的杀伤力下降。有研究报道，混合植物蛋白质可帮助处于免疫抑制状态的动物恢复免疫功能，促进胸腺发育，提高体液免疫与细胞免疫功能。

蛋白质-能量营养不良主要影响T淋巴细胞的数量和功能，外周血中T淋巴细胞总数显著减少，T淋巴细胞对植物血凝素（phytohemagglutinin，PHA）、刀豆蛋白（concanavalin A，ConA）等抗原诱导的增殖反应降低；T淋巴细胞分泌的具有各种免疫功能的淋巴因子的数量减少；中性粒细胞趋化性移动缓慢，杀菌活力降低。皮肤对2,4-二硝基氯苯（2,4-dinitrochloro-benzene，DNCB）所致的迟发型超敏反应下降。蛋白质-能量营养不良被纠正后，以上变化可很快逆转。

11.1.1.3 体液免疫 体液免疫是通过B淋巴细胞发育并产生抗体而实现的，免疫球蛋白（Ig）以及参与其合成过程的酶都是具有生物学活性的蛋白质。因此，在体液免疫方面，蛋白质可以提高抗体的合成、活性及抗体对抗原的应答反应。机体蛋白质水平低，细胞内酶的含量不足将导致合成抗体的速度减慢从而影响体液免疫的效果。从分子水平来讲，蛋白质不足将影响到基因生成速度，若蛋白质含量低，则DNA融合速度减慢，mRNA合成速度减慢，从而影响到mRNA的加工、修饰和转移，进而表现为影响到抗体的合成及其装配与修饰等。已有研究证实大鼠在蛋白质不足时，脱氧核苷酸激酶活性及DNA合成数量下降。但是，由于氨基酸组成不同，不同的蛋白质所起的作用也是不同的，这说明蛋白质、氨基酸与体液免疫的关系不仅涉及到量，也与质有密切关系。如喂饲含20%乳白蛋白饲料的小鼠对T淋巴细胞依赖抗原（SRBC、HRBC）和T淋巴细胞依赖抗原（TNP-ficoll）的空斑形成细胞（plaque forming cell，PFC）反应显著高于喂饲含等量的酪蛋白、大豆蛋白、小麦蛋白饲料的小鼠，这种作用可能是由于食物蛋白质直接影响B淋巴细胞对免疫抗原刺激的内源性反应能力所致。而食物蛋白质的种类对细胞免疫反应未见明显影响。

蛋白质-能量营养不良时，机体合成免疫球蛋白的能力受影响不大，但如果蛋白质-能量营养不良发生在婴幼儿期，则免疫球蛋白的合成能力可受到损害，在营养状况改善后可恢复。蛋白质-能量营养不良时，上皮及黏膜组织分泌液中SIgA显著减少，溶菌酶水平下降，皮肤和黏膜的局部抵抗力降低，排除抗原能力减弱，病原体生长繁殖机会增加，甚至可导致感染扩散。血清补体除 C4 外其他补体成分都有所降低，以 C3 最为明显，可能是由于肝脏合成减少和体内补体激活减弱所致。蛋白质-能量营养不良病儿常有血清多种补体（C1～C9）成分和活性都降低，约 25％的病儿血清中存在抗补体成分活性。

11.1.2 氨基酸

11.1.2.1 免疫器官发育 氨基酸在免疫器官的发育中起不可缺少的作用，不同种类氨基酸的作用亦不同。缬氨酸（Val）是免疫球蛋白中所占比例最高的氨基酸，当缺乏 Val 时会明显妨碍胸腺和外周淋巴组织的生长，抑制中性和酸性白细胞增生。精氨酸（Arg）对免疫器官发育有重要影响，静脉输入高浓度的 Arg，可促进胸腺发育，增强大鼠肺泡吞噬细胞能力。此外，一些其他氨基酸也在免疫器官生长发育中起重要作用，如天冬氨酸、谷氨酸、胱氨酸、丝氨酸、苏氨酸、色氨酸、丙氨酸及缬氨酸有促进骨髓 T 淋巴细胞前体分化发育成为成熟 T 淋巴细胞的作用，其中天冬氨酸作用最为显著。当大鼠缺乏赖氨酸时胸腺和脾脏萎缩，单核-巨噬细胞系统功能下降，表现为对细菌、病毒、放射性物质和肿瘤等致病因子防卫和特异性免疫反应能力减弱。

11.1.2.2 氨基酸与细胞免疫 近年来，关于氨基酸与细胞免疫的研究较多，特别是谷氨酰胺（Gln）与精氨酸（Arg）。

（1）Gln Gln 是人体组织和血液中含量最丰富的游离氨基酸，是肠道黏膜的特殊能源，对维护肠屏障功能、防止细菌移位具有重要作用。Gln 还是氮在各种组织中转运的载体，是合成核苷酸、蛋白质的前体，是淋巴细胞、巨噬细胞及纤维母细胞氧化代谢的主要能源。Gln 为肾脏的氨生成提供氨基，参与肾脏对酸碱平衡的调节，同时 Gln 还参与糖异生作用。

Gln 对免疫系统各组成部分均有作用，比较显著的是单核-巨噬细胞，虽然它是终末细胞，不再具有增殖、分化能力，但它是高代谢活性细胞，能源底物的提供是维持其高代谢活性的基本条件。单核-巨噬细胞对 Gln 有很高的利用率和代谢率，即使在静息状态下，对其利用率也高于对葡萄糖的利用率。巨噬细胞不含 Gln 合成酶，细胞内 Gln 主要来源于骨骼肌的合成、释放，从血循环中摄取，经跨膜转运进入细胞内，Gln 对巨噬细胞的作用主要表现为：①通过 Gln 酵解途径，为巨噬细胞提供 ATP，维持其高代谢活性；②为细胞合成 DNA 和 mRNA 提供嘌呤、嘧啶、核苷酸的前体物质；③提供氨基葡萄糖、GTP 或 NAD^+ 合成所需的氮。作为人体的一种条件必需氨基酸，Gln 在创伤、烧伤、感染及酸中毒等情况下，对机体免疫功能的维持和恢复具有重要作用。

体外实验表明 Gln 可促进淋巴细胞的增殖和转化，动物整体实验发现机体 Gln 水平下降会伴随有淋巴细胞转化率和 NK 细胞活性降低。研究证实，添加 Gln 能增强烧伤病人中性粒细胞的杀菌能力，并对由淋巴因子激活的杀伤细胞（LAK）有增强细胞增殖能力的作用，同时能增强这些细胞溶解靶细胞的能力，Gln 缺乏限制了 LAK 细胞增殖数量从而影响其杀伤能力。有研究表明，添加 Gln 能提高创伤大鼠外周淋巴细胞转化率和皮肤抗张力及羟脯氨酸含量，提示 Gln 具有改善创伤后机体的营养及代谢状况，增强免疫功能，促进小肠黏膜细胞增殖的功能。

（2）Arg Arg 不是人体必需的氨基酸，但对机体的生长、繁殖和氮平衡有重要影响。在营养免疫的发展中，Arg 以其独特的生理与药理作用而引人注意。强化 Arg 可有效地促进细胞免疫功能，使胸腺增大和细胞计数增多；显著提高 T 淋巴细胞对有丝分裂原的反应性，从而刺激 T 淋巴细胞的增殖；增强巨噬细胞的吞噬能力和自然杀伤细胞对肿瘤靶细胞的溶解作用；促进脾脏单核细胞合成 IL-2 并提高 IL-2 的活性以及 IL-2 受体的活性；降低前列腺素 G2 的水平，进一步促进 IL-2 合成，最终发挥以提高 T 淋巴细胞间接反应为中介的免疫防御与免疫调节作用。Arg 免疫调节作用还可能通过一氧化氮（NO）机制来实现。Arg 是体内合成 NO 的惟一底物。NO 是近年来新发现的重要的免疫调节物质，既是肿瘤免疫、微生物免疫的效应分子，又是多种免疫细胞的调节因子。

NO 对免疫系统的调节作用包括：①NO 抑制抗体应答反应、抑制肥大细胞的反应；②促进 NK 细胞活性，激活外周血中的单核细胞；③调节 T 淋巴细胞和巨噬细胞分泌细胞因子；④介导巨噬细胞的细胞凋亡；⑤Arg-NO 途径被认为是杀死细胞内微生物的主要机制，也是巨噬细胞对靶细胞毒性的主要机制。

此外，Arg 还对多种内分泌腺有促分泌作用，如可促进垂体生长激素和催乳激素的分泌，促进胰岛腺分泌胰岛素、生长抑制素、胰多肽等，这对其发挥间接的免疫调节作用也非常重要。

11.1.2.3 氨基酸与体液免疫 氨基酸对体液免疫功能有显著影响，尤其是支链氨基酸（BCAA）、芳香族氨基酸更为明显。支链氨基酸包括亮氨酸、异亮氨酸及缬氨酸，芳香族氨基酸包括苯丙氨酸和酪氨酸。研究发现，BCAA 具有改善创伤后机体的营养及代谢状况，增强免疫功能，促进小肠黏膜细胞增殖；并发现 BCAA 可以改善运动骨骼肌线粒体功能，消除运动性疲劳，提高大鼠运动耐力。

过量的苯丙氨酸可抑制抗体合成。其他氨基酸，如苏氨酸是禽类免疫球蛋白分子合成的第一限制性氨基酸，苏氨酸缺乏会抑制免疫球蛋白、T 淋巴细胞、B 淋巴细胞的产生从而影响免疫功能。

Gln 也具有改善机体的体液免疫功能。手术等创伤后身体出现应激反应，Gln 在肠道、淋巴组织、肾脏及肝脏消耗明显增加，此时骨骼肌的支链氨基酸分解加速，分解后的氨基酸与谷氨酸盐结合生成内源性 Gln 以满足机体对 Gln 的需求。尽管如此，在无外源性 Gln 供应的情况下，Gln 仍相对不足，进而导致负氮平衡、血浆蛋白水平下降及免疫功能降低。研究发现，补充外源 Gln 能迅速改善机体氮平衡，提高 IgG、IgM、IgA、C3、C4 水平。

11.2 维生素与免疫

维生素与机体免疫系统关系十分密切，维生素缺乏可使机体的免疫功能降低，防御能力减弱，降低对感染性疾病的抵抗力，当补充维生素后，能提高机体的免疫机能，抵御感染性疾病的发生。在各种维生素中，与免疫功能关系较密切的是维生素 A、维生素 E、维生素 D、维生素 C、维生素 B2 及维生素 B6，其中以维生素 A、维生素 E、维生素 C 与免疫的关系比较明确和肯定。

11.2.1 维生素 A

维生素 A 及其衍生物从多个方面影响免疫系统的功能。维生素 A 缺乏会使机体对感染的耐受性下降，引起免疫系统防御机制的改变。给予维生素 A 可明显刺激细胞免疫反应和非特异性免疫包括细胞因子产生、淋巴细胞转化和吞噬作用，其效应可能与其代谢物在淋巴细胞增殖、信号转导和激活过程中发挥作用有关。维生素 A 缺乏在发展中国家的儿童中很普遍，特别是婴幼儿、新生儿与早产儿。多项研究表明，维生素 A 缺乏易导致儿童反复呼吸道感染和腹泻，而定期以维生素 A 加强能降低儿童感染的发病率与死亡率。但应用过量的维生素 A 制剂是有害的。

11.2.1.1 对免疫器官的影响 维生素 A 缺乏导致胸腺和淋巴器官萎缩，脾脏质量减轻，循环淋巴细胞数目和抗体产生减少。母鼠孕期、哺乳期维生素 A 缺乏或补充过量时，仔鼠的胸腺指数和脾脏指数明显降低，表明其胸腺和脾脏发育不良，其机制可能是维生素 A 通过其代谢产物与特异性的维甲酸受体结合，影响到 bc1～bc2（细胞凋亡调控基因）、Fas 等与凋亡有关的基因的表达，从而起到调节胸腺细胞增殖分化及抑制凋亡的作用。

11.2.1.2 对黏膜免疫的影响 维生素 A 对上皮细胞的正常分化及维持表面的完整性具有重要作用。维生素 A 能影响上皮组织的分化与健全以及局部分泌腺分泌细胞的功能。维生素 A 缺乏时，黏膜屏障遭到破坏，肠道和上呼吸道黏膜的杯状细胞及黏液分泌减少。感染可导致维生素 A 缺乏动物严重的局部损伤，使得其对病原微生物的易感性增高，更重要的是维生素 A 缺乏会破坏局部特异性免疫反应。维生素 A 缺乏的大鼠消化液中膜 IgA 水平明显降低，肠系膜淋巴结中 B 淋巴细胞数目明显减少，消化道上皮内淋巴细胞及辅助性 T 淋巴细胞（Th 细胞）减少，补足维生素 A 后，消化道及肠系膜淋巴结中膜 IgA 分泌细胞数目恢复正常。

11.2.1.3 对细胞免疫的影响 维生素 A 对细胞免疫功能的影响是近年来一个非常活跃的基础研究领域，维生素 A 缺乏时，可以从多个环节影响细胞免疫功能。

（1）T 淋巴细胞 维生素 A 虽然不能单独激活、诱导 T 淋巴细胞再生，但它是 T 淋巴细胞生长、分化、激活过程中不可缺少的因子，一定浓度的维生素 A 对植物血凝素（PHA）诱导 T 淋巴细胞有促进作用。T 淋巴细胞在活化早期 G0～G1 期必须依赖维生素 A 的参与，维生素 A 缺乏使 T 淋巴细胞从 G0 期向 G1 期转化受阻，产生 T 淋巴细胞活化障碍。母鼠孕期、哺乳期维生素 A 缺乏或过量，仔鼠足跖迟发型超敏反应减弱，说明大鼠孕期和哺乳期的维生素 A 水平对仔鼠的细胞免疫功能产生影响。有研究发现，维生素 A 缺乏小鼠外周血 T 淋巴细胞 α-ANAE 阳性率及 ConA 诱导的脾淋巴细胞增殖反应明显降低。有报告说明，早产儿的总 T 淋巴细胞、Th 细胞比例明显高于足月儿，$CD8^+$ T 淋巴细胞比例与足月儿无差别，服用维生素 A 后总 T 淋巴细胞、Th 细胞比例降低，$CD8^+$ T 淋巴细胞比例仍维持不变，提示维生素 A 对早产儿的免疫平衡有促进作用。而 Dawson 等研究发现，低维生素 A 水平可造成老龄大鼠 $CD8^+$ T 淋巴细胞百分比上升、CD4/CD8 T 淋巴细胞比率下降，从而使其感染或患肿瘤病的危险上升。视黄醇是 CD3 诱导的人类 T 淋巴细胞激活的辅助因子，有助于恢复维生素 A 缺乏儿童的 CD4 和 CD8 T 淋巴细胞亚群。但 Benn 等研究发现，对 6 月龄和 9 月龄婴儿在接种脊髓灰质炎疫苗和麻疹疫苗时给予维生素 A，3 个月和 9 个月后观察，CD4 和 CD8 T 淋巴细胞亚群并无明显改变，麻疹疫苗未发生作用，维生素 A 与麻疹疫苗也并无交互作用，故认为对没有维生素 A 缺乏临床症状的婴儿补充维生素 A，对其 CD4 和 CD8 T 淋巴细胞亚群并无明显的长期作用。

（2）自然杀伤细胞（NK 细胞） NK 细胞可溶解杀灭肿瘤细胞、病毒感染的细胞及细菌。维生素 A 是维持 NK 细胞数目和活动所必需的，但不参与 NK 细胞激活。低维生素 A 水平可造成老龄鼠 NK 细胞的数目和百分比下降，使其活力降低，而补充维生素 A 可使 NK 细胞活性恢复到正常水平。早产儿服用维生素 A 两周后，血中 NK 细胞比例明显增加，提示维生素 A 能促进 NK 细胞增殖。补充 β-胡萝卜素可提高 NK 细胞的功能（如对肿瘤细胞的杀伤），而视黄醇 A 则有助于激活维生素 A 缺乏儿童的 NK 细胞。

（3）单核-巨噬细胞 维生素 A 对巨噬细胞的功能有调节作用，能促进巨噬细胞活化，增强大鼠肺泡巨噬细胞功能和杀肿瘤活性。维生素 A 缺乏的动物白细胞明显减少，外周血中性粒细胞数升高。维生素 A 对非特异性免疫功能的影响可能与其能改变细胞产生淋巴因子有关。补充 β-胡萝卜素可使单核细胞分泌的肿瘤坏死因子增多，β-胡萝卜素还可抑制组织内的巨噬细胞氧化修饰低密度脂蛋白（LDL）的能力，但该抑制作用随 β-胡萝卜素剂量增大而减弱。

11.2.1.4 对体液免疫的影响 维生素 A 为活化 B 淋巴细胞过程所必需，可能是 B 淋巴细胞转化过程中的载体物质。维生素 A 缺乏时，受 T 淋巴细胞调控的抗原-抗体应答明显减弱，提示维生素 A 能通过促进和调节 T 淋巴细胞产生某些细胞因子，从而促进 B 淋巴细胞产生抗体。

维生素 A 缺乏可影响 B 淋巴细胞系统，使分泌型 IgA 减少。反复呼吸道感染患儿血清维生素 A 含量与 IgA 呈正相关，腹泻患儿血清维生素 A 水平与 IgA 含量亦明显低于对照组。早产儿服用维生素 A 后外周血总 B 淋巴细胞比例明显增高，提示维生素 A 能促进 B 淋巴细胞增殖，进而促进体液免疫功能。R. Bahl 等采用随机、双盲方法进行了对照研究，观察了 618 名 9 月龄婴儿进行麻疹疫苗接种时补充维生素 A 对抗体反应的影响，结果发现给予 30mg 维生素 A 组与安慰剂组的血清转化率和抗体效价并无差别，说明 30mg 维生素 A 并没有降低疫苗的免疫原性，认为可将其安全地应用于公共卫生项目。

11.2.1.5 对细胞因子的影响 维生素 A 缺乏使 Th 细胞活化途径受损、造成 T 淋巴细胞在受体水平上下降，或使 IL-4、IL-5 与受体结合位点减少，影响 IL-1、IL-4、IL-5 的分泌释放。

IL-2 是负责 T 淋巴细胞从 G1 期向 S 期过渡的主要细胞因子，维生素 A 缺乏可使老龄大鼠脾细胞中 IL-2 生成减少。当母鼠孕期、哺乳期维生素 A 缺乏或补充过量时，仔鼠脾淋巴细胞增殖反应明显受到抑制，IL-2 的活性下降，给母鼠补充适量的维生素 A，可促进仔鼠的脾淋巴细胞增殖反应及 IL-2 活性。维生素 A 缺乏会破坏 Th2 介导的抗体反应，而补充维生素 A 或采用维生素 A 代谢物视黄酸治疗可提高此种免疫反应，其机制可能是通过刺激视黄醛受体通路来影响相关转录因子、细胞因子和细胞因子受体的相对表达。

低维生素 A 儿童血清 IL-2 水平低于正常儿童，补充维生素 A 后其含量明显上升。张俊红等报道，视黄酸、视黄醇、维生素 A 乙酸酯能不同程度增加正常成年人外周血单个核细胞中 IL-1、IL-2 分泌及高亲和力 IL-2R（IL-2 受体）表达。类视黄醇可使反复呼吸道感染患儿外周血单个核细胞分泌 IL-1、IL-2 增高至正常水平，生理浓度的视黄酸能使体外培养的人脐血淋巴细胞 IGF（胰岛素样生长因子）-Ⅰ、IGF-ⅠR、IGF-ⅡR 基因表达增加。IGFs 是蛋白合成和细胞增殖分化的重要促进因子，视黄酸使被 SAC（含 A 蛋白的金黄色葡萄球菌 Cowan Ⅰ菌株）活化的人脐血淋巴细胞 IGF-Ⅰ和 IGF 受体的基因表达水平进一步升高，并与细胞增殖周期有关，提示对 IGFs 的调节可能是视黄酸作用于免疫细胞的重要途径之一。

11.2.2 叶黄素

叶黄素类（xanthophylls）（3,3-二羟基-α-胡萝卜素）是类胡萝卜素（carotenoids）中的一大类。叶黄素（lutein）是一种萜类化合物，广泛存在于植物中，如菠菜、甘蓝、桃子。近十年来，叶黄素的免疫调节作用越来越得到人们的重视。动物实验证实叶黄素可以迅速被吸收，主要分布于肝脏和脾脏，对体液免疫和细胞免疫均可产生影响，而脾脏对于叶黄素的摄取可能是其免疫调节作用的基础。

11.2.2.1 对细胞免疫的影响 补充叶黄素可以促进抗原刺激的淋巴细胞增殖反应，并可影响细胞表面分子的功能性表达。Chew 等报道给小鼠补充叶黄素可以促进抗原诱导的淋巴细胞增殖反应，Kim 等研究证实这种促进作用在狗和猫中同时存在，补充叶黄素对 ConA、PWM（pokeweed mitogen，美洲商陆有丝分裂原，简称 PWM）刺激的猫外周血淋巴细胞以及 ConA、PHA、PWM 刺激的狗外周血淋巴细胞的增殖反应均具有促进作用，并且存在剂量反应关系，在补充叶黄素的猫外周血中 CD4$^+$ T 淋巴细胞和 CD21$^+$ B 淋巴细胞在外周血中的比例增加，同样在狗补充叶黄素后可增加外周血 CD4$^+$ T 淋巴细胞、CD5$^+$ T 淋巴细胞、CD8$^+$ T 淋巴细胞以及 MHCⅡ类分子的数量。迟发型变态反应（DTH）是反应细胞免疫的良好指标。研究显示叶黄素可以促进 PHA 以及疫苗诱导的 DTH 反应。

叶黄素对细胞免疫的调节作用还表现在其与细胞凋亡、血管发生和基因调节的关系上。

Brown 等报道叶黄素可以抑制乳腺癌小鼠血淋巴细胞的凋亡，同时诱导肿瘤细胞凋亡，使小鼠保持一种高的免疫状态。这表明叶黄素可以选择性地减少免疫细胞的凋亡而增加肿瘤细胞的凋亡。类胡萝卜素对造血细胞可能的基因调节作用首先由 Park 等在 1999 年提出，他研究发现叶黄素可增加鼠科动物淋巴细胞中 pim-1 mRNA 的表达。pim-1 基因是一种原癌基因，在正常的淋巴细胞中表达，与造血细胞增殖、分化和凋亡密切相关。

11.2.2.2 对体液免疫的影响　叶黄素对于体液免疫反应也具有一定的增强作用，表现在可以增加 B 淋巴细胞亚群数量、血浆免疫球蛋白水平以及增加抗体反应。Jyonouchi 等研究表明叶黄素可以增强小鼠脾细胞对 T 淋巴细胞抗原的抗体反应。Kim 等报道叶黄素可增强猫的体液免疫反应，增加 B 淋巴细胞亚群的数量，并升高血浆 IgG 浓度。此外，叶黄素由于其所具有的独特的物理结构而具有增强抗原递呈过程的作用。叶黄素在结构中具有极性末端基团，即在第一个 β-酮环上都具有一个羟基，这些极性末端基团可以增加细胞膜的韧性和力学强度，而细胞膜的物理改变对于抗原递呈过程会产生影响。

11.2.2.3 对非特异性免疫的影响　目前为止，关于叶黄素对非特异性免疫功能影响的研究较少。Martin 等曾在一项研究中发现 0.9mmol/L 的叶黄素对人主动脉内皮细胞表面黏附分子 VCAM-1、E-选择蛋白和 ICAM-1 的表达均具有显著的抑制作用，这些黏附分子在介导白细胞与血管内皮细胞结合的过程中具有重要的影响，对于心血管疾病的发生具有重要意义。Cerveny 等曾发现叶黄素可以增强乳腺肿瘤细胞 INF-γ mRNA 的表达，而 INF-γ 对于巨噬细胞活性具有重要的诱导作用，并且其在体内的一个来源就是由 NK 细胞分泌。有研究发现类胡萝卜素对由 PMA（佛波醇-豆蔻酸酯-乙酸盐，phorbol 12-myristate 13-acetate，PMA）激活的巨噬细胞在发光素中的化学发光现象有明显的抑制作用，其中角黄素与红木素的抑制作用比 β-胡萝卜素和叶黄素更强，并指出这可能与其猝灭巨噬细胞释放的活性氧代谢产物的作用有关。

11.2.3　维生素 E

维生素 E 是人体必需的脂溶性维生素，能维持机体生物膜完整性和稳定性，具有抗氧化特性，同时又是一种有效的免疫调节剂，在维持动物和人类免疫系统的正常功能中发挥关键的作用。维生素 E 可改善免疫状况和提高抗感染能力，调节免疫细胞的信号转导和基因表达。维生素 E 缺乏能引起多项免疫功能的改变，如抗体产生、淋巴细胞的增殖反应、吞噬细胞数目、趋化作用和杀菌能力等。维生素 E 对机体免疫的作用，可能是通过降低前列腺素的合成和/或减少自由基的形成而实现的。

11.2.3.1 对免疫器官的影响　维生素 E 在一定范围内能促进免疫器官的发育，但剂量过高反而有抑制作用。维生素 E 可明显提高小鼠脾脏系数（脾脏重/体重）、胸腺和脾脏中 T 淋巴细胞、Th 细胞的百分比，降低 T 抑制性细胞（Ts）的百分比，从而使 Th/Ts 升高。维生素 E 促进免疫器官发育可能与其在淋巴器官中大量聚集后所产生的刺激增生效应有关，它可能是通过增强胸腺上皮细胞的功能促进了 T 淋巴细胞的分化和增殖，从而使 T 淋巴细胞、T 辅助细胞亚群增加。脾 T 淋巴细胞、T 辅助细胞亚群的增加，可能与维生素 E 促进胸腺 T 淋巴细胞增生、分化，并发育成熟而离开胸腺，经血流到脾脏有关，也可能是维生素 E 直接刺激脾 T 淋巴细胞增生、分化的结果。

11.2.3.2 对细胞免疫的影响

（1）T 淋巴细胞　维生素 E 可使脾 T 淋巴细胞百分比、幼龄小鼠和老年人脾 T 淋巴细胞对 ConA 的体外有丝分裂反应上升，提示维生素 E 可能具有促进 T 淋巴细胞成熟的功能。Lee 等研究结果表明，维生素 E 可促进总 T 淋巴细胞和辅助性 T 淋巴细胞的增殖，说明对健康人群补充维生素 E 可提高细胞介导的免疫反应。Mohsen 也证实，补充维生素 E 可改善鼠和人的细胞介导的免疫反应，维生素 E 可调节免疫/内皮细胞交互作用，因而可降低心血管疾病发病的危险性。随年龄增长，环氧化酶-2（COX-2）介导的前列腺素 E2（PGE2）产生增多，这会降低 T 淋巴细胞介导功能，维生素 E 可明显减少与年龄有关的巨噬细胞 PGE2 产生增多，通过减少过氧化亚硝酸盐的形成来抑制 COX 的活性，但并不影响 COX 的表达。临床发现，反复呼吸道感染患儿血清维生素 E 含量降低，CD3、CD4、CD4/CD8 比值降低，CD8 明显升高，经用左旋咪唑、维生素 E 和维生素 C 治疗六周后，CD3、CD4、CD4/CD8 比值明显升高，CD8 明显下降。

（2）单核-巨噬细胞 维生素 E 可影响血中中性粒细胞、肺巨噬细胞、腹腔巨噬细胞功能，进而影响吞噬细胞的吞噬、杀菌能力。采用环磷酰胺（CTX）诱导制备出白细胞减少症小鼠模型，应用维生素 E 治疗，结果维生素 E 使 CTX 诱导的小鼠降低的外周血白细胞计数升高；Clerton 等研究发现，在饲料中添加高剂量维生素 E 时，虹鳟鱼肠道白细胞的吞噬作用明显增强；喂饲不含维生素 E 的饲料 80d 的鱼，其溶菌酶活性受损。说明维生素 E 可诱导白细胞的吞噬功能。另一些研究也发现，维生素 E 可刺激豚鼠腹腔巨噬细胞的吞噬作用，摄入高水平维生素 E 可增强巨噬细胞和淋巴细胞的趋化作用、迁移和超氧阴离子产生。此外，维生素 E 还可抑制组织内的巨噬细胞氧化修饰 LDL 的能力，该作用随维生素 E 剂量增大而加强。

11.2.3.3 对体液免疫的影响 补充维生素 E 的量略高于膳食供给量，可增加特异抗体应答、脾脏抗体生成细胞（PFC）的形成和 IgG 与 IgM 的血凝滴度。维生素 E 能使由 CTX 诱导而降低的小鼠血清 IgG 升高。对雏鸡采用抗原免疫后 10d，采用 HI 和 ELISA 法测定其抗体效价，每千克体重 150IU 维生素 E 饲喂的雏鸡其抗体效价明显升高。当饲料中维生素 E 的添加量为正常的 15 倍时，明显降低由于逆转录病毒感染所升高的 IgA 和 IgM 产生，但对正常小鼠的 IgA 和 IgM 的产生没有影响。

11.2.3.4 对细胞因子的影响 维生素 E 可有效预防逆转录病毒引起的小鼠 IL-2 分泌抑制和 IL-6 生成增加，使小鼠 IL-2 和 IFN-γ 生成增多，也使经 CTX 诱导而产生的免疫功能低下小鼠血中 IFN-γ 含量升高。

11.2.4 维生素 D

近年来，作为一种新的免疫调节物质，维生素 D 与免疫功能的关系日益得到重视。维生素 D 缺乏可导致小儿易患佝偻病，佝偻病患儿往往伴有免疫功能低下，容易引起反复呼吸道感染性疾病。过去认为这是由于维生素 D 缺乏导致钙、磷代谢紊乱，使得巨噬细胞的吞噬作用、血小板的激活、淋巴细胞表面大分子的活动和酶的反应以及肥大细胞中组胺的释放等过程发生异常变化所致。但新近研究表明，维生素 D 缺乏导致免疫功能损伤进而导致反复呼吸道感染要比导致维生素 D 缺乏性佝偻病发生得早，而且后果更严重。

研究表明，维生素 D 是一种新的神经-内分泌-免疫调节激素，具有介导单核细胞进一步分化成熟为巨噬细胞的免疫调节作用，并能促使单核-巨噬细胞或调节被激活的 T 淋巴细胞产生 IL-1、IL-2、IL-3、IL-6 和肿瘤坏死因子（TNF）α、TNF-γ，增加 γ-干扰素的合成，γ-干扰素又刺激巨噬细胞产生羟化酶，生成 25-(OH)-D$_3$ 的正反馈效应。25-(OH)-D$_3$ 还能抑制 CD4 的表达和人体单核细胞相关病毒感染。有研究表明，维生素 D 主要影响细胞免疫功能，而对体液免疫功能影响不明显。由于维生素 D 对免疫功能的影响是一种调控机制，即使轻微缺乏就足以损伤正常的免疫功能，这种免疫损伤具有可逆性和暂时性，及时补充或纠正维生素 D 不足，免疫功能可恢复正常。

11.2.5 维生素 C

维生素 C（又称抗坏血酸）参与组织正常代谢，是细胞内、细胞外化学反应的一个电子供体（或还原剂），为体内天然的抗氧化剂，其含量高低直接影响机体生物膜结构。维生素 C 是人体免疫系统所必需的维生素，维生素 C 缺乏可使免疫功能降低。

11.2.5.1 对细胞免疫的影响 维生素 C 可促进淋巴母细胞生成，刺激淋巴细胞增殖反应，提高机体对外来或恶变细胞的识别和吞噬，还可提高吞噬细胞的活性。健康人服用维生素 C 可增强循环血中性粒细胞的趋化性，改善免疫功能异常者中性粒细胞的移动和杀菌功能。饮食中缺乏维生素 C 可使血清中白细胞水平明显下降，低维生素 C 摄入可明显抑制迟发型超敏反应。研究表明维生素 C 促进非特异性免疫功能，有一上下限和最适剂量。维生素 C 可通过影响吞噬细胞的运动性而影响外周吞噬细胞的吞噬作用，但其在吞噬作用中的确切机制尚不清楚。

临床上也观察到，反复呼吸道感染患儿血清维生素 C 含量下降，细胞免疫功能降低，经用左旋咪唑、维生素 E 和维生素 C 治疗 6 周后 CD3、CD4、CD4/CD8 比值明显升高，细胞免疫功能得到增强，同时预防了其复发。观察维生素 C 对体外循环患者红细胞免疫功能的影响，结果表明在体外循环术前给予维生素 C 能明显降低血中丙二醛含量，降低红细胞内脂质过氧化反应，减轻红细胞免疫功能的下降幅度，提高体外循环患者术后免疫功能。

11.2.5.2 对体液免疫的影响 脱氢抗坏血酸可使免疫球蛋白合成过程中肽键分子中两个半胱氨酸残基的巯基（—SH）氧化形成二硫键，从而促进免疫球蛋白的合成，摄入适宜剂量的维生素 C 能增强抗体产生。Amakye 等研究饲料中补充维生素 C 对鸡接种 IBD 的效果，结果发现接种后 14d，饲料中补充维生素 C 的接种鸡的抗体效价明显高于饲料中未补充维生素 C 的接种鸡，饲料中补充维生素 C 的鸡在接受 IBDV 冲击后并未表现出临床症状或死亡，表明在饲料中以 1×10^{-3} mg/kg 补充维生素 C 有利于 IBD 接种的抗体应答。

11.2.5.3 对细胞因子的影响 维生素 C 可提高 C1 补体酯酶活性，增加补体 C3 产生，还能促进干扰素产生。Jeongmin 等发现，补充复合抗氧化剂可显著预防逆转录病毒引起的鼠 IL-2 分泌抑制和 IL-6 生成增加。IL-2 是重要的 T 淋巴细胞生长因子，其分泌增加可恢复 T 淋巴细胞增殖，IL-6 水平升高可刺激巨噬细胞和 T 淋巴细胞中的 HIV 复制，因此，复合抗氧化剂可预防 Th1 和 Th2 细胞因子产生的不平衡，使整个免疫反应正常化，阻止鼠 AIDS 的进展。

11.2.6 维生素 B6

维生素 B6 对动物和人的免疫系统都有影响。给老年人补充吡哆醇或供应充足的吡哆醛对淋巴细胞增殖会产生有利的作用。维生素 B6 缺乏可使 CD4 细胞数目减少，加速疾病进展。另外，5′-磷酸吡哆醛（PLP）也可抑制胸苷酸合成酶，通过这种抑制过程，维生素 B6 的缺乏会损害 DNA 的合成，这个过程对维持免疫功能是重要的。

研究发现，较长期饲喂胆固醇饲料可使家兔细胞免疫反应下降，而补充维生素 B6 可使细胞免疫反应维持原有水平，并且大剂量维生素 B6 还可改善家兔细胞免疫状态，但未发现对体液免疫反应的影响。

维生素 B6 缺乏可明显抑制鼠血清蛋白依赖抗体（IgE、IgG1、IgG2a）的产生，肝脏中丙氨酸转氨酶活性也被明显抑制。但在用 70% 酪蛋白饲料喂养所造成的维生素 B6 过量鼠中，血清蛋白依赖抗体产生也被抑制，低剂量或正常剂量酪蛋白则可减轻这种抑制。饲料中过量的维生素 B6 可引起肝中组织蛋白酶 B 的活性抑制，造成血清蛋白依赖抗体（IgG1、

IgE）产生减少。对维生素 B6 缺乏动物模型注射 100 条旋毛线虫，以 ELISA 法检测血清中特异性抗寄生虫 IgM 和 IgG，结果发现，用维生素 B6 拮抗剂 4-脱氢吡哆醇（4-DPD）处理组比未处理组 IgG 和 IgG1 水平低，IgM 水平也被 4-DPD 抑制。维生素 B6 缺乏鼠比正常饲料喂饲鼠的 IgG 水平低，表明感染旋毛线虫、喂饲维生素 B6 缺乏或含有维生素 B6 拮抗剂 4-DPD 的饲料均可影响 IgG、IgG1 和 IgM 产生。

另有报道，用维生素 B6 拮抗剂可减少机体细胞某些免疫因子的产生，证明维生素 B6 在机体免疫反应系统中作为必需的辅助因子对机体整体免疫状态有保护作用。

11.2.7 维生素 B2

与维生素 A、维生素 E 与免疫关系的研究相比，近年对维生素 B2 与免疫功能关系的研究较少。维生素 B2 是黄素单核苷酸（FMN）和黄素腺嘌呤二核苷酸（FAD）的前体，具有强氧化剂活性，同维生素 E、维生素 C 一样，对维持免疫功能有益。临床可见反复呼吸道感染患儿血清维生素 B2 水平下降，经用 β-胡萝卜素治疗后，维生素 B2 水平恢复正常，免疫功能增强。

11.3 微量元素与免疫

机体内的微量元素不仅与新陈代谢和繁殖机能的关系十分密切，而且还与免疫机能有关。在微量元素中，与免疫关系阐述较明确的有铁、锌和硒。

11.3.1 铁

铁是人体必需的微量元素，又是较易缺乏的营养素，铁缺乏多见于儿童与生育期妇女，尤其是婴幼儿与儿童的免疫系统发育尚不完善，易感染疾病，预防铁缺乏对这个人群有着重要意义。铁与免疫关系的研究已有半个多世纪。以往的研究发现，缺铁者迟发型皮肤超敏反应和中性粒细胞、巨噬细胞杀菌活性减弱，T 淋巴细胞数目减少，淋巴细胞增殖功能低下，但血清免疫球蛋白和 SIgA 正常。近年来对亚临床铁缺乏的研究证实，铁缺乏主要影响 T 淋巴细胞功能，包括迟发型皮肤超敏反应和淋巴细胞增殖功能低下，IL-6 活性和 IL-4 活性及中性粒细胞杀菌能力下降。补铁治疗 1～2 周后受损的免疫功能开始恢复正常。

值得注意的是，并发感染的铁缺乏患者补铁时有加重病情的风险，因为补充的铁可能大量地被感染的病原体摄取，从而刺激它们的生长。铁过多也能损伤机体的免疫应答，血清铁过高的病人细胞毒 T 淋巴细胞活性受损，T 抑制细胞活性增高而 T 辅助细胞功能降低。铁缺乏对免疫功能的影响主要表现在以下几个方面。

11.3.1.1 铁对免疫器官的影响 铁缺乏时，胸腺萎缩，胸腺的质量减轻、体积变小，胸腺内淋巴组织分化不良，不成熟的 T 淋巴细胞增多。

11.3.1.2 铁对细胞免疫的影响 铁缺乏时，外周血中 T 淋巴细胞明显减少，T 淋巴细胞对有丝分裂原诱导的增殖反应降低，降低程度与铁缺乏程度有关；T 淋巴细胞产生的淋巴因子减少；对肿瘤细胞的杀伤能力明显下降。

铁缺乏时，组织内的吞噬细胞及其趋化性以及吞噬和杀灭细菌的能力均降低，虽然中性粒细胞的吞噬能力未受影响，但杀菌能力下降。当铁缺乏状况纠正后，T 淋巴细胞和巨噬细胞移动抑制因子及对病原菌的杀菌活性恢复正常。

铁作为人体必需的微量元素，除参与血红蛋白的合成外，还是体内多种酶类的组成部分，具有多种生物活性。如核糖核苷酸还原酶是一种含铁酶，铁缺乏可导致该酶活性减弱，致使 DNA 前体合成减少，是导致细胞免疫功能减弱的原因之一。此外，铁还是体内许多重要酶类的激活剂，如 cGMP 的合成过程中需要的鸟苷酸环化酶，该酶激活时首先需要一氧化氮（NO）与铁离子结合才能启动，NO 是体内重要的气体自由基分子，可激活鸟苷酸环化酶而导致环磷酸鸟苷（cGMP）聚集，而 cGMP 作为细胞活性启动的重要信使分子，可引发细胞的多种生物效应，参与巨噬细胞及 T 淋巴细胞信号传递、抗感染免疫以及非特异性免疫反应。

11.3.1.3　铁对体液免疫的影响　多数报道认为，铁缺乏对人类体液免疫无明显影响。B 淋巴细胞数量、免疫球蛋白水平和补体成分均正常。但动物实验发现，铁缺乏的大白鼠和小白鼠抗绵羊红细胞（SRBC）的 IgG 和 IgM 产生明显减少，其机制可能是因为在缺乏铁时，肝内线粒体异常，细胞色素 C 含量降低，能量产生减少，而导致免疫球蛋白合成障碍，使抗体产生量减少。

11.3.2　锌

锌是在免疫功能方面研究最多的元素。体内 100 多种金属酶需锌的存在才能发挥其生物活性，其中胸腺激酶、DNA 转移酶和 DNA 依赖性 RNA 合成酶与免疫活性细胞的代谢密切相关。因此，锌对维持免疫系统的正常发育和功能有重要作用，锌缺乏对免疫系统的影响十分迅速而且明显。包括对免疫器官、细胞免疫、体液免疫及免疫网络的相互作用均有影响。

锌缺乏引起的免疫功能低下包括 T 淋巴细胞功能障碍和吞噬细胞功能异常；胸腺萎缩和皮质区 T 淋巴细胞稀少，胸腺素水平降低；淋巴细胞凋亡增多，外周血 CD3 细胞数和细胞毒性 T 淋巴细胞活性下降；巨噬细胞杀菌能力受损；对 B 淋巴细胞本身功能影响不大，但由于缺乏 T 淋巴细胞的辅助而不能产生足够的特异性抗体。此外，锌缺乏时常伴有皮肤黏膜损害，致使屏障功能下降。但应特别注意的是锌过量也可导致 T 淋巴细胞和吞噬细胞功能异常。临床上锌缺乏常伴随蛋白质-能量营养不良而存在，但近年来发现单纯锌缺乏者非常常见。补充锌 2～3 周后儿童免疫功能即可恢复正常。

11.3.2.1　锌对免疫器官的影响　锌缺乏影响胸腺的发育，使胸腺萎缩。有报道认为缺锌时，糖皮质类固醇水平发生改变，胸腺萎缩。补锌后可使萎缩的胸腺逆转。

11.3.2.2　锌对细胞免疫的影响　锌缺乏时，细胞免疫功能下降，即使轻度锌缺乏，也可对细胞介导的免疫和细胞功能有较大作用，脾和周围血中的淋巴细胞数目减少几乎近一半，但脾脏 T 淋巴细胞和 B 淋巴细胞的主群和亚群的表型分布或其比例仍维持正常，T 淋巴细胞杀伤肿瘤细胞的能力降低，T 淋巴细胞辅助细胞功能缺陷，同时 NK 细胞活性降低。在锌缺乏时，损害小白鼠骨髓淋巴细胞的生成。在人体，补充锌后可增强淋巴细胞对植物血凝素（PHA）和 ConA 诱导的增殖反应。

动物实验发现，缺锌小鼠对同种肿瘤细胞的体内细胞毒性 T 杀伤细胞活力下降，故认为锌缺乏也可能严重损伤机体对肿瘤的免疫监视作用。

与铁过量同样，锌过量亦可损害免疫功能，使淋巴细胞对 PHA 诱导的增殖反应降低，影响中性粒细胞及巨噬细胞活力，抑制其趋化活性、吞噬功能及细胞的杀伤活力。这种抑制作用可能与血清和细胞膜相关的低密度脂蛋白升高有关。

11.3.2.3　锌对体液免疫的影响　锌缺乏小鼠体内抗 SRBC 的 IgG 减少，经补锌后可增加对 SRBC 的抗体滴度。

关于锌影响免疫功能的机制，尚未完全阐明。一般认为，锌是多种金属酶的关键成分，这些酶在核酸代谢和机体蛋白质合成方面发挥作用，锌对淋巴细胞增殖的影响可能与这些酶在核酸合成中的作用有关。另外，锌是胸腺激素的基本成分，在激发 T 淋巴细胞活性中发挥作用。

11.3.3 硒

硒具有广泛的免疫调节作用，它能增强抗体对抗原的应答反应，促进淋巴细胞的增殖，使参与免疫应答的淋巴细胞数目增多，从而增强了机体对感染的抵抗力。硒还能提高 NK 细胞对肿瘤的杀伤力。在许多啮齿类动物的实验中已证明，增加硒的摄入量，能预防实验动物癌症的发生。

硒对细胞免疫具有明显影响。硒缺乏可影响 T 淋巴细胞在免疫反应中的克隆放大作用，补充一定剂量的硒可使人和动物的 Tc 细胞和 NK 细胞活性明显增强，同时还可影响体内 Tc 细胞产生的数量。此外，硒能促进淋巴细胞分泌细胞因子，提高体外培养小鼠淋巴细胞分泌 IL-2 的能力。同时硒还能增强体液免疫，促进免疫球蛋白的形成和分泌，对体液免疫有一定的激活作用，提高机体合成 IgG 和 IgM 等抗体的能力。缺硒时，许多动物体内抗体水平下降，而在体外培养的人外周血白细胞中加入一定剂量的硒，可以使 IgG 水平提高。

硒对非特异性免疫功能的作用表现为对巨噬细胞趋化、吞噬和杀灭能力的影响。缺硒动物可出现中性粒细胞和多形核白细胞游走能力和趋化能力下降、吞噬能力降低等。

11.4　脂肪酸与免疫

研究发现脂肪酸有重要的免疫调节作用，主要表现在以下几个方面：①促进抗体的产生和抗体对抗原的应答反应；②增强淋巴细胞的增殖和分化，使体内淋巴细胞的数量和 Th 细胞/Ts 细胞的比率升高；③提高免疫细胞介导的细胞毒作用，即免疫细胞释放细胞毒素溶解并致死靶细胞（如病毒感染细胞、肿瘤细胞）的作用；④促进细胞因子的产生。

11.4.1　多不饱和脂肪酸与免疫

脂肪酸特别是不饱和脂肪酸对疾病的发生和肿瘤的生长有明显的抑制作用。例如，饵料中添加鱼油能降低心血管疾病和肾小球性肾炎的发生率，抑制人乳腺癌的生长，而且乳腺癌生长受抑制的程度随鱼油浓度的升高而增大。但不同的脂肪酸所起的作用是不同的，许多实验证明，鱼油对免疫机能的调节和对疾病的抑制作用明显高于玉米油和饱和脂肪酸。这很可能是鱼油通过使前列腺素 E2 合成的减少或通过改变细胞膜的结构和流动性，而影响了免疫细胞的功能。食物中缺乏脂肪酸，可能表现为动物的生长缓慢或停滞，淋巴组织萎缩，抗体应答反应降低，淋巴细胞增殖和细胞毒作用受抑制。脂肪酸特别是多聚不饱和脂肪酸含量过高，也能抑制机体免疫机能，增加对传染病和癌症的易感性。

创伤、感染等应激反应可损害机体的体液免疫与细胞免疫系统，如中性粒细胞的杀菌功能与吞噬作用受损，巨噬细胞功能改变，IgG、IgA、IgM 水平下降，T 淋巴细胞丝裂原反应及淋巴因子介导的反应均显著减弱。研究表明，膳食鱼油或静脉营养中添加 n-3 多不饱和脂肪酸（PUFAs）可避免免疫功能的损伤，增加机体抗应激和抗感染能力。n-3 PUFAs 产生这些作用的机制可能主要与其影响花生四烯酸（arachidonic acid，AA）代谢及改变免疫细胞膜磷脂结构有关。n-3 PUFAs 可能以竞争方式对 AA 的代谢产生影响（图 11-1），改变与休克、感染、器官功能衰竭有关的炎性介质的类型，生成一些效能不高的"3 系列"的前列腺素（PGE3，PIG3）及"5 系列"的白三烯（LTB5），进而减轻机体的炎性反应，保护免疫系统不受损害。研究发现，喂食鱼油的小鼠同喂食玉米油及椰子油的小鼠相比，腹腔巨噬细胞释放 PGE2、血栓烷 A2（TXA2）的数量明显减少。在另外一些感染模型中，同样发现肝内 Kupffer 细胞、肺巨噬细胞、脾细胞产生 PGE2 的水平也明显降低。

膳食脂肪的改变在影响白细胞前列腺素的释放的同时，也对细胞因子的调控产生影响，从

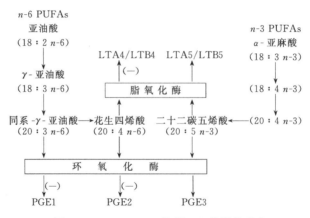

图 11-1 *n*-3 PUFAs 抑制 AA 代谢的示意

（－）表示阴性或不产生

而可能对正常的免疫功能产生不利的影响。体外实验发现，在细菌刺激时 *n*-3 PUFAs 除可导致外周血单核细胞除 PGE2 释放减少外，TNF 及 IL-1（α 和 β）分泌也显著减少；Meydani 也从类似实验中证实了 IL-6 及 IL-2 的分泌也发生同样变化，这可能与 *n*-3 PUFAs 改变白细胞膜、巨噬细胞膜的流动性有关，膜流动性的改变使其由受体及信号转导途径介导的对外部刺激的感应性及反应能力下降，从而导致整个细胞免疫活性的降低。*n*-3 PUFAs 对细胞因子产生能力的抑制可能导致全身性的细胞因子释放减少，但是在动物模型及临床创伤感染的病人身上，尚缺乏介导这一改变的直接证据。

11.4.2 多不饱和脂肪酸影响免疫应答机制

多不饱和脂肪酸通过改变淋巴细胞膜的流动性和前列腺素的合成而引起免疫反应的改变可能起关键作用。

11.4.2.1 改变淋巴细胞膜流动性 淋巴细胞膜同其他细胞膜一样，主要由磷脂和蛋白质组成。其中，某些蛋白质是重要的激素受体和抗原受体。这些膜蛋白受其周围脂质微环境的影响，脂质微环境中脂肪酸成分的改变直接影响一些重要膜蛋白的生物活性。

淋巴细胞受刺激后，细胞膜多不饱和脂肪酸（亚油酸和花生四烯酸）含量增加。提示淋巴细胞膜磷脂成分的改变可能与淋巴细胞的活化过程密切相关。

细胞膜磷脂中多不饱和脂肪酸成分增多可能增加细胞膜的流动性，膜流动性增加使膜结合蛋白移动度增大，一些重要的膜蛋白生物活性可能因此而改变，其结果可能出现淋巴细胞功能紊乱。今后有待研究的是不同的淋巴细胞亚群活化时，细胞膜磷脂成分的改变有何差异，从而推测不同的脂肪酸在免疫反应中所起的作用。

11.4.2.2 影响前列腺素和磷脂酰肌醇的合成 组织细胞合成前列腺素的主要前体物质是花生四烯酸和亚油酸。在体内，亚油酸经脱饱和酶催化转变成花生四烯酸。正常情况下，花生四烯酸储存于细胞膜磷脂中，当组织活动需要时，花生四烯酸由磷脂中释放，合成前列腺素。此释放过程是花生四烯酸代谢的限速步骤，其限速酶有磷脂酶 A2、甘油三酯酶、脂蛋白脂肪酶等。各种刺激可能通过激活这些酶来刺激花生四烯酸释放，进而促进前列腺素合成。

通过控制膳食脂肪酸组成可直接影响前列腺素的合成。动物实验证明，注射必需脂肪酸的小鼠，其体内前列腺素水平在短期内急剧升高，而膳食缺乏必需脂肪酸的小鼠，其前列腺素合成减少。由此可见，膳食高比例多不饱和脂肪酸可能为前列腺素的合成提供更多的底物，从而促进前列腺素的合成，并由此影响免疫反应。这可能是高浓度多不饱和脂肪酸抑制免疫反应的主要机制。

磷脂酰肌醇第二信号系统也可能参与调节淋巴细胞功能。目前认为，当细胞膜表面受体活化后，磷脂酶 C 分解磷脂，释出磷脂酰肌醇，后者进一步分解为 1,2-二酰基甘油和肌醇 (1,4,5) 三磷酸。这两种物质具有第二信使作用，其中 1,2-二酰基甘油激活蛋白激酶 C，后者参与细胞的多种反应过程；而肌醇 (1,4,5) 三磷酸动员细胞内储存钙，使细胞内 Ca^{2+} 增加，从而激发某些与 Ca^{2+} 相关的细胞反应过程。这两种物质的第二信使作用可能介导多种细胞的活化和分泌过程，如 T 淋巴细胞分泌 IL-2、肥大细胞分泌组胺、胰岛素细胞分泌胰岛素等。此外，磷脂酰肌醇富含花生四烯酸，它有可能是内源性花生四烯酸的重要来源。

11.5 其他营养素与免疫

11.5.1 核苷酸

核苷酸不仅是 RNA 和 DNA 的组成单位，而且对免疫细胞特别是淋巴细胞的正常成熟极其重要。核苷酸大量存在于食物中，经胃肠道和肝脏吸收利用。长期以来，人们认为机体可合成核酸，没有必要从食物中补充，直至 1994 年 Uauy 阐明了尽管体内可合成核酸，但摄入核酸对生命早期的生长发育、免疫系统、其他营养素利用等是必不可少的，并称之为"半必需营养素（semi-essential nutrient）"和"条件营养素（conditional nutrient）"。

核苷酸对免疫系统的影响主要有以下几个方面：①促进骨髓和腋窝淋巴结增殖，增加 B 淋巴细胞对 T 淋巴细胞依赖抗原的抗体生成量和 γ-干扰素（IFN-γ）产量；②促进 Th2 细胞向 Th1 细胞转换，抑制抗原特异的 IgE 应答，增加化学抗原、细菌抗原等引起的迟发型超敏反应强度；③增强巨噬细胞的吞噬功能；④提高 NK 细胞活性；⑤促进脾淋巴细胞及骨髓细胞白细胞介素-2（IL-2）产量和 IL-2 受体（IL-2R）及 Thy-1、Thy-2 和 Lyt-1 表面标志的表达；⑥解除营养不良和饥饿诱导的免疫抑制并使其恢复至正常状态，而补充蛋白质则不能起到类似的作用。

Jyonouchi 等研究发现，缺乏核苷酸时体内体外 T 淋巴细胞依赖抗原的抗体形成明显下降，脾脏中 IgM、IgG 分泌细胞数量也明显下降，而补充核苷酸有利于恢复受损的 IFN-γ 和 IL-5 的形成以及 Th 细胞功能和 T 淋巴细胞依赖的抗体的生成。Nagafuchi 则发现饮食核苷酸可通过促进 IL-2 的形成和抑制特异抗原 IgE 的应答来促进特异性抗原 Th1 的免疫应答。李蓉等研究发现，补充核苷酸对 12 周龄以及 15 月龄小鼠的胸腺指数、脾脏指数、脾淋巴细胞增殖能力、IL-2 及 TNF 活性均有明显的增加或增强作用，提示饮食核苷酸既是生命早期和维持正常免疫的必需营养物质，还可显著改善小鼠增龄性免疫系统的衰退和提高衰老机体免疫功能。但年轻小鼠补充低剂量饮食核苷酸就可满足需要，而衰老小鼠则需补充更高量的核苷酸才能使免疫功能低下状况得到缓解。

核苷酸对细胞免疫的影响的主要靶细胞是 T 淋巴细胞及辅助 T 淋巴细胞亚群，其对体液免疫的影响则是通过细胞免疫介导的。淋巴细胞的增殖是与其细胞内核苷酸库水平的增加和细胞膜上大量的核苷酸跨膜转运蛋白表达相平行的。核苷酸对两种免疫功能影响的不同，是由于 T 淋巴细胞、B 淋巴细胞在核酸代谢上的差异所造成的。T 淋巴细胞内的酰苷脱氨酶、嘌呤核苷磷酸化酶、次黄嘌呤磷酸核糖转移酶活性比 B 淋巴细胞高。

11.5.2 多糖类物质

多糖（polysaccharide）是由单糖之间脱水形成糖苷键，并以糖苷键线性或分支连接而成的链状聚合物。一般将少于 20 个糖基的糖链称为寡糖，多于 20 个糖基的糖链则称为多糖。近年来，多糖类物质的活性作用成为药理学特别是免疫药理学研究的热点。

多糖类化合物广泛存在于动物、植物和微生物中。作为生命物质的组成成分之一，它广泛参与细胞的各种生命现象及生理过程的调节，如免疫细胞间信息的传递与感受、细胞的转化和分裂及再生等活动。多糖种类繁多，但由于其组成及结构不同，其理化特点及生物活性也各不相同。有些多糖（如淀粉、果胶、纤维素等）早已成为人类日常生活中食物的重要组成部分，是一类重要的经济原料，对动物不具有特异生物活性。但另外一些非淀粉多糖类物质种类繁多、结构复杂，具有特殊生物活性，现已发现、分离和提取的就有数百种之多，近年来研究较多的主要有以下几类：①菌类多糖，如云芝多糖、灵芝多糖、猪苓多糖、茯苓多糖、银耳多糖、香菇多糖等；②五加科植物多糖，如人参多糖、刺五加多糖等；③豆科植物多糖，如黄芪多糖等；④茄科多糖，如枸杞多糖等；⑤其他，如鼠李科植物多糖、蓼科植物多糖、桔梗科植物多糖、玄参科植物多糖等。

近年来，大量药理及临床研究表明，多糖类化合物是一种免疫调节剂，它能激活免疫受体、提高机体的免疫功能。在用于癌症的辅助治疗中，具有毒副作用小、安全性高、抑瘤效果好等优点。多糖能在多条途径、多个层面对免疫系统发挥调节作用。大量免疫实验证明多糖不仅能激活 T 淋巴细胞、B 淋巴细胞、巨噬细胞、NK 细胞等免疫细胞，还能活化补体，促进细胞因子生成，对免疫系统发挥多方面的调节作用。

11.5.2.1　多糖对细胞免疫的影响　多糖对细胞免疫功能的调节作用表现为促进脾淋巴细胞增殖或协同有丝分裂原 PHA 或 ConA 促进 T 淋巴细胞增殖和转化，促进胸腺内 T 淋巴细胞的成熟及向外周淋巴组织的释放。细胞因子是一类由免疫细胞（淋巴细胞、单核-巨噬细胞）和相关细胞（成纤维细胞、内皮细胞、基质细胞）分泌的具有多种生物学功能的高活性、低分子量蛋白多肽或糖蛋白。近年研究发现，许多多糖类物质可促进细胞因子的产生和分泌，对细胞免疫功能的作用呈剂量依赖的双向调节作用，即低浓度下激活增殖而高浓度下抑制增殖。如灵芝多糖对小鼠有明显的免疫增强作用，对免疫抑制剂、抗肿瘤药、衰老所致免疫功能低下者有显著的恢复作用，可明显促进小鼠淋巴细胞增殖反应，但过高剂量反使之减弱；体外实验发现其对脾细胞分泌 IL-2 的功能有明显增强作用，当归多糖对小鼠脾细胞有明显促增殖作用，且促进作用与浓度相关。西洋参多糖在体外既可单独也可协同 ConA 促进脾淋巴细胞转化。淫羊藿多糖（EPS）可促进胸腺内成熟细胞向外周释放，并提高小鼠胸腺产生 IL-2 水平。虫草多糖（CP）可使胸腺中不成熟的 $CD4^+/CD8^+$ 双阳性细胞发育成熟为单阳性细胞，同时还可使脾细胞 CD5、CD4、CD8 分子表达增加，并诱导 MHC Ⅱ类分子表达。枸杞多糖 D 组分（LBPD）可明显促进糖尿病模型小鼠淋巴细胞增殖的作用，有调节 T 淋巴细胞亚群及提高 IL-1、IL-2 水平的作用，使四氧嘧啶模型糖尿病小鼠免疫功能恢复接近正常。林志彬等报道，灵芝多糖不仅能增强小鼠的细胞免疫反应，还能拮抗免疫抑制药、抗肿瘤药以及应激和衰老所致免疫功能低下，使之恢复接近正常水平，对其作用机制所做研究表明，灵芝多糖可通过间接激活淋巴细胞中 DNA 多聚酶而促进 DNA 合成及 T 淋巴细胞增殖，促进 IL-2 产生，从而影响 T 淋巴细胞亚群的数量和功能。

此外，一些多糖还可以通过对免疫细胞过氧化物酶系的影响来增强免疫细胞的功能。如云芝多糖（PSK）可诱导小鼠腹腔巨噬细胞硒谷胱甘肽过氧化物酶和非硒谷胱甘肽过氧化物酶的活性增高，并使其 mRNA 含量增加；另外对锰超氧化物歧化酶也有诱导作用，说明 PSK 可全面提高巨噬细胞的抗氧化能力，保护氧化应激细胞免受损伤。

11.5.2.2　多糖对体液免疫的影响　体液免疫是由 B 淋巴细胞介导通过分泌抗体而进行的免疫应答。研究表明，许多多糖具有体液免疫调节作用，且多糖类物质对体液免疫的调节作用也具有剂量依赖的双向作用。如鹿茸多糖（PAPS）对免疫低下模型小鼠免疫功能具有明显的改善作用，可使抗体形成细胞数量、溶血素测定值明显回复至正常水平，但有剂量依赖性。绞股蓝多糖较低剂量可明显增加血清溶血素水平，而大剂量反而作用不明显。从六味地黄汤中分离纯化获得的活性多糖，是一种主要由半乳糖醛酸和葡萄糖醛酸组成的酸性多糖，药理实验表明其对环磷酰胺处理的小鼠脾细胞抗体生成反应能力低下具有明显的改善作用，体外应用可直接促进 B 淋巴细胞增殖反应，升高脾细胞中产生抗体 IgG 的细胞数目。枸杞多糖（LBP）的免疫活性的主要靶细胞为 B 淋巴细胞，其对单独培养以及用脂多糖（LPS）、ConA、绵羊红细胞（SRBC）共同培养的小鼠脾细胞的增殖具有明显的促进作用。

补体是血液中一组具有酶原活性的蛋白质系列，它能协同抗体杀死病原微生物或协助、配合吞噬细胞来杀灭病原微生物。许多高等植物的多糖均有调节补体活性作用。补体蛋白上存在的识别位点可以识别多糖的结构。从当归、艾叶、柴胡、甘草、紫根等植物中提取的具有抗补体活性的多糖都是酸性多糖，且具有一定的活性部位。日本学者研究发现，具有抗补体活性的甘草多糖、柴胡多糖、当归多糖的活性部分都具有带中性侧链的鼠李糖半乳糖醛酸分支区，其活性作用部位是中性侧链，当这些活性中心被替代或受到空间阻碍时，其生物活性会受到很大影响。如从当归中获得的主要由 6-半乳糖（Gal）组成的寡糖醇片段有抗补体作用，但以相应标准寡糖代替则不具备生物活性。

11.5.2.3 多糖对单核-巨噬细胞功能的影响　单核-巨噬细胞（Mφ）是体内非常重要的免疫细胞，在抗感染免疫和肿瘤免疫等方面都起着重要的作用。多糖类物质对单核-巨噬细胞的功能也具有重要的影响。如云芝多糖能十分明显地激活网状内皮系统的吞噬功能，对血中 ^{32}P 标记的金黄色葡萄球菌吞噬、廓清能力大为加强。绞股蓝多糖能明显提高小鼠碳粒廓清速率。海带多糖可以明显激活小鼠腹腔 Mφ，增强其细胞溶解作用，而且海带多糖激活的小鼠腹腔 Mφ 在有 LPS 存在的条件下，能够在体外分泌肿瘤坏死因子。LBP 可增强处于不同状态的 Mφ 的功能，灌胃及腹腔注射两种给药方式均可明显增加小鼠腹腔静止 Mφ 的 NO 诱生量和胞内溶菌酶（LSZ）及超氧化物歧化酶（SOD）的活性。一般认为，巨噬细胞被激活时，会产生呼吸爆发，使活性氧自由基生成增多，而使细胞膜的组成成分、RNA、DNA 等物质受到攻占，造成机体损伤。研究发现，灵芝多糖能减少 Mφ 内活性氧自由基的生成，具有清除活性氧自由基的作用，同时还能明显增强小鼠腹腔 Mφ 中蛋白激酶 C（PKC）的活性，使之发生质膜转位，并拮抗 PKC 抑制剂对 Mφ 中 PKC 的抑制。

11.5.2.4 多糖对免疫系统信号转导的影响　细胞信号转导在细胞对外界环境的应答、细胞正常代谢以及增殖、生长、分化、衰老和死亡等过程中有至关重要的作用。高等生物体内的信号转导系统主要包括内分泌激素系统、神经系统和免疫系统。免疫应答是机体免疫细胞对胞外信息的转导，并最终在胞内产生特定效应的一系列复杂信息传递和调控的过程，是免疫系统内各种细胞相互作用的结果。免疫活性细胞之间复杂的相互作用是依靠许多免疫活性分子介导的，其中前列腺素系统、环核苷酸系统和可溶性细胞因子在免疫活性细胞的增殖、分化、分泌和各种功能的表达上占有最重要的地位；而树突状细胞、巨噬细胞等抗原递呈细胞在受到抗原刺激或吞噬抗原后，可产生细胞因子及 NO 等信号分子，通过与效应细胞表面的受体结合而进行细胞间的信息传递；淋巴细胞在受抗原、有丝分裂原或细胞间信号分子等的刺激后，活化细胞膜表面的受体，经 Ca^{2+} 或 cAMP 信号转导途径，引起细胞增殖、分化和功能改变，并分泌淋巴因子。

多糖类物质可通过影响淋巴因子、单核因子分泌及细胞内钙离子、cGMP 和 cAMP 浓度等途径，而对免疫系统内信号转导产生影响。如 LBP 可剂量依赖性地升高小鼠淋巴细胞内 cAMP 和 cGMP 的水平，并可增加 ConA 活化的小鼠脾淋巴细胞膜上的 PKC 活性。银耳多糖在一定剂量范围内可增加脾细胞内游离钙离子的浓度，并与 ConA 有协同作用。牛膝多糖在体外可提高老龄小鼠 T 淋巴细胞的增殖能力和 IL-2 的分泌，在体内能显著提高老龄大鼠 T 淋巴细胞和血清中 TNF-γ 或 TNF-α 及 NO 的产生和 NO 合成酶（NOS）的活性，降低其可溶性 IL-2 受体（sIL-2R）的产生。香菇多糖对小鼠腹腔巨噬细胞 NO 的产生有明显的促进作用，羧甲基茯苓多糖具有诱生 IL-2、TNF、IL-6、INF-γ 的功能。

思 考 题

1. 请叙述蛋白质对细胞免疫力的作用。
2. 维生素 A 对体液免疫的影响是什么？
3. 维生素 E 如何影响细胞免疫？
4. 简述多不饱和脂肪酸影响免疫应答机制。
5. 简述多糖对体液免疫的影响。

第 12 章　乳中的免疫物质及免疫乳制品

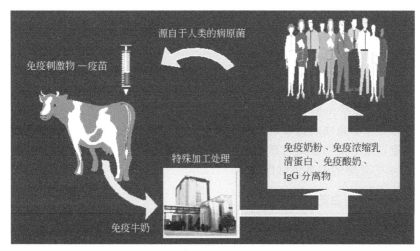

免疫乳及其制品生产过程示意图

12.1　乳中的免疫物质及免疫效应

12.1.1　母源抗体对新生儿的转移

　　早在几千年前，牧人就知道新生仔畜（羔羊、犊牛）要想存活就必须摄食母畜产仔后第一次所分泌的乳汁（即初乳）。19 世纪末（1892 年）Paul Ehrilich 将这一现象解释为初乳作为载体将"Antikorper"由母亲传递给幼仔。Roy 通过研究发现乳汁对幼仔的被动保护作用分为两个阶段，第一阶段为初乳对系统感染的保护作用；第二阶段为常乳在新生儿发育过程中对肠道感染的保护作用。1946 年，Smith 发现初乳的这一保护性物质主要是 IgG；1957年，Lundsford 等人发现人初乳中的主要保护性物质为 $\beta_2 A$（IgA）；之后，Morris（1964年）和 Brambell（1970 年）的研究进一步解释了哺乳动物由母体到幼仔免疫球蛋白的传递。这些研究揭示了对于人和兔，母源 IgG 可以通过胎盘转移到胎儿血液，婴儿出生后血液中IgG 浓度与母体血液 IgG 浓度相同，这些哺乳动物归为一类，即 Group I，即母源抗体通过胎盘转移；对于母源抗体不能通过胎盘转移而是通过乳汁转移的动物，归为 Group III，属于这一类的动物有马、牛、羊、猪；对于母源抗体既通过胎盘转移，又通过乳汁转移的动物，则归为 Group II，属于这类的动物有啮齿类动物、食肉动物。表 12-1 列出了不同种类动物

表 12-1　不同种类动物母源 IgG 对新生儿的转移方式及水平

动物种类	母源 IgG 转移	初乳中 Ig 种类及新生儿肠道吸收
Group I（人、兔）	胎盘	IgA＞IgM＞IgG　（可能）不吸收
Group II（大鼠、小鼠、狗）	胎盘、乳房	IgA＝IgG＞IgM　中等程度选择性吸收
Group III（猪、马、牛、羊）	乳房	猪、马 IgG＞IgA＞IgM　产后 12～48h,大量选择性吸收
		牛、羊 IgG1＞IgM＝IgA　产后 12～48h,大量非选择性吸收

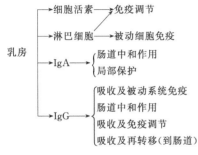

图 12-1 乳房的多重免疫作用

母源 IgG 对新生儿的转移方式及水平。

对于人而言，尽管母源 IgG 可以通过胎盘转移到新生儿体内，但这并不意味着人乳中免疫球蛋白对新生儿不重要。事实上，人乳中的免疫球蛋白对新生儿肠道被动免疫十分重要。乳腺中 IgA 分泌细胞是来自肠道抗原刺激后的 B 淋巴细胞，因而，乳腺分泌的抗体对肠道病原菌具有特异性。淋巴细胞及抗体可以通过被动转移由乳腺转移到新生儿。

对于 Group Ⅲ 的动物（牛、猪），初乳具有双重作用，一是为新生仔畜提供肠道被动免疫，二是在产后 12h 内通过肠道吸收提供血液中的 Ig，特别是 IgG，即提供"系统免疫"，乳房的这一作用类似 Group Ⅰ 动物的胎盘。

对于许多动物被动免疫的比较研究说明了在由母亲到新生儿的免疫转移过程中，IgG 转移母源系统免疫，IgA 转移母源局部免疫，而 IgG 和 IgA 在肠道中都具有中和病原菌的作用。图 12-1 显示了乳房的多重免疫作用。

12.1.2 牛乳免疫球蛋白的种类及含量

牛乳中的免疫球蛋白平均占牛乳总蛋白质的 2%（1%～4%），占乳清蛋白的 12%（8%～19%）。牛初乳中免疫球蛋白含量特别高，为 50～150mg/mL，到常乳中降到 1mg/mL 以下，在泌乳期的最后一个月稍有增高。牛乳中的免疫球蛋白主要为 IgG，在初乳中 IgG 占免疫球蛋白总量的 80%～90%、IgM 约占 7%、IgA 占 5%。根据抗原性和电泳迁移率的不同，IgG 可进一步分为 IgG1 和 IgG2。在牛乳中，IgG1 占 IgG 的 80%～90%，IgG2 占 10%～20%。

牛乳中的 IgG 是系统免疫的产物，主要由脾脏和淋巴结中的 B 淋巴细胞转化发展成浆细胞产生并进入血液，然后通过乳腺组织中的主动转移机制到达牛乳之中，而牛乳中的相对较少的 IgA 和 IgM 则是由乳腺细胞合成后进入乳中。

牛初乳中高浓度的 Ig 主要来自血液的转移，特别是 IgG1。在产犊前几周，IgG 开始进入乳腺，在产犊时或接近产犊时停止进入。研究表明，在产犊前三周，由血液转移到乳腺的 IgG1 约为 500g/周，这一转移是在生殖激素调控下进行的。牛初乳、常乳及血清中 Ig 种类及含量见表 12-2。

表 12-2 牛初乳、常乳及血清中 Ig 种类及含量

Ig 种类	血清（$n=544$）		初乳乳清（$n=285$）		常乳乳清（$n=191$）	
	含量 /mg·mL^{-1}	占总 Ig 的比例 /%	含量 /mg·mL^{-1}	占总 Ig 的比例 /%	含量 /mg·mL^{-1}	占总 Ig 的比例 /%
IgM	3.05 (0.6～4.3)	11.4	6.8 (3.2～12.1)	11.1	0.086 (0.037～0.15)	10.7
IgA	0.37 (0.06～1.0)	1.3	5.4 (1.8～14.5)	8.7	0.081 (0.05～0.11)	10.1
IgG1	11.2 (6.0～11.5)	41.7	46.4 (30.0～75.0)	75.4	0.58 (0.33～1.2)	72.3
IgG2a	9.2 (5.0～13.5)	34.3	2.9 (1.9～4.0)	4.7	0.055 (0.037～0.06)	—
IgG2b(IgG3?)	<3.0	11.2	?	—	?	—
IgE	?	—	?	—	?	—

注：? 表示还没有确定或可能是。

牛血清中 IgG 浓度变化很大，主要取决于牛的年龄和免疫状况，在公牛的血清中，IgG 可达 $50\sim60mg/mL$，而 $4\sim6$ 月龄的小牛血清中 IgG 小于 $10mg/mL$，相对而言，IgM 和 IgA 的变化较小。反刍动物的系统免疫可以提高血液中 IgG1 的水平，通过大量的选择性转移，IgG1 可以进入初乳之中。

初乳中 IgG 浓度较高，但随泌乳的进行其浓度迅速下降，内蒙古农业大学张和平等人于 1999 年对 10 头中国北方黑白花乳牛产后初乳中 IgG 含量进行了测定，结果见表 12-3。

表 12-3　中国北方黑白花乳牛产后 7d 内乳中 IgG 含量的变化 $(n=10)$　$mg\cdot mL^{-1}$

产犊后时间	0	12h	24h	36h	48h	60h	72h	5d	7d
IgG 含量	67.23± 10.65	33.30± 8.24	10.15± 4.85	4.66± 2.09	3.10± 1.81	2.75± 1.73	1.95± 1.07	0.86± 0.29	0.73± 0.19

日本学者 Ishikawa 等（1991 年）对 Holstein 牛研究表明，在产后 2h 内，初乳中总蛋白为 16.8%，IgG1 为 $47mg/mL$，到 $10\sim12h$，二者分别降到 13.5% 和 $28mg/mL$。该研究还对 8 头日本黑牛产后 120h 内初乳中免疫球蛋白的变化进行了测定，结果见表 12-4。

表 12-4　日本黑牛产后初乳中总蛋白及 Ig 含量的变化 $(n=8)$

种　类	产　犊　后　时　间				
	$0\sim2h$	$10\sim12h$	$23\sim27h$	$71\sim75h$	$119\sim126h$
总蛋白/%	18.1±1.60	5.71±1.10	4.24±0.10	4.24±0.45	4.30±0.24
IgG1/mg·mL^{-1}	123±24.0	17.0±11.5	3.75±2.06	1.48±0.85	1.27±1.01
IgG2/mg·mL^{-1}	3.36±2.33	0.28±0.17	0.09±0.05	0.06±0.04	0.02±0.02
IgA/mg·mL^{-1}	4.15±0.64	0.36±0.34	0.04±0.03	0.08±0.04	0.02±0.03

Levieux 等（1999 年）对 60 头牛的乳样进行了测定，产后第一次分泌的初乳中，IgG 为 $15.3\sim176.2mg/mL$，平均为 $(59.8\pm28.5)mg/mL$，在头两天内，每次挤乳，IgG 浓度下降 50% 左右。初乳中 IgG 浓度除受品种、营养状况等因素影响外，还受乳牛的胎次影响，第一胎的初乳量及 IgG 浓度和总产量远低于第二胎以后的牛 $(P<0.001$，见表 12-5)。

表 12-5　不同胎次牛产后第一次泌乳初乳量及 IgG 浓度 $(n=60)$

胎　次	样　品　数	初乳量/kg	IgG 浓度/mg·mL^{-1}	IgG 总产量/g
1	26	3.32±2.55	49.3±18.1	167±127
2~4	26	8.10±5.39	64.8±27.8	448±269
≥5	8	6.74±4.00	85.7±52.4	445±171

牛乳中的 IgG 主要存在于乳清中，相反，大量的 IgA 和 IgM 与乳脂存在于一起，或许以某种形式与脂肪球膜结合在一起，这一结合具有何种生物学意义有待进一步研究。

12.1.3　牛乳中免疫球蛋白的生化特性

牛乳中的免疫球蛋白与其他哺乳动物免疫球蛋白具有同源性。通过免疫沉淀测定，牛 IgG 与其他哺乳动物 IgG 同源性的百分比为：牛 100%、绵羊 76%、山羊 75%、马 30%、鼠 28%、猪 25%、人 16%。这些物种免疫球蛋白的理化特性没有基本性的差异。种间的同源性主要限定在牛 IgG 的 Fab 片段，牛的 IgG 与小鼠的 Fc 受体不结合，而小鼠的 Fc 受体可识别大鼠、兔及人的 IgG。IgG 的亚类是在哺乳动物主要家系分化后进化的。交叉反应表明 μ 链和 L 链决定簇较 IgG 和 IgA 的 H 链在进化过程中更加稳定，相对而言，IgG1 较 IgG2 在进化过程中保留的更多。

牛 IgG 具有亚基特异性决定簇（subclass-specific determinant），这是反刍动物 IgG 的一个特点。牛 IgG 这一显著性的特点可能是由于如下两点原因造成的：①牛 IgG1 和 IgG2 的平均电荷差异很大；②抗原差异比较大。从这些差异可以推断不同 IgG 亚类结构有很大区别。对于任何特定的抗原而言，牛的 IgG 的同种型（isotype）抗体的平均等电点差异很大。由于牛 IgG 抗体的电荷受抗原电荷及本质的影响。牛 IgG1 平均等电点为 6.5，IgG2 为 7.7。牛 IgA、SIgA 和 IgM 的等电点与 IgG1 的平均等电点非常接近。分泌成分（SC）的带电情况受碳水化合物组成的影响较大。

所有哺乳动物的 IgG 都能与 A 蛋白（protein A）在一定程度上结合，其中反刍动物 IgG 结合最差。牛 IgG 可与其他细菌的受体结合，特别是 C 簇链球菌和 G 簇链球菌。

在一定条件下，IgG1 可发生缔合或聚集（aggregation），这一现象与浓度有关。除去 Fc 片段后可阻止 IgG1 的自我缔合。在低 pH 值下（接近 pI），一些 IgG1 的二聚体（dimer）是以共价方式连接的。牛血清中的 IgA 主要以二聚体形式（dIgA）存在，从外分泌液中分离出的 IgA 主要以 SIgA 形式存在，沉降速率为 11s，分子质量为 420~550kDa，有时在外分泌液中也发现有 SIgA 的聚合体。游离的 SC 可与 dIgA、IgM 形成复合物。牛的 SC 也具有异质性，这主要是由于蛋白质水解、糖化或不相关的结合到 IgA 上的配体造成的。牛 SIgA 和 IgM 较 IgG 含有较高比例的碳水化合物。牛 Ig 的一些生化特性见表 12-6。

表 12-6 牛乳免疫蛋白的生化特性

特 性	IgG1	IgG2	IgA	IgM	IgE	FSC
重链特异性同种型	γ_1	γ_2	α	μ	ε	—
相对电泳迁移率	β_2	γ	β_2	β_2	—	β_2
沉降系数（S_{20},w）	6.5~7.2	6.5~7.2	10.8~11.0	19.2~19.7	—	4.0,4.9,4.1
碳水化合物含量/%	3.1,2.8	3.0,2.6	6~10	10~12	—	5,9
半胱氨酸残基(每100残基)	2.85~3.25	2.46~2.65				
总—SH				43.6mol/mol		
游离—SH				0.9mol/mol		
—S—S—键				21mol/mol		
分子质量/kDa	161~163	150~154	385~430	1030		70~96
H-链分子质量/kDa	56~59	54~59	61,63	75~76		
L-链分子质量/kDa	22.5,26	22.5,24	22.5,24	22.5		

注：不同的数值表示是不同的研究结果。

12.1.4 免疫球蛋白的作用

12.1.4.1 补体激活作用 牛的 IgG 和 IgM 可以通过经典途径激活补体，对于补体的激活，一分子 IgM 相当于 10~20 个 IgG 抗体，这就是说少量的 IgM 就具有较高的杀菌活性，这可能与 IgM 的簇团化作用有关。

Carroll 等和 Brock 等研究表明，牛血清及牛乳对乳房炎病原菌的杀菌活性与 IgM 有关，Trainin 等研究认为，初乳中对 *E.coli* K99 的抗体 50% 以上为 IgM。Logan 等的研究表明，利用富含 IgM 的血清对小牛进行被动免疫以防止败血症，其作用几乎相当于初乳。IgA 通常不能通过补体途径激活补体，与补体和溶菌酶一起，IgA 可以参与溶菌作用（bacteriolysis）。

12.1.4.2 调理素活性（opsonic activity） 在免疫系统中，抗体除激活补体系统外，巨噬细胞和嗜中性粒细胞在特异性抗体的"武装下"，对机体的保护起着重要的作用。

巨噬细胞具有一些抗体的 Fc 受体。在反刍动物中，IgG2 对 PMN 有嗜细胞性（cytophilic)。当 PMN 携带对 *S.aureus* 具有特异性的 IgG2 抗体后，它们可以吞噬这些细菌，即调理素作用（opsonization）。对于 PMNs 的抗体依赖性细胞毒素作用（ADCC），IgG2 是 IgG1 的 100 倍。巨噬细胞上也具有 IgG1 和 IgG2 受体，当载以特异性抗体之后，也具有吞噬作用。在促进 ADCC 的作用上，IgA 与 IgG 具有协同作用，IgA 可以提高 IgG 细胞调节的细胞毒素作用，同时可以增加与肠道有关的淋巴组织中淋巴细胞的细胞毒素作用。IgM 对新生犊牛也具有调理作用。

12.1.4.3 中和作用 与 IgM 相似，IgA 也具有良好的凝集活性，只不过含有 IgM 的凝集物可以有效地刺激补体的吞噬作用，而含有 IgA 的凝集物只有通过替代途径来实现这一作用。事实上，IgA 的主要作用是通过对病原菌的凝集，防止其在黏膜上皮上的黏附与定植，这一机理对于新生儿肠道 IgA 的被动免疫作用十分重要。由于 SIgA 可以耐受蛋白酶的水解，因而在黏膜分泌液中能够很好地保持其活性。

12.1.5 人乳中的免疫球蛋白

人乳中免疫球蛋白约占总蛋白的 10% 左右。人乳中的 Ig 主要为 IgA，IgG 和 IgM 相对较少。在人的初乳、过渡乳、常乳中，每克蛋白质中 IgA 含量分别为 170mg、100mg、40mg，IgG 分别为 7mg、4mg、2mg，IgM 分别为 8mg、4mg、2mg。表 12-7 为人乳及牛乳中免疫球蛋白种类及含量比较。

表 12-7 人乳及牛乳中免疫球蛋白种类及含量比较

物　种	Ig　种　类	含　量/mg·mL^{-1}	
		初　乳	常　乳
人	IgG	0.43	0.04
	IgA	17.35	1.00
	IgM	1.59	0.10
牛	IgG1	47.6	0.59
	IgG2	2.9	0.02
	IgA	3.9	0.14
	IgM	4.2	0.05

人乳中的免疫球蛋白主要为分泌型的 IgA（SIgA），SIgA 并非来自血液的转移，而是由乳腺合成。SIgA 可以阻止病原菌在肠道上皮细胞的黏附，同时由于其结构上的特殊性，SIgA 可以抵抗蛋白酶的水解。人乳中的其他免疫球蛋白主要是通过激活补体系统或促进吞噬作用来实现其免疫保护作用。

人乳中 SIgA 的主要作用是抵抗外来抗原（病原微生物）的侵袭。在母乳喂养的婴儿粪便中发现存在有大量的 SIgA，这说明 SIgA 在一定程度上可以抵抗肠道中蛋白酶的分解作用，这也是 SIgA 为新生儿提供保护作用的前提。当婴儿摄食母乳后，SIgA 在肠道中可通过与肠道中病原微生物的特异结合而防止其在肠道黏膜上皮细胞上的吸附，从而防止婴儿肠道被细菌毒素和毒素因子所感染。SIgA 抗体也能防止食物抗原对胃肠道在吸收食物以后发生的系统过敏性作用。SIgA 可以与人乳中的其他抗菌因子如乳铁蛋白及溶菌酶协同作用。此外，SIgA 也具有增加新生儿唾液中乳过氧化物酶活性的功能。在母乳喂养的婴儿粪便中已发现的抗体有志贺杆菌（*Shigella*）抗体、克雷伊菌（*Klebsiella*）抗体、沙门菌（*Salmonella*）抗体、风疹（*Rubella*）抗体、大肠埃希杆菌抗体、霍乱弧菌（*Vibriochol-erae*）抗体及轮状病毒（rotavirus）的抗体等。这些抗体对保证婴儿健康成长起着重要的作用。

许多年以前，人们一直不知道乳中是如何具有抗肠道和呼吸道病原微生物抗体的。直到后来发现了 IgA 分泌细胞的肠-乳房转移通道（entero-mamaric migration pathway）才揭开了这一秘密。人们发现，在小肠的派伊尔淋巴集结（Peyer's patches）以及 Brochi 的黏膜固有层中存在 IgA 分泌细胞的前体。抗原在母体肠黏膜上被识别，Peyer's patches 的淋巴细胞被肠道抗原致敏，这些淋巴细胞先运行到局部淋巴结，最后这些细胞转移到腔静脉（venaecava）和血液循环中。在产乳激素（lactogenic hormones）的作用下，这些特殊的淋巴细胞到达乳腺组织，在这里分化成能够产生直接抵抗肠道抗原的 SIgA 抗体的浆细胞（plasma cell）。通过这一机理，乳中可以产生与母体环境中抗原特异性结合的抗体，然后通过哺乳转移给婴儿，使婴儿机体获得被动免疫功能。

在肠道中，连接两个 IgA 的 SC 可使 IgA 免受蛋白分解酶的作用。SIgA 可凝集抗原并中和病毒与细胞产生的毒素，通过结合病原微生物的纤毛，防止其在肠黏膜上皮细胞上的附着。对于新生儿来说，这一肠道-分泌腺关系特别重要。母亲中特异性 IgA 抗体可为新生儿提供被动免疫，使其免受母体和自己肠道环境中存在的病原微生物的侵袭，直到主动免疫系统发育完全为止。

12.1.6 牛初乳中的其他生物活性物质

在牛初乳中除含有高含量的乳抗体之外，还含有其他生物活性成分。现将目前已知的活性成分介绍如下。

12.1.6.1 免疫因子（immune factor）

（1）免疫球蛋白（immunoglobulins） Ig 包括 IgG、IgM、IgA，其主要生理功能是抗肠道病原菌感染。

（2）脯氨酸富含多肽（proline rich polypeptide，PRP） PRP 为一具有双向免疫调节的多肽，当机体免疫功能低下时，PRP 具有增强免疫功能的作用；当免疫系统反应过高时，如过敏反应、自体免疫疾病，PRP 具有抑制免疫功能的作用。

（3）细胞活素（cytokines） 如白细胞介素-1、白细胞介素-6、白细胞介素-10、肿瘤坏死因子及干扰素。

12.1.6.2 抗菌因子（anti-bacterial factor）

（1）乳铁蛋白（lactoferrin，LF） LF 除具有抗菌、预防感染作用外，还具有免疫调节、抑制肿瘤、清除体内自由基等多种生理功能。

（2）溶菌酶（lysozyme） 具有抗菌、免疫调节作用，与 IgG 具有协同作用。

（3）乳过氧化物酶及黄嘌呤氧化酶抗菌体系（lactoperoxidase and xanthine oxidase antibacterial system） 具有抑菌、抗菌作用。

（4）α_2-糖蛋白（α_2-glycoprotein）、AP 糖蛋白（AP glycoprotein）及糖结合体（glycoconjugate） 这些物质可以结合病原菌，防止病原菌在肠黏膜上的黏附。

12.1.6.3 生长因子（growth factors） 包括类胰岛素生长因子（IGF，浓度较高）、转移生长因子 A 和 B（TGF A and TGF B）、表皮生长因子（EGF）、成纤维细胞生长因子（FGF）、催乳激素（prolactin）、促性腺激素释放激素及关联肽（GnRH and GAP）、胰岛素（insulin）等。现代医学研究表明，初乳中的生长因子具有如下生理功能。

① 促进生长，有助于老化和受伤肌肉、皮肤胶原蛋白、骨骼、关节及神经组织的再生和修复。

② 促进机体脂肪的分解代谢，有助于肌肉的生长。

③ 调节、平衡血糖。

④ 有助于调节大脑中"感觉良好"的化学物质如复合胺和多巴胺（serotonin and dopamine），使情绪愉快。

除上述成分外，牛初乳中还具有其他许多生理活性物质，如 α_2-巨球蛋白（α_2-macroglobulin）、β_2-巨球蛋白（β_2-macroglobulin）、补体（complement）C3 和 C4、血清类黏蛋白（orosomucoid）等。

初乳制品的生产一般采用如下工艺：初乳（IgG 含量大于 20g/L）→离心脱脂（脂肪含量低于 0.05％）→脱酪蛋白（采用酸沉淀或酶法凝乳沉淀）→初乳乳清→杀菌→浓缩→冷冻干燥（或喷雾干燥）→IgG 基粉。以 IgG 基粉作为主要原料，加以其他辅料，可压片或制成胶囊。

目前，国外开发生产的牛初乳制品有新西兰生产的新赐康高免牛初乳（Neutrien hyperim bovine colostrums）产品，有粉剂和片剂，粉剂中 IgG 含量为 0.5g/100g，片剂中 IgG 含量为 4.16g/100g。除此之外，生产牛初乳制品的还有 GalaGen Inc.、Symbiotics Colostrum Company、Immune-Tree Inc. 等公司。

12.2　免疫乳

12.2.1　免疫乳的概念及作用机制

哺乳动物乳汁是机体免疫协调作用的分泌物之一。免疫乳（immune milk）是指给哺乳动物（主要指牛、山羊）接种一些外来抗原，刺激机体产生免疫应答并分泌特异性抗体（antibody，或称为免疫球蛋白，immunoglobulin）进入乳中，这种乳称为免疫乳。抗原（antigen）是指存在于环境中能够刺激机体免疫系统产生相应抗体的一些因子的总称。机体经抗原刺激所产生的抗体能够中和或消除相应的抗原。动物与环境中存在的抗原（各种细菌、病毒等）经自然接触或通过接种疫苗（vaccine）都可产生免疫应答。接种（vaccination）以及与抗原的自然接触都可刺激机体产生抗体。但是，在一些情况下，机体不发生免疫应答，这种现象称为免疫耐受性（immune tolerance）。这一现象的发生是由于机体对抗原的敏感性长期被抑制之故。在高度免疫（hyperimmunization）过程中，机体的免疫系统被刺激发生应答，持续不断地产生高浓度的特异性抗体，这就是免疫乳生产的基本原理。

母亲所分泌的乳汁，不仅为其幼儿提供了生长必需的营养物质，同时，其重要的生理功能还表现在将其免疫保护物质传给了幼儿。许多证据表明，一种动物的乳汁不仅可为其自身的幼儿提供免疫保护，而且还可用于为其他不同种的动物提供免疫保护作用。这种不同动物种间免疫协调的跨越是免疫牛乳为人和其动物所利用的基础。当饮用免疫乳时，其中的抗体及其他免疫物质就可提供被动免疫保护（passive immune protection）。利用不同的抗原或抗原组合来免疫哺乳动物，可生产许多不同的免疫乳。例如，给牛接种不同种类的细菌抗原或病毒抗原，可得到不同的免疫牛乳。乳中的抗体取决于抗原，也就是说，每一种抗原都可以刺激机体产生其相应的特异性抗体。由抗原刺激机体发生免疫应答所产生的抗体，可与抗原发生特异性的相互作用而将其中和。因此，人们可以利用能够引起人体疾病的特定抗原或微生物给牛接种使其发生免疫应答，然后将牛乳收集加工，保留乳中抗体的免疫活性，将这种免疫乳制品或乳抗体浓缩物（milk antibody concentrate）给人食用以预防一些疾病的发生。按照这一方法以及抗体与抗原间的特异性反应，每一种疾病可以有一种相对应的免疫乳抗体。此外，免疫系统可同时对许多不同类型的抗原发生应答，因而可给动物同时接种许多不同的抗原，即多价接种（polyvalent vaccination），这样在乳中可同时得到许多不同的抗体，这样可以用来同时预防许多不同病原菌的感染。利用广谱多价疫苗给哺乳动物接种可模拟动物在环境中所发生的自然免疫。所用的抗原数目越多,乳牛分泌的免疫乳所具有的保护人体抵抗一系列疾病的可能性越大。

除抗体之外,免疫乳中还含有许多具有生物学功能的非抗体组分(nonantibody component),亦称为免疫调节物(immune modulator)。免疫乳对疾病的首要作用是预防而不是治疗,可以通过强化机体对一些病原微生物的抵抗来预防疾病。但目前事实上,免疫乳主要的应用是向治疗方面发展。

根据免疫应答的特异性,针对不同的疾病选用引起该疾病的直接或间接的原因菌(或病毒)作为抗原对牛进行免疫可得到含有特异性抗体的免疫乳,给人饮用可起到预防或治疗的目的。免疫乳的这一功能是基于如下的理论。

① 人体肠道局部免疫,即 IgA 的产生对控制肠道中病原微生物起着重要的作用。肠道免疫学表明,肠道中存在局部免疫机制。肠道的免疫系统在被肠道中抗原(细菌)刺激肠黏膜后可产生特异性的免疫球蛋白——SIgA 以控制肠道中病原菌感染、定植以及增殖,对机体的健康具有重要的作用。自然条件下,IgA 调节肠道中病原菌感染、增殖。若肠道局部免疫系统失调的话,肠道中有害菌就能够增殖。肠道中致病菌的增殖会最终导致疾病的发生(如腹泻),但有时这些疾病并不一定限定在胃肠道,例如,患有类风湿关节炎(rheumatoid arthritis)的病人,其肠道分泌的主要抗体物质——IgA 的水平低于正常水平。已知许多情况下肠道发炎与关节炎或其他骨、关节病的产生有关,包括关节强硬性脊椎炎(ankylosing spondylitis),例如:当患有耶尔森结肠炎(yersinia enterocolitica),一些病人会发展成急性外围关节炎(acut peripheral arthritis)。这些病原菌可穿过肠道屏障进入血液而产生作用从而引起疾病,有时甚至无需进入血液。当肠道发生病理性多脂(或肥胖)(morbid obesity)时,在那里细菌异常增殖,形成循环蛋白(circulating protein),当冷却时,这些循环蛋白从血液中沉淀出来。这些冷沉淀蛋白(cryoprotein)是由许多免疫物质组成,包括 IgA、IgG、IgM、补体蛋白(complement protein)C3、补体蛋白 C4 和补体蛋白 C5 以及抗 $E. coli$ 和 $B. fragilis$ 的 IgG 抗体。这种情况也会发展成外围关节炎。已知在某些情况下,如口服大量抗生素(antibiotic)、饮酒等也会影响肠道中大分子物质的吸收。此外,尽管细菌在肠道中的数目超过一阈值时才可能会通过肠屏障,但是一些病原菌无论在肠道中浓度如何,亦能穿过小肠上皮组织。由此可见,肠道黏膜局部免疫系统分泌的抗体对于维持人的健康十分重要。当人处于疾病状态或其他情况下,有时很容易造成一局部免疫系统的失调。免疫乳中特异性的抗体进入肠道后,可以弥补这一局部免疫系统的不足,抑制肠道病原菌增殖,调节肠道菌群平衡,对一些疾病具有预防和治疗作用。

② 对牛进行选择性免疫可获得具有特异性抗体的免疫乳。不同的免疫方法会导致不同免疫球蛋白产生占优势。对牛进行局部免疫(乳房间接种)所产的乳中 IgA 占优势,而系统免疫(如肌肉接种)有利于乳中 IgG 的产生,但由于 IgG 是牛乳中的主要的免疫球蛋白,因此采用系统免疫方法可得到具有高滴度抗体的免疫乳。尽管乳中的 IgG 不同于肠道局部免疫产生的 IgA,但特异性的免疫可得到具有特异的抗体,特异性的 IgG 同样具有肠道 IgA 的功能。

③ 给人用免疫乳进行被动免疫,小肠无需吸收抗体就可起到作用,乳中的免疫球蛋白到达肠道后仍具有活性就可特异性中和和清除肠道中的致病菌,从而起到预防和治疗疾病的作用。事实上,以乳作为免疫球蛋白载体通过胃肠道时,由于乳中的其他成分,特别是蛋白质可以"缓冲"或"淹没"其中的蛋白酶,从而乳中的抗体免受其作用而部分保持其生物活性。

尽管现在还不十分清楚,但可以肯定免疫乳中除抗体外还有许多非抗体组分(如抗炎症因子、抗高血压因子)，这些非抗体组分在预防和治疗一些疾病中起着十分重要的作用。

12.2.2 免疫乳的发展史

根据不同时期对免疫的认识和免疫乳的研究进展可将免疫乳发展划分为 3 个时代。

12.2.2.1 Ehrlich 时代（1892~1950） 1892 年，德国科学家、免疫学之父 Paul Ehrlich 通过对小白鼠的试验，发表了关于母鼠通过其乳汁的被动免疫可使其幼仔获得对疾病的抵抗力的报告。他认为对于人亦如此，并首次使用"免疫乳"这一术语来描述经特定免疫的哺乳动物的乳汁。在其后的几十年里，许多研究者都致力于乳中"保护因子"特性的研究，发现了 γ-球蛋白是血液和乳中具有活性的免疫因子。进一步研究发现，不同的哺乳动物，其乳汁为新生儿提供被动免疫的重要性不同。1912 年，反刍动物初乳对新生儿存活的重要性得到认可。但对于其他动物，包括人，认为母乳抗体对新生儿存活也许并不是必不可少的，这主要是由于后来发现了一些动物在妊娠期间可以通过胎盘将母源抗体传给婴儿，使其在出生后的一段时间内具有一系列母源抗体；而具有多层胎盘细胞的动物（如马、牛、羊），在妊娠期间不具备这一功能，因而新生儿出生后的几天里对病原菌的抵抗要依赖于初乳提供的免疫性。

1916 年，在给牛乳房的淋巴间隙接种流产布氏杆菌（*Brucella abortus*）时，接种后 24h 在乳中发现了布氏杆菌抗体。这一结果使得人们认为局部免疫可使抗体在局部产生。后来发现局部免疫所产生的免疫应答与相同抗原刺激所产生的系统免疫应答不同，这一结果导致了免疫系统分泌物的发现。1916 年，发表了结核病（tuberculosis）患者服用免疫乳进行治疗的报告。事实上，这一研究是根据 Von Behring 早先提出的建议进行的。早在 1906 年，Behring 提出了给婴儿饮用免疫乳可预防结核病的发生。同期，同一研究者报道了给患有淋巴结核的婴儿服用添加免疫血清（immune serum）的山羊乳获得痊愈的结果。在这一时期，利用免疫动物的血清，而不是乳汁，进行被动免疫（不经口服）来治疗人的疾病被得到了广泛的接受和应用，这主要是由于人们认为血清中产生的抗体浓度要高于乳中抗体的浓度。此外，口服抗体能否被肠道完整的吸收这一疑虑也可能是一个原因。再者，当时所发表的关于母乳抗体保护婴儿的重要性的结论也不一致。

12.2.2.2 Petersen 时代（1950~1958） 1950 年，明尼苏达大学著名的乳品科学家 Petersen 博士及其同事重新提出了免疫乳及其意义。Petersen 指出位于牛乳房结缔组织乳腺小泡的三角区（septa）含有抗体产生细胞。当用灭活的细菌经乳头通道注射进去后，会在乳中发现有特异性的抗体。其他的研究者也发现在给山羊乳头通道注射 B 族病原链球菌会产生局部抗体应答。这些结果支持了早先研究的结论。1950 年，通过给牛进行系统免疫，在乳中发现了破伤风抗体（antibody to tetanus），尽管乳中抗体的浓度要显著低于血清中的浓度。1952 年，在给山羊的乳头通道用乳房炎致病菌活体进行免疫后，乳中产生了具有保护性的抗体。研究表明，局部免疫应答产生的抗体与系统免疫应答不同。20 世纪 50 年代关于母乳喂养的婴儿呼吸道感染发病率较低这一结果使得人乳抗体在对婴儿疾病的预防中的作用得到了重视。1955 年，Petersen 等人重新提出了利用免疫乳来控制人体疾病这一设想，并于 1968 年，获得了美国专利。这一研究使 Petersen 和他的同事创造了"通过乳头免疫"（diathelic immunization）这一术语。这一事实为人们所接受，但这一术语后来未被采用。Petersen 研究工作的一个突出的特点是认为对于乳抗体的产生，通过乳头通道的局部免疫要优于系统免疫，这也是他的发现和他的观点。Petersen 关于免疫乳的重新提出大大地促进了世界上其他研究室的研究工作。许多研究者都积极响应 Petersen 及其同事研究所得出的两个结论：①通过免疫作用机体分泌进入乳中的特异性抗体使免疫乳对人体具有保护作用；②这些抗体经肠道以完整形式吸收的量足以发挥其功能。他们假设抗体的吸收是由于大量的具有高浓度抗体的乳进入胃肠道使蛋白分解酶被"淹没"，因而抗体分子可被完整的吸收，且假设肠道具有吸收这些抗体分子的功能。

Petersen 及其同事认为对乳腺进行局部免疫为免疫乳的开发提供了一个可行的途径，他们相信局部免疫是提高乳中抗体滴度的有效方法。事实上他们的研究发现局部免疫产生的抗体滴度要高于经皮下或肌肉免疫所产生抗体的滴度。然而，其他一些研究者发现系统免疫至少与局部免疫效果相同。Petersen 研究所用的乳大多数为泌乳 10 天之内的乳，之后，乳中抗体含量几乎完全消失，这将影响通过乳房间的免疫抗体产生的效率，因而现实意义不大。在这一时期，其他研究者利用通过局部免疫产生的免疫乳进行了试验性的治疗，但大多数情况下是将乳抗体进行注射而非口服。许多研究者不赞同 Petersen 提出的关于经胃肠道进行被动免疫来预防和治疗疾病的理论。Petersen 利用免疫乳针对类风湿关节炎和过敏症进行了大量的研究工作。他认为免疫乳中的抗体可以中和血液中引起关节炎的抗原，从而防止了抗体复合物 (antibody complexes) 的形成，这些复合物往往在类风湿关节炎患者的关节部位沉淀。他先用 4 种 Lancefield A 族链球菌组成的混合抗原进行乳房间被动免疫得到的免疫牛乳对类风湿关节炎患者进行治疗，经饮用几天到 3 个月后，80％的病例反应良好，有一定的疗效，但对骨节炎 (osteoarthritis) 患者无效。Petersen 利用特异性过敏原 (specific allergen) 进行免疫所得的免疫乳对患有枯草热 (hay fever) 的病人进行临床试验，结果"过敏反应得到了很大改善"，且成功地"解决"了其他过敏反应，包括食物过敏。后来针对类风湿关节炎进行临床试验所用的免疫乳是用一株溶血性链球菌 (*Streptococcus hemolyticus*) 和葡萄球菌属中的两种菌作为抗原对牛进行局部免疫所获得的。在母牛产犊前的一个月开始注射，以后每隔一周加强一次，产犊后 20 天以内的乳用试验，病人每天两次空腹饮用 1 品脱 (约合 0.568L) 奶，结果 56.8％的患者 (共 194 人) 病情得到缓解，36.2％没有改善，7％病情加重，有少数病例出现了便秘、牛乳不耐症等副作用。其中 6/11 的骨节炎患者饮用免疫乳后病情得到改善，这与上次试验的结果不同，这可能是由于两次所用制备免疫乳的抗原组成不同之故。

12.2.2.3 Stolle 时代 (1958～现在) 1958 年，美国人 Ralph Stolle 对免疫乳发生了兴趣，在他的 MarGale 牧场开始了免疫乳的研究，并于 1960 年 1 月成立了美国免疫乳公司 (Immune Milk Company of America)，至此，免疫乳的研究进入了 Stolle 时代。

起始时，Stolle 被 Petersen 的免疫乳概念所吸引，但仔细对 Petersen 技术路线研究之后，Stolle 认为通过乳头通道对牛进行局部免疫这种方法是不合理的，免疫过程中抗原会污染牛乳，而且由于乳房的发炎会影响乳房的健康和泌乳效率，同时，如进行大规模的商业化生产免疫乳，这种免疫方法还会带来许多其他的问题。因此，Stolle 研究计划的首要课题是发明另一种免疫方法，并且看这种方法所得到的免疫乳是否和 Petersen 方法所得的免疫乳具有同样的效果。在 1961～1962 年，Stolle 通过肌肉间注射的方法对牛进行免疫，生产冷冻免疫乳。在 Stolle 实验室工作的科学家研制出了适宜的疫苗和免疫方法。将收集到的免疫鲜乳进行冷冻，并给患有关节炎的病人饮用看是否有效。结果表明，Stolle 免疫乳的功能至少是与 Petersen 免疫乳相同的。此后 Stolle 在很短的时间内就发明了一种不破坏免疫乳中抗体活性的喷雾干燥方法，接着展开调查，看 Stolle 免疫乳粉是否与冷冻免疫乳具有相同的效果。Stolle 公司为志愿饮用者提供 Stolle 脱脂免疫乳粉 (Stolle powdered skim immune milk)，这一健康调查一直持续了 28 年。Stolle 免疫乳制品 (称为 S_{100}) 的疫苗配方多年来一直未变，这一免疫乳是通过由许多细菌作为抗原对牛进行免疫而得到的。多年来，Stolle 一直把 S_{100} 疫苗的配方作为商业秘密不公开，但到后来，Stolle 就此申请了专利 (US Patent, 1988, 预防和治疗关节炎的方法，NO.4, 723, 757)。

许多年来，Stolle 实验室的科学家对疫苗和免疫方法作了许多改进，并建立了一整套产品质量控制方法。随着免疫学的迅速发展，免疫学上每一个新的发现都会为免疫乳的开发创造一个新的机会。尽管 Stolle 免疫乳的调查结果令人振奋，但 Stolle 并不愿意急于将免疫乳上市。事实上，早在 1961 年在进行了一系列安全性试验之后，美国俄亥俄（Ohio）州就同意 Stolle 在本州销售其免疫乳制品。Stolle 及其顾问深知，第一是技术上需进一步改进，以确保 Stolle 的业务地位；第二，也是重要的一点，Stolle 免疫乳是超时代的产品，当时医学界和医药管理机构还未准备好接受具有医疗作用的食物这一概念。他们于是决定继续深入和开发，推迟产品上市，直到市场能够接受医疗食物（medical food）这一概念。功能性食品（functional food），即具有一定医疗作用的食品是在 20 世纪 80 年代露面的。这时已弄清了膳食纤维与结肠癌、钠与心脏病、食物胆固醇与冠状动脉疾病间的关系。食品的标签说明开始强调低胆固醇、低钠以及膳食纤维对结肠癌的预防作用。到了 1987 年，功能性食品发展趋势良好，医学界和医药管理机构对功能食品的态度也开始改变。事实上在 1985 年，经过一系列的试验之后，美国 Ohio 州的农业健康部门以及美国 FDA 一致认为 S_{100} 对人来说是安全的，允许按普通 A 级乳粉出售。自功能性食品得到认可以后，许多公司都开始进行免疫乳的开发和研究，其中包括美国几家大的乳业公司和婴儿食品公司。但是从 1961～1970 年，免疫乳的开发和试验除 Stolle 实验室之外几乎没有人进行，或很少进行。

自 1988 年，Stolle 研究与开发公司（Stolle Research and Development Corporation）的 Stolle 乳生物制品部（Stolle Milk Biologic Division）与新西兰乳品局（New Zealand Dairy Board）合作共同在世界范围内开发、制造和销售乳生物制品，成为世界上这类产品的主要供给者，至 1989 年，已对几千头牛进行了免疫，并开始销售免疫乳制品。合作后的公司称为斯托尔国际乳生物制品公司（Stolle Milk Biologics International，SMBI）。生产的制品有免疫全脂乳粉、免疫脱脂乳粉等 S_{100} 系列免疫乳制品。除与新西兰乳品局合作之外，SMBI 与世界上许多地方建立了合作研究关系，从 20 世纪 60 年代起到现在，Stolle 实验室对免疫乳的生产技术和疗效及安全性进行了大量的研究工作。

12. 2. 3 免疫乳中特异性乳抗体的作用

12. 2. 3. 1 抗轮状病毒乳抗体及其应用 轮状病毒（Rotavirus）感染是婴幼儿常见的腹泻病因之一。事实上，它是导致婴儿和 2 周岁内儿童严重腹泻和死亡的一个最重要的原因。因而对轮状病毒感染的预防和治疗一直是医学界研究的课题之一。

母乳哺育的婴儿其轮状病毒感染的概率要低于人工喂养儿，这可能与人乳中含有抗轮状病毒抗体有关。母乳中抗轮状病毒抗体为 SIgA，这一研究也表明母乳中 SIgA 抗体的出现可能与母亲从前轮状病毒的亚临床感染有关。Yolken 等（1985）研究了鲜乳、巴氏杀菌乳及一些市售婴儿配方食品中是否存在抗轮状病毒抗体及抗体的有效性，他们发现在鲜乳及巴氏消毒乳中可检测到抗轮状病毒 IgG1 抗体，而婴儿配方食品和灭菌乳中则检测不到。含有抗轮状病毒抗体的乳样在组织培养中可抑制猴、人及牛轮状病毒的繁殖；在轮状病毒感染的小鼠模型试验中，鲜乳可保护小鼠免受感染和致病，而婴儿配方食品则不能。研究人员建议通过改变乳的加工方式或在婴儿食品中添加抗 rotavirus 抗体来预防和降低婴儿轮状病毒的感染。

关于利用免疫球蛋白来预防和治疗婴儿轮状病毒感染亦有许多报道。Barnes 等（1982）研究表明，给低体重婴儿口服人 γ-球蛋白可以保护婴儿轮状病毒感染导致的腹泻。Brussow 等（1987）用人轮状病毒（4 个血清型）对母牛进行免疫，其初乳中抗体中和滴度为非免疫乳的 100 倍，将收集头 10 天的乳制成免疫球蛋白浓缩物（含 50% 免疫球蛋白），浓缩物对人 4 种血清型的轮状病毒都具有中和活性，其中和滴度是混合人乳样的 100 倍、是人血清免疫蛋白制备物的 10 倍。体外中和试验表明，这种抗轮状病毒免疫球蛋白浓缩物具有极强的抗病毒活性。Hilpert 等（1987）利用抗轮状病毒乳抗体浓缩物来治疗婴儿急性轮状病毒性胃肠炎，可显著降低（$P=0.008$）粪便中轮状病毒排出的持续时间。治疗组婴儿 47% 粪便中含有乳抗体，43% 具有中和活性（平均中和滴度为 1:48），而对照组只有 3%，且中和滴度低于 1:20。轮状病毒排出的停止与粪便中抗体中和活性有关。在 Dhaka 国际腹泻病研究中心（International Centre for Diarrhoeal Disease Research）所进行的研究表明，利用抗人轮状病毒高免牛初乳对婴儿轮状病毒腹泻具有积极的治疗作用。Mitra 等（1993）用 HRV WA 型、RV5 型、RV3 型及 ST3 型制成混合疫苗通过乳头通道（teat canals）对牛进行免疫，产犊后收集头 2 天初乳备用，对照组为非免疫初乳（头 2 天初乳）。免疫初乳对不同血清型的轮状病毒都具有十分高的中和滴度（50000～810000）。选用 68 名 6～24 个月的婴儿（确诊为患轮状病毒性腹泻）为实验对象，采用设立对照组的随机双盲试验，结果表明，实验组婴儿较对照组腹泻持续时间显著降低，平均分别为 56h 和 72h，降低了 22%；实验组粪便排出量较对照组显著降低（降低了 29%），在 48h 内实验组大约有 50% 停止腹泻，而对照组几乎 100% 仍在腹泻。

12.2.3.2　抗病原性大肠杆菌乳抗体及其应用　肠道病原性大肠杆菌感染是引起婴儿腹泻和旅游者腹泻（travelers' diarrhea）的主要原因，抗生素用于预防往往会导致感染后治疗的失败。早在 20 世纪 60 年代就有关于利用含有 E. coli 的混合疫苗制备免疫牛乳的报道。

Biokema（1976）利用 8 株大肠杆菌制成疫苗对牛进行免疫，并利用血清、乳、初乳制备免疫球蛋白浓缩物（含 50%～70% 免疫球蛋白）用于口服治疗婴儿胃肠道大肠杆菌的感染。Hilpert 等（1974）研究表明，乳抗 E. coli 免疫球蛋白在通过婴儿胃肠道后仍可保持其免疫活性。Hilpert 等（1975）用牛乳免疫球蛋白来治疗婴儿大肠菌性腹泻，实验组 156 人（年龄小于 7 个月）喂食抗 E. coli 乳抗体，对照组 43 人喂食非免疫乳免疫球蛋白，按每千克体重每天喂食 1g IgG 为量，连续 10d，实验组有效率达 76.9%，而对照组仅为 27.7%。瑞士雀巢公司于 1975 年用 13 种肠道病原性大肠杆菌（enteropathogenic E. coli）制成疫苗对母牛进行免疫，收集初乳，制备免疫球蛋白浓缩物，添加到奶粉之中。Mietens 等（1979）用抗 E. coli 特异性乳抗体成功地治疗了婴儿肠道病原性 E. coli 感染导致的腹泻。Tacket 等（1988）用抗产肠毒素大肠杆菌（ETEC）的乳抗体预防 ETEC（$O_{78}H_{11}$）对成年人的攻击，有效率达 100%。Brunser 等（1992）研究表明，用含 1%（质量分数）乳抗体（Anti-E. coli 及 Anti-rotavirus）的 infant milk formula 有效地预防了小鼠的 ETEC 的致死性攻击。

12.2.3.3　抗隐性孢子虫乳抗体及其应用　隐性孢子虫（Cryptospiridiunm parvum）是世界上广泛存在的一种动物性传染的寄生性原生虫，通过粪-口途径传染，在人和动物间交叉感染。C. parvum 主要寄生于肠道上皮，可引起肠炎和腹泻。隐性孢子虫病的病症包括腹疼、恶心、呕吐、间歇性水样腹泻及体重下降，有时发烧，严重者导致死亡。对于免疫缺陷的患者（如 AIDS 患者），隐性孢子虫病（Cryptospiridiosis）是其死亡的主要疾病，在目前所试的 100 多种化学疗法中无一有效。

用牛初乳中非特异性的免疫球蛋白浓缩物治疗人隐性孢子虫病没有收到效果或收效甚微。但是，用 C. parvum 对牛进行免疫制备的含有高滴度抗隐性孢子虫抗体的牛乳免疫球蛋白浓缩物可以有效地预防和治疗人和动物的隐性孢子虫病。

高免牛乳不仅能抑制人和动物肠道寄生性原虫感染症状，而且在肠道中具有杀灭原虫的作用。Beck 等利用不含隐性孢子虫抗原的多价疫苗（S_{100} 疫苗，Stolle 公司制备）制备免疫乳，然后利用超滤制得 Ig 浓缩物用以治疗 AIDS 患者的隐性孢子虫病，4 个患者通过口服 Ig

浓缩物（40～100g/d，加 15g 碳酸钠，分四次服用），服用后有 3 个粪便成形（治疗前为水样腹泻），3 人粪便中隐性孢子虫卵囊消失，其中 2 人肠道活体检查未发现隐性孢子虫，这一结果说明，即使不含抗 *C. parvum* 抗体的高免乳亦会对 *C. parvum* 的感染起作用，其机理有待深入研究。

12.2.3.4　抗幽门螺杆菌乳抗体及其应用　现代医学研究表明，幽门螺杆菌（*Helicobacter pylori*）是引起人慢性胃炎和胃溃疡的主要病因。在世界各地人群中，*H. pylori* 感染是非常常见的，关于 *H. pylori* 的来源和传染方式目前仍不十分清楚，尽管一些研究认为是由动物传染的。the Eurogast Study Group 研究认为 *H. pylori* 感染与人的胃癌有关。目前治疗 *H. pylori* 感染包括 Triple antibiotic therapy（用抗生素与 Pepto Bismol 结合治疗）及用 *H. pylori* 制成疫苗进行主动免疫，但二者都未取得令人满意的效果。

以 *H. pylori* 对母牛进行免疫，乳牛血清及初乳中抗 *H. pylori* 之抗体滴度远远高于非免疫者（5000 对 300），初乳中对 *H. pylori* 特异性杀菌抗体为 IgG，只有极小部分与 IgM 有关。免疫与非免疫血清都对 *H. pylori* 具有很强的杀菌作用，研究发现起杀菌作用的是血清中的抗体-补体系统。对于初乳，免疫与非免疫初乳具有相似的杀菌作用，56℃、30min 热处理（钝化补体）后杀菌作用大大减弱，但添加外源补体（胎牛血清）后其杀菌作用得以恢复，二者亦无区别，这说明了牛初乳（无论免疫与否）对 *H. pylori* 的杀菌作用主要靠依赖抗体的补体溶菌体系，在这一体系中，经典补体激活途径是必不可少的。对于初乳中特异性抗体的产生及杀菌作用，产前免疫是必不可少的，在泌乳过程中，系统性的免疫加强可提高乳对 *H. pylori* 的杀菌活性。Cordle 等（1993）用 *H. pylori* 对乳牛进行免疫，收集初乳，制成免疫球蛋白浓缩物，制得的 IgG 浓缩物其抗 *H. pylori* 之抗体滴度较非免疫初乳 IgG 浓缩物高 40～120 倍。他们以 13 日龄仔猪为实验动物，在实验 10 天前用分离自人的 *H. pylori* 感染仔猪，然后分别喂以添加免疫和非免疫初乳 IgG 浓缩物的乳猪料，每天 IgG1 食入量为 1.5～2.0g/只，连续饲喂 20～26d，实验结果表明，饲喂高免抗体的仔猪较对照组胃中 *H. pylori* 的定植数目大大降低，约降低 6 倍之多，实验组 37％ 活体检查发现 *H. pylori*，而对照组为 84％。这些结果表明，对 *H. pylori* 具有特异性的乳抗体可用于人胃炎及胃溃疡的治疗。通过口服特异性乳抗体用于人 *H. pylori* 感染（患胃炎及胃溃疡）的实验性治疗已取得了成功。

12.2.3.5　抗霍乱乳抗体及其应用　霍乱（cholera）是由霍乱弧菌（*Vibrio cholerae*）引起的。*V. cholerae* 产生的毒素可引起腹泻，严重时伴有呕吐和肌肉痉挛，有时由于短时间内大量脱水会造成死亡。目前治疗霍乱性腹泻常采用口服补水治疗（oral rehydration therapy，OPT），有时也用抗生素，主要是缩短病程。

McClead 等（1984）用霍乱毒素（CT）对牛进行免疫，初乳中产生高滴度的 IgG 抗体。Janson 等（1993）利用免疫的方法使牛初乳中抗 CT 抗体活性提高 100 倍。当置于肠道酶环境下，初乳中抗 CT 的特异性 IgG 抗体仍具有免疫反应活性，可抑制 CT 对家兔的攻击。Boesman-Finkelstein 等（1989）利用 CT 及来自于 *E. coli* 的与 CT 相关的肠道毒素及 *V. cholerae* 细胞外膜（OM）对母牛进行免疫，收集初乳并分离免疫球蛋白，以 6 日龄幼兔为实验动物，在其饲料中添加免疫球蛋白，然后用强毒性霍乱弧菌进行肠道攻击，抗 CT 和抗 OM 免疫球蛋白可显著地保护幼兔发生腹泻。

12.2.3.6　抗艰难梭状芽孢杆菌乳抗体及其应用　在一些疾病的治疗过程中，由于口服高剂量的抗生素破坏了肠道中自然的菌群，结果导致另一些致病菌的过度生长，其中最常见的是艰难梭状芽孢杆菌（*Clostridium difficile*），从而导致腹泻，这种腹泻称为抗生素相关性腹泻（antibiotic-associated diarrhea）。艰难梭状芽孢杆菌性腹泻和结肠炎是由于其外毒素对结肠黏膜作用引起的，严重时可危及生命。目前对 *C. difficile* 性腹泻的治疗首先是停止服用抗生素，在一些情况下，服用其他抗生素来治疗，但这些方法有时效果不佳。

利用动物模型试验表明，利用乳抗体预防和治疗 *C. difficile* 性腹泻是有效的。Kelly 等 (1996) 用 *C. difficile* 的类毒素 (toxoid) 对乳牛进行免疫，收集初乳制备抗 *C. difficile* 免疫球蛋白浓缩物，制备的 IgG 浓缩物具有高滴度的抗 *C. difficile* toxin A 和 *C. difficile* toxin B 抗体。体外试验表明，这种 IgG 浓缩物可以中和 toxin A 和 toxin B 对人成纤维细胞的毒素作用，而非免疫初乳 IgG 浓缩物其毒素中和作用极小。动物试验表明，这种特异性 IgG 浓缩物可以阻止 toxin A 与其肠细胞受体的结合，抑制 *C. difficile* toxin 对小鼠回肠的肠毒素作用。这种特异性的乳抗体或许可以在临床上用于艰难梭状芽孢杆菌性腹泻和结肠炎的预防和治疗。GalaGen 公司关于利用乳抗体预防 *C. difficile* 性腹泻已进行了试验。Lyerly 等 (1991) 研究表明，牛初乳中抗 *C. difficile* toxin A 和 *C. difficile* toxin B 的抗体可以预防仓鼠艰难梭状芽孢杆菌感染所导致的疾病。

12.2.3.7　抗空肠弯曲杆菌乳抗体及其应用　空肠弯曲杆菌（*Campylobacter jejuni*）常与人的急性腹泻有关，一些动物可以传播这一疾病，其中鸟是主要的传染源。Syvaoja 等 (1994) 和 Husu 等 (1993) 报道了用灭活的 *C. jejuni* 细胞在产前对乳牛进行免疫，其产犊后所分泌的初乳中存在抗 *C. jejuni* 之 IgG 抗体。TSubobura 等 (1996) 利用特异性的乳抗体和卵黄抗体用于预防和治疗鸡的 *C. jejuni* 感染，此二抗体具有显著的预防效果（细菌降低 99% 以上）；当鸡感染 *C. jejuni* 后，再用这两种抗体治疗，也具有一定的疗效。特异性乳抗体可用于预防和治疗 *C. jejuni* 引起的人的腹泻。

12.2.3.8　抗志贺菌乳抗体及应用　志贺菌（*Shigella*）可引起人的志贺菌性痢疾（shigellosis），抗生素的治疗往往导致抗药性菌株的出现。Tacket 等 (1992) 用 *S. flexneri*（福氏痢疾杆菌）2a 脂多糖 (lipopolysaccharide) 对牛进行免疫制得高滴度抗 *S. flexneri* LPS 乳免疫球蛋白浓缩物，此抗体浓缩物对 *S. flexneri* 2a 的攻击具有保护作用，口服高滴度抗 *S. flexneri* 乳抗体浓缩物可以防止人志贺菌性痢疾的发生。

12.2.3.9　抗破伤风毒素乳抗体及其应用　以破伤风毒素加热去活化的类毒素为抗原对牛进行免疫，然后收集牛乳，去脂、去酪蛋白后用硫胺盐析，再进行透析、冷冻干燥，得抗破伤风毒素之乳抗体。动物实验表明，这种特异性的乳抗体可以中和破伤风毒素，对毒素的攻击具有保护作用。

12.2.4　免疫乳生产技术

免疫系统是由体液免疫系统 (humoral immune system)、细胞免疫系统 (cellular immune system) 及分泌性免疫系统 (secretory immune system) 这三部分相互协调作用而进行的。每一部分具有不同的功能，例如：体液免疫部分含有已知的 9 种抗体，每一种抗体都有其独特的结构和功能；细胞免疫部分是由一些独特的免疫细胞组成，包括淋巴细胞 (lymphocyte)、巨噬细胞 (phagocyte)、T 细胞（T cell）和 B 细胞（B cell）；分泌性免疫系统则既具有各种独特的细胞，又具有不同类型的抗体。机体的免疫系统是通过化学"调节器"来控制和协调三者之间的相互作用以维持健康的状态。研究表明，特异性免疫作用不仅可以诱导特异性抗体的产生，而且所发生的免疫应答包括每一种化学调节器 (chemical modulator) 和细胞调节器 (cellular modulator) 复杂的相互作用。在这一免疫"交响乐"中，抗体是"乐器"，而免疫调节器则是"指挥"。

当机体经抗原适当刺激后，B 淋巴细胞能够产生抗体，形成体液免疫应答，机体发生免疫应答产生的抗体现已知的有 9 种，分别为 IgG（4 种）、IgA（2 种）、IgM、IgE 和 IgD，抗体的产生在体内是严格控制的，每一种抗体都有其独特的功能。系统免疫应答通常包括起始时 IgM 的产生，接着便是 IgG 的分泌。IgG 与免疫记忆形成有关，因此当用特定抗原进行二次免疫时，IgG 应答增强，其形成的量增多。

当以一定的抗原对牛体进行免疫，牛体内产生的 IgG 抗体会随泌乳进行进入乳中，一般来讲，抗原种类越多，则产生抗体的种类越多，免疫乳的功率也更为广泛。对于免疫乳的生产，目前大多趋向于采用多价疫苗进行免疫。

12. 2. 4. 1 Stolle 公司 S$_{100}$ 免疫乳的生产 Stolle 公司从 20 世纪 60 年代开始对免疫乳进行研究，就免疫乳疫苗配方、免疫方法与程序、免疫乳的生理功能、免疫乳中非抗体活性因子、免疫乳的安全性及免疫乳制品生产工艺进行了详细的研究，且取得了多项专利。Stolle 公司是目前世界上最早对免疫乳研究与开发的公司，因此，其免疫乳的生产技术值得借鉴。

多少年来，Stolle 公司 S$_{100}$ 免疫乳的抗原配方一直未变（见表 12-8）。Stolle 公司 S$_{100}$ 疫苗抗原由 26 种病原菌组成，病原菌包括来自肠道的病原菌、呼吸道的病原菌、皮肤病原菌及口腔的病原菌，都是人体较为常见的具有代表性的病原菌。将这些病原菌单独培养，然后混合制成灭活疫苗，疫苗中菌体含量为 $2 \times 10^8 \, cell/mL$。其制备的免疫乳称为 Stollait TM Immune Milk。

表 12-8 Stolle 免疫乳 S$_{100}$ 疫苗抗原组成

菌　　　种	革兰阳性或革兰阴性	ATTC 编号	菌　　　种	革兰阳性或革兰阴性	ATTC 编号
金黄色葡萄球菌	+	11631	铜绿假单胞菌	−	7700
表皮葡萄球菌	+	155	肺炎克雷伯菌	−	9590
化脓链球菌，A. Type1	+	8671	鼠伤寒沙门菌	−	13311
化脓链球菌，A. Type3	+	10389	流感嗜血杆菌	−	9333
化脓链球菌，A. Type5	+	12347	缓症链球菌	+	6249
化脓链球菌，A. Type8	+	12349	普通变形杆菌	−	13315
化脓链球菌，A. Type12	+	12344	痢疾志贺菌	−	11835
化脓链球菌，A. Type14	+	12972	肺炎双球菌	+	6303
化脓链球菌，A. Type18	+	12857	痤疮丙酸杆菌	+	11827
化脓链球菌，A. Type22	+	10403	血链球菌	+	10556
产气杆菌	−	884	唾液链球菌	+	13419
埃希大肠杆菌	−	26	变异链球菌	+	25175
肠炎沙门菌	−	13076	无乳链球菌	+	13813

为了清除乳牛个体间的差异，Stolle 公司在新西兰选择了 45 对双胞胎乳牛进行研究，免疫乳中 S$_{100}$ 抗体滴度的变化如图 12-2 所示，免疫处理对乳中主要成分——蛋白质和脂肪的影响如图 12-3 所示。

用酶联免疫吸附法（enzyme linked immunosorbent assay，ELISA）对免疫乳及对照普通乳中 S$_{100}$ 抗体水平进行了测定，起始时，免疫乳中抗体水平较低，最低值为普通乳的 2 倍，到泌乳后期抗体水平相对较高，最高值为普通的 14 倍。从 238 天的泌乳期的总体结果来看，免疫乳中 S$_{100}$ 抗体水平变化幅度较大，不很恒定，这主要是疫苗的制备方法和免疫程序影响的结果。免疫乳与普通乳乳中脂肪和蛋白质含量无差异。

12. 2. 4. 2 HP2000 免疫乳生产技术 内蒙古农业大学从 1993 年开始对免疫乳的生产技术进行系统的研究，并进行了免疫鲜乳及免疫乳粉中试生产。到目前为止，这是国内对免疫乳最为详细、最为系统的研究。在本书，将其称为 HP2000 免疫乳。

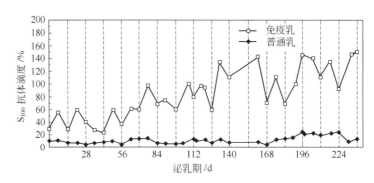

图 12-2　Stollait 免疫乳中 S_{100} 抗体水平变化

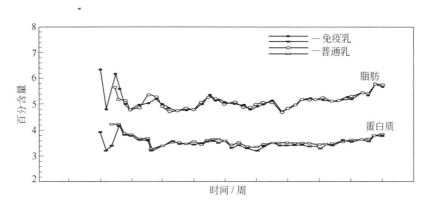

图 12-3　Stallait 免疫乳与普通乳中脂肪及蛋白含量变化

HP2000 免疫乳的生产技术与国内外现有的免疫乳生产技术相比有如下特点。

① 抗原组成：由于免疫乳中抗体的主要作用部位在人的肠道，因此在 HP2000 免疫乳抗原的选择上主要采用人肠道致病菌。根据流行病学的调查结果，选择了 24 种不同的病原菌，根据菌体抗原的组成和特点，进行了优化选配。这样制备出的免疫乳更具作用优势。

② 疫苗制备：根据牛体的免疫特点，将抗原制成两种类型的疫苗，分为 HP2000 I 型苗和 HP2000 II 型苗。HP2000 I 型苗的特点是机体可快速吸收，对免疫系统的刺激作用快，适于初始免疫；HP2000 II 型疫苗采用微胶体化技术制成，这种疫苗的最大特点是在牛体内持续作用时间较长，可达几个月，同时在体内恒定释放抗原，这样不仅可以减少免疫次数，而且乳中的抗体水平始终保持在一个恒定的较高的水平上，适于后期加强免疫。免疫次数的减少大大降低了疫苗的费用和劳动成本。

③ HP2000 免疫乳中抗体水平持续地保持在一个较高的水平上，就免疫常乳而言，其中 HP2000 抗体水平是普通牛乳的 64～128 倍。

HP2000 免疫初乳（immune colostrum）中抗体含量及抗体凝集价变化及与普通初乳的比较如图 12-4 和表 12-9 所示。

从以上结果可以看出，在产后 7d 之内，免疫初乳与非免疫初乳中 IgG 含量没有显著差异（$P > 0.05$）。但是，免疫初乳中抗体凝集价远高于非免疫初乳（$P < 0.01$）。在同一 IgG 含量水平下（20mg/mL），对于不同抗原免疫初乳中的抗体凝集价是非免疫初乳的 32～256 倍（$P < 0.01$）。这说明了对母牛产前进行免疫处理可刺激其产生免疫应答以产生高效价的特异性乳抗体，产犊后随泌乳进行而进入乳中。

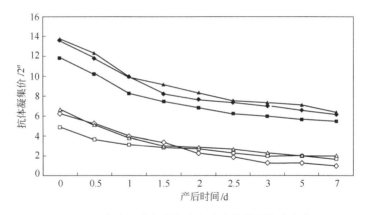

图 12-4 免疫初乳与非免疫初乳中抗体凝集价变化

→ 免疫抗沙门菌；→ 免疫抗大肠杆菌；→ 免疫抗混合疫苗；◇ 非免疫抗沙门菌；
□ 非免疫抗大肠杆菌；△ 非免疫抗混合疫苗

表 12-9　HP2000 混合免疫初乳及非免疫初乳对不同抗原的凝集价[①]

抗　　　原	免 疫 初 乳	非 免 疫 初 乳	二 者 之 比
ETEC44815	2^9	2^4	32
ETEC44336	2^8	2^3	32
EIEC44555	2^{10}	2^4	64
Salmonella50602	2^{11}	2^4	128
Salmonella50072	2^{12}	2^4	256
Salmonella50341	2^{12}	2^5	128
Salmonella50337	2^{11}	2^3	256
Salmonella50115	2^{11}	2^4	128
S. Sonnei51592	2^{11}	2^4	128
S. dysenteriae51570	2^9	2^4	32
S. flexneri51142	2^{10}	2^4	64
Y. enterocolitica51301	2^8	2^2	64
混合抗原[②]	2^{11}	2^4	128

① 初乳为 5 头牛初乳混合，IgG 含量用生理盐水调整到 20mg/mL。

② 混合抗原为 24 种抗原等比例混合物。

间隔一定时间对泌乳期母牛进行免疫注射。对一个泌乳期内的免疫常乳（immune milk）和非免疫常乳（regular milk）中乳抗体凝集价进行检测，其结果如图 12-5、图 12-6 和图 12-7 所示。对于不同的抗原，免疫常乳中抗体凝集价的高低亦有所不同，结果见表 12-10。

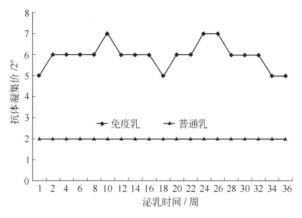

图 12-5　免疫常乳及非免疫常乳中抗 *E. coli* 44815 抗体凝集价变化

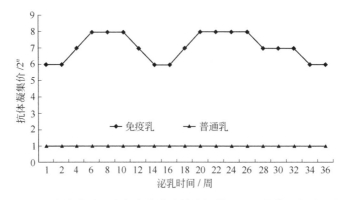

图 12-6　免疫常乳及非免疫常乳中抗沙门菌 50602 抗体凝集价变化

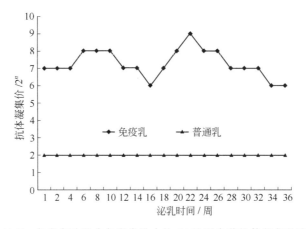

图 12-7　免疫常乳及非免疫常乳中抗 24 种混合菌抗体凝集价变化

表 12-10　HP2000 混合免疫常乳及非免疫常乳中抗体对不同抗原的凝集价

抗　　原	免疫常乳	非免疫常乳	二 者 之 比
ETEC44815	2^6	2^2	16
ETEC44439	2^6	2^1	32
ETEC44336	2^6	2^2	16
EPEC44344	2^6	2^2	16
EIEC44555	2^5	2^2	8
EIEC44553	2^6	2^3	8
Salmonella50602	2^7	2^1	64
Salmonella50337	2^7	2^1	64
Salmonella50341	2^8	2^1	128
Salmonella50072	2^8	2^1	128
Salmonella50115	2^7	2^1	64
S. Sonnei51592	2^7	2^2	32
S. dysenteriae51570	2^5	2^1	32
S. flexneri51142	2^6	2^1	32
Y. enterocolitica51301	2^6	2^1	32
混合抗原	2^8	2^2	64

注：免疫乳及非免疫乳皆为 5 头牛混合乳样。

通过以上结果可以看出，在整个泌乳期，当凝集价下降时对牛进行加强免疫，免疫常乳中抗体凝集价可以一直恒定地保持在一个较高的水平，远远高于普通常乳中抗体水平，免疫常乳和非免疫常乳凝集价差异显著（$P<0.01$），不同抗原大肠杆菌、沙门菌、混合菌之间凝集价差异不显著（$P>0.05$），在泌乳时间上整个泌乳期凝集价差异不显著（$P>0.05$）。

12.2.5 免疫乳制品

以免疫鲜乳作为原料可加工成各种乳制品，称为免疫乳制品（immune milk product）。可加工的制品包括巴氏杀菌免疫乳（pasteurized immune milk）、免疫乳粉（immune milk powder）、免疫酸乳（immune yoghurt）、免疫乳冰激凌（immune milk ice cream）、免疫乳清蛋白浓缩物（immune milk whey protein concentrate，IWPC）等。

免疫乳制品的加工首先是要求原料乳中乳抗体的凝集价要大于 1：32，并且要求原料乳的卫生指标要达到一级乳的标准；其次要控制好加工过程中热处理的强度，以免破坏免疫乳中的抗体。只要热处理条件控制适宜，免疫乳中的 IgG 相对比较耐热。

12.2.5.1 免疫乳粉的加工 免疫乳粉的加工工艺：免疫乳→净化→标准化→杀菌→浓缩→喷雾干燥→包装。各工艺段操作参数如下。

① 免疫乳原料要求。免疫乳中乳抗体凝集价大于 1：32，卫生指标要达到一级乳的标准。

② 净化。用离心净乳机净乳，除去各种杂质。

③ 标准化。根据产品要求进行标准化。

④ 杀菌。采用 HTST 进行杀菌，如 72℃ 30s、75℃ 15s 等杀菌工艺。

⑤ 浓缩。浓缩温度不要超过 50℃，浓缩至乳固形物含量为 45%～55%。

⑥ 喷雾干燥。采用低温喷雾干燥法，如进风温度 130～140℃、排风温度 60～70℃。

以 Stolle 公司生产的免疫乳粉为例，说明在喷雾干燥过程中乳抗体的变化情况，见表 12-11。

表 12-11 喷雾干燥对乳抗体效价的影响

进风温度/℃	排风温度/℃	干燥后水分含量/%	乳抗体效价
140	72	4.0	2500
150	76	3.7	2580
155	79	3.2	2510
160	82	3.3	2540
165	85	2.9	2360
170	88	2.4	1980

注：1. 喷雾干燥前原料乳水分含量为 90.1%，乳抗体效价为 2500。

2. 采用冷冻干燥制得的干粉中乳抗体效价为 2590。

3. 表中乳抗体效价为干燥后乳粉按 1：10 稀释后测定。

4. 乳抗体效价采用 ELISA 测定。

由以上结果可以看出，当进风温度在 140～160℃、排风温度为 72～82℃时，乳抗体效价几乎没有变化，与冷冻干燥制得的干粉中乳抗体效价无差别，这说明采用喷雾干燥生产免疫乳粉是完全可行的。但是当进风温度大于 160℃、排风温度大于 80℃时，乳抗体活性损失较大。

12.2.5.2 含特异性乳抗体乳清蛋白浓缩物的制备 以免疫乳作为原料，经 72℃15～30s 杀菌后，按 Cheddar 干酪生产工艺制备干酪，所得免疫乳乳清（immume milk cheese whey）

经超滤后浓缩，浓缩液中乳抗体含量及凝集价见表12-12，所制备的免疫乳清蛋白浓缩物(immune whey protein concentrate，IWPC) 中IgG及蛋白质含量见表12-13。免疫乳中的乳抗体不影响干酪生产过程中乳酸菌的发酵。IWPC的生产可大大提高乳清的利用价值。

表 12-12　免疫乳清及超滤浓缩液中 IgG 含量及凝集价

样　品	对 Salmonella 50602 凝集价	对 E.Coli 44555 凝集价	对混合抗原 凝集价	IgG 含量 /mg·mL^{-1}	IgG 收率 /%
免疫乳乳清	64	64	128	0.492	100
10kDa 浓缩液	1024	1024	2048	4.74	96.34
100kDa 浓缩液	1024	1024	2048	4.56	94.51

表 12-13　免疫乳清蛋白浓缩物中 IgG 含量及蛋白质含量

样　品	WPC 质量 /g·(1000mL)$^{-1}$	蛋白质含量 /%	IgG 含量 /%	IgG 质量分数 (占总蛋白量)/%
10kDa 超滤(免疫)	12.10	40.44	3.95	9.76
10kDa 超滤(非免疫)	11.98	40.86	4.01	9.81

　　从以上结果可以看出，以免疫乳为原料制备 Cheddar 干酪，从其乳清中超滤回收 IgG，用截留分子质量为 10kDa、100kDa 的中空纤维超滤器进行分离回收，IgG 的收率分别为96.34%和94.51%，二者相差不大，且收率都较高；从超滤浓缩液中乳抗体凝集价检测结果来看，在超滤过程中乳抗体凝集价几乎未发生变化，这说明超滤过程基本不影响 IgG 的活性。IgG 超滤浓缩液经干燥后制备的免疫乳清蛋白浓缩物中，IgG 含量为 3.95%，蛋白质含量为 40.44%，IgG 占总蛋白的 9.76%，非免疫 WPC 所得结果与此相近。

　　对制得的 IWPC 对不同抗原的凝集价进行了测定，可知利用免疫乳清制备的 IWPC 对各种病原性大肠杆菌、沙门菌、志贺菌等都有较高的抗体凝集价，相对而言，对沙门菌的凝集价较高，这可能与不同菌种的抗原性和凝集性不同有关，以及由于机体对不同抗原的敏感性不同所致。IWPC 对不同抗原的凝集价远高于非免疫乳制得的 WPC，是其 16～512 倍。

12.2.5.3　免疫酸奶制备　分别将免疫乳和普通乳经 63℃、30min 杀菌并冷却到 42℃，接种 *S.thermopilus*（ST）和 *L.bulgaricus*（LB），然后于 42℃下发酵，免疫酸奶制备过程中 IgG 含量及抗体效价的变化见表12-14。

表 12-14　免疫酸奶制备过程中 IgG 含量及抗体效价的变化

工　艺　段		杀菌前	杀菌后	发酵 4h	冷藏 3d	冷藏 7d
免疫酸奶	IgG 含量/mg·mL^{-1}	0.53	0.46	0.46	0.46	0.46
	Anti-S50602	1∶128	1∶128	1∶128	1∶128	1∶128
	Anti-E44815	1∶64	1∶64	1∶64	1∶64	1∶64
	Anti-MV	1∶256	1∶128	1∶128	1∶128	1∶128
普通酸奶	IgG 含量/mg·mL^{-1}	0.51	0.47	0.47	0.46	0.45
	Anti-S50602	ND	ND	ND	ND	ND
	Anti-E44815	ND	ND	ND	ND	ND
	Anti-MV	1∶4	1∶2	1∶2	1∶2	1∶2

　　注：S—沙门菌；E—大肠杆菌；MV—24 种混合抗原；ND—未测到。

　　与普通酸乳相比较，在免疫酸奶发酵过程中 *S.thermopilus* 和 *L.bulgaricus* 的产酸速度无明显差异，这说明免疫乳中的特异性 IgG 抗体对 *S.thermopilus* 和 *L.bulgaricus* 的生长没有影响，这是由 IgG 抗体的特异性决定的。在免疫酸奶的发酵过程中，IgG 的活性保持不变。

以免疫乳作为原料，经 LTLT 或 HTST 杀菌后，可生产免疫酸乳，这样产品同时具有酸奶的功效和免疫乳的功效。

12.2.5.4 含乳抗体的 UHT 免疫乳的生产 以免疫鲜乳作为原料直接生产 UHT 是不可行的，因超高温处理会破坏 IgG 的抗体活性。因此生产 UHT 免疫乳必须采用后添加的方法，生产工艺如下：

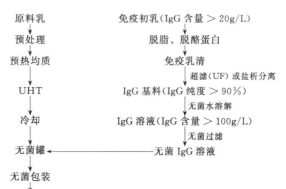

思 考 题

1. 乳中的免疫物质有哪些？其生物学功能有哪些？
2. 何谓免疫乳？其生物学功能有哪些？
3. 简述各种免疫乳制品的生产工艺。

第13章　食源性病原感染及免疫预防

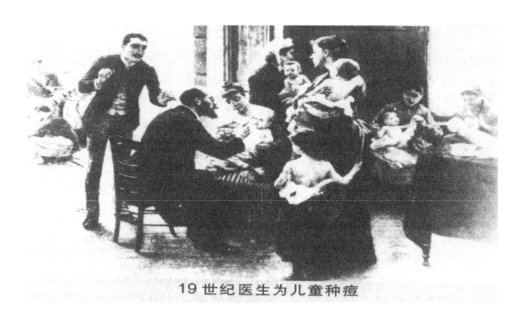

19世纪医生为儿童种痘

13.1　食源性沙门菌感染与免疫学检测

13.1.1　食品卫生学意义

沙门菌属是肠杆菌科中的一个大属，包括2000个以上的血清型别。它们是在形态结构（图13-1）、培养性状、生化特征和抗原构造等方面极相似的一群革兰阴性杆菌。根据其致病范围不同，目前分为三个类群。

（1）专门对人致病的，如伤寒沙门菌、甲型副伤寒沙门菌、乙型副伤寒沙门菌、丙型副伤寒沙门菌等。这群沙门菌共有特征为：①小剂量即可引起人发病；②较长潜伏期（10～20d或更长）；③侵入血液，引发肠热性病；④持久带菌。原因是摄用了污染了的食品和水。

（2）专门对动物致病，很少传染于人，如马流产沙门菌、雏白痢沙门菌，但近来发现这类菌也能感染人。

（3）引起人类的食物中毒，如鼠伤寒沙门菌、猪霍乱沙门菌、肠炎沙门菌、纽波特沙门菌等。这群菌所引起疾病特征为：①主要为胃肠炎，而很少发热；②感染部位主要在肠道，很少侵入血液；③潜伏期很短，很少超过48h；④病程短，症状轻，愈后良好。

沙门菌属的细菌广泛地存在于家禽、野禽和鼠类等各种动物的肠道和内脏中，以及被动物粪便污染的水和土壤中。一般来说，沙门菌污染食品有两种原因：一为内源性污染，即屠宰畜禽生前肠道内带菌，当动物机体抵抗力降低时，细菌进入血液、内脏或肌肉中；另一为外源性污染，即在屠宰加工、运输、储藏中受环境污染。沙门菌在动物体、环境中分布非常广泛，对食品的污染也是非常普遍的，因此，沙门菌是最常见的食物中毒菌之一。

病原性沙门菌可导致（肠源性）发热、胃肠炎和败血症等临床表现。每年全球大约有

1600 百万病例，导致死亡的约为 60 万。

　　食物中毒性沙门菌病的潜伏期与感染的菌剂量直接相关，在摄入食物 6～48h 发病，表现出恶心、呕吐、腹泻和腹痛，多数有腹部痉挛。沙门菌病原如图 13-1、图 13-2 所示。

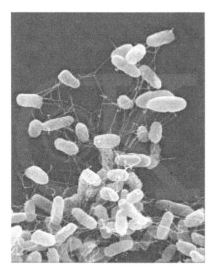

图 13-1　肠炎沙门菌

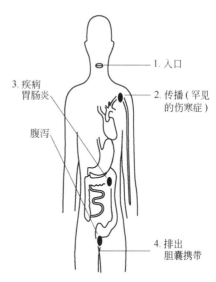

1. 入口

2. 传播（罕见的伤寒症）

3. 疾病 胃肠炎

腹泻

4. 排出 胆囊携带

图 13-2　沙门菌所累及的病原性

13.1.2　抗原特性

　　沙门菌具有复杂的抗原构造，一般可分为菌体（O）抗原、鞭毛（H）抗原、表面（荚膜或包膜）抗原三种。

　　（1）O 抗原　存在于菌体表面，其化学成分为类脂-多糖-多肽复合物，其中的多糖决定着 O 抗原的特异性。脂多糖作为内毒素对菌体毒性至关重要，这种脂多糖由三部分组成，外部脂多糖膜、中间 R 核和内脂 A 膜。脂多糖的结构对于沙门菌的抗原性具有重要意义，外脂多糖链的重复糖单位的性质与 O 抗原的特异性有关，具有完全重复糖单位链的菌体为光滑型菌落，而不具备完全重复糖单位链的菌体则为粗糙型菌落，其毒性较光滑性菌落的菌小或无毒性。针对 R 核抗原的抗体可以抵抗更广范围的革兰阴性菌（含 R 核）的感染或降低致死效应。菌体胞壁的内毒素成分在致病性上具有重要作用。内毒素可引起发热、活化血清补体、激肽及凝集系统，抑制心脏功能，改变淋巴细胞功能，内毒素进入循环可引起败血性休克。O 抗原的性质较稳定，耐热，不会被 100℃ 数小时加热所破坏，能抵抗酒精或 0.1% 石炭酸。沙门菌的 O 抗原由许多成分组成，共有 58 种，以阿拉伯数字 1、2、3 等数字代表。每种菌常常含有数种菌体抗原，其中有的是几群细菌所共有，如 1、5、12 等，这些抗原成为次要抗原。有的是一群细菌所独有，如 2、4、7、8、9、3、10 等，其他菌群则没有，这些抗原则称为主要抗原。以这些主要抗原为基础把整个沙门菌分为 43 个群，即 OA～OZ 和 O51～O67。由人及哺乳动物分离的致病性沙门菌，98% 以上属于 A～E 群。A 群的群抗原为 2，B 群的为 4，C 群的为 6 和 8，D 群为 9，E 群为 3。

　　（2）H 抗原　存在于菌的鞭毛中，其化学成分为蛋白质。其特异性由多肽链的氨基酸排列顺序及空间构型所决定，不耐热，60℃ 加热 30～60min 即可破坏，酒精也能破坏其抗原性。具有鞭毛的沙门菌经甲醛固定后，其菌体抗原全部被遮盖，就不能与菌体抗体发生凝集反应。沙门菌鞭毛抗原有两种，称为第一相和第二相。第一相具有较高的特异性，仅为少数沙门菌所独有，称为特异相，用小写英文字母 a、b、c、d 等表示；第二相特异性较低，为几种沙门菌所共有，亦称非特异相，用阿拉伯数字 1、2、3 等表示，但也有少数细菌例外，含有第一相鞭毛抗原中的 e、n、x 等抗原成分。

凡具有两相抗原的称为双相菌，大多数沙门菌均属于此类。只含有一相抗原的称为单相菌。有极少数无鞭毛菌，两相鞭毛抗原都没有，称为无相菌，如鸡白痢沙门菌。

（3）Vi 抗原　少数沙门菌，如伤寒沙门菌、丙型副伤寒沙门菌，当从新鲜材料中分离时，常具有 Vi 抗原，经 60℃加热或用石炭酸处理，或经多次传代培养后易消失。Vi 抗原可阻止 O 抗原与相应的抗体结合，当 Vi 抗原消失后，方能出现 O 凝集反应。

13.1.3　免疫学检测

食品中沙门菌的免疫学检测是以抗体为基础的检测方法，利用抗原-抗体反应的高特异性，来进行鉴定沙门菌和血清型鉴别。所用的抗体主要是针对菌体抗原或鞭毛抗原的，因而建立一些快速检测方法来检测以食品为载体的沙门菌。已经建立的食品中沙门菌免疫学检测方法有多种，大致可分为酶标抗体（ELISA、EIA）、荧光抗体（免疫荧光法）、同位素标记抗体（放射免疫检测）为基础的方法，还有乳胶凝集、免疫传感器、免疫扩散及免疫色谱技术等也是以抗体为基础的免疫学检测方法。

由于沙门菌与其他菌株间存在较为广泛的交叉或共同抗原，因此，所进行的抗原-抗体反应出现假阳性结果不可避免。所以，对沙门菌的免疫学检测方法虽然较快，但都是用于初筛试验，阳性结果还需要进一步确认。

由于食品中沙门菌的一些特殊性，在进行免疫学快速检测之前要进行增菌后才能检测。这是因为食品中含沙门菌的含量通常情况下都非常低，而免疫学检测最低也要求 100 个菌体/mL（样品）以上；直接检测食品会受到食品不同性质的干扰，如油脂、蛋白质等，检测结果不准确；食品的冻损伤也会造成细菌数量的进一步降低。因此，要保证免疫学检测的准确性，必须对食物样品进行检测前增菌。增菌过程包括前增菌、选择性增菌和后增菌，大约需要 27～48h。

快速检测方法举例如下。

（1）全自动荧光免疫分析仪 mini VIDAS/VIDAS 30（图 13-3）　本系统用于快速筛检标本中可能存在的病原微生物。

a. 应用原理　以免疫技术捕获目标微生物，应用荧光技术进行全自动检测，达到快速、高灵敏度的检测目的。

b. 检测项目

① 包括艾滋病、衣原体在内的人血清免疫项目，人致病性寄生虫、病毒项目，激素类，其他免疫项目共四十多项。

② 工业微生物（李斯特菌属、单核细胞增生李斯特菌、弯曲菌属、大肠杆菌 O157、沙门菌属、葡萄球菌肠毒素检测，沙门菌免疫浓缩、大肠杆菌 O157 免疫浓缩）八项。

c. 工作容量

① mini VIDAS：设两个相互独立工作的检测舱，可同时进行 12 个相同或不同的测试。每天可进行约 60～80 项测试。

② VIDAS 30：设五个相互独立工作的检测舱，可同时检测 30 个样品，每天（按 8h 计）可测 160～300 个标本。同时，由于采用功能强大的计算机工作站 IBM CC4、多任务 AIX 操作系统，可根据需要增加仪器主机，扩大容量至同时检测 120 个标本。

d. 技术优势

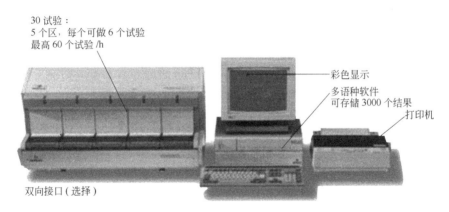

30 试验：
5 个区，每个可做 6 个试验
最高 60 个试验 /h

彩色显示

多语种软件
可存储 3000 个结果

打印机

双向接口（选择）

图 13-3　全自动荧光免疫分析仪 mini VIDAS/VIDAS 30
（机电一体化设计，内置微电脑、控制键盘、打印机，无需任何配件、附件）

① 结果准确。应用免疫夹心方法，对每个标本做两次免疫反应，大大提高了检测的特异性，从而保证检测结果的可靠性。特大固相吸附表面积，可提高免疫捕获的数量，增加灵敏度。应用的荧光检测方法的灵敏度比可见光方法高出 1000 倍。

② 检测快速：上机检测时间 40～70min。

③ 检测项目多。

④ 使用灵活：独立运行的检测舱可随机进行样品的检测。可在不同的检测舱检测相同或不同的项目，也可在同一检测舱检测相同或不同的项目。

⑤ 特异性强：标本不需分离出目标微生物即可上机检测。

⑥ 避免交叉污染：没有采样针，避免标本之间交叉污染；样品不与仪器接触，仪器内没有抽吸样品的管路，杜绝了标本对环境的污染。

⑦ 全自动化、操作简便：标本加入试剂条启动仪器后，便可自动完成全部检测过程并自动打印报告。所有免疫试剂都已配制成可直接使用的形式。

⑧ 稳定性高：试剂有效期长，14 天内只需做一次质量控制。

（2）金标试纸法　将样品经过特殊的前增菌及增菌后，取 $120\mu L$ 的增菌培养液放入试纸夹的样品槽中，样品由于毛细管作用移至反应区，反应区中含有特殊的抗体（沙门菌抗体），它与胶体金颗粒共轭偶联。如果样品中存在抗原，将同金标抗体结合形成抗原-抗体复合物，沿着硝酸纤维素膜向前移动至含有固定的抗沙门菌抗体区域（T 区），金标免疫的复合物与该区域的抗抗体发生特异性结合形成一条可见的线。其他的样品继续移动到膜的末端，最终进入废物池。反应区也含有金标结合的一种专利抗原（颜色指示剂），不管样品中有没有沙门菌抗原，它都被样品洗脱。金标控制指示剂通过膜移动到阴性控制区与专利抗体结合形成一条可见的线。无论样品中有没有沙门菌抗原，控制线都将在控制区（C 区）形成，以确保试验正常进行。

增菌液滴入 8～10min 后，观察试纸 C 区和 T 区有无明显的线。若在 C 区和 T 区都有可见的线，则结果为阳性。若 C 区有线、T 区无线，则结果为阴性。如 C 区无线，无论 T 区有没有线，则实验无效。如有沙门菌存在，试纸 T 区有一条明显的线，线的强度与沙门菌的比例成正比，如果 T 区有一条明显可见的线，无论它的强弱，样品都应被认为是阳性的（C 区有线）。

该方法是对所有食品沙门菌的存在进行筛选，不是确证试验，因为试验中所用的单克隆抗体可能与少部分的非沙门菌有交叉反应。

阳性的检疫结果应是客观的，必须配有 450nm 滤光片的光度计来进行测试。只有当阴性和阳性对照均有可接受的光密度读数时，阳性结果才是有效的。

（3）单克隆酶联免疫分析筛选方法　该法的检测原理介绍如下。

沙门抗原的检测是基于用特异性单克隆抗体进行的酶免疫分析（EIA）。用抗沙门菌抗原的单克隆抗体包被于聚苯乙烯微量小孔的内表面，将样品和对照加入小孔中。样品中如有沙门菌抗原存在，则将被吸附在孔上的特异性抗体吸收。冲洗后，加入结合剂与被抗体吸收的沙门菌抗原结合。再冲洗小孔，除去未结合的结合剂，然后再加入酶底物。当用终止液终止反应时，出现的蓝色则转变为黄色。样品中是否有沙门菌抗原取决于颜色产生的光密度。

（4）自动酶联荧光免疫检测系统（VIDAS）筛选法　此沙门菌的抗原鉴别是基于在 VIDAS 仪器内进行的酶联荧光免疫分析。像吸液管的装置是固相容器（SPR），在分析中既作为固相又作为吸液器。SPR 包被有高特异的单克隆抗体混合物。将一定量的增菌肉汤加入试剂条，肉汤中的混合物在特定时间内循环于 SPR 内外。如果有沙门菌抗原存在则与包被在 SPR 内的单克隆抗体结合，其他没有结合上的化合物被冲洗掉。结合有碱性磷酸酶的抗体在 SPR 内外循环与结合在 SPR 内壁上的沙门菌抗原结合，最后的冲洗步骤将没有结合的结合剂冲洗掉。底物——4-甲基伞形磷酸酮被 SPR 壁上的酶转换成荧光产物——4-甲基伞形酮。荧光强度由光学扫描器测定。实验结果由计算机自动分析，产生基于荧光测试的试验值与标准相比较后打印出每一个被测样品的阳性或阴性结果报告。此法是 48h 内检测致病菌的新手段（图 13-4）。

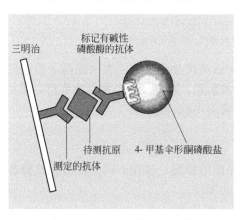

图 13-4　VIDAS 筛选法示意

（标记有碱性磷酸酶的抗体　三明治　待测抗原　4-甲基伞形酮磷酸盐　测定的抗体）

a. 原理　应用酶联免疫法，最后测蓝色荧光（ELFA）。

抗原（细菌、蛋白质）的检测是应用一种夹心的技术，包被针上有抗体包被，所测得的荧光与标本中抗原的含量成正比。

b. 测试范围　用于食品及环境样本中的致病菌的测定包括以下致病菌。

沙门菌、李斯特菌、单核细胞增生李斯特菌、葡萄球菌肠毒素、大肠埃希菌 O157、弯曲菌、免疫浓缩沙门菌、免疫浓缩大肠埃希菌 O157。

c. 即可用试剂　VIDAS 一次性即可用试剂分为两部分：①固相接受器（SPR），其内侧由抗体包被，此包被针具有固相吸管功能；②条形码标记试剂条含所有所需试剂，取出即可用。试剂条类别由试剂条上颜色标贴及 3 字母的标志识别。

（5）免疫磁珠

a. 免疫磁珠性质　免疫磁珠基本上由载体微球和免疫配基结合而成。载体微球是指尚未与免疫组分结合的颗粒，根据不同用途可制成各种大小粒度，又因制备材料和方法的不同，使其表现具有疏水-亲水、非极性-极性、带正电荷-带负电荷等不同的物理性质，球体内还可以添加颜料、荧光物质、放射性标记以及磁性氧化铁等，以适用于各种检测和分离目的。免疫配基一般包括抗原、抗体或凝集素等，配基具有生物专一性的特点，而且载体微球与配基结合要不影响或不改变配基原有的生物学特性，保证微球的特殊识别功能。随着免疫磁珠与分子生物学技术的结合，其在医学卫生等领域发挥了很大作用。

b. 用于食品样品中微生物的检测　先前有报告用 IMB-PCR 方法检测食物样品中单核细胞增生李斯特菌和小肠耶尔森菌，均证明该方法可靠、灵敏度高。Czajka 用固相荧光毛细管免疫分析牛肉和苹果酱中 *E. coli* O157：H7。用免疫磁珠（IMB, immunity magnatism ball）收获苹果酱中大肠杆菌，孵育 7h，然后用固相荧光毛细管免疫分析，最少检测细胞量为 0.5～1.0CFU/mL。Pyle 等采用免疫磁珠法检测食物和水样中的 *E. coli* O157：H7，也证明该方法可快速、直接获得准确的结果。W. Tan 等用沙门菌抗体包被的磁珠对数个食物样品（如蛋、奶、鸡肉等）中的沙门菌收集后进行选择性培养，结果与标准方法所测相一致。

13.2　致病性大肠杆菌 O157：H7 感染及其控制

致病性大肠杆菌 O157：H7（EHEC）是一种常引起人肠出血性的大肠杆菌。

13.2.1　食品卫生学意义

致病性大肠杆菌 O157：H7 的食源性暴发事件涉及的食品有牛肉、蔬菜、奶、苹果汁、猪肉等。自 1982 年正式确认该菌以来，多起疾病暴发均与牛源性食品有关。该菌具有较强的耐酸性（因此增强了该菌在食品中的生存能力）；对热较敏感；感染剂量较低；环境中普遍存在等特点。这些特点对食品工业具有特别重要的意义。肉品受到污染的主要原因是胴体落地及受到粪便污染的加工环境，蔬菜和水果在生长、收获及加工销售过程中受到污染。大肠杆菌 O157 可在水中、牛粪中生存数周，用受污染的水灌溉及洗涤水果蔬菜是导致污染的原因之一。牛肉的污染率为 15%～40%，猪肉 1.5%～18%，鸡肉 12%，火鸡肉 1.5%～7%，羊肉 5%。牛等动物是该菌的携带者，通过食品或直接传播给人。出血性大肠杆菌 O157：H7 在 1982 年以后，已在日本、美国、加拿大、英国等地引起食物中毒、急性肠炎流行。

感染后最常见的临床表现是胃肠道症状，常见症状为腹泻或急性肠炎，严重者出现出血性结肠炎或出血性腹泻，伴有恶心、呕吐、腹痛；有些病例继续发展为急性尿路感染和尿路脓毒症，也能引起新生儿脑膜炎和败血症。溶血性尿毒综合症（HUS），可引起 40% 患者肾机能衰竭，死亡率为 3%～5%，目前对此还没有有效的治疗办法，免疫是控制该病发生的最好的选择。

13.2.2　抗原特性

大肠杆菌抗原构造复杂，主要由菌体抗原（O）、鞭毛抗原（H）和包膜抗原（K）三部分组成。

O 抗原为细胞壁上的糖、类脂、蛋白质复合物，也称内毒素，对热稳定，能耐高压蒸汽 2h 而不被破坏。大肠杆菌共有 164 种 O 抗原，各种抗原均以阿拉伯数字表示。在 O 抗原之间有交叉反应，与其他菌如柠檬酸菌、普罗威登斯菌、沙门菌、志贺菌及耶尔森菌的某些菌株的 O 抗原也有交叉反应。

大肠杆菌有 50 多种 H 抗原，大部分是单相的。菌株间只有极少数有交叉反应，和肠杆菌科的其他菌也有少数交叉反应。H 抗原能被 80℃ 高温或酒精破坏。

K 抗原为细胞外面的荚膜物质，又称荚膜抗原。新分离的菌株 70% 有 K 抗原，根据 K 抗原对热的敏感程度，可将 K 抗原分为 A、B、L 三类，总共 99 种。B 抗原与 L 抗原煮沸可被破坏，L 抗原可被酒精和当量盐酸所破坏。

O 抗原可区分大肠杆菌血清群，然后再根据 K 抗原和 H 抗原进一步区分血清型或亚型。流产布氏杆菌和 O157：H7 大肠杆菌有共同抗原，流产布氏杆菌抗体能与 O157 LPS 发生交叉反应。

人对 O157：H7 大肠杆菌感染的免疫反应介绍如下。

① 血清中的 stx 抗体。stx1 和志贺毒素血清学特性完全相同，但与 stx2 却不同，stx1 和 stx2 在体外组织培养试验中，没有交叉中和作用。stx2 在体外可被 stx2c 抗体完全中和，但 stx2c 只能被 stx2 抗体部分中和。仅少数患者产生 stx1 抗体，抗体中有 IgG、IgA、IgM。产生数量少的原因可能是：stx 强大的抑制蛋白质合成作用使抗体产生受阻；毒素可能对 B 淋巴细胞有毒性；stx 可能破坏处理抗原的细胞以阻止免疫反应的发生；对 stx 的免疫反应本身有限；就像破伤风毒素一样，引起生物效应的 stx 最小量不足以产生可靠的免疫反应。首次感染后产生的 stx2 抗体比 stx1 抗体高。LPS 抗体包含 IgM 和 IgA。

② stx 抗体和保护性免疫反应的关系。用类毒素免疫动物可诱发产生中和抗体或 stx 抗体或 IgG，用 stx 经血循攻毒，可以产生保护作用。对和 O157：H7 接触频率高的奶牛场居民的调查发现，stx1 中和抗体和年龄增加有关，同时伴有 O157 的 LPS 抗体的增加。而 O157 LPS 抗体反映菌的定居水平。溶血性尿毒综合征（HUS）和该菌感染随年龄增加而降低，可能是由于保护性免疫增强的原因，其中就可能包括内膜素刺激机体产生的抗体。

13.2.3 免疫学检测

利用抗体检测 O157 大肠杆菌的方法有免疫印迹法、抗体捕获法或毒素受体介导的 EIA，最早检测 stx1 和 stx2 的免疫学方法是用特异性单克隆抗体检测固化于膜上的毒素。由 Meridian Diagnostics 公司推出的 EIA 盒检测粪便或其增菌培养物中的 stx，有很高的特异性和敏感性。日本 Denka Seiken 公司推出了乳胶凝集试剂盒，可以检测培养上清液中的 stx1 和 stx2。大肠杆菌 O157 菌体的免疫学检测有两个检测 O157 抗原的方法，一个是免疫荧光法，另一个是 EIA，缺点是不能区分产毒株和非产毒株。

对那些不能从粪便中检出 O157 的重症患者或 HUS 患者，血清学诊断有时非常有用，细胞培养法测定毒素中和抗体；LPS 抗原特异性抗体的产生，对诊断产志贺毒素的大肠杆菌感染具有重要意义，血清学方法检测 O157 LPS 的方法有 ELISA、免疫印迹法和间接血凝法；Western blot 法以检测 LPS 抗体、肠溶血素抗体、stx 抗体、鞭毛抗体、外膜抗体和分泌蛋白抗体；间接/被动血凝试验检测 LPS 抗体。

大肠杆菌 O157 病原体胶体金快速检测卡原理是采用胶体金免疫层析双抗体夹心法，检测标本中大肠杆菌 O157 抗原。以胶体金作为标记物，交联抗大肠杆菌 O157 单克隆抗体，与样品中的大肠杆菌 O157 结合。形成双抗体夹心一步法，呈现出目测可见的红色条带，显色程度与抗原含量成正比。特点是灵敏度高、特异性强，操作简便、快速，结果准确、易于判断。徐建国等建立了磁性珠免疫分离检测技术，检测食品中的 O157。由我国深圳出入境检验检疫局和深圳太太基因工程有限公司联合研发的快速食品测试技术在深圳研制成功，该技术能快速检测出 8 种常见的食源性致病菌，这种新方法是用纳米级的二氧化硅粒子进行检测。每个纳米粒子里都装有数以千计的荧光染色分子，并且每个纳米粒子都附着在一个该大肠杆菌的抗体分子上。进行检测时，将食物样本制成溶液，再把这些纳米粒子放进溶液。如果样本里存在大肠杆菌，在抗体分子作用下，纳米粒子就会与大肠杆菌结合，通过荧光染色分子产生荧光，显示大肠杆菌的存在。由于一个纳米粒子里就有数以千计的荧光染色分子，即使样本里只有一个大肠杆菌存在，也可产生足够强的荧光。

预防致病性大肠杆菌 O157：H7 感染的措施大致可采取如下几项：①从屠宰场的肉类处置开始预防其感染；②彻底煮熟肉类食品；③饮食经杀菌处理过的乳类食品，包括饮用水；④常用肥皂洗手；⑤病人须隔离，并小心处理其排泄物。

13.3　金黄色葡萄球菌食物中毒和免疫学检测及控制

葡萄球菌是引起创伤化脓的常见致病性球菌。有时污染食品后，在适宜的条件下产生肠毒素，引起人发生食物中毒。金黄色葡萄球菌是葡萄球菌中致病力最强的，也是与食物中毒关系最密切的一种。

13.3.1　食品卫生学意义

金黄色葡萄球菌在自然界分布广泛，空气、土壤、水及各种物品器具上，特别是人和家畜的鼻和喉，皮肤和手都是重要的污染带菌部位。

食物中毒主要是致病性金黄色葡萄球菌产生的肠毒素引起的。其原因是由于患有化脓性疾病的人接触食品，将葡萄球菌污染到食品上；或是由于患有葡萄球4症的畜禽，如患葡萄球菌乳腺炎的乳牛，其乳汁被大量葡萄球菌污染后，在适宜的条件下，即可大量繁殖，并产生毒素。已经证实，在 $25 \sim 30 ℃$，只要 5h 即有毒素产生，一般经过 $8 \sim 10h$，就产生大量的肠毒素。

葡萄球菌易于繁殖和产生毒素的食品有乳类食品、肉类、鱼类和罐头食品，主要是营养丰富并含水分较多的食品，如奶及其制品等，其次是熟肉类，偶见于鱼类及其制品、蛋制品。

葡萄球菌食物中毒是最急性的，特征是突然发病，来势凶猛。通常是在食进有毒素的食品 $1 \sim 4h$ 即发病，主要呈现急性胃肠炎症状，剧烈地反复呕吐、恶心、急性腹痛、腹泻，严重者呕吐和大便内有血和黏液。通常在急性阶段就很快恢复（$2 \sim 5h$），但食欲和腹泻症状会持续 $1 \sim 2d$，一般体温不高。

13.3.2　血清学特性

葡萄球菌经水解后，用沉淀法分析，具有两种抗原成分，即蛋白质抗原和多糖类抗原。蛋白质抗原为完全抗原，有种属特异性，无型别特异性。在电镜下可见此种蛋白质抗原存在于葡萄球菌的表面，是菌体的一种表面成分，称为 A 蛋白。

多糖类抗原为半抗原，具有型别特异性。可利用此抗原对葡萄球菌进行分型。根据葡萄球菌的抗原构造目前分成 9 个型。但对区分有否致病性无意义。

葡萄球菌所产生的毒素均具有抗原性，而且是超抗原。

13.3.3　免疫学检测及控制

免疫学方法包括沉淀反应、颗粒吸附试验、固相放射免疫试验（RIA）、酶联免疫吸附试验（ELISA）和免疫印迹等方法。特点是快速、灵敏、特异和可同时进行大量标本筛选，有的方法还容易自动化，目前有逐步代替生物学方法的趋势。1965 年 Casman 开始利用沉淀反应测定葡萄球菌肠毒素。此方法既可定性也可定量，准确性高、重复性好、操作简单、易于观察；缺点是灵敏度低，只能达到微克（μg）水平。颗粒吸附试验包括血细胞凝集、乳胶凝集等，优点是快速、特异、稳定、安全及不需特殊设备。20 世纪 80 年代发展的固相吸附血凝法具有酶联和间接血凝法的优点，已用于检测葡萄球菌、肉毒梭菌等。Collins 等（$1972 \sim 1973$ 年）开始利用 RIA 测定食品及培养物上清液葡萄球菌肠毒素。该方法灵敏、特异、可自动化；缺点是需要特殊放射性核素和仪器设备，成本高，因而应用呈下降趋势。ELISA 技术是 1966 年出现的，1977 年就用于检测葡萄球菌肠毒素，至今仍是使用较广泛的方法。可定性定量检测，灵敏度高达 1～10ng/mL，特异性好，一次可检测大量标本，能自动化；缺点是酶底物往往有致癌性。免疫印迹为 20 世纪 80 年代出现的新方法。实验快速、观察方便，所需样品少，可检查单个菌落的产毒特性，技术易于推广。目前已用于葡萄球菌各型肠毒素、肉毒毒素等的检测。

预防控制措施包括：①避免人对食品的污染，要定期对食品加工人员和饮食行业人员进行健康检查；②对乳房炎奶要严加控制；③对各种易腐食品要注意保藏条件，应在 5℃ 以下，保藏时间不超过 4h。对剩饭要妥善处理。

13.4 结核分枝杆菌及其感染免疫

结核分枝杆菌（图 13-5）是引起人和动物结核病的病原菌。结核病是人畜共患的一种慢性传染病，对人的危害比较大。

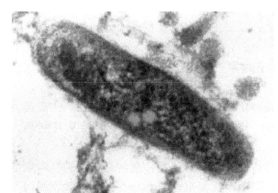

图 13-5 结核分枝杆菌电镜照片

13.4.1 食品及公共卫生意义

人的结核病常见于病人的痰或排泄物干燥后散布于空气中，或病人打喷嚏的飞沫，经呼吸道感染外，还有通过动物性食品这个媒介，特别是病牛乳经消化道感染。对人来说，病牛是最危险的传染源。病畜肉对人也有一定威胁，在全身淋巴结有病变的病畜，从肌肉中能分离出结核杆菌的占 62.8%，一处或几处有病变者，有 10.8% 的病例从肌肉中能分出结核杆菌。目前有的国家对结核病的肉尸，采取全部废弃的处理办法。牛对结核最易感，尤其是奶牛。猪和家禽也常发生结核病。绵羊、山羊较少发病，马更少。牛常见肺结核、乳房结核、有时可见肠结核、生殖器结核、浆膜结核及全身性结核。禽结核主要侵害肝脾及其他内脏。全球约有 17 亿人口感染结核杆菌，每年约有 300 万人死于结核病。我国约有活动性肺结核病人 600 万，每年有 25 万人死于结核病。

13.4.2 抗原特性

分枝杆菌菌体细胞的结构十分复杂，它含有许多结合成大分子复合物的不同蛋白质、糖类和脂类。至今还没有一种血清学技术能揭示菌细胞抗原的总数，每种分枝杆菌所含的不同抗原决定簇的数目也分不清。研究证明，各分枝杆菌之间抗原具有高度共同性，使得血清学试验呈现明显的交叉反应。Stanford 用免疫扩散试验将可溶性抗原分为四组：Ⅰ组是所有分枝杆菌菌种均可检测出的抗原；Ⅱ组是限于缓慢生长分枝杆菌菌种共有的抗原；Ⅲ组是存在于快速生长分枝杆菌的抗原；Ⅳ组是个别种特有的抗原，即种特异性抗原。

在许多情况下，一个单分子内存在一个抗原决定簇。而有些分子，由抗原特性相同的亚单位重复构成；另一些分子，特别是蛋白质，带有许多不同的抗原决定簇。所以，一个单一的蛋白质分子具有种特异性和共同抗原决定簇。Joniski 等用电泳证明结核杆菌有 11 种主要抗原。抗原 1、抗原 2 和抗原 3 是多糖类，经鉴定为阿拉伯甘露聚糖、阿拉伯半乳聚糖和大分子的葡聚糖。这些抗原是所有分枝杆菌共有的。抗原 6、抗原 7 和抗原 8 也是共有的。抗原 5 是一种限于结核杆菌的抗原特异性糖蛋白。Seisest 从结核杆菌培养滤液中精制出蛋白质 A、蛋白质 B、蛋白质 C 以及 PPD、PPDS，进一步证明结核菌素是蛋白质成分。Ccloss

等以交叉免疫电泳研究 BSG 浓缩培养物滤液的抗原成分，有 31 条沉淀线，其中有许多抗原可被其他分枝杆菌抗血清所吸附，说明是分枝杆菌共同抗原。

13.4.3 新型疫苗

除卡介苗这个经典疫苗外，目前对比较理想的疫苗研究也进行了很多试验，包括：①亚单位疫苗，由一个或多个能诱生保护性免疫的分枝杆菌成分组成，主要是蛋白质亚单位疫苗，少数为脂质和糖类亚单位疫苗；②裸 DNA 疫苗；③减毒活疫苗，包括免疫显性抗原和/或细胞因子的重组卡介苗、减毒结核杆菌株和非致病分枝杆菌；④非分枝杆菌的减毒活载体。

营养缺陷型疫苗是赖氨酸生成缺陷型突变株，其免疫保护效果与卡介苗一样，说明合理减毒株作为疫苗有广阔的前景。

亚单位疫苗是指利用致病菌的亚单位，尤其是抗原表位作为疫苗。通常理想的亚单位疫苗应该由几个保护性抗原或抗原表位组成，保护效果优于卡介苗，又克服了卡介苗的不足。亚单位疫苗是卡介苗的理想替代品。寻找保护性抗原或表位的主要方法有：①比较蛋白质组学，从上清液和细胞内复杂的蛋白质混合物中寻找特异蛋白，尤其是上清液中的许多分泌蛋白均可以诱生强烈的免疫反应；②构建结构分枝杆菌的基因组文库，用不同的 T 淋巴细胞或不同遗传背景的动物模型从文库中筛选特定的表位。

DNA 疫苗是用含 38kDa、Ag85、THSP65 编码基因的质粒免疫，在动物模型中有很好的保护免疫效果。

目前关于结核杆菌感染和免疫的主要研究热点领域集中在以下几个方面：①对结核病发病机制的研究，特别是与细菌致病性有关的基因和物质的研究；②与细菌免疫有关部门的合作研究，特别是探讨新型疫苗方面；③细菌分子生物学鉴定和检测技术；④细菌耐药的机制、克服与耐药性检测；⑤对分枝杆菌噬菌体的研究。最终要弄清楚人体抗结核杆菌的保护性免疫应答的本质是什么，哪些成分可作为保护性效力的替代标志。

13.5 单核细胞增生李斯特杆菌感染与免疫

单核细胞增生李斯特杆菌（*Listeria monocytogenes*）是人和动物李氏杆菌病的病原体（图 13-6、图 13-7），是致死性食源性条件致病菌。怀孕妇女、新生儿、老年人和免疫低下

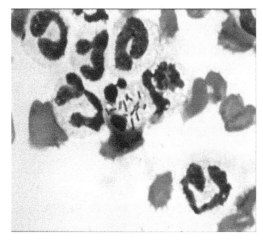

图 13-6 李氏杆菌感染样本涂片

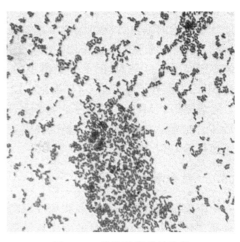

图 13-7 李氏杆菌革兰染色

的患者易感染此病。临床表现主要有流产、败血症、脑膜脑炎，也有热性胃肠炎症状。

单核细胞增生李斯特杆菌主要通过胃肠道感染，而且在自然界分布广泛，有耐酸、耐盐、在低温下生长的特点，致死率高，平均死亡率可达 33％。该菌为革兰阳性小杆菌，两端钝圆，多散在，也有排成 V 形、短链者。不形成荚膜，无芽孢。在 20～25℃ 培养时，形成少数周身鞭毛而有运动性，37℃ 培养时，鞭毛发育不良，无运动性。李氏杆菌属具有菌体抗原和鞭毛抗原，菌体抗原以 Ⅰ、Ⅱ、Ⅲ、…、Ⅻ 表示之，鞭毛抗原以 A、B、C、D 表示之。不同的菌体抗原及鞭毛抗原组合成 16 个血清变种。

单核细胞增生李斯特杆菌具有 12 个血清变种：1/2a、1/2b、3a、3b、3c、4a、4ab、4b、4c、4d、4e 和 7 等。其中人和动物感染的李氏杆菌病 90％以上是由 1/2a、1/2b、4b 三种血清型所引起，其他的血清型经常可以从污染的食物中分离到。

13.5.1 保护性抗原和抗感染免疫

13.5.1.1 保护性抗原 对单核细胞增生李斯特杆菌的免疫反应中，分泌性的蛋白质是 CD4 和 CD8 T 淋巴细胞识别的主要抗原，其中的最主要的两个保护性抗原是 p60 和 LLO。p60 是胞外蛋白，与菌体侵袭性有关，同时也是对李氏杆菌的保护性免疫中的一个重要抗原成分，它是刺激机体 B 淋巴细胞和 T 淋巴细胞产生免疫反应的主要抗原分子。LLO 是李氏杆菌的另一种重要的抗原分子。

用 p60 这个胞外蛋白构建的重组沙门菌口服疫苗可以抵抗李氏杆菌的致死剂量攻击。LLO 的重组质粒的 DNA 疫苗，激活 CD8$^+$ T 淋巴细胞活性，其免疫作用可抵抗活菌的攻击。

13.5.1.2 抗感染免疫 单核细胞增生李斯特杆菌是经典的细胞内寄生菌。机体抗该菌的免疫以细胞免疫为主。免疫过程涉及巨噬细胞、T 淋巴细胞、NK 细胞和中性粒细胞等多种细胞，以及 INF-γ、TNF-α 等多种免疫分子。抗单核细胞增生李斯特杆菌感染免疫可分为两个阶段：①第一阶段主要依赖于单核-巨噬细胞系统，最主要的是巨噬细胞。巨噬细胞在胞内菌感染中具有双重作用，既是胞内菌寄生的主要宿主，也是防御反应中的重要效应细胞。激活的巨噬细胞通过产生反应氧中间体、反应氮中间体和防御素等生物活性物质，或通过抑制细菌摄取铁，或释放溶酶体酶等多种机制发挥杀菌作用。②第二阶段主要依赖于 T 淋巴细胞介导的免疫反应。

（1）细胞因子的免疫反应 菌体感染过程中机体产生多种细胞因子，其中 IL-6、IL-1、M-CSF、GM-CSF 等主要在感染早期产生，参与非特异性免疫；INF-γ、TNF-α 在感染的早期、晚期均能产生，既参与非特异性免疫，也参与特异性免疫。INF-γ 主要是通过激活、增加巨噬细胞的杀菌活性和增加巨噬细胞表达 1a 分子发挥免疫作用。

（2）T 淋巴细胞的免疫作用 CD8 T 淋巴细胞是抗单核细胞增生李斯特杆菌感染中最重要的效应细胞，LLO 是 MHC Ⅰ 分子递呈的主要抗原。LLO 有两种表位：一种是 LLO 91～99，能被 MHC Ⅰ 类分子递呈给 CTL 细胞。LLO 分子的另一区域 LLO 203～246 含有多个多肽表位，能结合几个 MHC Ⅱ 类分子，特别是 LLO 215～226 对 MHC Ⅱ 分子结合力最强，能强烈激活 Th1 细胞。p60 也有两个表位被鉴定：p60 217～225 和 p60 449～457 均能被 MHC Ⅰ 类分子递呈给 CTL 细胞。

13.5.2 免疫学检测

用李氏杆菌特异的 p60 多肽免疫家兔制备多克隆抗体或单克隆抗体，以 ELISA 方法检测食品、环境中的单核细胞增生李斯特杆菌，具有较高的特异性和敏感性。But-man 等研制了 15 株单核细胞增生李斯特杆菌的单克隆抗体，其中 11 株为 IgG1，4 株为 IgG2a。它们所针对的表位均为菌体表面蛋白。用这些单克隆抗体建立的夹心 ELISA 检测方法能于 24h 内得出检测结果，灵敏度为 5×10^5 个/mL。国内焦新安等报道研制出了 3 株针对本菌属特异表位的单克隆抗体，分别命名为 C11、B18、B5，以这些单克隆抗体建立了间接免疫荧光和 ELISA 检测方法，灵敏度均较高。

13.6　肉毒梭菌中毒与免疫

肉毒梭菌（*Clostridium botulinum*）是严格厌氧菌（图 13-8、图 13-9），最适产毒 pH 7.8～8.2。肉毒梭菌繁殖型菌体抵抗力一般，80℃、30min 或 100℃、10min 即可杀死，但芽孢型菌菌体抵抗力很强，需要 180℃干热 5～10min 或 115℃高压蒸汽 20～30min 才能杀死。肉毒毒素的抵抗力也较强，正常胃液和消化酶于 24h 内不能将其破坏，在 pH 3～6 范围内，毒性不减弱，但在 pH 8.5 以上即被破坏。

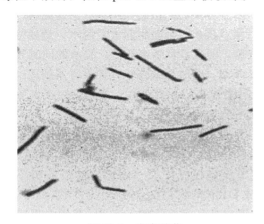

图 13-8　肉毒梭菌

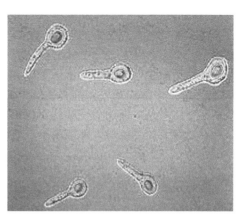

图 13-9　肉毒梭菌 A 型芽孢

正常情况下，肉毒梭菌在机体内不能生长繁殖，即使进入人和动物消化道，亦随粪便排出。在适当营养的厌氧环境中，可生长繁殖并产生肉毒毒素。肉毒毒素是目前已知毒物中最强的，其毒性比氰化钾还大 1 万倍，对人的最小致死量为 0.1μg。

根据肉毒梭菌所产生毒素的抗原性，将该菌分为 A、B、C、D、E 和 F 几个型别。C 型肉毒梭菌有 2 个亚型，即 C1 和 C2（或称 Cα 和 Cβ）。引起人肉毒中毒的主要是 A 型、B 型、E 型、F 型。各型毒素的毒性只能被相应的型别抗毒素血清所中和。肉毒中毒主要是由于食入了含有肉毒梭菌或肉毒毒素的食品而引起的食物中毒，是各种细菌性中毒中症状最重、致死率最高的一种毒素型食物中毒。中毒食品因人的饮食习惯或饮食结构不同而异。国外多以火腿、香肠和罐头等食品常见；国内主要见于家庭自制的发酵豆制品和面制品（如豆酱、面酱、红豆腐、豆豉等），也见于肉类和其他食品。发病多为急性，以运动神经进行性麻痹为特征，最终以呼吸系统麻痹而引起死亡。

肉毒毒素共有 5 个型别，免疫特性既有相同，也互有区别，虽然 C 型和 D 型、E 型和 F 型之间存在交叉反应，毒性成分的抗原特异性是肉毒毒素分型基础。同型毒素的 L、M 和 LL 非毒性成分的抗原特异性仅部分相同。Clayton 将 A 型毒素的重链用木瓜酶水解，证明 C 片段对动物毒性小或无毒。他用 C 片段基因在大肠杆菌表达，用表达产物免疫小鼠，结果小鼠可有效抵御 10 倍 LD_{50} A 型毒素、3 倍 LD_{50} E 型毒素和 5 倍以下 LD_{50} B 型毒素的攻击。说明提纯的重组 A 型毒素的 C 片段可作为疫苗用于人和动物的肉毒梭菌感染的预防。柳增善等将 1332bp 和 438bp 两种 C 片段与金黄色葡萄球菌肠毒素、大肠杆菌 Vero 毒素串联后用于基因工程菌的表达。结果表达产物均能诱使动物产生抗 A 型毒素的抗体。用 C 片段构建质粒，作为质粒或 DNA 疫苗，也同样可以抵御 25～100 倍 LD_{50} A 型毒素的攻击，50g DNA 即可引起免疫应答。B 型毒素不仅具有毒性，而且还有独特的抗原特性，刺激机体产生抗体。C 型和 D 型毒素前体或脱毒的类毒素，也可获得较好的免疫效果。将 C 型毒素基因突变，使其丢失了毒性，表达产物均可引起高水平的血清抗体和免疫保护。F 型毒素也具有几个其他毒素的抗原特性。

13.7 霍乱弧菌感染与免疫

霍乱（Cholera）是一种由霍乱弧菌引起的严重的腹泻性疾病，能引起较大面积发病和较高的致死率。霍乱是世界性流行传染病，每次流行都涉及许多国家，在世界范围内共有 7 次大流行，在 20 世纪后十年其流行更为广泛。主要原因是食品和水源污染霍乱弧菌被人食用后所引起的疾病。因此，霍乱弧菌也是世界各国都十分关心的威胁人类健康的病原菌。霍乱弧菌的大多数对人是无害的，致病菌株能产生毒素，疾病特征是引起大量脱水，最多每天可脱水 10～15L；因为在便中可看到黏膜和上皮细胞，便也呈稻米水样便；脱水的同时导致明显的血容量减少，继而引起血压下降和血充盈量不足，有时导致休克，如果得不到适当治疗最终会在 2～3 天内死亡，如果饮食中菌量过大可能在 2～3h 内死亡。另外，由于电解质严重紊乱（主要是血钾过少）和代谢性酸中毒可能导致心律不齐及其他病症。

并不是所有的感染病人都能发展成霍乱，也并不是所有的霍乱菌株都致病，仅两个血清型有致病性，即 O1 血清型和 O139 血清型。据美国疾病控制中心（CDC）报道最初感染 O1 或 O139 的病例 75% 以上无症状，25% 能够发展成有症状的病例，仅 2% 能够发展成较为严重的霍乱或威胁生命的症状。病人症状的严重与否与其血型有关，据报道仅 O 型血能够发展成为严重的霍乱。霍乱弧菌（*Vibrio cholerae*）为弧菌科（Vibrionaceae），弧菌属，革兰阴性，直或弯的杆菌（图 13-10）。菌体宽为 0.5～0.8μm，长 1.4～2.6μm。有单极鞭毛，

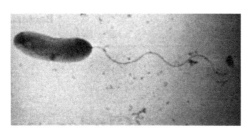
图 13-10　霍乱弧菌鞭毛

能运动，无芽孢，无荚膜。可进行呼吸和发酵代谢，发酵葡萄糖产酸不产气。O_2 是广泛的电子受体，没有脱氮作用。多数氧化酶阳性，脲酶阴性。兼性厌氧，在有氧环境生长更好。以氧化酶阳性或极鞭毛能与肠道菌区分。营养要求不高，可在合成培养基中生长，在合成培养基中葡萄糖作为惟一的碳源和能源，在液体培养基生长时表面大量繁殖，形成菌膜，液体呈均匀浑浊。常居留于与水有关的环境中。最适生长温度为 18～37℃，pH 范围为 6～9。G＋C 含量 40%～50%。在选择性培养基上，如碱琼脂平板，经 18～24h 培养，形成较大、圆而扁平、无色、透明或半透明似水滴的蓝灰色菌落，表面光滑或有微细颗粒。霍乱弧菌是生长最快的细菌之一，在碱性蛋白胨水中生长迅速，培养的最初几小时即可超过大肠杆菌。在硫代硫酸盐枸橼酸盐胆盐蔗糖琼脂平板（TCBS）上，霍乱弧菌的菌落较大，呈黄色并轻度凸起。选择性培养基中含有胆盐、亚碲酸钾、十二烷基磺酸钠和某些抗生素（如庆大霉素、多黏菌素等）。霍乱弧菌能发酵多种糖类，对葡萄糖、麦芽糖、甘露糖、甘露醇、蔗糖、半乳糖产酸不产气，迟缓发酵乳糖，不发酵阿拉伯糖、卫矛醇、水杨素、木糖、侧金盏花醇和肌醇。靛基质和 VP 试验多数为阳性。经典型不溶血，EI Tor 生物型菌株可产生溶血素。对 O/129 敏感。

霍乱弧菌具有耐热的 O 抗原和不耐热的 H 抗原。H 抗原为弧菌属共有，特异性低。O

抗原特异性高，具有群特异性和型特异性两种抗原，它是霍乱弧菌分型分群的基础。根据 O 抗原不同可将霍乱弧菌分为 83 个群，O1 群包括经典生物型和埃尔托生物型。O2~O83 群为非 O1 群霍乱弧菌。一般认为非 O1 菌群不致病，或仅引起轻度腹泻或肠道外感染。但 1992 年孟加拉国霍乱大流行所命名的 O139 即为非 O1 群。根据抗原结构不同，O1 群霍乱弧菌的菌体抗原有 A、B、C 三个成分组成。A 抗原是 O1 群的特异性抗原，也是共同成分。按菌体抗原 A、B、C 的分布组合不同，可将霍乱弧菌两个生物型分为三种不同的血清型，即原型、异型和中间型（表 13-1）。

表 13-1　霍乱弧菌的抗原构造分型

抗 原 构 造	名　　称	其 他 名 称
AC	原型	稻叶型(Inaba)或日本型(I 型)
AB	异型	小川型(Ogawa)或中国台湾型(F 型)
ABC	中间型	彦岛型(Hikojima)

Mukerjee 用四组霍乱弧菌噬菌体将经典型霍乱弧菌分为 5 个不同的型别，但这 5 个型别均能被Ⅳ组噬菌体裂解。第 Ⅴ 组霍乱弧菌噬菌体仅能裂解所有 EI Tor 生物型菌株，对经典型菌株无裂解作用，因此这是第Ⅳ组和第Ⅴ组霍乱弧菌噬菌体可用来鉴别霍乱弧菌两种生物型的依据。中国医学科学院流行病学研究所从病人粪便和水中分离出的噬菌体中选出噬菌体 VP1、噬菌体 VP2、噬菌体 VP3、噬菌体 VP4、噬菌体 VP5 五个株。根据对这 5 株噬菌体敏感性不同，将 EI Tor 生物型菌株分成 32 个噬菌体型。对 5 株噬菌体全部敏感的 1 型菌株是常见的流行病株，2 型主要是 1 型的粗糙型，3~5 型也属于流行菌型，6 型以后属于抗性株。对 5 株噬菌体完全抵抗的是 32 型。抗性株可以在非流行期间和非流行地区自然水中分离到，一般不致病或仅引起散发腹泻病例，这类菌株称作非典型 O1 群霍乱弧菌。

根据菌株的溶原性、对溶原噬菌体的敏感性、山梨醇发酵试验和溶血试验等 4 个生物学性状，将 EI Tor 型菌株分成 12 个生物型，a~f 生物型为流行株，g~l 为抗性株。a、b、g、h 生物型为溶原性菌株；c、d、l、j 为非溶原型菌株；e、f、k、l 为非溶原型，又非溶原型。流行株中 a~d 生物型为常见株，抗性中以 k、l 生物型常见。

13.7.1　细菌的主要保护性抗原及免疫

13.7.1.1　LPS　LPS 是革兰阴性细菌细胞壁的主要成分。O1 群霍乱弧菌菌体的浅层外表也一样，几乎被 LPS 覆盖。LPS 结构分三部分，由里及表依次为类脂 A、核心多糖和 O 抗原。类脂 A 是疏水性的，是形成霍乱弧菌外膜双脂层的大部分；类脂 A 和核心多糖较保守；O 抗原为表面抗原，变化较大。LPS 是刺激机体产生抗菌抗体的主要保护性抗原之一。

在菌体外膜中 LPS 是保护性最好的抗原，而且由于 LPS 参与霍乱弧菌在小肠的黏附，因此 LPS 在霍乱的预防上具有重要意义。霍乱弧菌编码 LPS 的基因，以基因族形式存在于染色体上。

13.7.1.2　其他抗原　自然感染霍乱时机体能产生毒素及相关抗原的循环抗体，包括毒素抗原、O 抗原和 H 抗原，都能诱发相关抗体的产生。抗霍乱 O 抗原的抗体叫做"杀弧菌性抗体"，因为在补体和血清成分存在时它们能溶解弧菌菌体。杀弧菌性抗体在菌体感染后 8~10d 呈现高峰，2~7 个月后下降至原水平。在自然感染后患者也会产生毒素的中和抗体。在黏膜中可检测到 IgA，在血清中可检测到 IgG 和 IgM。这些抗体即使没有补体存在仍然具有保护功能。运动性对致病性菌株很重要，抗鞭毛抗原抗体可抑制其运动性；鞭毛壳蛋白是弧菌共有的 H 抗原，也是一种保护性抗原。抗毒素抗体与在肠上皮细胞表面毒素结合后，可抑制毒素的活性。霍乱弧菌对肠上皮的黏附是特异的，特异性抗体能够抗弧菌鞭毛和其他表面成分（LPS），从而能阻止菌体对肠上皮的黏附作用，具有保护作用。霍乱弧菌的CT中AB亚基均具有很好的抗原性，CT的B亚基已在大肠杆菌中克隆及表达，但产量低，毒性也低。也有研究用无毒的霍乱弧菌表达B亚基，但产量低，分泌性能差。外膜蛋白（outer member protein，OMP）是非LPS抗原中的重要蛋白质抗原，已从霍乱弧菌的外膜分离到一组分子质量为48kDa、13kDa、26kDa及30kDa的蛋白质分子。从含量上看以48kDa为主，13kDa次之，余者含量较少。菌体外膜蛋白（OMP）有几种蛋白质，其中44~48kDa蛋白质约3~4种；35kDa的OMP A样蛋白，26kDa的OMP V样蛋白。其中OMP V样蛋白免疫原性最强，是一种重要的保护性抗原。

霍乱疾病自身是个免疫过程，自然感染可获得免疫，表现在年幼者发病率高，以毒株攻击有霍乱病史者，保护作用至少达三年。霍乱免疫是以LPS-O抗原为主的抗菌免疫和以CT-B亚基抗毒素免疫的作用相加，两者合用对活菌的耐受力可增加100倍以上。肠道局部免疫是主要的，抗体形成部位是肠基底膜，IgA借助于丁醚穿过肠上皮细胞达到黏膜表面发挥免疫作用。

13.7.2 霍乱弧菌疫苗的研制

口服菌苗是霍乱弧菌全菌苗，包括O1和O139霍乱弧菌的全菌体。此外，还有LPS抗原和类毒素等非口服菌苗，此类菌苗由于不刺激肠道产生局部免疫，因而保护力很差，目前已被淘汰。

13.7.2.1 口服灭活菌苗 较早期用加热、甲醛和戊二醛等灭活的霍乱弧菌作为口服菌苗。后又用纯化的CT灭活处理，或用提纯的CT的B亚基制成亚单位疫苗口服。此类菌苗能使血清抗体升高，也可刺激肠道局部免疫。但在肠道中不能定居和繁殖，因而保护力中等，持续时间一般较短，并需多次免疫接种，费用较高，使用时有一定限制。

13.7.2.2 口服活菌苗 减毒基因工程菌苗是用基因工程方法将霍乱弧菌的主要毒力基因缺失，保留其有效抗原基因，构建高效基因工程减毒活菌苗。如Levine等制作的CT缺失株或缺失整个毒素基因遗传元件，构建了数十株基因工程减毒活菌苗，包括经典型霍乱弧菌、埃尔托生物型霍乱弧菌和O139群菌苗。其中经典型霍乱弧菌减毒菌苗不仅对经典型霍乱弧菌的攻击有保护作用，也可保护埃尔托生物型霍乱弧菌的攻击。

13.7.2.3 基因工程菌苗 利用基因工程方法克隆到霍乱弧菌的有效保护性抗原基因，然后使其在合适的载体中表达。如用O1群霍乱弧菌LPS-O抗原、外膜蛋白及其他保护性抗原的菌苗候选株。由于没有合适的肠道载体菌，目前尚未有实用的疫苗。

13.7.2.4 自然减毒活菌苗 从自然缺失CT基因的埃尔托生物型霍乱弧菌流行株中筛选保护力较好的菌株作为菌苗候选株，取得较好结果。其中IEM101株在动物试验中具有良好的抗原性和保护力，在人肠道内可定居4~10d，并能引起较好的免疫应答和杀弧菌抗体水平升高。

13.7.3 展望：研究热点与发展趋势

目前对于霍乱弧菌的研究和防治主要集中在血清分群的意义、O139群的来源和霍乱病原菌体致病与流行机制等方面。

13.7.3.1 血清分群的意义 根据O抗原可以将霍乱弧菌确定为O1群和非O1群，并可依此而确定其是否有致病性。普遍认为O1群为致病群。然而O1群只有一小部分具有引起流行或大流行潜力，称作霍乱流行株；另一部分仅引起散发腹泻，还有一小部分对人并不致病。随着 O139 群引起的大流行的出现，又出现了新的情况，按以往的观点它应归为非 O1 群，但它却具有引发大流行的能力。随着研究的不断深入，非 O1 群的发现越来越多，哪些非 O1 群应按一般腹泻对待，哪些非 O1 群应按霍乱病原菌对待，目前霍乱弧菌的分群主要是按部分表型特征进行的，而这些表型特征还不能真正体现菌体的致病性或引起流行的能力。另一方面，表型特征常常随着环境、时间等因素的变化而变异，用于分群的表型特征变化的规律尚不清楚。所以血清分群与致病性的关系有待于进一步研究。

13.7.3.2 O139 群的来源 对于 O139 群的来源目前有两种观点，一是认为来自于 O1 群的变异，也就是说 O139 群是 O1 群的 O 抗原基因变异造成的。另一种观点是 O139 群是非 O1 群获得了 O1 群的主要毒力基因的结果。还有认为 O139 群早就存在，只是没有被发现罢了。究竟 O139 群来源如何？不同的 O139 群菌株的致病性和引起流行的能力是否相同？这些都有待于进一步研究，以利于解决 O139 群的来源问题、细菌遗传变异和新型细菌来源判断等问题。

13.7.3.3 霍乱弧菌致病和流行机制 能引起大流行的霍乱弧菌包括经典生物型霍乱弧菌、埃尔托生物型霍乱弧菌流行株和 O139 群。但有些虽能引起严重的个体疾病，却不能引起流行或大流行。看来，能引起严重疾病的病原体并不一定能造成该病的流行或大流行。最近发现的可转移的噬菌体基因组为霍乱的流行机制提供了新的信息。已发现 VPI 就是噬菌体的基因组，将来的研究可能揭示噬菌体在菌体上的受体，噬菌体装配和感染时的 VPI 编码蛋白的作用，以及 VPIφ 作为居化因子和细菌噬菌体的机理。在细菌性疾病中一个病毒编码的蛋白受体作为另一个病毒感染同样的菌体的受体是新近才发现的，也可能这种现象在自然界普遍存在。虽然 VPI 和 ctx 因素是可转染的，而且存在于霍乱弧菌多个血清型中，这样的受体菌的潜在致病性并未研究过，不知道这两种因素是否就足以使一个无致病性菌株转变为致病菌株。霍乱弧菌作为水生环境常在菌之一和人类肠道潜在致病菌要求许多基因调节和交换机理。因此在研究霍乱弧菌致病性的同时，加强对该菌引起流行机制的研究，对霍乱防治具有重要意义。

13.7.4 检测

分子生物学检测方法能够快速检定和监测霍乱的发生、发展并对控制霍乱起到重要作用。目前用于霍乱病原菌快速诊断的方法主要有单克隆抗体法、酶免疫法、PCR 法等。

由于 PCR 方法快速、准确、简便等优点，使其应用越来越广，各种类型的 PCR 方法均试验过霍乱弧菌的检测。如 Shirai 等依据 CT 和 LT 基因高度同源，并存在一定差异的特性，建立了 ctxA 特异的 PCR 方法，靶向目标是 ctxA 基因，其检测灵敏度为 1pg 染色体 DNA 或样品中有 3 个以上的活菌。Koch 等建立了另一个靶向检测目标 ctxAB（CT 毒素的 A 亚基和 B 亚基基因）的 PCR 方法，其引物序列：

5′-TGAAATAAAGCATCAGGTG-3′，5′-GGTATTCTGCACACAAATCAG-3′

对人的粪样 ctxA 和 ctxAB 两种 PCR 方法能够直接区分致病性霍乱菌株。复合 PCR 检测 ctxA2B 和 hlyA 基因，用三个特异引物，ctxA2B 检测肠毒素基因，hlyA 检测毒素产生株，并能分型，对食品检测的敏感度为 3CFU/g。Chetina 等建立一种 PCR 方法，特异检测 ctxA，检测水样。国内用同样方法检测新疆流行的 O139 群霍乱弧菌的水样，可准确区别非 O1 弧菌。另一 PCR 方法检测 ctx 所用引物如下：

5′-TCAAACTATATTGTCTGGTC -3′(CT-1)，5′-CGCAAGTATTACTCATCGA -3′(CT-2)

扩增出的片段为 380bp。用糖基转移酶序列的 PCR 方法检测 O139 霍乱弧菌。用 ctxAB 操纵子 DNA 引物的巢式 PCR 检测霍乱弧菌菌体。RAPD 扩增 tcpA，EI Tor 型菌扩出 471bp 片段，经典型扩出 617bp 片段。以 pit-stop-巢式 PCR 检测水样霍乱弧菌，扩增的是毒素操纵子基因，敏感性达 1CFU/mL 水样。还用于霍乱弧菌的 ace、cep、acf、rtx 等基因的检测。

用 L-CTX 和 R-CTX 两种引物的 Fast RNA Blue Kit 试剂盒，以 RT-PCR 方法检测 ctx 的 mRNA。用复合 PCR 方法直接鉴别 O1 经典生物型 EI Tor 菌、O139 和非 O1、非 O139 霍乱弧菌。以 VCTXP1（24mer）、VCTXP2（20mer）和 VCTXP3（24mer）、VCTXP4（24mer）两对引物的 PCR 方法分别扩增出 520bp 和 302bp 的 CT 的 DNA。还有用复合 PCR 的 6 对引物：

P1　5′-CTCAGACGGGATTTGTTAGGCACG-3′　靶基因为 ctxA

P2　5′-TCTATCTCTGTAGCCCCTATTACG-3′

P3　5′-CACGATAAGAAAACCGGTCAAGAG-3′　靶基因为 C-tcpA

P4　5′-ACCAAATGCAACGCCGAATGGAGC-3′

P5　5′-GAAGAAGTTTGTAAAGAAGAACAC-3′　靶基因为 E-tcpA

P6　5′-GAAAGCACCTTCTTTCACGTTG-3′

以热稳定性肠毒素基因序列的 PCR 方法检测水样霍乱弧菌。另外，DNA 探针也有快速检测盒，如 Fast Prep FP120 Instrument；DNA-DNA 杂交检测 ctxA 和 zot 基因。O139 的 LPS 的 ZR1、ZR2 的 DNA 探针，检测结果敏感。磷酸酶标记核酸探针检测霍乱毒素基因和非 O1 弧菌携带的热稳定性肠毒素（NAG-ST）。O1 株的 CT-A 亚单位序列做探针检测。16～23S Intergenic Spacer Probe 检测水样的霍乱弧菌。16～23S rRNA 标记"ECL 基因检测系统"，可将分离的霍乱菌株分型。

可见发光技术检测粪便中 O1 霍乱弧菌，它是用霍乱弧菌菌体蛋白（LPS）抗体标记荧光素，直接检测菌体。利用直接荧光免疫分析能够在 5～10min 内检测 $2×10^{11}$ 个微生物菌体，它是利用外膜蛋白（OMP）的抗体标记荧光素进行检测。用荧光单克隆抗体染色法检测 O1 霍乱弧菌。Cholera SMART 检测盒是利用菌体表面抗原（OMP）以免疫发光法检测霍乱弧菌菌体。以 O139 型的 K 抗原和 LPS 抗原的 EIA 法检测 O139 菌株。

单克隆抗体在多种检测方法中使用，如 O139 的 OMP 单（多）克隆抗体的 ELISA 法、dot-ELISA 和 dot-blot-ELISA 法，单克隆抗体为 O1 株的 5G8、5C12，多克隆抗体为抗 CT 的 IgG，观察单克隆抗体能否取代多克隆抗体，结果单克隆抗体不如多克隆抗体。用 OMP 单克隆抗体的协同凝集反应和胶乳凝集试验检测人的粪便中霍乱弧菌和霍乱弧菌毒素。用 CT 的单链抗体的珠-ELISA 法检测 CT，敏感性达 40pg/mL。用抗 O1 群霍乱弧菌多价单克隆抗体致敏胶乳，建立胶乳凝集试验，所用单抗与 O1 群霍乱弧菌菌体抗原 A、B、C 均可发生反应，检测方法可检测 EI Tor 弧菌中的三个血清型的所有菌株。还有尼龙片-ELISA 法检测 CT。

CT 的 A 亚基能与肠上皮黏膜细胞的 GM1 结合，用荧光素标记 CT，可以做成免疫荧光传感器。光纤生物传感器也被应用于检测霍乱弧菌。液相色谱-质谱联用分析霍乱特性，只需毒素 10mmol。

13.8　食品介导的病毒感染和免疫预防

在食品安全方面，与细菌和真菌相比，现在对食品中的病毒的了解还相对甚少，这有几方面的原因。首先，就已发现的大规模食品介导感染或食物中毒频率而言，病毒不如细菌或真菌等重要，因此，人们对其重视不够。第二，由于病毒不能在食品中繁殖（但可在食品中生存），可检出数量较低，且检验方法复杂、费时，一般食品检验室难以有效地检测。第三，有些食品介导的病毒感染还难以用现有技术培养分离。病毒只能在活细胞中繁殖并能产生足够数量的病毒抗原供血清学鉴定，没有活的细胞是不会出现病毒抗原的，由于病毒这种绝对寄生性，因此，病毒也只能出现在动物性食品当中。尽量检出食品中少量病毒抗原，免疫学检测方法和现代分子生物学检测方法就显得十分重要。

病毒通过食品传播的主要途径是粪-口传播模式。尽管食品中可能存在任何病毒，但由于病毒对组织具有亲和性，所以真正能起到传播载体功能的食品也只能是针对人类肠道的病毒。能引起腹泻或胃肠炎的病毒包括轮状病毒、诺沃克病毒、肠道腺病毒、嵌杯病毒、冠状病毒等。引起消化道以外器官损伤的病毒有脊髓灰质炎病毒、柯萨奇病毒、埃可病毒、甲型肝炎病毒、呼肠孤病毒和肠道病毒 71 型等。

在食品环境中胃肠炎病原病毒常见于海产品和水源中。常见的原因主要是水生贝壳类动物对病毒能起到过滤浓缩作用，病毒会存活较长时间，这些环境对病毒具有保护作用。通过水传播的病毒性疾病还有结膜炎等。在污水和饮用水中均发现有病毒存在。饮用水即使经过灭菌处理，有些肠道病毒仍能存活，如脊髓灰质炎病毒、柯萨奇病毒、轮状病毒。海产品带毒率相对较高，在礁石、岛屿少的海洋中的水生贝壳类动物带毒率为 9%～40%，而在有较多礁石的海洋中的水生贝壳类动物带毒率为 13%～40%。病毒进入水生贝壳类动物体内只能延长生活周期，但不能繁殖。

食品介导的病毒感染的发病机理：存在于食品中的病毒经口进入肠道后，聚集于有亲和性的组织中，并在黏膜上皮细胞和固有层淋巴样组织中复制增殖。病毒在黏膜下淋巴组织中增殖后，进入颈部和肠系膜淋巴结。少量病毒由此处再进入血流并扩散至网状内皮组织（如肝、脾、骨髓等）。在此阶段一般并不表现临床症状，大多数情况下因机体防御机制的抑制而不能继续发展。仅在极少数被病毒感染者中病毒能在网状内皮组织内复制，并持续地向血流中排入大量病毒。由于持续性病毒血症，可能使病毒播散至靶器官。病毒在神经系统中的传播虽可沿神经通道，但进入中枢神经系统的主要途径仍是通过血流，直接侵入毛细血管壁。

13.8.1 肝炎病毒

与食品相关的人的肝炎病毒有甲型肝炎病毒，非甲非乙肝炎病毒（E 型肝炎病毒）。

甲型肝炎病毒（图 13-11）（hepatitis A virus，HAV）为肠道病毒 72 型，直径 72nm，电镜下呈球形和二十面体对称，单股 RNA，由 4 种多肽组成。在 100℃加热 5min 即可灭活，4℃、－20℃和－70℃不改变形态，不失去传染性。感染肝炎病毒后的潜伏期为 15～45d，再感染后一般能获终身免疫力。

甲型肝炎病毒只有一个血清型，完整的病毒抗原有高度的构象依赖性。其抗原决定簇主要位于 VP1 多肽上的一个中和位点附近，VP2 和 VP3 上也存在着独立的中和位点。单克隆抗体可直接与上述免疫决定位点反应。纯化的甲型肝炎病毒颗粒有良好的抗原性，注射兔体内可产生高效价的中和抗体。

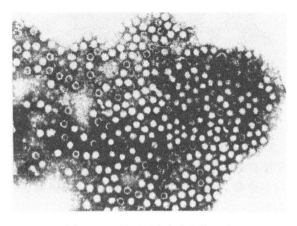

图 13-11　甲型肝炎病毒电镜照片

病毒污染水生贝壳类如牡蛎、贻贝、蛤贝等，甲型肝炎病毒可在牡蛎中存活两个月以上。甲型肝炎累及食品包括凉拌菜、水果及水果汁、乳及乳制品、冰激凌饮料、水生贝壳类食品等。牛的或未煮透的来源于污染水域的水生贝壳类食品是最常见的载毒食品。甲型肝炎病毒感染者的胆汁从粪便排出，污染环境、食物、水源、手、食具等，经口传染，呈散发流行。

甲型肝炎病毒感染出现的肝组织病理变化主要不是由病毒直接引起的，而与机体免疫机制有关。机体除了非特异细胞免疫中巨噬细胞、自然杀伤细胞对病毒感染细胞有杀伤作用外，体液免疫也起了重要作用。

(1) 非甲非乙型肝炎病毒（enterically transmitted non-A non-B hepatitis virus, HNANBV, HEV）该病毒与甲型、乙型肝炎病毒无血清学关系，属嵌杯病毒科，常规细胞培养无法分离。27～34nm 病毒样颗粒，单股 RNA，7.5kb，在氯化铯分离的高盐液中稳定。基因主要分三部分功能区，5′端最大区——ORF1，于 3′端的 ORF2 和 ORF3 表达的蛋白质具有较强的免疫原性，可用于血清学诊断。E 型肝炎病毒病的临床表现类似于甲型肝炎，临床症状不十分明显，但黄疸性肝炎是该病特征。其传播途径主要是通过水、食品造成的。水是主要途径之一，常见发生于卫生条件不好的热带、亚热带地区。水生贝壳类食品是主要累及的食品，如意大利发生的 E 型肝炎病毒感染。

(2) 对于肝炎病毒的检验　甲型肝炎可用核酸杂交、放射免疫斑点试验来检测，对 E 型肝炎目前无特异血清诊断，主要用排除诊断法，在病的末期从人的粪便中检出 27～34nm 的病毒样颗粒。

(3) 病毒的预防控制　甲型肝炎病毒对酸碱都有很强的抵抗力，在冷冻和冷却温度下极稳定。对热、辐射处理也有抵抗力。贝类组织对病毒对热有很好的保护性。烹调条件下的干热、蒸汽加热、烘烤和炖、焖等只能消灭 1% 的病毒。其他产品经过 82℃ 处理后，病毒将失活。最好的方法是从未污染的水域捕获贝类，防止粪-口传播途径。

13.8.2　轮状病毒

轮状病毒（Rotavirus）能引起人的急性病毒性胃肠炎，是人胃肠炎常见的原因之一。病毒颗粒直径 70nm，由三层构成，因在电镜下呈车轮状而得名（图 13-12）。病毒核酸由 11 个双股 RNA 节段构成，每一节段编码具有不同功能及作用的蛋白质。为呼肠孤病毒科病毒。

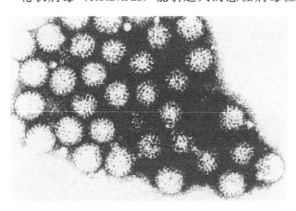

图 13-12　轮状病毒电镜照片

人轮状病毒引起的腹泻传染性强，主要见于婴幼儿。主要症状为水样腹泻，伴有发热，粪便中可排出大量病毒，耐酸、耐碱。

传播途径主要由水源和食品经口传染。据统计，医院中 5 岁以下儿童腹泻有 1/3 是轮状病毒引起的，1981 年美国科罗拉多州发生一起饮用水感染，128 人中有 44% 患病，其中多数为成年人。美国对人粪便检出调查证明，轮状病毒阳性率为 20%。

轮状病毒已知有 12 种蛋白质，VP1、VP2、VP3、VP4、VP5、VP6、VP7、NSP1、NSP2、NSP3、NSP4 和 NSP5。其中 VP4（或包括 VP5）为中和抗原，具有血凝活性、细胞吸附、蛋白酶增强的感染性，具有病毒毒力等功能。VP6 有亚组特异性及共同抗原的特性。VP7 具有中和抗原并具型特异性，NSP4 参与病毒形态变化和毒素样作用。VP4 和 VP7 组成轮状病毒的外壳，是轮状病毒的重要保护性抗原，并具有型特异性。VP4 经胰酶作用裂解成 VP8 和 VP5 两部分，结果是增强病毒穿入细胞的机会。VP7 是一种糖蛋白。轮状病毒可能存在人畜共患问题。免疫学分型如免疫电镜、ELISA、补体结合试验、中和试验、免疫荧光法等。

免疫学分型方法的基础是 A 组轮状病毒的外壳蛋白 VP4 和 VP7。VP7 占轮状病毒蛋白的 30%。VP4 是另外一个重要的型特异性抗原，因其含量较少，仅占病毒的 1.5%。目前广泛采用 ELISA 法检测粪便中的病毒特异性抗原，方法简便、快速，特异性高。应用单克隆抗体可对病毒分型。

现在已经有减毒疫苗作为口服疫苗，如 M37 株 G1 型、RV3 株 G3 型、IGV-80-3 型、G1 型。非复制性轮状病毒疫苗包括灭活的完整轮状病毒、轮状病毒空壳、合成肽、基因工程表达的轮状病毒保护性抗原。这种疫苗没有回复突变的危险及对少数人的严重不良反应等缺点。基因工程疫苗是将 VP4 和 VP7 基因克隆到基因工程载体中表达，VP7 已在大肠杆菌、沙门杆菌、痘苗病毒载体、杆状病毒载体、疱疹病毒载体、腺病毒载体中得到表达；VP4 在大肠杆菌、痘苗病毒载体、杆状病毒载体、腺病毒载体中得到成功表达。

13.8.3 柯萨奇病毒

具有小 RNA 病毒的基本性状，病毒呈球形，多为 28nm，一般 17~30nm，病毒核衣壳呈二十面立体对称，无包膜，由 60 个蛋白质亚单位构成，每个亚单位由 VP1、VP2、VP3、和 VP4 4 条多肽形成。单股 RNA，可分成 A、B 两组，A 组病毒大约为 24 个血清型，B 组为 6 个血清型，牡蛎中见有 CoxB2、CoxB3、CoxB4、CoxA18、CoxA13、CoxA3，蚝中为 CoxA18。

柯萨奇病毒（Coxsackie virus）通过粪-口途径感染后，多数人不呈现明显症状，呈隐性感染，只有极少数人发病。表现为轻微上感或腹泻等症状，偶尔侵犯中枢神经系统，损害脊髓前角运动神经细胞，引起迟缓性肢体麻痹，但症状一般较轻。也可侵犯其他组织系统，如呼吸道、肠道、皮肤、肌肉、心脏、肾上腺等。其特点是同一型病毒可引起不同的疾病，同一疾病又可由不同型的病毒所引起。人感染柯萨奇病毒后，血清中很快出现特异性抗体，对同型病毒有持久免疫力。对热敏感，50℃能迅速灭活病毒，低温可较长期存活，对环境的抵抗力较强。1983 年在我国天津发生的由柯萨奇病毒 A16 引起的手足口病，5 个月发生 7000余例。1986 年又暴发，感染者粪中可排出大量的病毒。在自来水中可存活 2~168d，土壤中存活 2~130d，在牡蛎中超过 90d，水也是常见传播途径之一。有报道柯萨奇病毒 B2 污染水源导致疾病流行。

13.8.4 埃可病毒

埃可病毒（Enteric cytopathogenic human orphan virus，ECHO virus）的特性基本同柯萨奇病毒和脊髓灰质炎病毒，属小 RNA 病毒。病毒呈球形，大小为 17~30nm 之间，二十面体立体对称，无包膜，衣壳由 60 个蛋白质亚单位或原粒构成，每个原粒由 VP1、VP2、VP3 及 VP4 4 个多肽组成。单股正链 RNA，病毒基因长约 7.5kb，有 34 个血清型，在牡蛎中见有 1、2、3、9、13、15、20、23 及 30 等型。对人除产生溶细胞性感染外，还存在着持续性感染。多数人感染后呈隐性感染，只有少数表现有临床症状。该病毒对热敏感，对低温稳定，对去污剂等化学试剂耐受性较强，对外环境有较强的抵抗力。

埃可病毒传播途径都是经粪-口途径。带毒的粪便可通过污染手指、餐具、食物经口进入体内。少数也可经呼吸道感染。埃可病毒等经口进入消化道后，在咽和肠道淋巴结组织中初步增殖，潜伏期 7～14d。后进入血液，乃至扩散到全身，最后进入靶器官（脊髓、脑、脑膜、心肌和皮肤等），表现肠道以外症状，较严重的有无菌性脑膜炎、类脊髓灰质炎等中枢神经系统疾病，有些型别的病毒可引起出疹性发热、呼吸道感染和婴幼儿腹泻等。埃可病毒的感染所累及的食品主要见于牡蛎、毛蚶等中。感染后机体可产生特异性中和抗体，对同型病毒感染具有持久性免疫力。检验以分离病毒和抗体检测为常见方法。

13.8.5　诺沃克病毒

诺沃克病毒（Norwalk virus）也被称为小圆结构化病毒，最早于 1986 年美国俄亥俄州诺沃克市的一家学校的食物中毒事件中被分离出来而命名的。病毒大小为 28～38nm，特性与动物微小 DNA 病毒相似，无囊膜，二十面体对称，衣壳约由 32 个长 3～4nm 的壳粒构成，单股线状 DNA。对外界因素具有强大抵抗力，能耐受脂溶剂和较高温度的处理，而不丧失其感染性。

诺沃克病毒主要感染大龄儿童和成人，美国的成人中有 67％的人体中有血清抗体。污染的水源和食品是该病毒的来源之一，主要引起人的急性肠炎，但恢复较快。病毒感染的潜伏期为 2～38h。诺沃克病毒的感染主要涉及食品为水生贝壳类、凉拌菜、莴苣和水果等。诺沃克病毒可在冰冻食品中存活很长时间。

除了上述几种经食品传染给人类外，还有疯牛病病毒、禽流感病毒、SARS 病毒等都能经动物或动物性食品传播给人类，其免疫学问题还有很多没有解决，有待于今后加强研究。经动物或动物性食品传播给动物的一些病毒，虽然不传播给人类或较少传播给人类，但多种动物对这些病毒是易感的，能造成畜牧业的巨大经济损失、减少肉类以及其他动物制品的供应。如牛和猪的微小核糖核酸病毒、动物的肿瘤病毒、腺病毒、猪瘟病毒、口蹄疫病毒、牛瘟病毒、新城疫病毒等，都需要在食品安全性检测中加强，其免疫学检测方法也是今后重要的研究项目。

13.8.6　朊病毒的致病性和免疫特性

能通过动物性食品或肉类传播给人的朊病毒有库鲁病、克-雅氏病、格斯特曼综合征、致死性家族失眠症、克-雅氏病变种等。朊病毒又称为朊粒或传染性蛋白粒子（prion protein，PrP）。其本质是正常宿主细胞基因编码的、构象异常的蛋白质，目前尚未检出任何核酸成分，是人和动物传染性海绵状脑病的病原体。

PrP 是一种不含核酸和脂类的疏水性糖蛋白，相对分子质量为 $(27～30)×10^3$，PrP 27～30 存在两种不同的分子构型。一种构型的三维结构具有 4 个 α 螺旋，没有 β 折叠。这种类型存在于正常组织及感染动物的组织中，通常无害，称为细胞朊蛋白（PrP^c）。另一种构型的 2 个 α 螺旋转换为 4 个 β 折叠，仅存于感染的动物组织中，称为羊瘙痒疫朊蛋白（PrP^{sc}），与致病性有关。PrP^c 对蛋白酶 K 敏感而 PrP^{sc} 对蛋白酶 K 有抗性。PrP 与目前已知的任何蛋白都不具备同源性。人的 PrP 基因位于第 20 号染色体的短臂上，有一个内含子和一个外显子，含单一的读码框，编码 PrP^c 前体蛋白。这种前体蛋白合成后被输送到细胞表面，经过一系列的翻译、修饰后而转变为 PrP^{sc}。PrP 基因突变可导致传染性海绵状脑病。关于 PrP 的增殖机制目前尚不清楚。

传染性海绵状脑病是一种人和动物的致死性中枢神经系统慢性退行性疾病，致病机制不明了。共同特点是潜伏期长，达数年至数十年，一旦发病即呈慢性，最终死亡。

主要是经过食物链、密切接触或医源性感染等方式传播。病毒本身最大特点是抵抗力特强，一般烹调方式不能杀灭，在280℃能耐30min，较强的酸、碱都能耐受。病理特点是中枢神经细胞空泡化，角质细胞增生，弥漫性神经细胞缺失，淀粉样斑块形成和脑组织海绵状病理改变。临床上表现为痴呆、震颤、共济失调等中枢神经系统症状，最终死亡。

13.8.6.1　牛海绵状脑病（bovine spongiform encephalopathy，BSE）　此病又称为疯牛病（mad cow disease），1986年首次报道。潜伏期一般4～5年，最长的达数年至十几年，牛在出生6个月感染较多，2岁发病居多，4～5岁发病达高峰。

发病初期表现为体质变差，体重减轻，产奶量下降，随后出现神经症状。病牛表现感觉过敏、恐惧、狂乱。病理变化主要在中枢神经，脑干区神经元空泡化变性，灰质区神经纤维特征性海绵样病变，即多孔性变性或坏死，最严重的病变部位在延脑、中脑灰质及下丘脑。电镜下可见大量特征性异常纤维蛋白。

普遍认为病原体来源于致病因子进入牛的食物链所致，牛食用了含羊瘙痒病致病因子的羊骨肉粉或牛骨肉粉而导致疯牛病的蔓延。1988年英国立法禁止用反刍动物来源的饲料喂养牛后，疯牛病已有下降趋势。

13.8.6.2　库鲁病（Kulu disease）　此病仅发生在巴布亚新几内亚土著人的一种进行性小脑退行性疾病。以寒战样震颤为突出的临床表现，病变部位主要在灰质，以小脑最为严重，大脑半球广泛病损，程度轻。组织变化为神经细胞破坏，细胞质出现空泡，星形细胞显著增生，小脑颗粒细胞层出现大量淀粉样斑块，斑块周围出现辐射状纤维。潜伏期特长，可达4～30年，但发病十分快速，发病后迅速发展，在6～9个月内死亡。

临床上以小脑共济失调为主的神经系统症状，早期出现发抖、震颤、发音困难、舞蹈症及肌震颤。迅速发展为痴呆，肢体完全瘫痪，最终吞咽困难、衰竭、感染而死亡。主要是因为当地人生食尸体和脑汁所引起。

13.8.6.3　克-雅氏病（Creutzfeldt-Jacob disease，CJD）　克-雅氏病又称为皮质纹状体脊髓变性或亚急性海绵状脑病，为人类最常见的传染性海绵状脑病。本病存在于世界各地，我国广东、长沙及上海也报道过此病。多发年龄在50～70岁之间，平均发病年龄在65岁，年发病率为百万分之一，具可散发性、家族性或医源性。家族性发病原因主要是prion发生异常。潜伏期15个月至10年，最长达40年以上。典型的临床表现为迅速发展为痴呆、肌震颤、小脑共济失调、运动性失语，最后发展为半瘫、癫痫甚至昏迷，最终死于感染或自主神经功能衰竭。病理变化是神经细胞变性、减少或消失，空泡形成，海绵状改变及出现淀粉样斑块为主。

克-雅氏病变种（v-CJD）在法国、德国、爱尔兰、俄罗斯等国家发现，平均发病年龄在29岁，临床表现以行为改变、运动失调和周围感觉障碍为主。病理变化与BSE相似，一般认为与疯牛病有关。现在认为v-CJD的来源可能是人食物链中含有疯牛病的致病因子所致，但确切的机制尚不清楚。

朊病毒病的检测方法目前有三种。一是免疫组化技术，是确诊的有效手段。取脑组织，经过处理后，用单克隆抗体或多克隆抗体检测PrP^{sc}。二是免疫印迹技术，蛋白印迹技术检测PrP^{sc}非常敏感。三是基因分析，从病人外周血白细胞中提取DNA，分析prion基因，可辅助诊断家族性CJD患者。

禁止用牛、羊等反刍动物的骨肉粉作为饲料喂养牛等反刍动物，防止致病因子进入食物链。对从有BSE的国家进口的活牛或牛制品，必须进行严格特殊的检查。目前对prion疾病尚无有效的防治和治疗方法。

思 考 题

1. 沙门菌按抗原特性分群，致病菌株主要在哪几个群中？
2. 大肠杆菌 O157：H7 抗原特性有哪些？
3. 请分析葡萄球菌在食品中的卫生学意义。
4. 结核分枝杆菌抗原特性有哪些？
5. 单核细胞增生李斯特杆菌细胞内感染特点有哪些？

第14章 食物与超敏反应

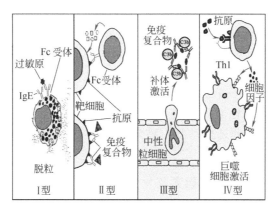

各型超敏反应作用机制示意

免疫是机体的一种保护性反应，但在有些情况下，它可能对机体产生有害的结果。当再次接触到相同的抗原时，机体所表现的外在反应与首次不同：或是反应性降低，或是反应性增强，后者称为超敏反应（hypersensitivity）。

超敏反应是一种特异性的免疫病理反应。首次接触抗原后，机体会呈现反应性增高状态（致敏），若同样抗原再次进入机体（或原有抗原仍留在机体内）时，即可与致敏机体内所形成的特异性抗体或致敏淋巴细胞发生强烈的、并且大多能致病的应答反应，出现局限性炎症，包括细胞和组织的损伤，甚至出现累及全身的休克状态。这种致病性免疫反应的发病机制与一般保护性免疫反应的机制基本相同，二者的根本区别在于反应对机体所带来的后果，而这又取决于不同个体的遗传素质。

引起超敏反应的抗原称为变应原（allergen），又称为过敏原。变应原的种类很多，可以是完全抗原（如花粉、微生物、异种动物血清等），也可以是半抗原（如化学制剂、药物等）或变性的自身抗原等。

1963 年 Cell 和 Coombs 根据超敏反应中抗体和细胞是否参与、抗体的类型、抗原与抗体或细胞反应的方式以及有无补体参与而将其分为四型：Ⅰ型，即速发型超敏反应；Ⅱ型，即细胞毒型超敏反应；Ⅲ型，即免疫复合物型超敏反应；Ⅳ型，即迟发型超敏反应。前三型均由体液免疫介导，迟发型超敏反应由细胞免疫介导。变态反应（allergy）或过敏反应（anaphylaxis）常指Ⅰ型——速发型超敏反应，不宜与超敏反应一词混用。

食物过敏（food allergy，FA）是人体对食物中抗原产生的、由免疫介导的不良反应，又称为食物超敏反应（food hypersensitivity，FH）。90％以上的食物过敏由蛋、鱼、贝类、奶、花生、大豆、坚果和小麦等 8 类高致敏性食物引起。食物过敏原主要来自食物中的致敏蛋白质、食品添加剂和含有过敏原的转基因食品。对转基因食品的过敏性评价是安全评价的一个重要方面。食物过敏的临床表现以皮肤症状、胃肠道症状和呼吸系统为主。预防和治疗食物过敏的最好方法是避免摄取食物过敏原。

本章主要介绍了四种类型超敏反应的主要参与因素和发生机制以及食物过敏的相关知识。

14.1 Ⅰ型：过敏反应

从新生儿到中老年人各年龄段都有可能发生Ⅰ型超敏反应。机体初次接触变应原后产生 IgE 抗体，当机体再次接触同样变应原，IgE 致敏的肥大细胞、嗜碱性粒细胞等即可释放炎症性药理介质，引起以毛细血管扩张、血管通透性增加及平滑肌收缩为特点的病理变化。这种反应可以是全身或局限性的，随部位不同而表现出不同的临床表现。由于致敏机体再次接触同一变应原后，在很短时间内（数秒到几分钟）出现临床症状，所以又称为速发型超敏反应（immediate type hypersensitivity）。其特点是：①反应发生迅速，消退也迅速；②多种血管活性胺类物质参与反应；③以生理功能紊乱为主，无明显组织损伤；④有明显的个体差异和遗传倾向。对变应原易发生 IgE 型抗体应答者称为特应性素质个体。

14.1.1 Ⅰ型超敏反应的主要参与因素及发生机制

14.1.1.1 主要参与因素

（1）变应原　是指能诱发产生 IgE 类抗体并导致变态反应的抗原。引起Ⅰ型超敏反应的变应原多为小分子物质，这些物质可通过吸入、食入、接触和注射等方式使机体致敏。吸入性变应原在低剂量（5～10ng/d）时即容易诱发反应，如花粉颗粒、柳絮、尘螨及其排泄物、真菌、动物皮屑或羽毛等；食入性变应原则在高剂量（10～100g/d）时才诱发反应，如牛奶、鸡蛋、鱼、虾、蟹及坚果和某些菇类等食物（详见食物过敏）；接触性变应原包括有羊毛、染料、紫外线、化妆品、染发剂、乳胶手套等；注射性变应原包括昆虫叮咬和某些注入药物，药物与组织蛋白结合后成为变应原而诱发反应，如青霉素、链霉素、磺胺、水杨酸盐、麻醉药物、有机碘等。

（2）IgE 抗体　IgE 又称变应素（allergin），是引起Ⅰ型超敏反应的主要抗体，由呼吸道、消化道黏膜固有层淋巴组织中的浆细胞合成。变应原也是经这些部位进入体内的，因此呼吸道和消化道是Ⅰ型超敏反应的好发部位。IgE 的半衰期很短（1～2d），大多数人的血清 IgE 水平很低，但在特应性素质个体 IgE 水平升高。IgE 通过其 Fc 段与靶细胞的 IgE Fc 受体结合。IgE 结合受体有两种，即高亲和力受体（FcεRⅠ）及低亲和力受体（FcεRⅡ），高亲和力 IgE 受体主要表达于肥大细胞和嗜碱性粒细胞，低亲和力 IgE 受体主要表达于巨噬细胞、单核细胞、淋巴细胞、嗜酸性粒细胞和血小板等。IgE 与 FcεRⅠ结合后，IgE 半衰期延长，并使机体处于致敏状态。如无相同抗原再次进入，致敏持续半年至数年后消失。

（3）效应细胞　肥大细胞和嗜碱性粒细胞是人类细胞中仅有的含组胺并在静止状态下表达高亲和力 IgE FcεRⅠ的细胞。前者存在于皮肤、呼吸道和消化道黏膜下结缔组织中，后者通常存在于血液循环中，但在某些细胞因子作用下可进入局部组织。二者细胞浆中含有大量嗜碱性颗粒，当抗原再次进入机体与致敏细胞表面的 IgE 特异性结合时，细胞脱颗粒释放出组胺等生物活性介质。

（4）生物活性介质　肥大细胞和嗜碱性粒细胞可释放多种生物活性介质，它们在Ⅰ型超敏反应疾病的发生机制及临床表现中起着重要作用。这些介质大概可分为两类。一类介质为原发性介质，是指事先合成并储存在肥大细胞和嗜碱性粒细胞颗粒中的介质，经抗原攻击后直接从颗粒中释放出来，这类介质包括组胺、中性蛋白酶、肝素、嗜酸性粒细胞和中性粒细胞的趋化因子等；另一类是继发性介质，是由原发性介质诱导产生及释放的介质，包括花生四烯酸代谢产物、白细胞三烯（简称白三烯，LTs）、前列腺素（PG）D2、血小板活化因子（PAF）以及IL-4等细胞因子（图14-1）。

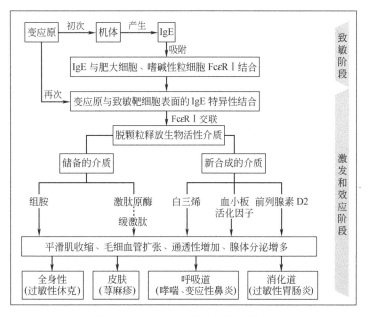

图 14-1　Ⅰ型超敏反应的发生机制

14.1.1.2 过敏反应的基本过程

（1）致敏阶段　指变应原初次进入过敏体质的机体，刺激机体产生特异性IgE抗体，并与肥大细胞和嗜碱性粒细胞结合，形成致敏肥大细胞和致敏嗜碱性粒细胞，此时机体处于致敏状态（图14-2）。这种状态可维持半年至数年，在此阶段若没有相应的变应原再次进入体内，则致敏状态可逐渐消失。

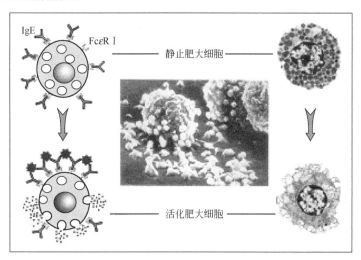

图 14-2　IgE介导肥大细胞活化

（2）发敏阶段　相应变应原再次进入处于致敏状态的机体，通过与致敏肥大细胞、致敏嗜碱性粒细胞表面紧密相邻的特异性IgE"桥联"结合，使致敏的细胞脱颗粒，释放组胺、白三烯、激肽和嗜酸性粒细胞趋化因子等一系列具有生物活性的介质，介质作用于效应器官与组织,而产生一系列的临床症状。

（3）生物活性介质及其效应作用　原发性介质中的组胺储备于颗粒内,通常与肝素、蛋白质结合而呈无活性状态。当颗粒脱出后,通过与颗粒外 Na^+ 交换而释放组胺。组胺可使血管扩张、平滑肌收缩、渗出增加。组胺作用迅速,可在几分钟出现症状,活性消失亦快,以后出现的症状为继发性介质所致,约 1h 消退。继发性介质的出现,是由于肥大细胞在脱颗粒过程中, Ca^{2+} 进入细胞膜,激活了磷脂酶,将细胞膜磷脂裂解,释放花生四烯酸。花生四烯酸通过环氧化酶途径产生前列腺素 D2,通过脂氧化酶途径产生白三烯。另外,继发性介质还有血小板活化因子、腺苷等,它们使平滑肌强烈而且持久收缩,增加血管通透性和黏膜分泌功能（图 14-3）,在临床上表现为过敏性休克、支气管哮喘、变应性眼鼻炎、荨麻疹、血管性水肿等,严重时可致死。

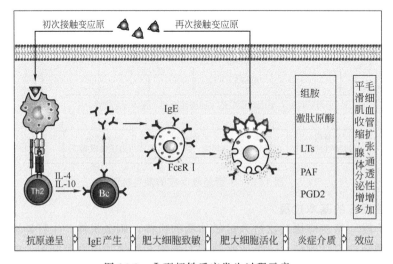

图 14-3　Ⅰ型超敏反应发生过程示意

14.1.2　Ⅰ型超敏反应症状

一般Ⅰ型超敏反应发病来去急骤、不留任何痕迹,好发于呼吸、消化、皮肤等系统,常按致敏原出现的规律而表现有一定的季节性或时令性等特点。症状主要有皮肤过敏反应,还有表现于黏膜的呼吸道、消化道等过敏反应性疾病以及过敏性休克等。

14.1.2.1　过敏性休克　累及全身血管的过敏反应称为过敏性休克（anaphylactic shock）,患者表现烦躁不安、胸闷气急、呼吸困难、恶心呕吐、四肢厥冷、脉弱细、血压下降以至意识障碍和昏迷、抽搐等症状,严重的或抢救不及时可导致死亡。临床发生的过敏性休克,通常由医源性因素（如注射药物与生物制剂）和昆虫叮咬（如蜜蜂、黄蜂等的叮咬）引起。

14.1.2.2　表现于黏膜的过敏反应性疾病　呼吸道、消化道等开放性管腔表面被黏膜覆盖,相应过敏反应性疾病因解剖位置不同而分为哮喘、过敏性鼻炎和食物过敏症等多种类型。

（1）哮喘　哮喘好发于春天花开季节、秋冬寒冷季节,致敏介质作用于支气管上,使支气管平滑肌痉挛,导致广泛小气道狭窄,造成喘、憋、咳嗽,严重者窒息甚至死亡。

（2）过敏性鼻炎　当变应原颗粒较小（<1~2μm）时可被吸入气管造成哮喘,颗粒较大时（>10μm）则受到鼻黏膜的阻挡,停留于鼻腔,造成过敏性鼻炎。主要症状为连续性喷嚏、大量流清涕、鼻塞、鼻痒、咽痒等。

14.1.2.3 皮肤过敏反应 主要表现为皮肤红肿、瘙痒、疼痛、荨麻疹、湿疹、斑疹、丘疹、风团皮疹、紫癜等，可由药物、食物、花粉、肠道寄生虫或冷热刺激引起。

14.2 Ⅱ型：抗体介导的细胞毒反应

Ⅱ型超敏反应又称为细胞毒型（cytotoxic type）或细胞溶解型（cytolytic type）超敏反应，它所涉及的免疫机制是机体对自身的组织和细胞产生抗体（多数为 IgG，少数为 IgM、IgA），引起自身细胞的毁坏。这类超敏反应是依赖于抗体的细胞毒作用，其特点：① IgG、IgM 类抗体直接作用于细胞表面的抗原或半抗原；②激活补体系统、单核-巨噬细胞及其他细胞参与造成的细胞损伤和溶解。这类超敏反应发生的原因是免疫不能识别自身和非自身，它把自身的组织误认为异物而对之产生了抗体，故又称自身免疫，这类疾病被称为自身免疫性疾病。

免疫系统不能识别自身的组织而对之产生抗体的原因是：①组织抗原的修饰。由于理化因素（如药物、冷、热、紫外线等）作用或病毒感染使体内的组织细胞表面成分发生了某些改变，这些修饰过的抗原能诱发免疫反应。②共同抗原引起的交叉反应。如乙型链球菌与心脏有共同的抗原决定簇，在感染乙型链球菌后产生的抗体与心脏上的相同抗原决定簇结合，最后引起风湿性心脏病。③隐蔽抗原的释放。隐蔽或隔绝状态的抗原不能进入血液循环，因而不会与产生抗体或介导细胞免疫的免疫活性细胞接触，偶尔放出来就会被机体误认为"异己"抗原而发生免疫反应。

14.2.1 Ⅱ型超敏反应的主要参与因素及发生机制

14.2.1.1 抗原 可以是存在于自身正常组织细胞表面的成分，也可以是结合在正常组织细胞表面的外来抗原或半抗原物质，包括：①ABO、Rh 等血型抗原；②药物、微生物等外源性抗原吸附于靶细胞表面；③由微生物感染、药物等因素导致自身抗原的形成。当体内相应抗体与上述细胞表面的抗原成分结合后，可通过激活补体系统和吞噬细胞、NK 细胞等途径使细胞溶解与破坏。

14.2.1.2 抗体 在人类，参与细胞毒反应的抗体主要是 IgG 和 IgM，少数为 IgA。IgM 类抗体主要是 ABO 血型的天然抗体，而针对其他抗原的抗体则以 IgG 为主。这些抗体能与靶细胞表面的抗原或半抗原特异性结合而激活补体或激发抗体依赖细胞介导的细胞毒作用（ADCC）效应，导致细胞溶解。

14.2.1.3 组织细胞损伤机制 可通过以下途径引起靶细胞损伤，针对不同抗原可能会以某一途径为主（图 14-4）。

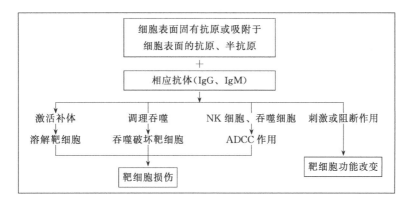

图 14-4 Ⅱ型超敏反应发生机制

（1）激活补体系统溶解靶细胞　IgG 和 IgM 类抗体与靶细胞表面的抗原结合后激活补体，形成攻膜复合体，直接导致靶细胞的溶解。如 ABO 血型的输血中，如血型不合时，红细胞与相应的抗体结合能直接激活补体系统的经典途径，而使红细胞在血管内发生溶血。

（2）调理吞噬作用　补体活化的产物 C3a、C5a，一方面具有趋化作用，吸引巨噬细胞、中性粒细胞到达反应局部，另一方面还刺激肥大细胞、嗜碱性粒细胞分泌趋化性细胞因子，进一步促进吞噬细胞在局部聚集。如单核-巨噬细胞可通过表面 IgG 的 Fc 受体与 IgG 结合，结合于靶细胞表面的补体 C3b 片段，可借助表面 C3b 受体对靶细胞产生补体介导的调理吞噬作用，使靶细胞被吞噬溶解。

（3）抗体依赖细胞介导的细胞毒作用（ADCC）　IgG 类抗体与固定组织靶细胞上的抗原结合，其 Fc 段与 NK 细胞表面 IgG 的 Fc 受体结合，从而产生 ADCC 效应，杀伤靶细胞。

14.2.2　Ⅱ型超敏反应症状

Ⅱ型超敏反应病情发展较缓慢，一般与抗原接触后过一周以上发病，症状常表现为溶血、出血、贫血、紫癜、黄疸、继发感染等，常侵害血液的有形成分，血象检查常见有红细胞、白细胞或血小板减少。发病无一定的时间规律，常发生于输血、用药等临床处理之后。

输血反应是指因血型不合输血而引起的红细胞破坏，常见于 ABO 血型系统。ABO 血型系统主要由红细胞膜上的 H 物质构成，在不同的糖基转移酶作用下，H 物质分别形成 A 抗原与 B 抗原。仅具有 N-乙酰氨基半乳糖转移酶的个体形成 A 抗原；而仅具有 D-半乳糖转移酶的个体则形成 B 抗原；如同一个体具有这两种糖基转移酶就可同时具有 A、B 两种抗原；反之，如缺乏这两种糖基转移酶，其血型就为 O 型。由于人类肠道菌群含有丰富的 A、B 型抗原决定簇，个体可对所缺少的某一种或两种抗原决定簇形成相应的抗体，所以具有 A 型抗原者总是携带抗 B 抗体，反之亦然，而具有 O 型血型者，则同时携有抗 A、抗 B 两种抗体。若误将 A 型血输给 B 型个体，供者红细胞表面的抗原与受者血液中的相应抗体结合，在补体的参与下，输入的红细胞被溶解，出现发热、恶心、后背下部痛、胸有压迫感以及呕吐、低血压等临床症状。ABO 血型抗体为 IgM，红细胞的溶解以补体的直接作用为主；而其他血型抗体为 IgG，补体虽然参与作用，但更重要的是结合 IgG 的红细胞被肝、脾中的吞噬细胞吞噬清除。

14.3　Ⅲ型：免疫复合物反应

Ⅲ型超敏反应又称免疫复合物型（immune complex type）超敏反应，其特点是可溶性抗原与相应 IgG、IgM 类抗体结合形成可溶性免疫复合物（immune complex，IC）。

14.3.1　Ⅲ型超敏反应的主要参与因素及发生机制

14.3.1.1　抗原　可以是内源性抗原（如 DNA）或外源性抗原（如异种血清、青霉素、细菌或病毒、支原体等，也可为以上生物性抗原的代谢物），机体对它们连续产生抗体，形成了免疫复合物。当超过了机体系统清除复合物的能力时，复合物沉积到毛细血管、肾小球、关节滑膜等组织上，诱发肾小球肾炎、关节炎等疾病。

14.3.1.2　抗体　参与Ⅲ型超敏反应的抗体主要是 IgG、IgM、IgA。

14.3.1.3　免疫复合物的形成、持续存在及在组织上的沉积　免疫复合物的形成，通常是机体持续接触过量抗原的结果，例如持续性的病原微生物感染、自身抗原成分的长期存在以及反复接触环境中的同一类抗原性物质等。免疫复合物是机体去除有害抗原的一种方式。人们形象地谈抗原-抗体与免疫复合物的关系如下：当抗原-抗体的比例为 4∶6 时，形成的免疫复合物较大，被吞噬细胞吞噬；当二者比例为 2∶1 时形成免疫复合物较小，可被肾脏滤过排出；只有当二者比例为 3∶2——抗原略多于抗体时形成了中等大小的免疫复合物，它们长期在血液循环中流动，既不易被吞噬消除，又不能经肾小球滤出。这种免疫复合物的长期存在，也与抗原物质的持续存在和机体的清除功能低下有关。它们最终沉积于全身或局部血管基底膜，激活补体系统，并在血小板、肥大细胞、嗜碱性粒细胞的参与下，在复合物沉积部位引起以充血水肿、局部坏死和中性粒细胞浸润为特征的炎症反应和组织损伤，故又称血管炎型超敏反应。炎症反应不但损伤了血管壁，且在吞噬消化免疫复合物的过程中，分泌化学物质，误伤了邻近组织，因此，Ⅲ型超敏反应损伤的是无辜的旁周组织。

14.3.1.4 组织损伤 免疫复合物在血管壁的沉积并非组织损伤的直接原因，而是始动因素，可通过以下途径造成组织损伤（图 14-5）。

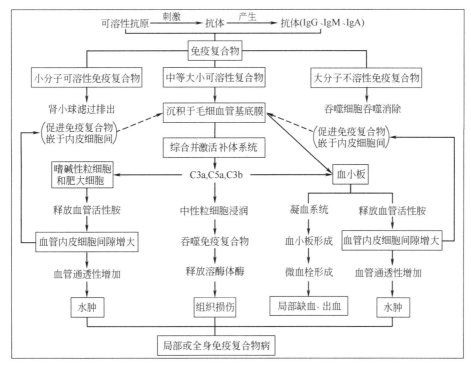

图 14-5 Ⅲ型超敏反应发生机制

（1）血管活性胺类物质 免疫复合物通过激活补体产生 C3a 和 C5a 等补体片段，这些过敏性毒素产生趋化性作用，能引起肥大细胞和嗜碱性粒细胞释放血管活性胺，使血管通透性增高，进一步促进免疫复合物沉积，使局部水肿并促进炎性渗出。

（2）中性粒细胞 免疫复合物在局部沉积后，通过多种途径产生多种重要的炎症介质。例如，激活补体产生趋化因子 C5a 和 C3a；活化肥大细胞等产生趋化性细胞因子；活化巨噬细胞产生 IL-1、TNF-α 等。在这些因子的共同作用下，中性粒细胞聚集于复合物沉积的部位，引起血管及其周围炎症，且在吞噬清除复合物过程中可释放出多种溶酶体酶于细胞外，可水解血管的基底膜、内弹力膜和结缔组织等造成血管及其周围组织损伤，可释放碱性蛋白、激肽原酶，可直接或间接产生血管活性介质，有加重和延续组织损伤及炎症过程的作用。

（3）血小板 免疫复合物可通过血小板的 Fc 受体与血小板作用，一方面使其释放血管活性胺，释放的胺诱导产生胆胺和 5-羟色胺，增加血管的通透性，加重局部渗出性水肿，促进免疫复合物进一步沉积；另一方面聚集的血小板可激活凝血过程，形成微血栓，引起局部缺血、出血和坏死等剧烈炎症反应，加重组织损伤。

271

14.3.2 Ⅲ型超敏反应症状

Ⅲ型超敏反应病情发展缓慢。病变多发生于肾脏、中小动脉周围、心瓣膜、关节周围、淋巴组织等。症状表现为淋巴结肿大、发烧、心悸、关节痛、软组织坏死、溃疡等。

14.4　Ⅳ型：迟发型超敏反应

Ⅳ型超敏反应又称迟发型超敏反应（delayed type hypersensitivity，DTH）或细胞介导的超敏反应（cell mediated hypersensitivity）。其特点是：①反应发生迟缓，一般再次接触抗原后48～72h出现，迟发的主要原因是因为参与反应的特异性T淋巴细胞数量很少，涉及抗原的加工递呈、T淋巴细胞的激活、细胞因子的分泌、炎症反应激活血管内皮细胞，并有细胞间黏附分子相互作用，这些都需要较长的时间；②抗体和补体不参与反应；③由炎症性细胞因子引起的以单核细胞浸润为主的炎症。

14.4.1 Ⅳ型超敏反应的主要参与因素及发生机制

Ⅰ型、Ⅱ型、Ⅲ型超敏反应为B淋巴细胞介导的体液免疫，而Ⅳ型超敏反应为致敏T淋巴细胞介导的细胞免疫，无需抗体或补体参加。Th细胞在接受抗原递呈细胞的抗原片段后被激活，转变为致敏T淋巴细胞，该细胞衍生的淋巴因子吸引来巨噬细胞，使其活化并释放溶酶体酶，而且在致敏的CTL细胞作用下，引起以单核细胞、巨噬细胞和淋巴细胞浸润和细胞变性坏死为主要特征的炎症性病理损伤（图14-6）。

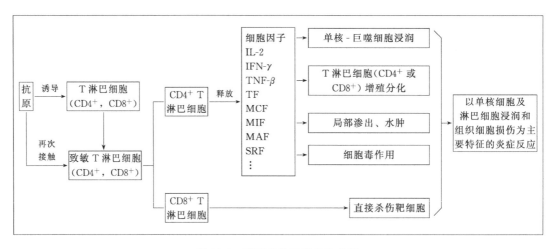

图 14-6　Ⅳ型超敏反应发生机制

14.4.1.1　抗原　诱发Ⅳ型超敏反应的抗原主要有细胞内寄生的细菌、病毒、细胞抗原（如肿瘤抗原、移植抗原）和某些化学物质等。

14.4.1.2　致敏T淋巴细胞和记忆T淋巴细胞的产生　进入体内的抗原经抗原递呈细胞加工处理，能以抗原肽-MHCⅡ类/Ⅰ类分子复合物的形式刺激具有相应抗原识别受体的CD4$^+$T淋巴细胞和CD8$^+$T淋巴细胞活化。活化的T淋巴细胞在IL-2、IL-12、IFN-γ等细胞因子作用下，大部分增殖分化为效应T淋巴细胞，即CD4$^+$Th1细胞和CD8$^+$CTL细胞，部分T淋巴细胞中途停止分化，成为静止的记忆T淋巴细胞。该过程为致敏阶段，约需10～14d。

14.4.1.3　效应T淋巴细胞引发炎症和细胞毒作用　抗原致敏的T淋巴细胞或抗原特异性

记忆 T 淋巴细胞再次接触相同抗原,迅速分化成效应 T 淋巴细胞,48～72h 出现炎症反应。

(1)炎性 T 淋巴细胞(CD4$^+$Th1 细胞)的作用 CD4$^+$Th1 细胞接触抗原后释放 IFN-γ,使巨噬细胞活化。活化的巨噬细胞释放 TNF-α、IL-1 等介质,可促进血管内皮黏附分子的表达,有利于血液中的单核细胞、淋巴细胞进入抗原存在的局部,加重炎症反应。巨噬细胞在局部释放的溶酶体酶类导致组织损伤。

(2)CTL 细胞介导的细胞毒作用 CTL 细胞与靶细胞表面相应抗原结合,通过释放穿孔素、丝氨酸蛋白酶等细胞毒性物质使靶细胞直接溶解破坏或发生凋亡。

14.4.2 Ⅳ型超敏反应症状

多数Ⅳ型超敏反应发生于接触抗原 24h 之后,对于组织移植反应等可延长至数周或数月之后出现反应。常见症状表现有皮肤红肿、皮痒、皮疹、渗出,肌张力降低,多发性感觉或运动神经麻痹,甲状腺机能低下,眼部红肿、疼痛、畏光、视力减退等。

14.5 防治原则及各型超敏反应的特征比较

14.5.1 防治原则

超敏反应的防治主要针对变应原和机体免疫状态两个方面:①尽可能寻找变应原,避免再次接触;②联系发生机制,通过切断或干扰某些环节,达到防治目的,例如可选用抑制活性介质释放药,常用的色甘酸二钠能抑制磷脂酶类,稳定肥大细胞膜,防止脱颗粒;水杨酸类药可抑制抗原-抗体的结合,稳定溶酶体,阻止介质释放,减轻临床症状;儿茶酚胺类药物如肾上腺素和茶碱类药物如氨茶碱、甲基黄嘌呤等可抑制脱颗粒,通过与组胺竞争靶细胞表面相应受体抑制组胺活性,阻止或减轻局部过敏症状。

14.5.2 各型超敏反应的特征比较

各型超敏反应的发生机制及参与成分均不同,甚至同一成分表现的作用也不相同(表 14-1)。

表 14-1 超敏反应的分型和引起组织损伤的免疫学机制

类　型	Ⅰ型(速发型)	Ⅱ型(细胞毒型)	Ⅲ型(免疫复合物型)	Ⅳ型(迟发型)
免疫类型	体液免疫	体液免疫	体液免疫	细胞免疫
抗原类型	吸入性抗原、食入性抗原和药物	细胞或基质相关抗原、细胞表面受体	可溶性抗原	可溶性抗原和细胞相关抗原
参与成分	IgE、肥大细胞、嗜碱性粒细胞、嗜酸性粒细胞	IgG、IgM、补体、巨噬细胞和 NK 细胞	IgG、IgM、IgA、补体、嗜中性粒细胞、血小板	致敏 T 淋巴细胞
发病机制	1. IgE 抗体吸附于肥大细胞或嗜碱性粒细胞表面 FcεR 上; 2. 变应原与肥大细胞表面的 IgE 结合; 3. 脱颗粒,释放活性介质,作用于效应器官与组织	1. 抗体产生; 2. 抗体作用于细胞表面抗原或结合的半抗原; 3. 补体、巨噬细胞、NK 细胞协同作用溶解靶细胞	1. 抗体与游离抗原结合形成免疫复合物; 2. 沉积于组织间隙或血管壁基底膜; 3. 激活补体系统,以过敏毒素作用与趋化作用为主; 4. 中性粒细胞集聚、释放多种溶酶体酶,血小板释放血管活性介质; 5. 组织损伤、血管炎症	1. 致敏 T 淋巴细胞; 2. 多种炎症因子的释放; 3. 巨噬细胞参与并进一步促进炎症反应; 4. 杀伤靶细胞,造成组织损伤

类　型	Ⅰ型(速发型)	Ⅱ型(细胞毒型)	Ⅲ型(免疫复合物型)	Ⅳ型(迟发型)
生物学效应	1. 血管通透性增加； 2. 小血管及毛细血管扩张； 3. 平滑肌收缩； 4. 嗜酸性粒细胞浸润	1. 补体引起的靶细胞溶解； 2. 吞噬细胞、杀伤性细胞对靶细胞的作用	1. 中性粒细胞浸润； 2. 组织坏死	1. 巨噬细胞与淋巴细胞浸润； 2. 组织坏死
常见疾病	1. 荨麻疹等； 2. 呼吸道过敏； 3. 过敏性胃肠炎； 4. 食物过敏	输血反应	1. 复合物型肾炎； 2. 类风湿性关节炎； 3. 过敏性肺泡炎	1. 接触性皮炎； 2. 移植排斥反应

14.5.3　各型超敏反应与疾病发生发展的关系

四种类型的超敏反应是根据发生机制和参与成分不同而划分的，实际临床情况却很复杂。某些超敏反应性疾病患者并非单一型，可以是几型同时存在而以某一型别为主，因此，在临床诊断、治疗方面应综合分析，区别对待，正确处理。

14.6　食物不良反应与食物过敏

食物不良反应（adverse reaction to food）是指由食物成分或食品添加剂引起的一切不良反应，可涉及免疫反应和非免疫反应机制，前者为食物过敏（food allergy，FA），即食物超敏反应（food hypersensitivity，FH）或食物变态反应。食物不耐受（food intolerance，FI）属于后者，是非免疫机制产生的食物不良反应。

14.6.1　食物过敏

完整的食物抗原在进入人体后会发生以下3种情况：①大多数人对之产生耐受，但耐受是如何发生的，尚不清楚；②人体诱发免疫反应，机体产生针对食物抗原的特异 IgG、IgM 和 IgA 抗体，然后与食物抗原形成免疫复合物去除之；③产生不良反应，包括对食物不耐受和发生食物过敏。

食物不耐受是一种隐性遗传疾病，通常由消化酶缺乏所致，是对食物的一种异常生理学反应。例如，有的人体内缺乏乳糖酶，不能分解牛奶中半乳糖，成为乳糖不耐症，表现为对牛奶不耐受，出现腹疼、腹泻和肠蠕动增加等症状。治疗办法是限制喝牛奶的量至患者能耐受的水平，或用发酵奶制品如酸奶等替代。目前，乳糖酶在国外也已有供应，用于乳糖酶缺乏又渴望喝牛奶的人。

食物过敏主要是由于食物中含有的致敏原刺激机体免疫反应引起的Ⅰ型超敏反应。全球有近2%的成年人和4%～6%的儿童有食物过敏史，食物过敏是一个全世界均关注的公共卫生问题。

14.6.2　IgE 介导的食物过敏发病机制

一种食物过敏原或此种特殊过敏原中的一个具有免疫活性的片段，穿过肠道黏膜屏障进入易感者的体内，并随血液循环到达靶器官。这种分子或其片段（Fc 段）能刺激淋巴细胞最终导致特异的 IgE 抗体。IgE 抗体可与肥大细胞和嗜碱性粒细胞上有高亲和力的 IgE 受体（FcεRⅠ）结合，也可与在巨噬细胞、单核细胞、淋巴细胞、嗜酸性粒细胞和血小板上有低亲和力的 IgE 受体（FcεRⅡ）结合。当食物过敏原再次进入，过敏原与固定于这些细胞上的特异 IgE 结合，刺激细胞释放组胺、前列腺素、白三烯等原发性和继发性炎症介质，导致血管舒张、平滑肌收缩、黏液分泌，从而引发过敏症状。

14.6.3　食物过敏原

食物过敏原也称为食物变应原，指的是能引起免疫反应的食物抗原。根据联合国粮农组织统计，世界 90% 以上的食物过敏由蛋、鱼、贝类、奶、花生、大豆、坚果和小麦等 8 类高致敏性食物引起。此外还有海蟹、对虾等 160 种食物曾有引起过敏反应的历史。小儿常见的食物过敏原有牛奶、鸡蛋、大豆和小麦等；成人为花生、坚果、鱼和贝类等。

食物过敏原有如下几个特点。①任何食物可诱发过敏反应，每种食物中仅部分成分具有变应原性。②食物变应原性具有可变性。加热可使大多数食物的变应原性减低，但有一些食物烹调加热后变应原性不变，甚至反而增加。常规巴斯德法消毒不仅不能使一些牛奶蛋白降解，如乙种乳球蛋白等的变应原性还会增加。一般情况下，胃的酸度增加和消化酶的存在，可减少食物的变应原性。有的患者还会对食物的一些中间代谢产物过敏出现症状。③不同的蛋白质可有共同的抗原决定簇，使食物过敏原间存在交叉反应性。例如，至少有 50% 牛奶过敏者也对山羊奶过敏，对鸡蛋过敏者可能对其他鸟类的蛋过敏，对大豆过敏者也可能对豆科植物的其他成员如扁豆、花生、苜蓿等过敏。

对人类健康构成威胁的食物过敏原主要有食物中的致敏蛋白质、食品加工储存中使用的食品添加剂和含有过敏原的转基因食品。目前，我国已要求将这些相关的指标在产品标识中明确化。

14.6.3.1　食物过敏蛋白质

食物中 90% 的过敏原是蛋白质，大多数为水溶性糖蛋白，分子质量在 10～80kDa。这些蛋白质能耐受食品加工、加热和烹调，并能抵抗肠道消化酶，它们能穿过黏膜表面而被吸收。每种食物蛋白质可能含几种不同的过敏原。例如牛奶中的主要致敏成分是酪蛋白、乙种乳球蛋白（β-lactoglobulin，βLG）、甲种乳白蛋白（α-lactalbumin，αLA）、牛丙种球蛋白（bovine γ-globulin，BγG）和牛血清白蛋白（bovine serum albumin，BSA），其中以酪蛋白和 βLG 为最；鸡蛋蛋清中的主要致敏成分为卵白蛋白和卵类黏蛋白等。食物中变应原性的强弱，一般来说，与其对某种食物特异 IgE 结合的能力及其在食物蛋白中的浓度有关。

14.6.3.2　食品添加剂

抗氧化剂、增稠剂、防腐剂、着色剂、香料、乳化剂、稳定剂和保湿剂等食品添加剂被广泛用于各类食品中，一小部分人大量食用含有这些添加剂的食物时会发生过敏反应或其他不良反应，如慢性荨麻疹和血管性水肿、支气管哮喘和严重过敏反应等。

酒石黄亦称五号黄，是一种应用极其广泛的黄色食用染料，大量用于糖果糕点的加工。苯甲酸和苯甲酸钠被广泛用于酱油、醋、果汁和罐头食品中，作为抗真菌和抗细菌的保护剂。酒石黄和苯甲酸盐、苯甲酸酯类可加重慢性荨麻疹。

亚硫酸盐包括亚硫酸钠、亚硫酸钾、次亚硫酸钠、次亚硫酸钾及一切可以释放二氧化硫的盐类或酸类，常作为杀菌剂、抗氧化剂，使食品不易变质。亚硫酸盐可以引起哮喘、皮疹、皮痒、血管水肿、头疼、肌肉痛、恶心呕吐，甚至发烧、心律不齐、休克等过敏症状，大约 3%～5% 的哮喘患者对亚硫酸盐敏感。1986 年，美国 FDA 禁止将亚硫酸盐加入新鲜食物中以后，发病明显减少。在西方国家，现已有专用于亚硫酸剂测试的纸片，供有过敏史人员就餐时使用。

谷氨酸钠（味精）具有促进食物鲜味的作用，它可诱发出汗、恶心、头痛、胸疼、背及颈部烧灼感、面神经受压等过敏症状，空腹摄入和易感者更易出现症状，其症状的严重程度和持续时间与谷氨酸钠的剂量有关，谷氨酸钠还可引起哮喘和血管性水肿。目前，已有专用于谷氨酸钠测试的纸片。

另外，碳酸化饮料中常用的阿司巴甜、用于控制食品中猪油和动物脂肪酸败的抗氧化剂丁基羟基茴香醚、丁基羟基甲苯也可引起慢性荨麻疹。

14.6.3.3　转基因食品　　基因工程技术在 20 世纪 90 年代开始在食品工业中应用，其标志是第一例重组 DNA 基因工程菌生产的凝乳酶在奶酪工业中的应用。全球已有 17 个国家种植了转基因作物。目前，全球商业化的转基因食品共有 16 种，包括油菜、棉花、大豆等。用基因工程植物为原料制成的食品已经或即将在超市中出售。在美国大约 70% 的食物含有用转基因技术生产的原料，因此美国的消费者几乎全部曾经食用过转基因食品。转基因食品正在或将成为人类食品的来源，但源自任何来源（如微生物、植物或动物）基因编码的蛋白质有可能具有过敏原性质，从而诱发转基因食物过敏反应。目前这个问题正引起人们的注意，科学家正在着手建立一套评价程序，用来评价转基因食物中蛋白质的过敏可能性。

转基因食品的安全性问题主要涉及两个方面：对环境和生物多样性的影响；对人类健康的影响。对转基因食品的过敏性评价是安全评价的一个重要方面。转基因生物中有些含有来自过敏性物种和人类不曾食用过的生物物种的基因，由于基因重组能够使宿主植物产生新的蛋白质，这些新蛋白质有可能对人体产生包括过敏性在内的毒性效应。因此，任何新的转基因食品商业化之前，都需要对其进行包括过敏性在内的安全性评估。其中，过敏原筛选的验收项目包括生化检测、比较转基因食品中所含有被转移基因及其蛋白质序列与已知的多种过敏原是否相似、体外该蛋白质的稳定性、蛋白质水平评估和临床试验。这些检测可以使研究人员对转基因食品中所含转基因成分的过敏性作出准确评价。如果发现了过敏原或者和过敏原相似的物质，那么编码该物质的基因通常会被去除或者接受进一步的严格试验以证明其安全性。

现代生物技术提供了识别和选择可编码特殊蛋白质基因的技术，这种技术已被用于减少稻谷中的过敏原。如日本采用基因重组技术培育成"低过敏水稻"。

14.6.4　食物诱发过敏的途径

现在食物过敏的人比以前多了，尤其是婴幼儿和儿童的食物过敏发病率明显增高，而且高于成人。婴儿发病率较高的原因是：食物是其生后接触最多的抗原物质，且其肠道的屏障作用和免疫系统发育均不够成熟，而且在食物的种植、养殖、生产和加工过程中，经常或大量使用化肥、农药、饲料、香料、色素、防腐剂、抗氧化剂等化合物，食品中"外来"的添加成分多了，所以吃进这些东西后极易引起过敏反应。食物过敏是儿童继发性营养不良的原因之一。

食物诱发过敏的途径有 5 个。①胃肠道：是最直接和最多与食物抗原接触的部位。②呼吸道：高度敏感的患儿在煮牛奶、煎鸡蛋的过程中吸入食物的气味也会诱发症状。③皮肤：高度敏感者在皮肤接触过敏食物或皮试时可诱发症状。④人乳：食物耐受了烹调和母体的消化过程，并经过几个生物膜进入婴儿体内，然后再次被婴儿消化吸收，这时可能只有变应原片段了，但它们仍具有活性，在婴儿的各个组织引起免疫反应。这类过敏食物主要为含有抗原性很强的大分子的牛奶、鸡蛋等，哺乳母亲进食婴儿敏感的食物，即使只有极微量进入乳汁也会诱发症状。⑤胎盘：有的新生儿出生后第一次进食就发生变态反应，可能为母体的血清抗体意外地通过胎盘使胎儿被动致敏，或大分子食物抗原意外地通过胎盘致敏胎儿。一般认为母亲在怀孕最后 3 个月大量进食了某种蛋白质食物如牛奶、鸡蛋，从而易使小儿对该食物过敏。

14.6.5 常见食物过敏

大多数食物过敏的症状都是轻微的，以瘙痒、荨麻疹、湿疹、过敏性紫癜等皮肤症状和恶心、呕吐、腹泻、腹痛、过敏性胃肠炎等胃肠道症状为主要表现，但严重的过敏反应可危及生命，表现为过敏性哮喘等呼吸困难甚至是休克。

14.6.5.1 IgE 介导的常见食物过敏反应　IgE 介导的变态反应诱发的临床症状轻重不一，可以从轻微的不适到可危及生命的休克。一般根据过敏在临床上表现的器官不同分为消化系统食物过敏反应、非消化系统食物过敏反应及二者混合的过敏反应。

（1）消化系统食物过敏反应　约占全部食物过敏的 30%，全消化系统的各个部位均可出现反应，主要表现如下。

① 唇及舌部的血管神经性水肿。这类过敏多由直接接触食物抗原引起，可于进食后数分钟内即出现唇或舌部麻木、运动不灵敏和明显肿起，其特点具有游动性，经短暂肿胀后即消失。此类病人较多见于生食水果或蔬菜和食用冷饮类食物之后，曾报道多例于进食香瓜、白兰瓜、生蒜、雪糕后引起唇舌血管神经性水肿的病例。

② 口腔变态反应综合征。花粉过敏患者在进食某种或几种水果或蔬菜几分钟后，唇、舌、上腭和喉咽部发痒肿胀，很少累及其他靶器官，症状消失快。实际上，这是接触性荨麻疹的一种表现。如大多数对桦树花粉过敏的患者，在进食苹果、芹菜等后出现了口腔症状，对豚草过敏者在与西瓜、香蕉接触后也会出现症状。这是花粉和水果或蔬菜间出现了交叉反应性的缘故。

（2）非消化系统食物过敏反应　这类反应约占全部食物过敏的 50%，主要表现在皮肤过敏方面，约占此类过敏的 80%，主要包括荨麻疹、慢性湿疹、瘙痒症、过敏性紫癜、血管神经性水肿等。在神经系统方面主要表现为偏头痛或过敏性全头痛，在呼吸道方面表现为支气管哮喘，有研究指出食物是诱发过敏性哮喘的重要原因之一。

（3）消化系统及非消化系统混合食物过敏反应　约占全部食物过敏的 20%，较常见的过敏反应有如下几种。

① 腹型荨麻疹。常表现为慢性腹泻、腹痛与荨麻疹同时发生。多见于儿童，尤其牛奶是幼儿最常见的过敏原，每 100 名幼儿中就大约有 2～3 人对牛奶过敏。这种对牛奶的过敏常危及儿童的营养与健康。

② 腹型及关节型过敏性紫癜。多表现为腹绞痛、关节红肿疼痛，同时出现紫癜。

14.6.5.2 非 IgE（即 IgM、IgG 或几种抗体联合）介导的常见食物过敏反应　Ⅱ型、Ⅲ型、Ⅳ型超敏反应均可涉及。如麸质过敏性肠病、食物诱发小肠结肠炎综合征、牛奶诱发肠出血等，其他还可引起过敏性肺炎、支气管哮喘、过敏性皮炎、过敏性紫癜等。

（1）谷胶致敏肠病（gluten-sensitive enteropathy，GSE）　GSE 又名乳糜泻，患者对谷胶（俗称面筋）过敏，其中主要过敏物为可溶于酒精的麦胶蛋白，含于小麦、燕麦、稞麦中。本病特点为小肠绒毛萎缩，典型症状为外观瘦弱、营养不良、贫血、排大量恶臭脂肪便、口服脂肪或碳水化合物吸收不良。从谷物中去掉谷胶 2～3 月后组织修复，症状改善。避食谷胶需持续终生。

（2）食物诱发小肠结肠炎综合征（food-induced enterocolitis syndrome）　1 周至 3 月的婴儿最常见，患儿水泻严重并伴呕吐，易发生水和电解质平衡严重失调，营养不良甚至死亡。过敏食物最常见的是牛奶和大豆蛋白。

14.6.6　影响食物过敏的因素

食物过敏症状表现的严重程度不仅与食物中变应原性的强弱有关，也与宿主的易感性有关，后者更重要。

14.6.6.1　食物品种　决定食物过敏的首要因素是食物本身。致敏食物是引起食物过敏的直接诱因，或称激发因素，各种食品的致敏性是不相同的。

14.6.6.2　食物食量　对于某种食物敏感的人，即使进食很少量亦可引起发病。而另一方面，食物过敏与进食的量有密切关系，食物抗原只在累积到一定阈值时方引起发病，症状的轻重与食量的多少往往成正比。

14.6.6.3　病人的敏感程度　食物过敏症状表现的严重程度与阳性过敏性疾病家族史有关。同一种食物在不同病人间可以出现不同的过敏症状，轻重亦相差悬殊，最严重的食物过敏甚至可以引起休克以至死亡，而绝大多数食物过敏则症状相对较轻。

14.6.6.4　病人的个人体质　同一病人对同一食物在不同时间可以表现出不同程度的过敏反应。病人当时的健康水平、精神状态、睡眠情况等均可对过敏反应的轻重和缓急产生一定的影响。

14.6.7　食物过敏的辅助检查及诊断

食物过敏的诊断应根据患者详细的病史、血清放射性过敏原吸附试验或血清总 IgE 测定等实验室检查结果、皮肤试验（包括皮肤针刺试验、食物-皮肤点刺试验、斑贴试验、皮内试验等），或排除性饮食试验，或双盲食物激发试验的结果进行诊断，其中双盲食物激发试验是诊断的金标准，所有疑为食物过敏的患者均应进行该试验。

14.6.7.1　详尽的病史询问　病史可提供食物过敏原的线索、患者的症状等，它是食物排除和攻击试验的依据。IgE 介导的速发型变态反应症状发生快，根据病史就能确定诊断。病史询问内容包括进食与症状出现的时间关系、食物的种类及形式等。

14.6.7.2　血清放射性过敏原吸附试验　血清放射性过敏原吸附试验（radioallgosorbent test，RAST）是体外检测特定食物 IgE 抗体的有效手段。

14.6.7.3　皮肤试验　Ⅰ型变态反应的皮肤试验（skin test）是使微量无害的可疑变应原（过敏原）进入皮肤，如皮下肥大细胞表面结合有相应的 IgE 抗体，该变应原则与之结合，经过一系列的变化使肥大细胞脱颗粒，释放组胺等化学介质，从而使局部血管扩张、通透性增加，出现风团和红晕反应。临床根据该反应的出现，确定特异 IgE 抗体的存在，进而确定过敏原，所以适用于Ⅰ型变态反应疾病包括变应性哮喘和变应性鼻炎等的病因诊断，也是制定免疫疗法的依据。

14.6.7.4　双盲食物激发试验　双盲食物激发试验（double-blind placebo-control food challenge，DBPCFC）应在排除性饮食后 7～14d，且禁食 1 夜后进行。食物抗原一般从 10mg 开始给予，如未出现有关症状，则每隔 15～60min 将剂量加倍，直到增至 8～10g。若仍无症状出现，则可排除该食物过敏。

14.6.8　食物过敏的防治

食物过敏的治疗可分为特异性与非特异性治疗两方面。

14.6.8.1　食物过敏的特异性治疗

（1）避免疗法　预防和治疗食物过敏的最好方法是避免摄取食物过敏原。患者对多种食物过敏十分罕见，因此临床很少遇到因避免食物而致无法维持营养的病例。但"避"要做到有的放矢，不加选择地长期让患者不吃牛奶及一切鸡鸭鱼蛋肉的建议，有时比过敏反应本身给患者（特别是正在生长发育的婴幼儿）带来的危害还大。避食时要针对性强，如鸡蛋最易致敏的部分为蛋清，可食蛋黄仅避食蛋清部分即可。一般6～12月后小儿对大部分食物过敏原的敏感性消失，此时可试进食以观察决定是否还需继续排除。

（2）煮沸疗法　几乎生食物都较熟食物更易致敏，烹调或加热使大多数食物抗原失去变应原性。如牛奶煮沸30min以上，可使主要蛋白质变性，失去变应原性；对鸡蛋过敏的患者有时可吃煮鸡蛋而不能吃煎鸡蛋或冲蛋汤，就是因为后者加热不够之故。

（3）代用食物疗法　对牛奶过敏的患者，可用炼乳、奶粉或代乳粉、豆浆等替代。

（4）限制性食物疗法　对于食物过敏原尚不明确的病例，可以短期采用本法，即在短时期内（一般半月至一个月）限定病人食用一组很少引起过敏的食物，例如大米、白菜等，以观察在食用期间有无过敏发作。如果在此期间过敏症状消失，以后可以进行定期、有步骤、有计划的单项食物开放。这样经过一段时间摸索，就可探明一些病人对之不过敏的食物，以后的饮食即可在此范围内调配食用，而对于过敏的食物则避免食用。

（5）食物口服脱敏疗法　对于少数经常需要而且营养价值较高的食物可以采用本法。例如，对鸡蛋过敏者，为了培养病人对鸡蛋的耐受力，可酌情由极小量开始食用，将一个鸡蛋稀释至1000～10000倍，然后食其一份，以观察有无症状发作，如无症状，可以酌情增加食量。经过数周或数月后，有时病人可以逐渐耐受正常人的食用量，达到脱敏的目的。

（6）致敏食物去敏法　对于某些致敏食物，在食用之前，先进行去敏处理。例如，对牛乳或肉类过敏者，可先用一些消化酶如胰蛋白酶、乳蛋白酶、溶乳酶、胃蛋白酶等处理，然后给病人食用，有时可以收到免除发病的作用。

14.6.8.2　食物过敏的非特异性治疗　食物过敏的非特异性疗法要按过敏症状而定，常用的药物有：息斯敏、仙特敏等抗组织胺药物，阿托品、东莨菪碱等抗胆碱药物，强的松、氢化可的松等激素类药物，肥大细胞稳定剂色甘酸二钠，以及补中益气汤、理中汤、四神丸等中药。

尽管国际食品法典委员会已公布了常见致敏食物的清单，但在现实生活中，由于食物标签的不完善、食物添加剂的广泛使用，使患者误食过敏食品的情况时有发生。再加上转基因食物原材料及相关食品的出现，对食物过敏的诊断和治疗还存在着一定的困难。随着物质生活的日益丰富，食物过敏问题势必愈来愈复杂。对于食物过敏的防治，必须在医生、病人的紧密配合下，通过密切的观察找出致敏食物，采用特异与非特异相结合的防治方法才能取得较满意的效果，且在食物过敏的诊治上必须强调按我国的饮食特点考虑问题，切忌不加分析地搬用国外经验。同时，应强化食品标签管理，加强转基因食品安全性评价，对进入市场的转基因工程食品，应用适当的标识告知消费者其中含有的已知及可疑的过敏原，帮助过敏人群避免摄入隐含的过敏原。

思 考 题

1. 名词解释：

超敏反应，变应原，食物过敏

2. 分别阐述Ⅰ型、Ⅱ型、Ⅲ型、Ⅳ型超敏反应的发生机制及其常见的症状表现。

3. 试述超敏反应的防治原则。

4. 你在生活中遇到过哪种类型的超敏反应？分析可能产生的原因。

5. 高致敏性食物包括哪些？食物过敏原的主要来源有哪些？

6. 简述对转基因食品进行过敏性评价的意义。

第15章　食物与肿瘤免疫

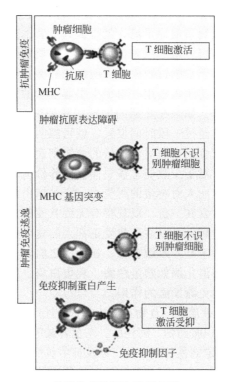

肿瘤免疫监视与逃避示意

人体中正在发育或成熟的正常细胞，在相关因素长期刺激下，出现过度增殖或异常分化而形成的新生物就是肿瘤。肿瘤的发生发展与机体的免疫功能密切相关。人体具有抗肿瘤免疫机能。多数情况下，机体的免疫监视系统通过抗原的加工与递呈、免疫识别和细胞免疫、体液免疫等一系列免疫应答，最终导致排斥肿瘤。但是，当机体免疫功能低下，或肿瘤细胞在受到宿主免疫系统攻击后出现抗原调变机制时，肿瘤就可逃避宿主的免疫攻击。

合理膳食和肿瘤免疫治疗是防治肿瘤的有效方法。有的食物中存在致癌因素或防癌因素，合理饮食有助于预防肿瘤。目前，细胞过继免疫治疗、细胞因子治疗、免疫基因治疗和肿瘤疫苗的临床研究正持续稳定发展。

调查表明，全世界每年死于恶性肿瘤的人数约700万！每年的肿瘤新病例在不断增加，预计到2020年癌症新病例可增至1470万！

机体的免疫功能体现在对抗原性异物的识别与清除上。当机体受到抗原性异物刺激时，免疫系统可通过多种形式对抗原信息发生应答，并对其进行清除。免疫系统不仅能清除病原微生物及其毒素、损伤或衰老的自身细胞、移植的外来细胞等，也能清除那些因各种因素致突变的新生细胞即肿瘤细胞。因此，机体的免疫功能状态在肿瘤的发生发展过程中起着十分重要的作用。

肿瘤免疫学（tumor immunology）是研究肿瘤的抗原性、机体对肿瘤的免疫应答、机体的免疫功能与肿瘤发生和发展的相互关系以及应用免疫学原理与手段对肿瘤进行诊断、治疗和预防的科学，是免疫学深入到肿瘤学研究的一个分支学科。

肿瘤免疫的概念起源于 20 世纪初。1909 年 Ehrlich 提出免疫系统能从机体内清除改变了的宿主成分。20 世纪中期实验确证了肿瘤能被宿主视为"非己"而产生特异的免疫排斥反应。20 世纪 60 年代 THomas、Burnet 和 Good 等人提出了免疫监视学说：免疫系统具有完备的监视功能，能精确地分辨"自己"和"非己"的成分；它不仅能清除外界侵入的各种微生物，排斥同种异体移植物，而且还能消灭机体内突变的细胞，防止肿瘤的生长，保护机体的健康。当免疫监视功能由于各种原因被削弱时，便为肿瘤的发生提供了有利条件，人类的肿瘤发病率会大大提高。20 世纪 70 年代以非特异性免疫治疗为主掀起一次肿瘤免疫治疗高潮。此后，随着人类肿瘤特异性抗原、抗原的加工递呈和 T 淋巴细胞识别机制的不断深入研究及单克隆抗体、基因重组细胞因子、人源化基因工程抗体等分子生物学技术的发展，肿瘤免疫学研究有了重大的发展，新的理论和认识发展出很多肿瘤诊断和治疗的新策略，并运用到临床试验中。

15.1 肿瘤抗原

肿瘤抗原（tumor antigen）是指正常细胞由于化学、物理、病毒等因素而发生癌变时，该细胞表面的蛋白质、糖蛋白、蛋白多糖或糖脂等成分发生质或量上的改变而出现的新抗原物质的总称。它们具有抗原的共同特性：免疫原性、免疫特异性和免疫反应性。

目前已在动物自发性肿瘤和人类肿瘤细胞表面都发现了肿瘤抗原。肿瘤抗原在肿瘤免疫中具有重要的地位。肿瘤抗原有多种分类方法，其中被普遍接受的有两类方法。

15.1.1 根据肿瘤抗原的特异性分类

根据肿瘤抗原的特异性，可将肿瘤抗原分为肿瘤特异性抗原（tumor specific antigen，TSA）和肿瘤相关抗原（tumor associated antigen，TAA）。

TSA 是指只存在于某种肿瘤细胞表面而不存在于相应正常细胞或其他肿瘤细胞表面的新抗原，对肿瘤宿主（患者）来说是异物，因此称为肿瘤特异抗原。此类抗原是通过小鼠肉瘤排斥试验得到验证的（图 15-1），故也称为肿瘤特异性移植抗原（tumor specific trans-

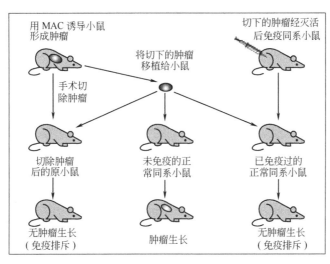

图 15-1　用移植排斥的方法证实肿瘤特异性抗原的存在

281

plantation antigen，TSTA）或肿瘤排斥抗原（tumor rejection antigen，TRA）。TSA 只能被 CD8$^+$CTL 细胞所识别，是诱发 T 淋巴细胞免疫应答的主要肿瘤抗原。

15.1.2 根据肿瘤抗原的产生机制分类

15.1.2.1 化学或物理因素诱发的肿瘤抗原 机体长期受到化学或物理因素刺激作用，某些基因发生突变而表达新抗原。此类肿瘤抗原的特点是特异性高而抗原性较弱，常表现出明显的个体独特性。物理刺激因素包括热、机械、紫外线、电离辐射等。化学刺激因素包括以下几种。①化学元素：铬、镍、砷、镉、铅、铁、锌、硫、钼等；②多环碳氢化合物，又名多环芳香烃类，包括 3,4-苯并芘、1,2,5,6-双苯并芘、甲基胆蒽、二甲基苯蒽等，是烟草燃烧烟雾、煤烟、工业废气和煤焦油中的主要成分；③亚硝胺类化合物；④其他：致癌性烷化剂、芳香胺类、黄曲霉毒素等。

15.1.2.2 病毒诱发的肿瘤抗原 多种肿瘤的发生与病毒感染有密切关系，与肿瘤有关的病毒可分为致瘤性 DNA 病毒和致瘤性 RNA 病毒两大类。与人类或动物肿瘤有关的致瘤性 DNA 病毒有 5 类：乳多空病毒类、腺病毒类、疱疹病毒类、乙型肝炎病毒以及痘病毒类；与人类或动物肿瘤有关的致瘤性 RNA 病毒有逆转录病毒，如人嗜 T 淋巴细胞病毒 1（HTLV-1）。例如，Epstein-Barr 病毒（EBV）与鼻咽癌的发生有关；人乳头状瘤病毒（HPV）与人宫颈癌的发生有关；乙型肝炎病毒与肝癌有关；人嗜 T 淋巴细胞病毒 1（HTLV-1）可导致成人 T 淋巴细胞白血病（ATL）的发生。这类肿瘤抗原与化学因素、物理因素诱发突变的肿瘤抗原不同，没有种系、个体和器官特异性，即同一种病毒诱发的不同类型肿瘤（无论其组织来源或动物种类如何不同），均可表达相同的抗原且具有较强的抗原性。

15.1.2.3 自发肿瘤抗原 自发性肿瘤是指一些无明确诱发因素的肿瘤，大多数人类肿瘤属于这一类。目前已证明小鼠自发肿瘤和人肿瘤细胞表面具有肿瘤特异性抗原。某些自发肿瘤抗原是由所谓"沉默基因（silent gene）"在细胞恶变时表达的。

15.1.2.4 分化抗原 分化抗原是机体器官和细胞在发育过程中表达的正常分子。恶性肿瘤细胞通常是由停滞在其分化中某一点的单个细胞扩增而形成的，其形态和功能均类似于未分化的胚胎细胞，故肿瘤细胞可表达其他正常组织的分化抗原，所以分化抗原的单克隆抗体被用于确定细胞发生恶变所处的大致分化阶段。例如，用这种方法发现大多数 T 淋巴细胞白血病都是由早期胸腺细胞或原胸腺细胞衍生的。类似的方法已被用于研究 B 淋巴细胞肿瘤所处的分化阶段。

15.1.2.5 胚胎抗原 胚胎抗原是在胚胎发育阶段由胚胎组织产生的正常成分，在出生后逐渐消失或仅有微量表达。当细胞恶变及肿瘤生长时，此类抗原可重新合成或表达量明显增高。常见的胚胎抗原可分为两种，一种是分泌性抗原，由肿瘤细胞产生和释放，在表达数量上明显增多，如肝细胞癌变时产生的甲种胎儿球蛋白（alpha-fetoprotein，AFP）；另一种是与肿瘤细胞膜有关的抗原，在性质上与原有抗原不同，有着新的成分，疏松地结合在细胞膜表面，容易脱落，如结肠癌细胞产生癌胚抗原（carcinoembryonic antigen，CEA）。AFP 和 CEA 是人类肿瘤中研究得最为深入的两种胚胎抗原，它们抗原性均很弱，因为曾在胚胎期出现过，宿主对之已形成免疫耐受性，故难以诱导机体产生针对胚胎抗原的杀瘤效应。但作为一种肿瘤标志，通过检测肿瘤患者血清中 AFP 和 CEA 的水平，分别有助于肝癌和结肠癌的诊断。

15.2 宿主对肿瘤的免疫应答

宿主对肿瘤的免疫应答涉及到肿瘤特异性抗原的确立、抗原的加工与递呈、免疫识别和细胞免疫、体液免疫等过程。

15.2.1 免疫细胞

15.2.1.1 T淋巴细胞 在T淋巴细胞发育的不同阶段以及成熟T淋巴细胞在静止期和活化期，其细胞膜上均表达出抗原性各不相同的糖蛋白分子：T淋巴细胞抗原识别受体（TCR）、主要的白细胞分化抗原群（cluster of differentiation，CD）、主要组织相容性复合体抗原（MHC）、细胞因子受体（cytokine receptor，CKR）等，这些分子与T淋巴细胞对抗原的识别、细胞的活化、信息的传递、细胞的增殖和分化以及T淋巴细胞功能表达密切相关。CD4⁺T淋巴细胞主要以分泌细胞因子来调节肿瘤免疫，CD8⁺T淋巴细胞主要作为效应细胞特异性杀伤靶细胞。肿瘤细胞免疫反应主要由两种T淋巴细胞亚群（Th1和Tc1）参与而发挥效应。

15.2.1.2 B淋巴细胞 与T淋巴细胞一样，B淋巴细胞也以其各种膜表面分子识别抗原，并与其他免疫细胞和免疫分子相互作用，包括：B淋巴细胞抗原识别受体（BCR）、Fc受体（Fc receptor，FcR）、补体受体（complement receptor，CR）、主要的白细胞分化抗原群（cluster of differentiation，CD）、主要组织相容性复合体抗原（MHC）、细胞因子受体（cytokine receptor，CKR）等。B淋巴细胞活化后产生的抗体可以通过补体依赖性细胞毒活性（complement-dependent cytotoxicity，CDC）、抗体依赖性细胞介导的细胞毒作用（antibody dependent cell-mediated cytotoxicity，ADCC）等途径抗肿瘤。

15.2.1.3 自然杀伤细胞（natural killer cell，NK cell） NK细胞是一类对多种靶细胞有自发性细胞毒活性的效应细胞，其细胞毒作用不受MHC限制，它在抗新生瘤、已形成肿瘤及肿瘤转移方面有重要作用。NK细胞不经致敏可直接杀伤敏感的肿瘤细胞，可能是宿主抗原发现瘤或转移瘤的第一道防线。NK细胞的识别方式主要是识别缺乏MHCⅠ类抗原的靶细胞或具有突变的MHCⅠ类抗原的靶细胞（图15-2）。

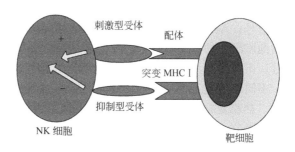

图 15-2 NK细胞的抗肿瘤作用

15.2.1.4 抗原递呈细胞（antigen-presenting cell，APC） 抗原递呈细胞是能捕捉、加工和处理抗原，并将处理后的抗原肽片段递呈给抗原特异性淋巴细胞的一类免疫细胞。APC主要包括巨噬细胞（macrophage，Mφ）、树突状细胞（dendritic cell，DC）和B淋巴细胞。APC加工处理抗原的主要意义是形成抗原的免疫显位，也就是将抗原特异性淋巴细胞所识别的表位中关键性肽段或称为抗原表位显露出来，从而将抗原信息递呈给T淋巴细胞。经加工处理后的抗原，其免疫原性可增强1000倍。

巨噬细胞抗肿瘤作用的机制是通过：直接杀伤肿瘤细胞、产生 TNF-α、合成和释放一氧化氮、ADCC作用、抗原递呈功能、释放单核因子等进行免疫调节（图15-3）。

15.2.2 MHC系统

同种异体移植后会发生免疫排斥反应，这是由细胞表面的同种异型抗原诱导的。将引起

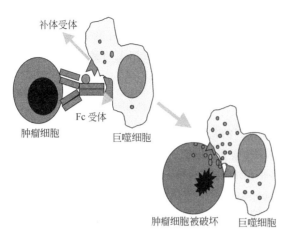

补体受体

Fc 受体

肿瘤细胞　　巨噬细胞

肿瘤细胞被破坏　　巨噬细胞

图 15-3　巨噬细胞的抗肿瘤作用

这种排斥反应的抗原称为组织相容性抗原或移植抗原。机体内具有多种组织相容性抗原，将其中能引起剧烈而迅速排斥反应的组织相容性抗原称为主要组织相容性复合体（MHC）。编码该组抗原的是一组连锁的基因群，人的 MHC 被命名为人白细胞抗原系统（human leucocyte antigen，HLA），主要编码 HLA Ⅰ类抗原（或 MHC Ⅰ）和 HLA Ⅱ类抗原（或 MHC Ⅱ）。

MHC 分子作为代表个体特异性的主要组织抗原，在机体的肿瘤排斥性反应中起着重要作用，主要是参与肿瘤抗原的处理及 T 淋巴细胞限制性识别肿瘤抗原。近年研究表明 T 淋巴细胞并不识别完整的肿瘤抗原分子，而只是识别来源于肿瘤抗原亲本、由 MHC 分子递呈的多肽（抗原肽，亦称 T 淋巴细胞表位），其中，CD4$^+$ Th 细胞识别由 MHC Ⅱ类分子递呈的抗原肽，这类抗原称 MHC Ⅱ类分子限制性抗原；CD8$^+$ Tc 细胞识别由 MHC Ⅰ类分子递呈的抗原肽，这类抗原称 MHC Ⅰ类分子限制性抗原。

15.2.3　共刺激分子与细胞黏附分子

机体对肿瘤细胞的排斥主要依赖于体内的 T 淋巴细胞，尤其是 CD8$^+$ Tc1 细胞（CTL 细胞）和 CD4$^+$ Th1 细胞。T 淋巴细胞对 APC 细胞所递呈的抗原需要识别双信号才能被激活，即 T 淋巴细胞表面 TCR 特异性识别免疫原性多肽的信号，由 CD3 分子转导，此为活化第一信号；APC 细胞表面的黏附分子与 T 淋巴细胞表面的相应配体结合，并可产生诱导 T 淋巴细胞激活的共刺激信号，此为活化第二信号。在 T 淋巴细胞激活诱导阶段缺乏共刺激信号，不仅不能活化 T 淋巴细胞，还会引起 T 淋巴细胞克隆特异性无反应性，导致免疫耐受。不同的细胞系统传递共刺激信号的分子有所不同，其中包括 B 淋巴细胞激活抗原（B7）、热稳定抗原（heat-stable antigen，HSA）、淋巴细胞功能相关抗原（LFA-3）以及细胞间黏附分子（ICAMs）、血管内皮黏附分子（VCAM-1）等黏附分子。它们与其相应的配体结合，发挥共刺激作用。

黏附分子（adhesion molecule）是一类介导细胞与细胞、细胞与基质间黏附作用的膜表面糖蛋白，参与细胞的信号传递与活化、细胞的伸展与移动等生理过程和病理过程，与肿瘤的关系主要包括对肿瘤浸润和转移的影响，以及对 T 淋巴细胞的激活和对 CTL 细胞杀伤肿瘤细胞的影响。

15.2.4　细胞因子

细胞因子（cytokine，CK）是指由活化的免疫细胞和某些基质细胞分泌、介导和调节免疫以及炎症反应等的蛋白质多肽。根据细胞因子的主要功能进行如下分类，它们的抗肿瘤作用见表 15-1。

15.2.5　肿瘤免疫应答机制

免疫应答（immune response）是指从抗原刺激作用开始，机体的抗原特异性淋巴细胞

表 15-1　细胞因子的抗肿瘤作用

细 胞 因 子	抗 肿 瘤 作 用
白细胞介素(interleukine,IL)	1. 增强 T 淋巴细胞功能； 2. 增强 NK 细胞活性； 3. 增强单核-巨噬细胞功能； 4. 促进 B 淋巴细胞功能
集落刺激因子(colony stimulating factor,CSF)	刺激具有抗肿瘤免疫功能的细胞的增殖,提高其抗肿瘤活性
干扰素(interferon,IFN)	1. 抑制肿瘤病毒增殖； 2. 抑制肿瘤细胞分裂； 3. 增强巨噬细胞、NK 细胞、CTL 细胞抗肿瘤功效； 4. 促进 MHC 抗原表达
肿瘤坏死因子(tumor necrosis factor,TNF)	1. 体外细胞毒作用； 2. 体内抗瘤作用； 3. 免疫调节作用
趋化因子(chemokine)	1. 抑制血管生成； 2. 对 T 淋巴细胞的趋化作用

识别抗原后发生一系列变化并表现出一定效应的过程。免疫应答根据介导效应的免疫活性细胞分为两大类：一类是体液免疫应答，B 淋巴细胞活化并分化为浆细胞释放抗体；另一类是细胞免疫应答，T 淋巴细胞活化释放淋巴因子或介导细胞毒活性杀伤瘤细胞。

15.2.5.1　T 淋巴细胞介导的抗肿瘤免疫应答　T 淋巴细胞介导的细胞免疫在机体排斥肿瘤方面起重要作用，T 淋巴细胞的激活是发挥细胞免疫效应的重要条件。T 淋巴细胞共刺激信号学说认为，T 淋巴细胞 TCR 与肿瘤抗原结合后，为 T 淋巴细胞活化提供了第一信号；位于 APC 表面的共刺激分子包括 B7、细胞间黏附分子（ICAM）和淋巴细胞功能相关抗原 3（lymphocyto function associated antigen 3，LFA-3）等与 TCR 结合，提供了 T 淋巴细胞激活的第二信号。在 T 淋巴细胞被激活的这一过程中，肿瘤抗原需经 APC 摄取、加工成免疫原性肽，并与 APC 胞内的 MHCⅡ类分子结合为复合物递呈在 APC 膜上，CD4$^+$T 淋巴细胞 TCR 再与肽片段-MHCⅡ类分子复合物结合，同时在第一信号的作用下被激活分泌 IL-2 等细胞因子，IL-2 与 CD4$^+$T 淋巴细胞膜上 IL-2 受体结合促使它分化出 CD4$^+$Th1 细胞；而 CD8$^+$T 淋巴细胞则与肽片段-MHCⅠ类分子复合物结合并被激活分化成了 Tc1 细胞。

CD8$^+$Tc1 细胞的细胞毒效应机制主要有两种：第一种是渗透性细胞溶解，即 Tc1 细胞在与靶细胞相互接触后，释放穿孔素和粒酶，穿孔素导致靶细胞膜形成许多跨膜小管，粒酶通过这些小孔进入细胞最终引起细胞肿胀、破裂；第二种是促进肿瘤细胞凋亡。此外，T 淋巴细胞通过分泌肿瘤坏死因子以进一步破坏靶细胞，对某一个靶细胞攻击后，Tc1 细胞仍然保持完整并具有活性，能够继续攻击其他靶细胞。

CD4$^+$Th1 细胞多为辅助性 T 淋巴细胞，它们对抗体生成、巨噬细胞活化及细胞毒 T 淋巴细胞的活化有辅助、放大效应，并通过它们发挥作用。由于大多数肿瘤细胞不表达 MHCⅡ类分子，故此类 T 淋巴细胞不能直接识别肿瘤细胞，也不能杀伤肿瘤细胞，而是依赖抗原递呈细胞，如 B 淋巴细胞、巨噬细胞递呈相关的肿瘤抗原，对之进行特异性激发后才分泌淋巴因子，激活 B 淋巴细胞、巨噬细胞、NK 细胞并通过其活化的细胞发挥抗肿瘤作用。

15.2.5.2　B 淋巴细胞介导的抗肿瘤免疫应答

一般说来，体液免疫在机体抗肿瘤过程中不起主要作用。B 淋巴细胞可直接识别细胞上的某些成分，活化、分化为浆细胞。但在绝大多数情况下，是在 CD4$^+$Th 细胞的辅助作用下，活化、分化为浆细胞进而释放抗体，本身只有识别作用，没有杀伤作用。抗体可通过补体依赖性细胞毒活性和抗体依赖性细胞介导的细胞毒作用等方式发挥抗肿瘤作用。

（1）补体依赖性细胞毒活性（CDC）　抗肿瘤抗体与肿瘤细胞结合形成抗原-抗体复合物，抗体改变结构并暴露补体结合位点，与补体结合，从而启动补体经典的激活途径，最终形成攻膜复合体，破坏肿瘤细胞膜脂质双层，在膜上形成小孔，水进入细胞，蛋白质等生物大分子漏出，靶细胞溶解死亡（图 15-4）。

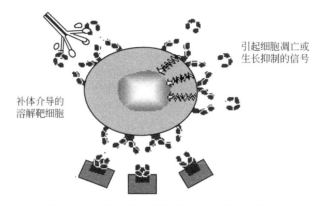

图 15-4　抗体分子在抗肿瘤免疫应答中的作用

（2）抗体依赖性细胞介导的细胞毒作用（ADCC）　巨噬细胞、NK 细胞和中性粒细胞等细胞表面有 IgG 和（或）IgM 的 Fc 段受体，它们是 ADCC 的效应细胞，抗肿瘤抗体可通过这些效应细胞杀伤肿瘤靶细胞。在 ADCC 过程中，抗肿瘤抗体可能先与效应细胞结合，然后抗体再与带有相应抗原的肿瘤靶细胞结合；或者抗肿瘤抗体先与肿瘤细胞形成抗原-抗体复合物，然后抗体的 Fc 段与效应细胞的 Fc 受体结合，这两种方式都能激活效应细胞并杀伤肿瘤细胞（图 15-5）。

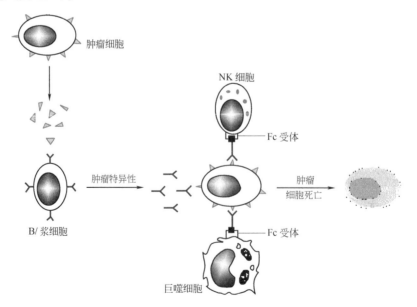

图 15-5　抗体依赖性细胞介导的细胞毒活性

（3）抗肿瘤抗体与肿瘤抗原结合改变肿瘤细胞的生物学特性　抗体与肿瘤细胞膜抗原结合后或修饰其表面，从而干扰肿瘤细胞的黏附特性。这对某些肿瘤细胞生长不利，因为肿瘤细胞彼此之间的黏附以及与宿主组织的黏附是肿瘤细胞建立克隆所必需的。一些肿瘤抗原是与肿瘤细胞的恶性转化、增殖和转移密切相关的蛋白质，抗肿瘤抗体与这些抗原结合后，可阻断其生物学活性，抑制肿瘤细胞增殖。

15.2.5.3 机体抗肿瘤免疫应答间的关系 将机体的抗肿瘤免疫学机制分为细胞免疫和体液免疫是相对的和人为的。在完整的机体内，免疫细胞间、免疫细胞与细胞因子之间、免疫细胞与抗体之间都是相互影响、相互调节、相互依存的，它们的抗肿瘤作用也往往是相辅相成的。如 CD4$^+$ T 淋巴细胞可分泌多种细胞因子影响细胞毒 T 淋巴细胞（cytotoxic lymphocyte，CTL）、巨噬细胞（macorphage，Mϕ）、B 淋巴细胞的活化和分化；但 CD4$^+$ T 淋巴细胞对抗原的识别须由抗原递呈细胞（APC）以 MHC II-抗原肽复合物方式递呈，并需 APC 提供辅助信号，而巨噬细胞和 B 淋巴细胞都是体内重要的抗原递呈细胞，巨噬细胞可分泌单核因子促进 CD4$^+$ T 淋巴细胞等的活化。B 淋巴细胞活化、分化成浆细胞后释放抗体，参与抗体依赖性细胞介导的细胞毒作用是巨噬细胞、NK 细胞等发挥抗肿瘤作用的重要机制之一。机体的抗肿瘤免疫机制见图 15-6。

从以上可以看出，机体对肿瘤的免疫应答在本质上是免疫细胞对肿瘤抗原信号的应答。肿瘤抗原本身是一种十分复杂的"分子语言"，它以不同的结构形式与免疫细胞的抗原受体相互作用传递不同的信息，产生不同的细胞内信号（即肿瘤抗原信号）引起免疫应答反应。T 淋巴细胞介导的免疫应答在肿瘤免疫排斥过程中起着十分重要的作用，如 CD8$^+$ CTL 细胞可识别、杀伤带有肿瘤抗原的肿瘤细胞，CD4$^+$ T 淋巴细胞通过释放细胞因子放大 CTL 细胞反应，但它们的活化都是肿瘤抗原刺激的结果。瘤苗和转输致敏淋巴细胞治疗恶性肿瘤也是针对肿瘤抗原的治疗措施，如果肿瘤细胞不表达相应的肿瘤抗原，则这类治疗难以奏效。肿瘤抗原调变，使能为免疫系统识别的抗原消失或改变，是肿瘤细胞逃逸宿主免疫攻击的重要机制之一；免疫耐受和封闭因子等抑制机体抗瘤免疫的机制也与肿瘤抗原的作用有关。这些都表明肿瘤抗原是机体对肿瘤免疫应答的关键信号，在机体抗肿瘤免疫反应中居于中心地位，是种类特异性免疫治疗的靶子（图 15-7）。

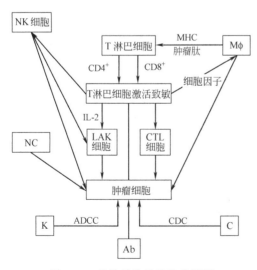

图 15-6 机体的抗肿瘤免疫机制

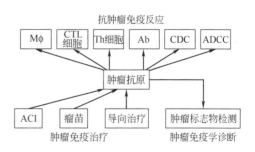

图 15-7 肿瘤抗原在肿瘤免疫学中的地位

15.3 肿瘤免疫的监视与逃逸

多数情况下，机体的免疫监视系统可通过免疫机制杀灭肿瘤细胞，但还是有极少数的细胞能够继续分裂生长，逃脱免疫系统的监视和攻击而形成肿瘤。只有真正明了其中的原因，才能寻找出对抗肿瘤的策略。

15.3.1 肿瘤"免疫监视理论"

早在 1909 年，Ehrlich 曾提出机体的免疫系统可能有识别恶性肿瘤和正常组织之间差异的能力，从而具有抗肿瘤作用。据此，Burnet 和 THomas 分别于 1950 年和 1960 年提出"免疫监视（immune surveillance）"学说，认为机体在与环境作斗争的过程中，体细胞会不时出现突变，一部分细胞甚至发生癌变形成肿瘤细胞。当具有异常增殖能力的肿瘤在体内形成时，它们携带着新的抗原决定簇。当新抗原达到足够的数量时，就开始产生胸腺依赖性免疫反应，并且像对同一种异体移植那样，最终排斥肿瘤。免疫监视的作用在于识别和破坏那些在临床上不能识别的原位肿瘤；当肿瘤生长超过了机体的免疫监视机能的控制时，肿瘤细胞即可在体内继续生长形成肿瘤。

免疫监视学说受到广泛的关注和大量事实的支持，但免疫监视学说也存在一些问题和局限。比如，免疫监视的效应机制不仅仅是由 T 淋巴细胞介导的，还有自然杀伤细胞（natural killer，NK）和天然抗体等介导的其他效应机制；免疫缺陷病或长期使用免疫抑制剂的患者，恶性肿瘤的发病率虽然较高，但所发生的肿瘤大多起源于淋巴组织，若根据免疫监视的论点，则应发生各种类型的肿瘤等。

15.3.2 肿瘤逃逸宿主免疫防御的机理

免疫系统可监视肿瘤的发生并通过细胞免疫机制杀灭肿瘤。若免疫监视功能低下，肿瘤细胞可能通过多种机制逃避机体的免疫攻击，从而发生肿瘤。人类对肿瘤发病机制的认识经历了一个漫长的过程，从过去单一的物理致癌、化学致癌、病毒致癌、突变致癌学说上升到多步骤多因素综合致癌理论。现在认为，在癌症发生发展所经历的增生、良性肿瘤、原位癌和浸润癌多过程中，始终贯穿着一系列分子事件的变化，包括 APC 基因的遗传突变、Ras、p53、DCC 和 DNA 损伤修复基因的后天突变及 DNA 甲基化状态的改变等，从而构成一个可能由遗传因素、理化因素及感染因素组成的，促使一系列基因发生突变的多因素多步骤发病机制学说。肿瘤逃逸宿主免疫防御的机理如下。

15.3.2.1 肿瘤细胞缺乏激发机体免疫应答所必需的成分 T 淋巴细胞激活对大多数肿瘤的免疫均起关键作用。肿瘤细胞表面的肿瘤抗原经抗原递呈细胞（APC）摄入后加工成短肽，然后经 MHC Ⅱ 类抗原递呈激活 $CD4^+$ T 淋巴细胞；肿瘤抗原直接激活 $CD8^+$ T 淋巴细胞，必须将肿瘤抗原在肿瘤细胞内加工为小肽后递呈于表面的 MHC Ⅰ 类分子。肿瘤细胞可能通过多种方式逃避机体免疫监视。

（1）肿瘤抗原的免疫原性弱及抗原调变 肿瘤来源于机体自身突变的细胞，大部分的成分与机体正常细胞的成分相同，只有极少数异常表达的蛋白质和畸形多糖具有免疫原性，所以大多数肿瘤抗原的免疫原性很弱，不能诱发有效的抗肿瘤应答；而且宿主对肿瘤抗原的免疫应答导致肿瘤细胞表面抗原减少或丢失，免疫原性减弱，使肿瘤细胞不易被宿主免疫系统识别，得以逃避免疫攻击，这种现象称为"抗原调变"。

（2）MHC 分子低表达 某些肿瘤细胞表面 MHC Ⅰ 类抗原表达缺失或表达量降低，使 Tc 不能识别并对肿瘤细胞发起攻击，而且大多数肿瘤细胞不表达 MHC Ⅱ 类抗原，也就不能有效地激活 Th 细胞，从而导致肿瘤细胞逃逸。

（3）肿瘤抗原的加工与递呈功能发生障碍 MHC Ⅰ 类分子递呈功能的缺乏常常是导致肿瘤免疫逃逸的主要原因之一。例如，某些人类肺癌细胞不能将 MHC Ⅰ 类分子从胞浆内质网转移至细胞表面，而这其实也正是原始细胞原来的"正常"表现。

（4）共刺激分子缺乏　一些黏附分子表达异常时，可使肿瘤细胞逃避 T 淋巴细胞的免疫监视。当共刺激分子缺乏时，不能激活 T 淋巴细胞而诱发免疫耐受。

（5）肿瘤细胞表面"抗原覆盖"或被封闭　"抗原覆盖"是指肿瘤细胞表面抗原可能被某些物质所覆盖，因而不能被宿主的淋巴细胞识别，不能诱发杀伤作用。另外，血清中存在封闭因子，可封闭肿瘤细胞表面的抗原决定簇，从而使癌细胞逃脱效应细胞的识别，免于致敏淋巴细胞的攻击。

15.3.2.2　肿瘤细胞的特殊性与异常免疫应答

（1）肿瘤细胞"逃逸与免疫刺激"　肿瘤生长过程中肿瘤抗原的调变或抗原性很弱的自发肿瘤不能诱发有效的抗肿瘤免疫应答，因而得以逃避机体的免疫监视而有选择地存活与增殖。在肿瘤生长早期，由于肿瘤细胞量少，不足以刺激机体免疫系统产生足够的免疫应答。待肿瘤生长至一定程度，形成肿瘤细胞集团，此时肿瘤抗原编码基因发生突变，可干扰免疫识别过程，使肿瘤细胞得以漏逸，这种现象称为肿瘤细胞的逃逸。但少量肿瘤细胞不能引起宿主足够的免疫应答，反而可能刺激肿瘤细胞不断生长，这种现象称为免疫刺激。

（2）肿瘤抗原诱发免疫耐受　肿瘤细胞在宿主体内长期存在和不断增长过程中，肿瘤抗原作用于处在不同分化阶段的特异性淋巴细胞，例如作用于幼稚阶段的淋巴细胞时即可诱发免疫耐受。

（3）免疫选择　在肿瘤形成过程中，某些对免疫监视敏感的肿瘤被消灭，而不敏感的肿瘤细胞活下来，这种现象称为"免疫选择"，其机制可能是肿瘤抗原发生调变。

15.3.2.3　免疫抑制作用

（1）免疫细胞功能异常　肿瘤宿主的 NK 细胞、T 淋巴细胞、B 淋巴细胞、单核-巨噬细胞功能异常。肿瘤细胞可直接侵犯免疫器官，抑制机体免疫功能。

（2）激活体内抑制性细胞　抑制性 T 淋巴细胞（Ts）可以来自 CD8$^+$ T 淋巴细胞也可来自 CD4$^+$ T 淋巴细胞，Ts 细胞通过释放的可溶性 TCR、可溶性 IL-2 受体及免疫抑制因子抑制抗肿瘤免疫。抑制性巨噬细胞（sMφ）可抑制淋巴细胞的增殖，抑制 NK 细胞和 CTL 细胞抗肿瘤活性。

（3）免疫抑制因子的释放　有的肿瘤细胞培养上清液中存在多种生物活性特异或非特异性免疫抑制因子，主要有转化生长因子 β（transforming growth factor-β，TGF-β）、可溶性白介素 2 受体（IL-2R）等，它们对免疫反应中多种效应细胞的功能均有抑制作用。

总之，肿瘤免疫逃逸是指恶性肿瘤逃脱机体的免疫监视，使肿瘤免受宿主的攻击而继续生长的现象。涉及到肿瘤细胞的生物学特殊性、机体的免疫状态以及两者之间的比势等众多因素，其详细的机理还未完全明了，还有待进一步研究和阐明。

15.4　肿瘤的免疫治疗原理

肿瘤免疫治疗的基本原理为：借助免疫学理论和技术，提高肿瘤抗原的免疫原性，激发和增强机体抗肿瘤免疫应答，提高肿瘤对机体免疫效应的敏感性，在体内、体外诱导肿瘤特异性效应细胞和分子功能增强，最终清除肿瘤。

肿瘤免疫治疗的方法很多，分类也不一致。一般将针对某一特定个体特定肿瘤的免疫治疗称为特异性免疫治疗；而将不针对肿瘤或某一特定个体特定肿瘤、普遍提高机体抗肿瘤功能的免疫治疗称为非特异性免疫治疗。通过调动机体自身抗肿瘤功能发挥作用者为主动免疫治疗；转输免疫反应产物（如抗体及其偶联物者）为被动免疫治疗；转输体内、体外激活的细胞（如抗肿瘤效应细胞等）称为继承性或过继性免疫治疗。

15.4.1 非特异性主动免疫治疗

许多物质可以刺激网状内皮系统活性，并同时能够非特异性地增强免疫功能。如微生物及其制剂，目前常用的是减毒的结核杆菌、短小棒状杆菌等。香菇多糖等食物以及人参、黄芪、灵芝、党参等中草药可提高机体的免疫功能。

15.4.2 特异性主动免疫治疗

用自体肿瘤或用异体同一组织学类型的肿瘤提取物，作为瘤苗免疫癌症患者构成肿瘤的特异性免疫治疗，称为特异性主动免疫治疗。

采用完整肿瘤细胞或亚细胞成分制成肿瘤疫苗，免疫宿主，以诱导、增强宿主的抗肿瘤免疫反应，是最常用的肿瘤特异性主动免疫治疗方法。瘤苗的种类有灭活的肿瘤细胞、修饰或改变的肿瘤细胞、肿瘤亚细胞成分、分子瘤苗等。

15.4.3 免疫导向疗法

用特异性单克隆抗体为载体，将抗癌物质带到肿瘤病灶处，这种抗癌物质-抗体结合物称之为导向药物（又称生物导弹）。导向药物利用抗体与肿瘤细胞相互作用的特异性将抗癌物质导向瘤灶，既增加了抗癌物质作用的选择性，又减少了对正常细胞的杀伤，其效果优于单用单抗和单用抗癌物质。

15.4.4 过继免疫治疗

这是一类以输注自体或同种具有特异性或非特异性抗瘤活性的效应细胞为主的免疫治疗方法。用于输注的效应细胞有以下三种：LAK 细胞、肿瘤浸润性淋巴细胞（tumor infiltrating lymphocyte，TIL）和激活的杀伤性单核细胞（activated killer monocyte，AKM）等。

15.4.5 肿瘤的基因治疗

基因治疗原理是应用正常或野生型基因纠正或置换致病基因或导入有治疗价值的其他基因，从而诱发机体产生有效的抗肿瘤免疫应答，增强对肿瘤的特异性识别，抑制和阻断肿瘤相关基因的异常表达或增强肿瘤细胞对药物的敏感性。导入的外源基因主要包括某些免疫分子（如细胞因子、MHC 等）编码基因及病毒基因等。

近十余年，随着分子生物学、生物工程、免疫学基础理论的发展，肿瘤免疫学已成为最活跃的生命科学研究领域之一，其揭示了人类肿瘤抗原，丰富了肿瘤抗原加工、递呈和识别的基础知识，对 T 淋巴细胞、NK 细胞、DC 细胞的研究有了重要进展。目前，基因工程抗体进入临床研究，细胞过继免疫治疗、细胞因子治疗、免疫基因治疗、肿瘤疫苗的临床研究正持续稳定发展。这些生物疗法已显示出与传统常规手术、放疗、化疗三大疗法的互补性。

15.5 食物营养与肿瘤预防

肿瘤的发生是遗传因素和环境因素相互作用的结果。食物是人体十分重要的外环境因素之一，饮食在癌症的发生发展过程中起着重要作用。调查表明，30％～50％的人类肿瘤与膳食营养因素有关，与饮食关系最密切的肿瘤是消化系统肿瘤，如胃癌、食管癌和结肠直肠癌，其次是乳腺癌。合理饮食是人类预防肿瘤的一个十分重要的环节。

分子肿瘤学研究证实肿瘤的发生发展是基于 DNA 的异常变化。能引起 DNA 损伤的致癌物在化学结构上的共同特点是：经过有关酶类代谢后可转变成带正电荷的亲电子分子，这些化合物极易与 DNA、RNA 和蛋白质等亲核（电子吸附）分子结合，引起 DNA 链断裂或形成致癌物-DNA 加合物而使 DNA 发生修饰改变，导致这些物质的损伤，从而引起细胞癌变。机体内参与致癌物代谢的酶有 I 相酶（如细胞色素 P450）和 II 相酶（如谷胱甘肽转移酶，GST），前者对致癌物有激活作用，并使之具有反应活性，后者则可降解并清除致癌物。现在研究表明，膳食成分通过下列三个途径干扰致癌作用：一是通过干扰氧化激活酶而阻断致癌物的激活代谢；二是通过增加某些酶的活性（如 GST）来增加解毒作用；三是提供亲电子产物而使 DNA 避免损伤。

研究食物、营养与癌症之间的关系主要体现在以下三个方面：一是食物中存在的致突变物和致癌物；二是食物中存在的抗突变物和抗癌物；三是膳食结构及某些饮食习惯与癌症的关系。

15.5.1 食物营养素与肿瘤

某些营养素的缺乏、过多或不平衡与肿瘤的发生发展有重要的关系。热能值是蛋白质、脂肪和碳水化合物三大热能营养素摄入量的间接反应指标。动物实验研究结果表明，限食的动物比自由进食的动物患结肠癌、直肠癌的发生率低，而且发生肿瘤的潜伏期长。

15.5.1.1 蛋白质与肿瘤 蛋白质是制造酶和机体组织的主要成分，也是能量的来源之一。蛋白质由各种氨基酸组成，有些氨基酸可由机体内产生，有些则不能，如组氨酸、赖氨酸、色氨酸、苯丙氨酸等，这些重要的氨基酸必须从食物中摄入，经过消化，供给人体细胞。摄入过低或过高的蛋白质均易发生肿瘤。饮食中蛋白质摄入量低与胃癌、食管癌有关，但摄入过量的动物蛋白（肉类）及膳食总蛋白会增加乳腺癌、结肠癌、前列腺癌、子宫内膜癌和胰腺癌的发病率。研究表明，动物蛋白（肉类）增加直肠癌的发病机制可能与大肠内的细菌作用后导致大肠致癌物如亚硝基化合物的增加有关；长期摄入大量奶制品可能增加前列腺癌和肾癌发生的危险性，其机制可能与奶制品中的蛋白质和脂肪含量高有关。

15.5.1.2 脂肪与肿瘤 脂肪是新陈代谢的主要能源之一，能够帮助脂溶性维生素 A、维生素 D、维生素 E、维生素 K 吸收，是细胞膜的重要组成部分，所以脂肪是必需的。流行病调查结果说明，摄入大量的高脂食物如油脂、牛肉、猪肉、蛋、奶制品等可以促进结肠癌、乳腺癌、前列腺癌、卵巢癌、子宫内膜癌和胰腺癌的发生。高脂肪影响大肠癌发病的机理，主要是因为高脂肪使肝脏胆汁分泌增多，胆汁中初级胆汁酸在肠道厌氧细菌的作用下转变成脱氧胆酸及石胆酸，脱氧胆酸和石胆酸是促癌物质。因此，在防癌膳食中应强调减少膳食总脂肪的摄入。

食物中有三种类型脂肪：饱和脂、一元不饱和脂及多元不饱和脂。饱和脂肪会增加血液中的胆固醇，血清总胆固醇过低或过高的人群癌症的发病率或死亡较高，特别是结肠癌、肺癌、宫颈癌和乳腺癌。多元不饱和脂不含胆固醇，能降低血清中胆固醇，对预防心血管病有利，但是，它与饱和脂一样有致癌危险。食用一元不饱和脂对心脏病和癌症的危险都较少。饱和脂肪含量高的主要是肉食，如牛肉、猪肉和羊肉，还有奶油、椰子油、棕榈油以及酥油类食品。一元不饱和脂有橄榄油和花生油。多元不饱和脂主要有菜籽油、玉米、葵花子、棉籽油、芝麻、豆油、葵花子油以及各种人造黄油。

15.5.1.3 碳水化合物与肿瘤 碳水化合物有简单的形式（如糖类，包括葡萄糖、果糖和乳糖）和复杂的形式（谷类和豆类淀粉），是能量的主要来源之一。从营养与疾病的角度讲，应多以碳水化合物类食品提供足够的热量，尤其是果蔬中的碳水化合物为主。应减少食用精制糖类，如白糖、红糖、蜂蜜、糖果和其他甜食，增加复合碳水化合物，如水果、蔬菜、豆类、果仁、全谷食品。复合碳水化合物中热量和脂肪的含量低，而且抗癌的维生素和矿物质含量很高，能够满足热量和防癌两方面的需要。流行病学调查研究表明，饮食中果蔬摄入量高的人患肺癌、结肠癌、乳癌、宫颈癌、食管癌、口腔癌、胃癌、膀胱癌、胰腺癌以及卵巢癌的概率小。

15.5.1.4 维生素与肿瘤 近年研究认为机体代谢产生的自由基可损伤 DNA。正常细胞代谢产生的氧自由基具有致癌物类作用，氧自由基可使 DNA 中的碱基发生氧化反应，形成各种碱基氧化物，造成 DNA 链断裂、碱基缺失以及蛋白质交联等多种类型的损伤。某些维生素是天然的抗氧化剂，与癌症发生有关的维生素主要有维生素 A 及其同类物、维生素 C、维生素 E 及 B 族维生素。

现已知有四种以上类胡萝卜素化合物可转变成维生素 A。类胡萝卜素主要有 α-胡萝卜素、β-胡萝卜素、γ-胡萝卜素、黄素、玉米黄素、叶黄素和番茄红素，活性最高的是 β-胡萝卜素。研究表明，维生素 A、β-胡萝卜素和番茄红素的摄入可降低肺癌、食管癌、胃癌、直肠癌、结肠癌、乳腺癌、宫颈癌、前列腺癌等类癌症的发病，其作用机制是：①在动物体内 β-胡萝卜素转化为维生素 A，维生素 A 对致癌物质的代谢与癌变过程有直接拮抗或阻断作用，可调控一些基因的表达，参与一些生长因子的合成，增强机体的免疫反应及对肿瘤的抵抗力；②β-胡萝卜素本身代谢能直接控制靶细胞的分化和增殖，而且还具有淬灭和捕获自由基的功能，减少自由基对 DNA 的损伤；③诱导 Ⅱ 相解毒酶的活性。β-胡萝卜素主要存在于黄色蔬菜、水果和深绿色的菜叶中，如胡萝卜、菠菜、南瓜、红辣椒、红薯、莴苣、罗马甜瓜、杏、芒果、柿子等。绿色植物中富含玉米黄素，番茄及其产品中富含番茄红素。

维生素 C、维生素 E 是天然的抗氧化剂，能清除体内的氧自由基，提高机体的免疫力，因而能够对抗多种致癌物质。维生素 C 可预防胃癌、食管癌、口腔癌、鼻咽癌、喉癌、肺癌、结肠癌、胰腺癌、子宫癌等，其机制为：①维生素 C 是强有力的抗氧化剂，能阻断"类脂质过氧化"，或防止分解脂性食物时自由基的形成及减少 DNA 加合物的形成；②维生素 C 能提高机体免疫能力，激发吞噬细胞的活力，同时激发 T 淋巴细胞和 B 淋巴细胞的活力，还能刺激机体产生更多的干扰素；③维生素 C 是有效的抗菌、抗病毒剂，能保护机体不受细菌和病毒的侵袭，而有些细菌和病毒是有致癌作用的，而且维生素 C 还可以阻断细菌和病毒对癌症的诱导作用，例如，维生素 C 可抑制幽门螺旋杆菌，减少胃癌危险性；④维生素 C 可阻断亚硝基化合物的形成，阻止癌细胞转化，阻止终致癌物形成。研究表明，维生素 C 含量高的蔬菜和水果有芦笋、菜花、青萝卜、芥菜、青辣椒、红辣椒、菠菜、西红柿和罗马甜瓜、葡萄、柚子、柠檬、酸橙、橘子、木瓜、菠萝、草莓、柑橘等。

维生素 E 的作用主要是抗氧化，还能阻断强力致癌物亚硝胺、过氧化物和环氧化物在体内的形成，保持细胞膜的稳定性，防止某些酶和细胞内部成分遭到破坏。维生素 E 具有降低二甲基苯诱发动物乳腺癌的作用。富含维生素 E 的食物有植物油、核桃、花生、瓜子、瘦肉、牛奶、蛋类、麦芽及深绿色的蔬菜。

B 族维生素有 B1（硫胺）、B2（核黄素）、B3（烟酸）、B6（吡哆醇）、B12（氰钴胺）、叶酸和泛酸，都是人体生理功能所必需的。当 B 族维生素缺乏时，机体的免疫功能和正常代谢都会受到影响，从而影响肿瘤的发生。研究表明，维生素 B6 缺乏可使机体的免疫体系受损，引发乳腺癌；维生素 B2 对二甲基偶氮苯所诱发的大鼠肝癌有对抗作用；叶酸和维生素 B12 缺乏与萎缩性胃炎及癌前病变有关。含有 B 族维生素的食物有全谷类食物、肝、肉类、鱼类、家禽、蛋类、豆类、奶制品和酵母类等。

15.5.1.5 微量元素与肿瘤 微量元素在人体中含量虽小，但对生理过程起重要作用。研究表明，微量元素中硒和锌可能延缓或抑制某些癌症的发生。

硒可阻断致癌物在体内的代谢或活化过程，可抑制癌细胞的繁殖和能量代谢。硒是谷胱甘肽过氧化酶的成分，通过谷胱甘肽过氧化酶参与调节体内氧化还原反应，降低氧化的速度，保护细胞膜不受自由基的破坏，保持细胞核和基因成分的完整性。摄入适量硒可减少胃癌、食管癌、肝癌、大肠癌、乳腺癌。含硒的食物有鱼类、肉类、麦片、麦芽、大麦及芦笋、蘑菇和大蒜。

锌参与体内 200 多种酶活性中心的构成，也是 DNA 和 RNA 聚合酶的结构成分，从而对于核酸代谢和机体的免疫监护功能起重要作用。锌可以促进膜中巯基与磷脂的稳定性，并增强膜结构对氧自由基的抗击能力，锌还可诱导强抗氧化损伤作用的金属硫蛋白的合成。食管癌、肝癌、胃癌、乳腺癌等病人的血液中都存在锌水平低下。富含锌的食物有海鲜、肝脏、酵母、黄豆、青豆、菠菜、面粉、蘑菇等。

15.5.1.6 膳食纤维与肿瘤 膳食纤维是指食物中不能被消化利用的纤维性物质，它们大都来自于膳食中的植物性食物。膳食纤维多属于碳水化合物，主要包括除淀粉之外的多糖，如纤维素（存在于麦麸、糠中）、半纤维素（存在于全谷食物中）、木质素（存在于水果、蔬菜、谷物中）、树胶（存在于豆类、水果、蔬菜中）以及果胶（存在于水果与蔬菜中）。纤维素是由 β-葡萄糖以 β-1,4-糖苷键组成的多糖，人类没有消化该糖苷键的酶，故不能消化吸收纤维素，但纤维素可被肠道中的微生物分解并产生一些小分子物质。除此之外，由于食物纤维吸水充盈后可促进肠道蠕动等作用，对健康有促进作用。麦麸和糠无疑是最好的防癌食物纤维。全谷食物、水果和蔬菜也是较好的食物纤维。精制的谷类缺乏外层的纤维素和维生素而促进慢性疾病和癌症的发展。高膳食纤维可能降低直肠癌、结肠癌、胰腺癌、乳腺癌等。研究表明，膳食纤维抑癌的作用机制包括：①纤维吸水后能刺激肠道蠕动，从而能减少代谢产物或废物及有害物质在大肠的停留时间，减少刺激作用和再吸收；②纤维素可与胆汁酸和胆汁酸代谢产物、胆固醇结合，减少初级胆汁酸和次级胆汁酸对肠黏膜的刺激作用，降低结肠癌的发病率；③膳食纤维或复杂的碳水化合物在大肠内发酵产生的挥发性短链脂肪酸在体外可诱导直肠癌细胞凋亡，从而对机体产生保护作用。

15.5.2 食物中的致癌因素

与肿瘤发病相关的因素依其来源、性质与作用方式的差异，可分为内源性与外源性两大类。外源性因素来自外界环境，与自然环境和生活条件密切相关，包括化学因素、物理因素、致瘤性病毒、霉菌毒素等；内源性因素则包括机体的免疫、遗传素质、激素水平以及 DNA 损伤修复能力等。食物是人体十分重要的外环境因素之一。尽管食物可能归类于影响肿瘤发生发展的化学物质，但流行病学家仍趋向把营养和饮食列为特殊的独立危险因素。

食物中污染物以及食物在加工过程中产生的致癌化学物据其来源可分为三类：第一类是食物在一定储存条件下自身变化所形成的，如亚硝基化合物；第二类是食物在加工过程中产生的，如多环芳烃类化合物、杂环胺化合物；第三类是食物受污染后所形成的致癌物，如黄曲霉毒素、食品添加剂等。食品添加剂是指为改善食品的品质、色、香、味以及防腐、抗氧化和加工工艺的需求，而加入食品中的化学合成物质或天然物质。按其用途可分为防腐剂、抗氧化剂、漂白剂、着色剂、调味剂等。由于食品添加剂不是来自食品的天然成分，长期摄入对机体可能有潜在的危害，可能具有慢性毒性和致畸、致突变、致癌的危害。

食物对人体致癌的作用是多因素参与的多阶段过程。首先是食物中有害物质的接触，有害物质在体内的代谢活化，有害物质与细胞 DNA 的相互作用——癌症的启动过程，细胞对损伤 DNA 的修复，修复失败或错误修复，激活癌基因并过度表达，细胞生长失控和肿瘤细胞生长进入促进阶段，最后肿瘤细胞继续生长，向恶性转变，并扩散到其他组织。

15.5.2.1 亚硝胺类 亚硝胺类化合物可分为亚硝酰胺和亚硝胺两类。亚硝酰胺为直接致癌物，如甲基亚硝基脲、甲基硝基亚硝基胍等。亚硝胺为间接致癌物，如二甲基亚硝胺、亚硝基哌嗪等。

亚硝胺类化合物在环境中存在的方式有两个显著的特征：一是广泛存在于空气、水、香烟烟雾、熏烤肉类、咸鱼、油煎食品、酸菜中；二是环境中存在很多可以合成致癌性亚硝胺的前身物质，这些物质如硝酸盐、亚硝酸盐、二级胺等普遍存在于肉类、蔬菜、谷物、烟草、酒类及鱼类中，这些亚硝胺前身物质在酸性环境中易于合成亚硝胺。人的胃液 pH 在 1.3～3.0，是亚硝胺合成的理想场所。

15.5.2.2 芳香胺与偶氮染料 主要存在于各种着色剂、防氧化剂、人工合成染料中。联苯胺、2-萘胺易致膀胱癌；二甲基偶氮苯（奶油黄）是肝脏的强致癌物；4-氨基偶氮苯涂擦皮肤可引起皮肤癌，口服可致肠癌和皮肤癌等。

15.5.2.3 多环芳香烃类化合物 多环芳香烃类化合物是煤炭、木材、石油等有机物不完全燃烧的产物，小剂量就能引起局部组织细胞的恶变，主要与胃癌、肠癌关系密切。目前已知的多环芳香烃类化合物约有两百种左右，其中 3,4-苯并芘有很强的致癌作用，这种物质为前致癌物，经混合功能氧化酶的作用而激活成为终致癌物，和脱氧核糖核酸或核糖核酸发生反应，通过与核酸中鸟嘌呤的结合，改变了遗传密码，影响了核酸的结构和功能从而引发癌变。

一些食品包装材料如塑料袋、印有文字图案的纸张、包装箱上的石蜡等都含有多环芳香烃类物质。另外，不良的烹调方法也可产生大量致癌物，例如熏肉、火腿和熏火鸡等熏烤食物时，会产生多环芳香烃类化合物附着在食物上，还可能含有亚硝酸盐。富含蛋白质的食物及谷类食物在烤、炸、煎过程中，以及盐腌食品中，均含有大量的多环芳香烃类致癌物。所以，不宜长年累月地日常食用熏烤制品，而且要注意熏制方法，选用优质焦炭作为燃料，避免过度熏烤。

15.5.2.4 霉菌与黄曲霉毒素 霉变的食物中含有大量的霉菌及霉菌毒素，两者皆与肿瘤的发生有密切关系。有些霉菌本身可导致癌变，例如：肺癌与霉菌性肉芽肿有关；食管癌、口腔癌与口腔念珠菌、食管霉菌有关。另外，有的霉菌可使食物中的亚硝酸盐和二级胺的含量提高，从而为这些物质合成为致癌的亚硝胺类化合物提供了基础。

霉菌毒素是霉菌代谢产物，现已知的有致癌作用的霉菌毒素有黄曲霉毒素、杂色曲霉素、皱褶霉毒素、灰黄霉毒素等，其中黄曲霉毒素是一种很强的致癌物质。黄曲霉菌产生的黄曲霉菌毒素共有十多种衍生物，其中致癌作用最强的是黄曲霉毒素 B1，它是一种前致癌物，通过混合功能氧化酶的作用，变成带正电荷的亲电子分子而成为终致癌物。终致癌物和脱氧核糖核酸或核糖核酸的组成成分——鸟嘌呤碱基结合，使遗传密码排列错误，引起细胞突变而致癌。黄曲霉毒素存在于霉变的花生、谷物、果仁和大米上，其含量升高与肝癌、胃癌的发病率直接相关。

15.5.2.5 激素类制剂 农业生产过程中常常使用多种化学物质，像农药、化肥、兽药等，这些化学物质的残基可能存在于人类食物链中。激素类制剂可通过兽医治疗或加入饲料而进入动物体内表现为激素作用，可以增加激素反应组织发生肿瘤的危险性，如乳腺组织、卵巢和前列腺。

15.5.2.6 酒精 酒精本身并不引起恶性肿瘤生长，但是能促进致癌物起作用，促进癌的生长，抑制免疫系统功能。饮酒与恶性肿瘤之间的联系最明显地表现在口腔、咽、喉和食管癌上，而且，营养不良已被确定是酒精致癌作用的辅助因素。酒精影响癌症发生的机制可能有：①酒精作为有机溶剂，可影响细胞脂质的改变，可增加致癌物的稳定性，并能帮助致癌物渗入细胞膜；②酒精可改变肝脏中代谢烟草致癌物相关酶的活性，从而增加了前致癌物的激活，促进终致癌物的形成。酒精还能通过损坏肝细胞而降低肝的除毒能力，使肝无法消灭致癌物；③酒精的最初代谢产物——乙醛能与 DNA 结合，这种修饰的 DNA 易于被烟草中致癌物损伤，即增加了 DNA 损伤的易感性。

15.5.2.7 转基因食品 营养成分和抗营养因子是转基因食品安全性评价的重要组成部分。对转基因食品营养成分的评价主要是针对蛋白质、淀粉、纤维素、脂肪、脂肪酸、氨基酸、矿质元素、维生素、灰分等与人类健康营养密切相关的物质。几乎所有的植物性食品中都含有抗营养因子，这是植物在进化过程中形成的自我防御的物质。目前，已知的抗营养因子主要有蛋白酶抑制剂、植酸、凝集素、芥酸、棉酚、单宁、硫苷等。转基因食品是否因为插入了外源基因而产生毒素，或者插入的外源基因产物对人体产生毒理学效应是安全性评价的一个重要方面。现在已知的植物毒素约 1000 余种，绝大部分是植物次生代谢产物，其中，最重要的是生物碱和萜类植物。如千里光碱等双稠吡咯烷以及金雀儿碱等双稠哌啶烷类生物碱是强烷化剂，具有强烈的肝脏毒性，并有致癌、致畸作用。利用基因改造技术生产出更有营养、更宜储存和促进健康的食品，对工业化国家和发展中国家的消费者都会带来好处。

15.5.3 饮食习惯与肿瘤

部分肿瘤与饮食的关系较为密切，目前已发现一些饮食及饮食习惯是引起或诱发肿瘤的重要因素，见表 15-2。

表 15-2 常见肿瘤与饮食的关系

肿瘤	饮 食 因 素	说 明
食管癌	烟、酒；酸菜、泡菜等腌制品及霉变食品；豆类、蔬菜、水果长期摄入不足，致使某些营养物质、维生素、微量元素缺乏；喜热烫饭食，或食物过于干硬粗糙	酒精可直接刺激食管黏膜且是多种致癌化合物的最好溶剂；腌制品多有霉菌污染，且亚硝酸盐、硝酸盐、二级胺含量高
胃癌	肉干、火腿、香肠、熏鱼等熏制食品；咸鱼、蟹酱、泡菜、咸菜等盐腌食品；饮食中缺乏蔬菜、水果和牛奶等；常食精制谷类食品；喜吃烫食、进食快、食物粗糙、三餐不定时	熏制品中含有多环芳烃类致癌物；盐腌制品中含亚硝酸盐及亚硝酸盐
大肠癌	动物脂肪或高脂饮食；水果、蔬菜、粗粮摄入不足；烟、酒	食物中缺乏纤维素
肝癌	花生、大米、玉米等霉变食品；酗酒；被污染的饮用水；黄樟素等食品添加剂	含黄曲霉毒素；酗酒能直接损害肝细胞；被污染的水中含多种有机致癌物
乳腺癌	高脂饮食；饱和脂肪酸及动物性蛋白质摄入量大；甜食；大量饮酒	甜食可引起肥胖
胆囊癌	酗酒；高脂肪、高动物蛋白饮食	

15.5.4 食物营养与肿瘤预防

当代营养学研究发现了大量的有益防癌食物，例如前文所述的维生素 A、β-胡萝卜素、维生素 C、维生素 E 及 B 族维生素等抗癌维生素，硒、锌等抗癌元素及防癌食物纤维等，还有姜黄素、黄酮类化合物等。另外，提高机体的免疫功能可以有效预防肿瘤，现在研究表明，许多食物具有提高机体免疫力及抗肿瘤的作用，例如：灵芝、香菇（香菇多糖）、新鲜萝卜、人参蜂皇浆、蘑菇、猴头菇、草菇、黑木耳、银耳、百合、银杏、芋头、糯米、茭白、大蒜、玉米、西红柿、甘薯、菜花、葱类、韭菜、马铃薯、芝麻、茶叶、核桃、紫菜、海带、甜瓜、无花果、枇杷、乌梅、猕猴桃、柑橘、苹果、山楂、草莓等食物。

在日常生活中，要合理膳食，提高机体的免疫力，预防肿瘤。1999 年 5 月中国抗癌协会与世界癌症研究基金会（WCRF）在北京共同举办的《食物、营养与癌症预防》报告中对膳食提出的 14 条建议对人们日常生活中的肿瘤预防起到提醒和帮助作用。

15.5.4.1 食用营养丰富的，以植物性食物为主的多样化膳食 选择富含各种蔬菜和水果、豆类的植物性膳食，但并不意味着素食，而应该让植物性食物占据饭菜的 2/3 以上。

15.5.4.2　保持适宜的体重　将整个成人期的体重增加限制在 5 公斤之内。

15.5.4.3　坚持体力活动　如果从事轻或中等体力活动的职业，则每天应进行约 1h 的快步走或类似的运动，每周还要安排至少 1h 的较剧烈、出汗的运动。

15.5.4.4　鼓励全年多吃蔬菜和水果，使其提供的热量达到总能量的 7%　全年吃多种蔬菜和水果，每日达 400～800g。

15.5.4.5　选用植物性主食　选用富含淀粉和蛋白质的植物性主食，应占总能量的 45%～60%，精制糖提供的总能量应限制在 10% 以内。个体每日摄入的淀粉类食物应达到 600～800g，还应尽量食用粗加工的食物。

15.5.4.6　不要饮酒，尤其反对过度饮酒　如果要饮酒，男性应限制在 2 杯，女性在 1 杯以内（1 杯的定义是啤酒 250mL、葡萄酒 100mL、白酒 25mL）。孕妇、儿童及青少年不应饮酒。

15.5.4.7　肉类食品　红肉（指牛肉、羊肉、猪肉及其制品）的摄入量应低于总能量的 10%，每日应少于 80g，最好选择鱼、禽类或非家养动物的肉类为好。

15.5.4.8　脂肪及油类的摄入　总脂肪和油类提供的能量应占总能量的 15%～30%，限制脂肪含量较多，特别是动物性脂肪较多的食物，植物油也应适量，且应选择含单不饱和脂肪并且氢化程度较低的植物油。

15.5.4.9　限制食盐　成人每日从各种来源摄入的食盐不应超过 6g，其中包括盐腌的各种食品。

15.5.4.10　减少霉菌的污染　尽力减少霉菌对食品的污染，应避免食用受霉菌毒素污染或在室温下长期储藏的食物。

15.5.4.11　食品保藏　易腐败的食品在购买时和在家中都应冷藏或用其他适当方法保藏。

15.5.4.12　控制食品中的添加剂、污染物及残留物　对食品的添加剂和残留物以及各种化学污染物应限定并监测其安全用量，并应制定严格的管理和监测办法。食品中的添加剂、污染物及残留物的含量低于国家所规定的水平时，它们的存在是无害的，但是乱用或使用不当可能影响健康。

15.5.4.13　营养补充剂　补充剂不能减少癌症的危险性，大多数人应从饮食中获取各种营养成分，而不用营养补充剂。

15.5.4.14　食物的制备和烹调　在吃肉和鱼时用较低的温度烹调，不要食用烧焦的肉和鱼，也不要经常食用炙烤、熏制和烟熏的肉和鱼。

目前，关于食物、营养与肿瘤发生发展关系的研究主要集中在流行病学分析上，一些营养因素和某些肿瘤的相互关系已比较明确。今后，着手于分析食物中对肿瘤起抑制或促进作用的成分及其作用机制，以及食物和营养在肿瘤发生发展、防治中的作用等方面的工作，将有助于阐明食物、营养与肿瘤的关系研究。

思　考　题

1. 什么是肿瘤抗原？简述肿瘤抗原的分类及其在肿瘤免疫中的地位。

2. 简述宿主对肿瘤的免疫应答过程。

3. 简述肿瘤免疫监视理论与逃避机理。

4. 简述食物营养素与肿瘤的关系。

5. 简述食物中的致癌因素。

6. 简述肿瘤免疫治疗原理。

参 考 文 献

1　保罗 W E. 基础免疫学（上册、下册）. 吴玉章等译. 北京：科学出版社，2003

2　周光炎. 上海研究生教育用书. 免疫学原理. 上海：上海科学技术文献出版社，2000

3　于善谦，王洪海，朱乃硕等. 免疫学导论. 北京：高等教育出版社，2002

4　沈关心. 全国高等医药教材建设研究会规划教材，微生物学与免疫学. 第5版. 北京：人民卫生出版社，2003

5　江汉湖. 食品微生物学. 第2版. 北京：中国农业出版社，2005

6　杨廷彬，尹学念. 实用免疫学. 吉林：长春出版社，1994

7　林学颜，张玲. 现代细胞与分子免疫学. 北京：科学出版社，1999

8　龚非力. 医学免疫学. 北京：科学出版社，2000

9　刘厚奇，向正华. 原位检测技术. 北京：人民军医出版社，2002

10　王重庆. 分子免疫学基础. 北京：北京大学出版社，1997

11　董志伟，王琰. 抗体工程. 第2版. 北京：北京医科大学-中国协和医科大学联合出版社，2002

12　金伯泉. 细胞和分子免疫学. 第2版. 北京：科学出版社，2003

13　沈倍奋. 分子文库. 北京：科学出版社，2001

14　陆德源，马宝骊. 现代免疫学. 上海：上海科学技术出版社，1998

15　朱迅. 免疫学新进展. 北京：人民卫生出版社，2002

16　刘建欣，郑昌学. 现代免疫学——免疫的细胞和分子基础. 北京：清华大学出版社，2002

17　范桂香. 医学免疫学. 北京：中国协和医科大学出版社，2004

18　陈兴保. 病原生物学和免疫学. 北京：人民卫生出版社，2004

19　洪孝庄，孙曼霁. 蛋白质连接技术. 北京：中国医药科技出版社，1993

20　李振甲，王仁芝. 激素的放射免疫分析. 北京：科学技术文献出版社，1985

21　奥斯伯 F，金斯顿 R E，塞德曼 J G 等. 精编分子生物学指南. 颜子颖，王海林译. 北京：科学出版社，1998

22　肖祥熊. 使用放射免疫分析及其临床意义. 上海：同济大学出版社，1986

23　张启元，李素文. 现代生物学实验技术. 北京：北京师范大学出版社，1992

24　李成文. 现代免疫化学技术. 上海：上海科学技术出版社，1992

25　徐宜为. 免疫检测技术. 第2版. 北京：科学出版社，1991

26　杜念兴. 兽医免疫学. 上海：上海科学技术出版社，1985

27　王晶，王林，黄晓蓉. 食品安全快速检测技术. 北京：化学工业出版社，2002

28　汪东风，刘邻谓，胡秋辉. 食品质量与安全实验技术. 北京：中国轻工业出版社，2004

29　林菊生，冯作化. 现代细胞分子生物学技术. 北京：科学出版社，2004

30　陈福生，高志贤. 食品安全检测与现代生物技术. 北京：化学工业出版社，2004

31　闻芝梅，陈君石主译. 现代营养学. 第7版. 北京：人民卫生出版社，1998

32　葛可佑. 中国营养科学全书. 北京：人民卫生出版社，2004

33　郭红卫. 营养与食品安全. 上海：复旦大学出版社，2005

34　郑武飞等. 医学免疫学. 北京：人民卫生出版社，1993

35　龙振洲等. 医学免疫学. 北京：北京医科大学教材科，1991

36　吴敏毓等. 医学免疫学. 合肥：中国科技大学出版社，1993

37　丁桂凤等编译. 医学免疫学纲要. 北京：北京医科大学-中国协和医科大学联合出版社，1992

38　白慧卿. 医学免疫学和微生物学学习指导. 北京：北京医科大学-中国协和医科大学联合出版社，1998

39　陈慰峰. 医学免疫学. 第3版. 北京：人民卫生出版社，2002

40　龚非力. 医学免疫学. 第2版. 北京：科学出版社，2004

41　毕爱华. 医学免疫学. 北京：人民军医出版社，1995

42　吕世静. 临床免疫学检验. 北京：中国医药科技出版社，2004，(8)：78～95

43 安云庆．免疫学基础．北京：北京科学技术出版社，1999

44 朱宝全．生物制药技术．北京：化学工业出版社，2004

45 K 西科拉等著．单克隆抗体．范培昌等译．上海：上海科学技术文献出版社，1987

46 Lydyazd P M, et al. Immunology. 影印版．北京：科学出版社，1999

47 Zola H. Monoclonal antibodies. 北京：世界图书出版公司，2000

48 卢锦汉，章以浩，赵锴．医学生物制品学．北京：人民卫生出版社，1995

49 杨汉春．动物免疫学．第 2 版．北京：中国农业大学出版社，2003

50 杜平，杨文国．细胞因子评述与临床应用．细胞与分子免疫学杂志，1999，15：3

51 张和平，郭军著．免疫乳——科学与技术．北京：中国轻工业出版社，2001

52 付清玲，李欣．危险模式与免疫耐受．国外医学，免疫学分册，2000，23：73

53 金伯泉．探索免疫识别的奥秘——21 世纪分子免疫学中的热点．上海：上海免疫学杂志，2000，20：4

54 陈小峰．中西医结合变态反应病学．北京：人民卫生出版社，2003

55 李明华，官茹明．食物过敏性哮喘．国外医学呼吸系统分册，2000，20（1）：15～17

56 文昭明．变态反应性疾病的诊治．北京：中国医药科技出版社，1998，317～333

57 义昭明．最新临床与研究丛书——变态反应性疾病的诊治：从婴儿到成人．北京：中国医药科技出版社，1997.21～27，79～85，111～113，353～370

58 闻芝梅，陈君石主译．现代营养学．北京：人民卫生出版社，1998，575～580

59 叶世泰．现代临床医学丛书——变态反应学．北京：科学出版社，1998

60 Paraf A, Peltre G. Immonoassays in food and agriculture. London：KLUWER ACADEMIC PUBLISH-ERS，1991

61 Janeway C, Travens P, Hunt S, et al. Immuno Biology. 3rd ed. New York：C. B. Ltd and C. D. Inc，1997

62 Chandr R K. Am J Clin Nutr, 1997，66：526～529

63 Berke G, Rosen D. Mechanism of lymphocyte-mediated cytolysis：functional cytolytic T cells lacking perforin and granzymes. Immunol, 1993，78：105

64 Rammensee H G, et al. MHC ligands and peptide motifs：first listing. Immunogenetics, 1995，41：178

65 Roitt I M. Essential Immunology. 7th ed. London Black well Scientific Publications，1991

66 Male D, Rahman J, Pryce G, et al. Lymphocyte migration into the CNS modelled in vitro：roles of LFA-1, ICAM-1 and VLA-4. Immunology, 1994，81（3）：366～372

67 Gerli R, Agea E, Muscat C, et al. Activation of cord T lymphocytes. III. Role of LFA-1/ICAM-1 and CD2/LFA-3 adhesion molecules in CD3-induced proliferative response. Cell Immunol, 1993，148（1）：32～47

68 Fujita T, Endo Y, Nonaka M. Primitive complement system——recognition and activation. Mol Immunol, 2004，41（2, 3）：103～111

69 Nonaka M, Yoshizaki F. Evolution of the complement system. Mol Immunol, 2004，40（12）：897～902

70 Matsushita M, Fujita T. Cleavage of the third component of complement（C3）by mannose-binding protein-associated serine protease（MASP）with subsequent complement activation. Immunobiology, 1995，194（4, 5）：443～448

71 Petersen S V, THiel S, Jensen L, et al. Control of the classical and the MBL pathway of complement activation. Mol Immunol, 2000，37（14）：803～811

72 Stover C, Endo Y, Takahashi M, et al. THe human gene for mannan-binding lectin-associated serine protease-2（MASP-2），the effector component of the lectin route of complement activation，is part of a tightly linked gene cluster on chromosome 1p36. 2-3. Genes Immun, 2001，2（3）：119～127

73 Gallego I, Price M R, Baldwin R W. Preparation of four daunomycin-monoclonal antibody 791T/36 conjugates with anti-tumour activity. Int. J. Cancer, 1984，（33）：737～744

74 Qing X L, Meng S Z, Shirley J G. Development of enzyme-linked immunosorbent assays for 4-Nitrophenol and substituted 4-Nitrophenols. J. Agric. Food Chem, 1991, (39): 1685~1692

75 Beate G R, Sandra A B. Ceftiofur sodium: monoclonal antibody development and cross-reactivity studies with structurally related cephalosporins. J. Agric. Food Chem, 1996, 44 (2): 622~627

76 Roscoe W, Bhanu P R. Screening for zearalenone in corn by competitive direct enzyme-linked immunosorbent assay. J. Agric. Food Chem, 1986, (34): 714~717

77 Erwin M, Regine M, Ewald U. Enzyme immunoassays for the detection of sulfamethazine, sulfadiazine, sulfamethoxypyridazine and trimethoprim in milk. Food & Agric. Immunology, 1992, (4): 219~228

78 Teshima R. Production and characterization of a specific monoclonal antibody against mycotoxin zearalenone. J. Agric. Food Chem, 1990, 38 (7): 1618~1622

79 Koppatschek F K. Development of an enzyme-linked immunosorbent assay for the detection of the herbicide clomazone. J. Agric. Food Chem. , 1990, 38 (7): 1519~1522

80 Josep V M, Angel M. Development of monoclonal ELISA for azinphos-methyl. 1. Hapter synthesis and antibody production. J. Agric. Food Chem. , 1999, 47 (3): 1276~1284

81 Petra S, Ewald U. Enzyme immunoassay for the detection of streptomycin and dihydrostreptomycin in milk. Food & Agric. Immuno, 1993, (5): 67~73

82 Zhu M, Han Shubo. Nitrosulfonate S as substrate for horseradish peroxidase in enzyme-linked immunoassay. Chinese J. Analytical Chem. , 1999, 27 (4): 440~443

83 Harzer G. and Haschke F. Micronutrients in human milk. In: micronutrients in milk and milk based products. New York: E. Renner, Elsevier Science Publishing Co. Inc. , 1989

84 Beck L R and Zimmerman V. Stolle immune milk. Stolle Milk Biologics International, 1989

85 Smith K L, Conrad H R, Porter R M. Lactoferrin and IgG immunoglobulins from involved bovine mammary glands. J. Dairy sci. , 1971, 54: 1427~1435

86 Ishikawa H, Serizawa A, Ahiko k, et al. Changes in the chemical composition of colostrum from japanes black cows. Anim. Sci. Technol. (Jpn), 1992, 63: 1153~1156

87 Levieux D, Ollier A. Bovine immunoglobulin G, β-lactogloulin、α-Lactalbumin and serum albumin in colostrum and milk during early postpartum period J. Dairy Res. 1999, 66: 421~430

88 Butler J E. Synthesis and distribution of bovine immunoglobulins. J. Amer. Vet. Assoc, 1973, 163: 795~798

89 Butler J E, Maxwell C F, Pierce C S, et al. Studies on the relative synthesis and distribution of IgA and IgG1 in various tissues and body fluids of the cow. J. Immnol, 1972, 109: 650~695

90 Campbell B, Sarwar M. Petersen W E. Diathelic immunization — a maternal offspring relationship involving milk antibodies. Science, 1957, 125: 932~9333

91 Petersen W E, Minn St P, Cany B. Method of producing antibodies in milk. U. S Patent, 1968, 3, 376, 198

92 Campbell B, Petersen W E. Immune milk—a history survey. Dairy Sci. Abs. 1963, 25: 345~358

93 Mietens C, Keinhort H, Hilpert H, et al. Treatment of infantile E. coli gastroenteritis with specific bovine anti-E. coli milk immunoglobulins, Eur. J. Padiatr, 1979, 132: 239~252

94 Tacket C O, Losonsky G, Link H, et al. Protection by milk immunoglobulin concentrate against oral challenge with entertoxigenic Escherichia coli. New Engl. J. Med, 1988, 318: 1240~1243

95 Brunser O, Espinoza J, Figueroa G, et al. Field trial of an infant formula containing anti-rotavirus and anti-Escherichia coli milk antibodies from hyper immunized cows. J. Pediatr. Gastroenterol. Nutr, 1992, 15: 63~72

96 Moon H W, Woodmansee D, Harp J A, Abel S, Ungar B L P. Lacteal immunity to enteric cryptosporidiosis in mice: immune dams do not protect their sucking pups, Infect. Immun. , 1988, 56: 649~653

97 Saxon A, Weinstein W. Oral administration of bovine colostrum anti-cryptosporidia antibody fails to alter

the course of human crytosporidiosis. J. Parasitol, 1987, 73: 413~415

98 Rump J A, Arndt R, Arnold, A, Bendick C. Treatment of diarrhoea in human immunodeficiency virus-infected patients with immunoglobulins from bovine colostrum. Clin. Invest, 1992, 70: 588~594

99 Tzipori S, Robertson D, Chapman C. Remission of diarrhea due to cryptosporidiosis in an immunodeficient child treated with hyperimmune bovine colostrum. Br. Med. J, 1986, 293: 1276~1277

100 Tzipori S, Robertson D, Cooper D A, White L. Chronic cryptosporidial diarrhea and hyperimmune cow colostrum. Lancet, 1987, 344~345

101 Fayer R, Andrews C, Ungar B L P, Blagburn B. Efficacy of hyperimmune bovine colostrum for prophylaxis of cryptosporidiosis in neonatal calves. J. Parasitol, 1989, 75: 393~397

102 Fayer R, Perryman E, Riggs M W. Hyperimmune bovine colostrum neutralizes cryptosporidium sporozoites and protests mice against oocyst challenge. J. Parasitol, 1989, 75: 393~397

103 Ungar B L P, Ward J, Fayer R, Quinn C A. Cessation of cryptosporidium-associated diarrhea in an AIDS patient after treatment with hyperimmune bovine colostrum. Gastroenterology, 1990, 98: 486~489

104 Fauer R, Guidry A, Blagburn B L. Immunotherapeutic efficacy of bovine colostrum immunoglobutins from a hyperimmunized cow against cryptosporidiosis in neonatal mice. Infect. Immun, 1990, 58: 2962~2965

105 Beck L R, Kotler D P. Method of treating protozoal gastrointestinal disorders by administering hyperimmune milk product. U. S. Patent, 1992, (5): 106, 618

106 Moss S, Calam J. Helicobacter pylori and peptic ulcers: the present position. Gut. 1992, 33: 289~292

107 Cordle C T, Shaller J P, Krakowka. Bovine antibodies to Helicobacter pylori as a possible treatment of gastritis and peptic ulcer disease in human. In: Indigenous Antimicrobial Agents of Milk-Recent Development. Uppsala, Sweden: IDF, 1993, 131~132